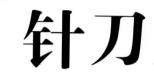 # 针刀 应用解剖与临床

Applied Anatomy and Clinical Practice of Acupotomology

上 卷

颈项、颜面、肩肘部疾病

李石良　著

解剖技术指导　　张卫光　刘胜勇
图像技术处理　　于战歌
审　　　　阅　　陈庆山
参加撰稿人员（以姓氏笔画为序）
于战歌　王全贵　史榕荇　刘乃刚　杜文平
李　辉　张　义　张明章　陈丽茹　金泽民
周中焕　胡乃朋　韩　锋

中国中医药出版社
·北 京·

图书在版编目（CIP）数据

针刀应用解剖与临床：全2册 / 李石良著 . —北京：
中国中医药出版社，2014.5（2021.2重印）
ISBN 978-7-5132-1622-7

Ⅰ . ① 针 … Ⅱ . ① 李 … Ⅲ . ① 针 刀 疗 法
Ⅳ . ① R245.31

中国版本图书馆CIP数据核字（2013）第216408号

中 国 中 医 药 出 版 社 出 版
北京经济技术开发区科创十三街31号院二区8号楼
邮政编码 100176
传真 010 64405721
廊坊市祥丰印刷有限公司印刷
各地新华书店经销

*

开本 880×1230 1/16 60印张 字数 1814 千字
2014 年 5 月第 1 版 2021 年 2 月第 5 次印刷
书号 ISBN 978-7-5132-1622-7

*

定价 598.00 元
网址 www.cptcm.com

作者简介

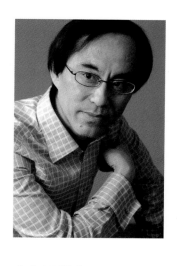

李石良，男，1963 年生，医学博士，教授，主任医师，硕士生导师。

现任中日友好医院针灸科主任，北京大学医学部教授，北京中医药大学教授，中央保健专家。兼任：

世界中医药学会联合会：针刀分会副会长；**中华中医药学会**：针刀医学分会副主任委员、疼痛学分会常委；**中国针灸学会**：总会理事、科学技术奖评审委员会委员、微创针刀专业委员会副秘书长、实验针灸分会常委；**中国康复医学会**：颈椎病专业委员会眩晕学组委员；**北京针灸学会**：常务理事、针灸技术专业委员会副主任委员；**北京中医药学会**：针刀医学专业委员会副主任委员；**北京医学会**：医疗事故技术鉴定专家库成员。《世界中西医结合杂志》《现代中西医结合杂志》《中医临床研究》等杂志编委。

从事针灸医教研工作 28 年，从事针刀医学研究与临床工作 10 余年，参加或主持课题多项（包括国家重点基础研究发展计划 973 课题）。在国内外率先完成系统的针刀应用解剖学研究，完成本书的出版，同时在部分领域开创性地进行了针刀应用性探索，提出了一些新观点、新技术。

主要临床专长为慢性软组织疾病与疼痛的针刀诊疗，临床开展针刀闭合性手术、蝶腭神经节刺激术及星状神经节阻滞术、骶管阻滞术等医疗技术。主要研究方向为颈源性疾病，在学术界有一定影响。2010 年提出颈源性头痛的补充诊断标准以及针刀适应证，受到同行重视，相关学术论文被国际权威检索机构 IM/MEDLINE 收录；2008 年提出耳鸣具有颈源性机制，2011 年提出颈源性耳鸣的诊断标准及针刀／针灸治疗方案，产生广泛影响；2012 年提出颞下颌关节功能紊乱病的针刀治疗方案并在临床取得成功；2013 年提出鼻炎治疗新技术——针刀结合翼腭神经节刺激术并进行临床推广。培养了 6 名针刀医学专业硕士研究生及众多的基层医务人员，参与了主要的针刀医学教材编写工作，担任新世纪全国高等中医药院校规划教材《针刀刀法手法学》副主编，是国内知名度较高的针刀医学专家。曾任日本滋贺医科大学客座研究员、瑞士 MONTREUX 中医中心中方专家组组长，多次赴美国、瑞士、韩国、巴西等国讲学。发表学术论文 40 余篇，主编（译）著作 4 部；接受多个国家的外国留学生来华学习针刀技术，推动了针刀疗法在国内外的推广。

内容简介

　　本书是针刀疗法问世近四十年来第一部针刀应用解剖学著作，作者从针刀临床实际出发，以常见病种为主线，既有相应的理论阐述，又针对针刀的施术部位进行了详尽的局部解剖，将针刀入路层次、毗邻组织结构、针刀松解目标组织等一一客观展示，使施术者对针下的解剖结构做到了然在胸。一方面有助于提高施术的准确性，避免医源性伤害的发生；另一方面，也加深了对于针刀治病机理的理解，避免对针刀治疗进行穿凿附会、猜测推导，甚至无端联想。同时，对于其他学科了解针刀治疗的科学性也大有裨益。

　　全书共分为八篇，涉及三十余种疾病的相关解剖、病因病理、临床表现及针刀治疗等内容。其中，既有对针刀临床常见病种的研究，也有对踇外翻、颞下颌关节功能紊乱病等疑难疾病针刀治疗的探索。书中还详细阐述了针对星状神经节阻滞术、蝶腭神经节刺激术等临床治疗技术的局部解剖、操作入路等内容的研究，读者可通过阅读有关章节迅速掌握操作要点。

　　本书内容翔实，直观实用，图文并茂，适合从事针刀临床、教学、科研工作的各级医师及研究生阅读，也可供骨科、疼痛科、康复科、针灸科等专业的医师参考。

钟世镇教授·序

　　"问渠哪得清如许，为有源头活水来。"溯本求源，朱汉章教授创立的针刀医学，是在中医理论指导下，吸收现代科学技术的新成果而创立的一门新学科。"操千曲而后晓声，观千剑而后识器"，小针刀就是将针灸针和手术刀两种长处融为一体的小型治疗器具，得到相应的理论支持后，发展为临床医学中一门新兴的分支学科，并且在我国也正式建立了"中华中医药学会针刀医学分会"。当前，学习实践"科学发展观"，走"建设创新型国家"之路，既要历史传承，又要开拓创新，更要处理好两者的辩证关系。要在批判中传承，在传承中发展，在发展中创新，在创新中超越。

　　2011年10月，我应邀参加了在北京召开的针刀医学创立35周年国际针刀医学学术交流大会。在听取了大家的学术报告后，既有"不到园林，怎知春色如许"的新鲜开拓感受；同时也有"欲取鸣琴弹，恨无知音赏"的无奈压抑感受。出于个人所从事的临床解剖学思维，感到与针刀诊疗有关的应用解剖学研究还有待扩展发扬，曾建议加强有关的研究，促进这个新兴学科的健康发展。但是，令我没有想到的是，"高山流水遇知音"，就在这次会议上，时任世界中医药学会联合会针刀专业委员会副会长和中华中医药学会针刀医学专业委员会副主任委员的李石良教授找到我，介绍他正脱产在北京大学医学部解剖学系专门进行针刀解剖学研究，并计划出版专著，约我在书稿付梓时，书写序文。"何当共剪西窗烛，却话巴山夜雨时。"一年来，我一直在思念、期待、关注着专著出版的进展，期望此项创新超越的伟业，能如期完成。

　　"暖日晴云知次第，东风不用再相催。"前天，我的一位门生，广东省中医药学会针刀专业委员会会长、南方医科大学李义凯教授欣喜地为我送来李石良教授主编的《针刀应用解剖与临床》书稿。"请君莫奏前朝曲，听唱新翻杨柳枝。"这样一部针刀医学界首次出现的、科学规范的专科应用解剖学著作令我由衷的高兴。作为我国临床解剖学园地里的一名老园丁，我为园地里新出现的鲜艳奇葩额手称庆。"不是一番寒彻骨，怎得梅花扑鼻香。"这部专著是编著者的心血结晶。它结合针刀临床实际，有的放矢，以常见病种为主线，将针刀入路层次、毗邻组织结构、针刀松解目标等一一客观展示。"物情无巨细，自适固其常。"这部图文并茂的专著，能助施术者胸有成竹，避免医源性伤害。专著还加强了对针刀治病机理的理解，避免对针刀治疗的穿凿附会、猜测推导甚至无端联想，对于其他学科的学者了解针刀治疗的科学性也大有裨益。这部著作的出版，对于夯实针刀医学的理论基础、促进学科的发展、推广针刀疗法，将起到极大的推动作用。为庆贺践约，欣为之序。

中国工程院资深院士
南方医科大学教授　　　　钟世镇

2013 年 12 月 13 日于广州

陈汉平教授·序

　　针刀医学是一门新兴的中医学科，其微创治疗方式及相关理论令人耳目一新，也显示了其独特的临床价值。由于在慢性软组织损伤等疾病的临床治疗中获得了确切的、可重复的效果，因此，几十年来，在针刀医学理论指导下的针刀疗法在国内乃至海外不断得到推广。不过，纵观全国的现状，似乎在针灸医师中的推广尚有待加强。鉴于针灸治疗和针刀治疗对于医师知识结构的要求存在一定的差别（后者对医师解剖学知识的要求更高），因此，创新性地推出与针刀临床密切相关的解剖学专著便成为一项现实而急迫的课题。

　　李石良博士是我早期的学生，在他跟随我攻读硕士及博士学位期间就表现出思维敏捷，对新理论、新技术接受能力较强等特点，给我留下了深刻的印象。毕业后，他就职于中日友好医院，在这样一个国内唯一的中西医并重的大型综合性医院继续受到中西医两种医学体系的影响。1997年，他还远赴日本从事有关神经科学的基础研究。这些经历催生了他在学术上追求创新的动力。

　　创新是一个学科保持活力的源泉。作为一名针灸工作者，我也一直以为用现代科学的理论和方法研究针灸是推动针灸学术发展的重要途径。几十年来，针灸学科的实验研究取得了丰硕的成果，有关针灸作用机理的研究也在一定程度上促进了针灸临床技术的进步。但总体来说，传统的针灸临床治疗技术仍难以满足临床需要，而针刀疗法的介入大大弥补了传统针灸疗法的不足。我欣慰地看到，国内多家中医药院校的针灸学科开展了针刀医学教育，我以为这对丰富针灸学的内涵、促进针灸学的学科发展、提高针灸的临床疗效都具有重要意义。李石良博士敏锐地意识到了针刀医学的价值，不但投入大量精力研究针刀临床技术，将针刀疗法引入针灸学科，极大地促进了针灸的临床工作和学科影响力；而且他还极注重针刀医学基础研究，两年时间完成针刀临床常见疾病的临床解剖学研究并编写成书，为读者献上这部《针刀应用解剖与临床》，直观地展示了针刀治病的解剖学原理及操作要求。我高兴地向广大针灸医师推荐此书，我认为该书的出版将会极大地促进针刀疗法在针灸医师中的推广，而且，对改善针灸医师的知识结构也具有重要价值，从而有力地推动针灸学科更健康地发展。相信针刀医学和针灸学有机结合将会进一步焕发针灸学科的生命力。李石良博士的创新性工作值得赞许，令人欣慰，爰为之序。

中国针灸学会名誉副理事长
上海市中医药研究院原副院长
上海市针灸经络研究所原所长
上海中医药大学教授

2013 年 11 月 25 日于上海

董福慧教授·序

　　针刀技术作为国家中医药管理局向基层推广的适宜技术已经发布两年多了，以掌握针刀临床技能为培养目标的众多培训机构为大量基层医务人员提供了针刀疗法的基础培训。在针刀技术以其独特的优势和疗效说服了众多的同行与患者的同时，国内的中医药院校也陆续开始设立针刀医学专业（或专业方向），学历层次从专科、本科到研究生教育（包括硕士和博士）日益健全，针刀学科正呈现出蓬勃发展的良好势头。

　　一直以来，或由于认识不足，或因条件所限，针刀学科的解剖学研究一直较为欠缺，尽管部分临床医生也进行了一些相关的解剖学实践，但可惜大多浅尝辄止，未能进行深入全面地研究并做出详尽的记录。解剖学研究的欠缺在一定程度上限制了针刀技术的健康发展，也影响着相关学科对针刀疗法的认知。针刀疗法的培训离不开解剖学知识，针刀医学的发展也离不开解剖学的基础研究，这是毋庸置疑的事实。

　　令人欣慰的是，李石良教授以极其投入的精神，下决心脱产两年时间带领他的研究生踏踏实实地、系统地进行了与针刀临床相关的解剖学研究，总结了大量极为珍贵的资料。不仅如此，他还紧密结合临床实际，就针刀临床常见的三十余种疾病的靶组织解剖结构、针刀入路层次、松解目标等内容以图解的形式进行了详细阐述，形成了一部科学、实用的临床解剖学著作，为针刀临床医生准确地理解针刀治疗的原理、掌握针刀治疗技术提供了科学依据，也为其他学科的医师客观地认识针刀疗法提供了参考，他这种严谨的治学精神值得赞赏！书中还对一些疑难疾病，如颞下颌关节功能紊乱病、踇外翻等进行了术式设计，这些开创性的探索工作对于促进针刀医学的进一步发展是十分有益的。我期待着针刀领域涌现更多创新性的研究工作，这是推动我们这个年轻的学科不断发展的动力所在。

　　作为第一部针刀临床解剖学著作，书中还有一些不足，比如所涉及的病种还不够全面，研究内容也有待进一步充实，这都有待作者在今后的工作中继续完善，也希望更多的针刀医学研究者一起努力，共同推进针刀临床解剖学的发展。

　　这部《针刀应用解剖与临床》的问世，对针刀医生科学严谨地从事临床工作提供了极大的便利，尤其是对于帮助初学者打消因解剖知识不足而引起的畏难情绪可起到至关重要的作用，本书必将对针刀医学的学科基础建设、针刀医师的科学培训、针刀疗法的有序推广起到重要的推动作用。

中华中医药学会针刀医学分会主任委员
《中国骨伤》杂志主编
中国中医科学院教授

2013 年 12 月 5 日于北京

和很多人一样，我对针刀疗法的认识也经历了从不了解（甚至怀疑）到了解、应用，直至深入研究的过程。我应邀为朱汉章纪念文集《针刀创始人朱汉章》所写的文章"针刀医学，我从怀疑到投入"就真实地反映了我对针刀医学认识的整个过程。现在，我已经成为一名专心致力于针刀医学研究的医务工作者。针刀疗法是近代以来中国人对世界文明为数不多的贡献之一，它的临床疗效已经显示了其所蕴含的科学价值和旺盛的生命力，我为能够有机会从事这项活力无穷的事业而倍感骄傲和自豪！然而，直到今天，这项已经在全国乃至部分其他国家得到广泛运用的医疗技术还没有得到医学界甚至中医界本身的普遍认知，遗憾之余，深感其主要原因还是因为针刀界尚未提供给学术界足够的客观、严谨的科学依据（尤其是解剖学证据），以至于影响了更大范围的学术认知，当然也使得针刀医学缺少了进一步发展的推力。

我本是一名针灸工作者，是一个偶然的机会使我接触到了针刀疗法，深入了解后我深感这种疗法有其科学合理的理论基础，临床应用后，其客观的、可重复性的临床效果更显示了其对临床医生深深的吸引力。针刀疗法的微创属性决定了要想掌握它就必须有坚实的解剖学基础，否则就会陷入纸上谈兵、无端揣测的泥潭。基于这样的认识，自我接触针刀疗法的第一天起就憧憬着日后能有机会进行深入的针刀应用解剖学研究，一为充实自己在针刀解剖学知识上的不足，二为这个充满活力的学科贡献一点自己的绵薄之力。然而，从事解剖学研究既需要解剖实验室、尸体等客观条件，又需要大量的时间，对于一个临床工作者而言这几乎是无法逾越的障碍。没有想到的是，2010年下半年，中日友好医院的一项战略调整为我完成这个心愿创造了机会：为了将中日友好医院打造成国际知名、国内领先的综合性医院，医院出台了宏大的人才培养规划，规划中首先对科主任培养给予了经费等方面的全力支持。这时，又恰逢医院对门诊楼实施全方位的改造工程，需要暂停针灸科的门诊医疗工作达两年之久，这就使我获得了宝贵的时间。面对这样千载难逢的机遇，我自然兴奋不已。同时，我的北大医学部兼职教授的身份又使我在该校完成这样一项工作成为可能。北大医学部人体解剖与组织胚胎学系主任张卫光教授对我的计划给予了积极的鼓励和全力的配合，使我顺利地完成了全部解剖工作。在进行每一个部位的解剖前，我们都针对针刀临床的具体需求，详细地设计解剖方案，并使用专业摄影设备进行同步拍摄，力求做到生动地再现针刀治疗的全过程。最后，在上万张图片中精选出七百余张进行标注等技术加工用于书中的插图。在进行解剖学研究的同时，我们精心组织书稿的撰写工作，书稿的撰写紧密结合解剖学研究的成果。初稿形成后，由我逐章逐节进行修改和统稿，最后形成一百多万字的终稿。本书对针刀临床常见疾病的解剖学基础及针刀入路、松解目标，以及星状神经节阻滞术、蝶腭神经节刺激术等实用治疗技术所涉及的相关结构均进行了详尽的解剖学展示及文字说明，这对于从事针刀、疼痛等专业的临床医生理解针刀治疗机理、掌握针刀及疼痛治疗技术无疑是十分必要的。此外，我们还对一些疑难疾病如颞下颌关节功能紊乱病、踇外翻等进行了解剖学研究，提出了初步的术式设计。尽管这些研究还处于探索阶段，但在我们已经进行的小样本临床试验中已经显示了可重复性的临床效果，希望更多针刀临床工作者共同参与研究讨论，以使治疗方案更加优化，提高针刀解决疑难疾病的能力。

本书共有8篇38章，涉及针刀临床常见疾病38种，编写体例上力求一致，均分四节（解剖学基础、病因病理、临床表现、针刀治疗及其他）撰写，但第一篇（颈项部疾病）、第七篇（膝部疾病）和第八篇（足踝部疾病）稍有不同：由于这三篇论述的疾病所涉及的解剖学内容相对各自自成体系，因此均将解剖学内容按各部位论述，相应各章不再列"解剖学基础"一节，特此说明。

"书山有路勤为径，学海无涯苦作舟"，针刀医学的基础研究还十分薄弱，我们只有加倍努力地付出、勇往直前地探索，才能够早日促成这个年轻学科的成熟，以期为人类健康作出更大的贡献！回首本书从策划、实施到完稿的全过程，就像孕妇孕育胎儿一样，既有难熬的辛苦，更有收获的喜悦。在书稿付梓之际，我真诚地期待着针刀界前辈和同道们的批评和意见，由于时间和水平所限，可供参考的文献又十分欠缺，因此书中可能存在着很多不足乃至错误，希望得到大家的斧正，以便进一步完善。由于标本数量有限，书中的解剖学数据不具有统计学意义，仅供参考。

衷心感谢我所崇敬的三位前辈：我国临床解剖学的奠基人钟世镇院士，我国实验针灸事业的开创者、中国针灸学会名誉副理事长陈汉平教授和著名的中西医结合骨伤科专家、中华中医药学会针刀医学分会主任委员董福慧教授在百忙中为本书作序。他们从不同的角度给予我极大的鼓励，使我感到备受鼓舞！感谢中日友好医院领导和有关部门对本项目的实施给予的大力支持和关怀！感谢中日友好医院放射诊断科为本书拍摄相关MRI、CT、X线等影像学资料时所给予的方便！感谢北京大学医学部人体解剖与组织胚胎学系所给予的多方支持：张卫光教授和刘胜勇老师在本项目实施过程中给予了全面的解剖技术指导，我国解剖学界著名学者陈庆山教授对书稿（包括插图）进行了认真审阅，这使得本书的严谨性、规范性得到充分保障！感谢我的同窗好友李义凯教授为本书提供了部分珍贵的解剖学资料！感谢我的所有合作者，他们的辛勤工作为本书的顺利完稿起到了重要作用！感谢中国中医药出版社为本书出版提供的帮助！还要感谢的是我的夫人徐杨女士，她在我从事解剖学研究和写作的过程中默默地承担了所有的家庭事务并总是给予我温馨的鼓励和支持，使我能够心无旁骛地专注于这项工作！还有很多在其他方面帮助过我的朋友，在此也一并致以衷心的感谢！

本书的所有解剖学资料都来自于作者对无偿捐献遗体的解剖，遗体捐献者高尚的境界和无私的奉献为我们铺垫了前行之路，医学的点滴进步中都有他们的伟大贡献，在本书付梓之际，我怀着无比崇敬的心情，代表全体作者和读者对遗体捐献者致以最崇高的敬意！

李石良

2013年11月6日于中日友好医院

目录

———— 上 卷 ————

第一篇 颈项部疾病 ·················· **001**

第 一 篇

颈项部疾病

第一章　颈项部解剖

第一节　颈项部骨性标志

一、枕部的骨性标志（图 1-1-1）

（一）枕外嵴（external occipital crest）

枕外嵴为枕外隆凸后下方至枕骨大孔后缘正中的骨嵴，其上颈部有项韧带附着，枕外嵴中点至枕骨大孔后缘间距为（24.30±4.35）mm。

（二）枕外隆凸（external occipital protuberance）

枕外隆凸是位于枕骨外面正中最突出的隆起，其上有帽状腱膜、项韧带及斜方肌附着。根据文献报道，枕外隆凸至枕骨大孔后缘的间距为（50.75±5.12）mm，枕外隆凸与乳突尖连线中点（相当于下项线）至枕骨大孔后缘间距为（25.20±3.25）mm。

（三）上项线（superior nuchal line）

上项线是从枕外隆凸向外至乳突左右对称的隆起骨嵴，内侧端有斜方肌附着，外侧端上缘有枕肌、下缘有胸锁乳突肌、头夹肌及头最长肌附着。

（四）最上项线（highest nuchal line）

最上项线为上项线上方的弓状线，为帽状腱膜及枕肌的附着部。

（五）下项线（inferior nuchal line）

下项线为上项线下方的弓状线，距上项线约 20mm，其内侧部有头后小直肌附着，外侧部有头后大直肌附着。

（六）乳突（mastoid process）

乳突为颞骨的一部分，为圆锥状骨性突起，成对，左右各一个，位于耳垂的后方。乳突的后下缘由浅至深为胸锁乳突肌、头夹肌、头最长肌止点，更深处为二腹肌后腹的起点。

二、项部的骨性标志或体表投影

（一）寰椎横突（transverse process of atlas）

寰椎横突左、右侧长分别为（9.1±0.3）mm 和（9.5±0.4）mm，在体表可于乳突尖与下颌角连线的中点触及（图 1-1-2）。

（二）枢椎棘突（spinous process of axis）

自枕外隆凸沿后正中线向颈部触摸到的第 1 个骨性突起即为枢椎棘突。枢椎棘突粗大，末端分叉，有众多肌肉附着，包括头后大直肌和头下斜肌。在侧位 X 线片上看到的颈椎上部最大的棘突即为枢椎棘突。

（三）枢椎横突（transverse process of axis）

沿寰椎横突向下触摸到的突起即为枢椎横突。枢椎横突约与下颌角相平（图 1-1-2），也可自枢椎棘突向侧方稍上处触摸寻找到。

（四）颈椎关节突关节（zygapophyseal joint）（图 1-1-3、图 1-1-4）

颈椎关节突关节是由上位颈椎的下关节突与下位颈椎的上关节突构成的椎间关节，关于其位置与宽度，我们的解剖观察与测量如下：关节突关节的宽度约为 10mm，其内侧缘连线（B）距正中线（A）约 15mm，外侧缘连线（C）距正中线约 25mm，$C_1 \sim C_2$ 关节突关节位于 C_2 棘突上缘水平线，其他的颈椎关节突关节位于相应下位颈椎的棘突水平线（如 $C_2 \sim C_3$ 关节突关节位于 C_3 棘突水平线）。

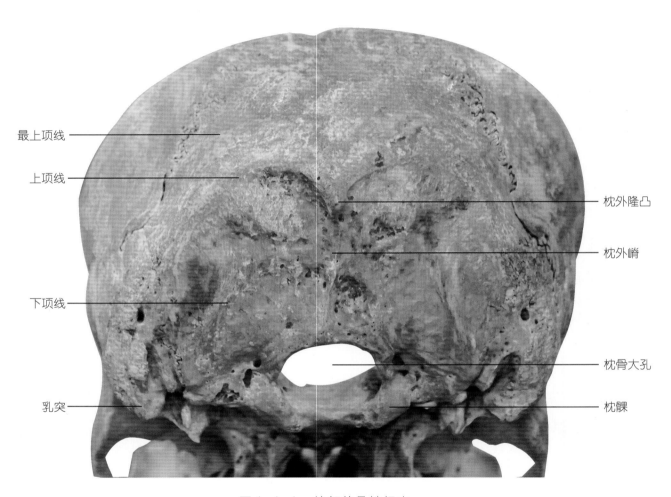

最上项线

上项线

枕外隆凸

枕外嵴

下项线

枕骨大孔

乳突

枕髁

图 1-1-1　枕部的骨性标志

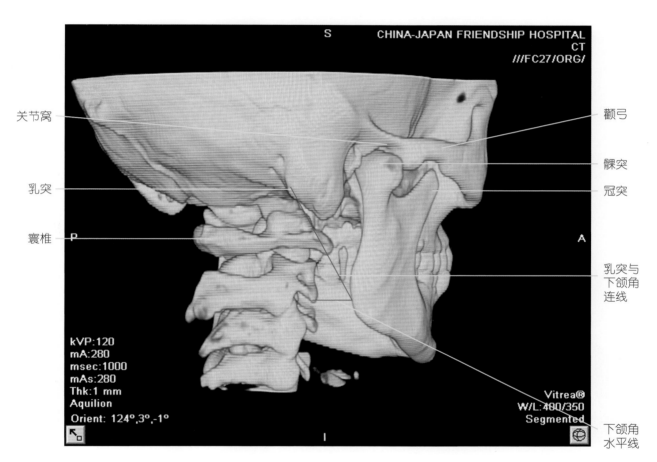

关节窝
颞弓
乳突
髁突
冠突
寰椎
乳突与
下颌角
连线

下颌角
水平线

图 1-1-2　寰枢椎横突体表投影

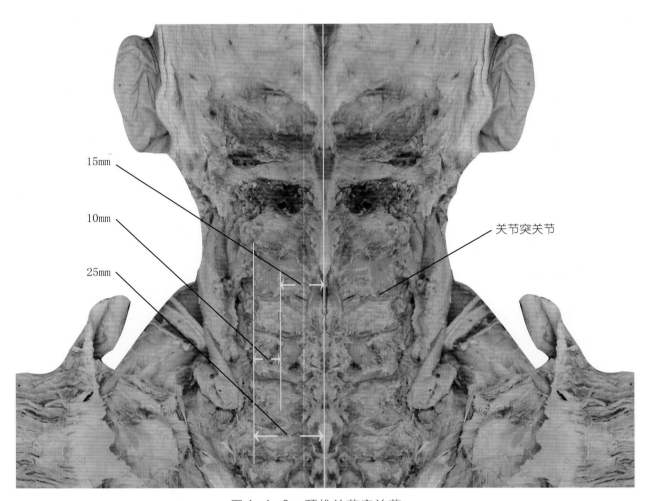

图 1-1-3　颈椎关节突关节

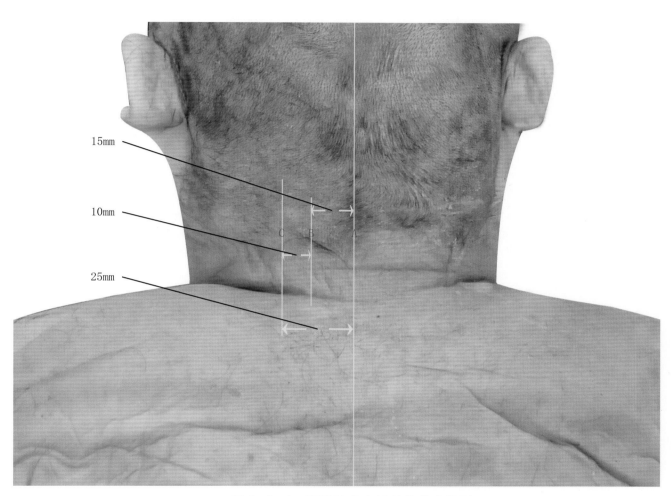

图 1-1-4 颈椎关节突关节的体表投影

第二节　颈椎

颈椎由 7 节椎骨借椎间盘、椎间关节和韧带等结构构成，其上端承托颅骨，下端与脊柱胸段相连，是脊柱活动度最大的部位。颈椎第 1、2、7 节椎骨因其具有独特的形态结构，称特殊颈椎，第 3 ~ 6 节椎骨称为普通颈椎（图 1-1-5、图 1-1-6、图 1-1-7）。

一、特殊颈椎

特殊颈椎包括第 1、2、7 节椎骨。第 1 颈椎又称寰椎，第 2 颈椎又称枢椎，第 7 颈椎又称隆椎。

寰、枢椎的结构非常独特，由它们和颅骨构成的复合体允许头部有点头和旋转运动。

（一）寰椎（atlas）

寰椎由前弓、后弓和两个侧块构成（图 1-1-8、图 1-1-9）。寰椎没有椎体，它的侧块对应于椎弓根和下颈椎的关节柱。上、下关节突的关节面均呈凹形，上关节面朝向内上与枕骨髁相关节，下关节面朝向内下与枢椎相关节，寰椎可在枢椎形似"斜肩"的上关节面上转动。寰椎后弓的截面近圆形，其后结节是棘突的遗迹，为枕下肌附着处。在侧块后方与后弓上方之间有一浅沟，为椎动脉穿过寰枕膜后部的压迹。前弓较短，连于两侧块的前部，在前结节处有颈长肌附着。在前弓的后面有一半圆形压迹，位于齿突的关节面。侧块内侧的结节为横韧带的附着处。

（二）枢椎（axis）（图 1-1-10、图 1-1-11）

枢椎的突出特征是其椎体上的指状突起，即齿突。齿突为寰椎椎体的遗迹，是限制寰椎水平移位的枢轴。齿突根部略有缩窄，中部前面有与寰椎前弓相关节的关节面，根后部有一浅沟，为横韧带的压迹。齿突顶部有齿突尖韧带附着，顶后部两侧的粗糙面有翼状韧带附着。枢椎上关节面呈凸形，而下关节面是典型的颈椎关节突关节面，参与颈椎关节柱的组成。枢椎的横突朝下，椎体的前下缘呈唇状突起，遮盖其下的椎间盘和第 3 颈椎椎体。

（三）第 7 颈椎（the 7th cervical vertebra）

第 7 颈椎位于颈、胸段脊柱的移行处，其椎体底面按比例来说比椎体上面大（图 1-1-6、图 1-1-7）。棘突很长，在活体上易摸到，为常用的骨性标志。上、下关节突的关节面较其他颈椎更倾斜，具有典型胸椎的结构特征。横突的后弓较粗，前弓较小。偶见一侧或双侧的横突前弓演变成颈肋。

二、普通颈椎

普通颈椎由椎体、椎弓、突起（棘突、横突和上、下关节突）3 部分组成。其椎体较小，呈椭圆形，横径大于矢状径。

从正面看，椎体上部凹陷，在其两侧稍后方有唇样翘起，称为钩突或椎体钩，与上一椎体的侧方斜坡结合构成椎体侧关节，称钩椎关节，或称 Luschka 关节。钩突的前方为颈长肌，外侧为横突孔，后外侧参与构成椎间孔前壁，内侧为椎间盘，其附近通过的均为颈部重要的血管和神经。这些结构联合构成钩突横突关节突复合体，当钩突增生、斜度过大及横突孔过小或关节突肥大向前突出时，均可引起血管、神经压迫。

椎体后方的一对椎弓根和一对椎板组成了向后伸出的椎弓，其中间为椎孔，较大，呈椭圆形或三角形，各椎孔连接成椎管（vertebral canal）。椎管前壁为椎体、椎间盘和后纵韧带；后壁为椎弓板和黄韧带；侧壁为椎弓根；后外侧为椎间关节。横断面呈三角形，脊髓在其中间。C_1 管径最小，自此向下管径逐渐增大，与脊髓颈膨大相适应。各部颈椎椎管的横径均大于矢状径，椎管矢状径的大小对颈椎疾患的发生、发展具有重要影响。椎管矢状径为（15.47±1.11）mm，横径为（22.58±1.22）mm，男大于女。颈椎管矢状径小于 12mm、C_1 ~ C_2 横径小于 16 ~ 17mm、C_3 ~ C_7 横径小于 17 ~ 19mm，为颈椎椎管狭窄。

颈椎的椎弓较细，其上下缘各有一个较狭窄的凹陷，称为椎骨上切迹和下切迹，在其两个相邻椎体上下切迹之间形成椎间孔（intervertebral foramen）。其前内壁为钩突的后面、椎间盘和椎体下部，后外壁为椎间关节的内侧部和关节突及黄韧带的一部分。其矢状切面呈椭圆形或卵圆形，矢径为纵径的2/3，矢径平均为（6.68±0.5）mm，纵径为（7.85±0.54）mm，男略大于女。椎间孔内容纳血管、淋巴管、脂肪组织及脊神经根，其中神经根多位于椎间孔的底部。构成椎间孔的骨、纤维结构发生退行性改变或活动异常均可刺激神经根，产生相应临床症状。

颈椎的横突短而宽，其最明显的诊断学特征是位于横突上的横突孔（transverse foramen）。横突孔约 5mm×5.5mm，其内有椎动脉、椎静脉穿过。椎动脉从 C_6 横突孔进入，向上经寰椎横突孔穿出。横突末端有横突前后结节。前结节为颈前肌的起始，后结节为颈后肌起始和附着。两结节之间的深沟为脊神经沟，有脊神经从中通过。

颈椎的棘突在椎弓的正中，向下倾斜，末端分叉，对颈部的后仰和旋转运动起辅助和保护作用。

上、下关节突左右各一个，呈短柱状，起自椎弓根和椎体交界处。关节面呈卵圆形，表面光滑，关节面接近水平。同时关节突前方与脊神经根贴近，因此，如果该处增生亦可压迫脊神经。

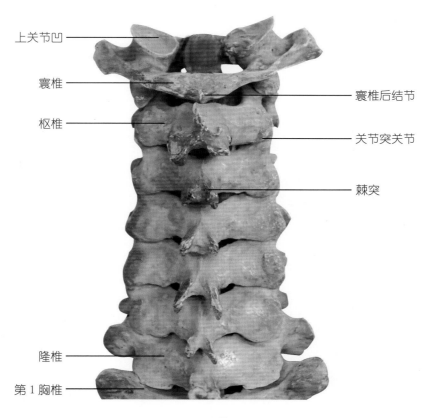

上关节凹

寰椎

枢椎

隆椎

第1胸椎

寰椎后结节

关节突关节

棘突

图 1-1-5　颈椎骨后面观

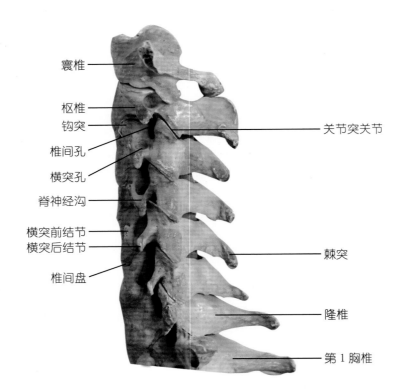

寰椎

枢椎

钩突

椎间孔

横突孔

脊神经沟

横突前结节

横突后结节

椎间盘

关节突关节

棘突

隆椎

第 1 胸椎

图 1-1-6　颈椎骨侧面观

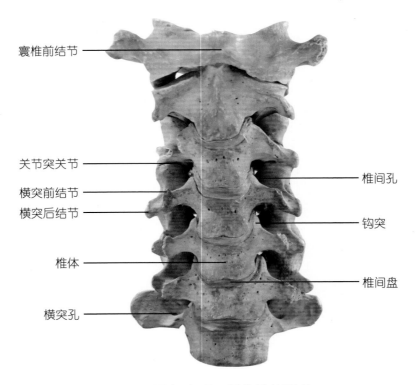

寰椎前结节

关节突关节

横突前结节

横突后结节

椎体

横突孔

椎间孔

钩突

椎间盘

图 1-1-7　颈椎骨前面观

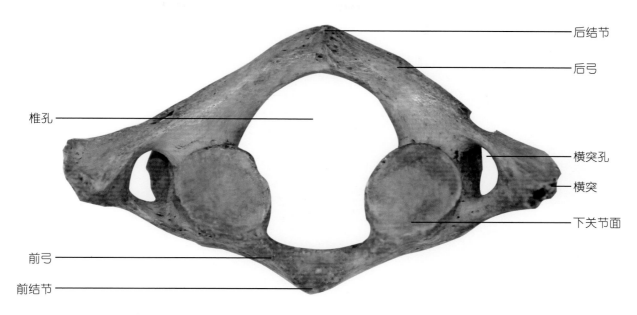

后结节

后弓

椎孔

横突孔

横突

下关节面

前弓

前结节

图 1-1-8 寰椎上面观

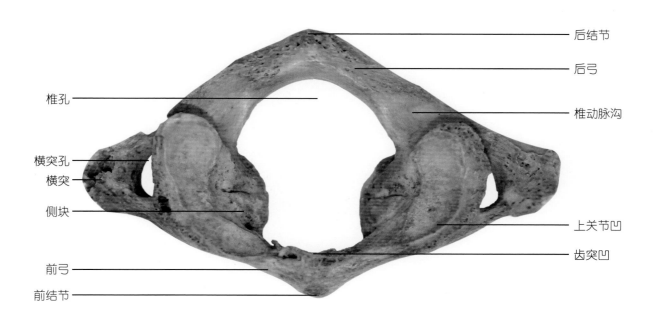

后结节

后弓

椎孔

椎动脉沟

横突孔

横突

侧块

上关节凹

齿突凹

前弓

前结节

图 1-1-9 寰椎下面观

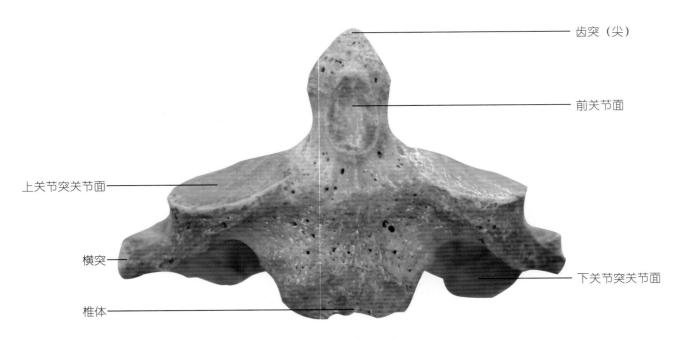

齿突（尖）

前关节面

上关节突关节面

横突

下关节突关节面

椎体

图 1-1-10　枢椎前面观

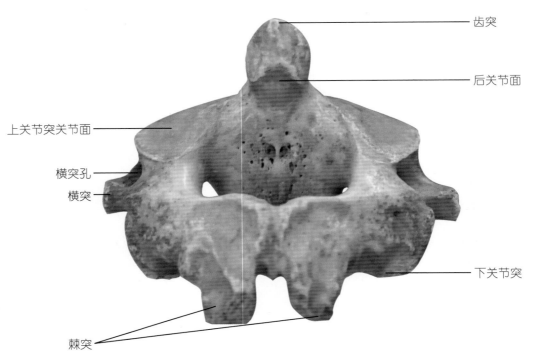

齿突

后关节面

上关节突关节面

横突孔

横突

下关节突

棘突

图 1-1-11　枢椎后面观

第三节　颈项部肌

颈部的肌肉丰富，通常以斜方肌为界，前方的称为颈部肌群，后方的称为项部肌群。根据功能特点可分为两组：第 1 组为与头颈活动及稳定性有关的肌群，第 2 组为悬吊上肢并与其运动有关的肌群。

一、颈前肌群

（一）颈阔肌（platysma）（图 1-1-12）

颈阔肌位于颈前外侧的皮下，颈部浅筋膜中，与皮肤结合密切，为皮肌。

起止点：起自胸大肌和三角肌表面的筋膜，止于口角和面部皮肤。

作用：收缩时，可牵拉口角向外。

神经支配：面神经。

（二）胸锁乳突肌（sternocleidomastoid muscle）（图 1-1-13）

胸锁乳突肌是颈部的重要标志。

起止点：起点有两个，即胸骨柄前面和锁骨内 1/3 上缘，止于颞骨乳突和上项线外侧部，止点宽度为（50.62±7.52）mm，枕部附着处内缘距正中矢状面（53.39±7.27）mm。该肌近乳突前缘 8 ～ 12mm 处的部分增厚，是此肌的主要受力处。在乳突尖下（56.90±7.60）mm 处有副神经分支穿入该肌。

作用：此肌主要维持头的端正姿势，单侧收缩时可有 4 种作用：①使头屈向本侧；②可通过寰枢关节纵行的运动轴使面部转向对侧；③可通过寰枕关节为主的矢状轴使头歪向同侧；④上端固定时可提起胸前壁。两侧肌肉一同收缩可使颈后伸仰头，也可使数个颈椎复合组成的关节向前移动，出现头的前伸；若一侧发生病变使该肌挛缩时，可引起病理性斜颈。胸锁乳突肌病变也是引起颈痛、颞颌部偏头痛，甚至面神经麻痹的常见原因。

神经支配：受副神经及第 2 ～ 4 颈神经前支支配。

血液供应：主要来自甲状腺动脉、枕动脉及颈横动脉分支，彼此形成丰富的吻合。

（三）斜角肌群（scalenus muscles）（图 1-1-14）

斜角肌有前、中、后 3 组。

起止点：①前斜角肌（anterior scalene muscle）：起于 C_3 ～ C_6 横突前结节，向下外止于第 1 肋骨内侧缘和斜角肌结节。②中斜角肌（middle scalene muscle）：起于寰椎和 C_2 ～ C_6 横突的后结节，止于第 1 肋骨上面锁骨下动脉沟之后。③后斜角肌（posterior scalene muscle）：起于 C_4 ～ C_6 横突后结节，止于第 2 肋骨的外侧面。

3 条斜角肌中，以前斜角肌最为重要，它是颈部的重要标志。肌的浅面有膈神经，自上斜向内下；由此外侧缘穿出者，上有臂丛，下有锁骨下动脉的第 3 段；在它下部浅面横过者有锁骨下动脉；在左侧尚有胸导管经过其下部的浅面。

作用：当颈椎被固定时，可上提肋骨使胸廓变大以协助吸气，属于深吸气肌；当肋骨被固定时，可使颈向前倾；单侧收缩时可使颈向同侧屈并转向对侧。

神经支配：前斜角肌由颈神经（C_5 ～ C_7）前支支配；中斜角肌由颈神经（C_2 ～ C_8）前支支配；后斜角肌由颈神经（C_5 ～ C_8）前支支配。

前、中斜角肌与第 1 肋骨之间有一个三角形间隙，称为斜角肌间隙，其中有臂丛和锁骨下动脉通过。前斜角肌肥大或痉挛时可压迫神经而产生症状，由于斜角肌受颈神经支配，故几乎整个颈椎病变均可使该肌受累而产生斜角肌综合征。

（四）舌骨上、下肌群（suprahyoid muscles and infrahyoid muscles）（图 1-1-15）

对吞咽动作、下颌骨的运动及喉的支持有很大作用，包括肩胛舌骨肌、胸骨舌骨肌、胸骨甲状肌和甲

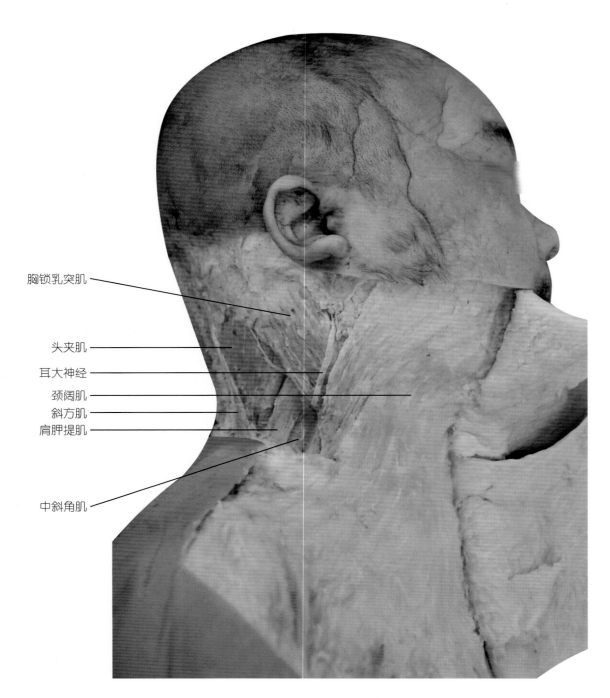

胸锁乳突肌

头夹肌

耳大神经

颈阔肌

斜方肌

肩胛提肌

中斜角肌

图 1-1-12　颈阔肌

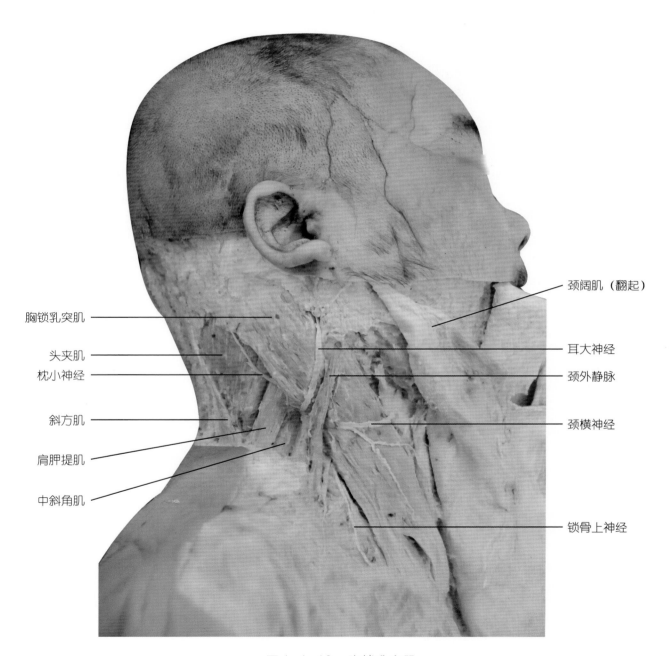

胸锁乳突肌

头夹肌

枕小神经

斜方肌

肩胛提肌

中斜角肌

颈阔肌（翻起）

耳大神经

颈外静脉

颈横神经

锁骨上神经

图 1-1-13　胸锁乳突肌

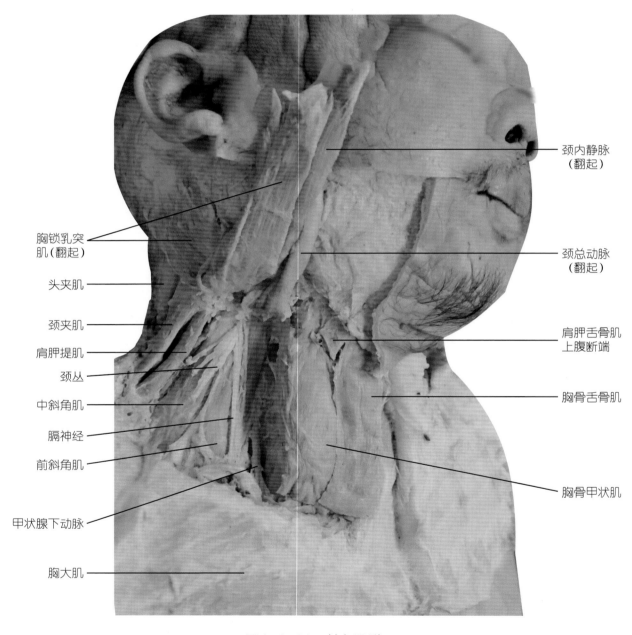

胸锁乳突肌（翻起）

头夹肌

颈夹肌

肩胛提肌

颈丛

中斜角肌

膈神经

前斜角肌

甲状腺下动脉

胸大肌

颈内静脉（翻起）

颈总动脉（翻起）

肩胛舌骨肌上腹断端

胸骨舌骨肌

胸骨甲状肌

图 1-1-14 斜角肌群

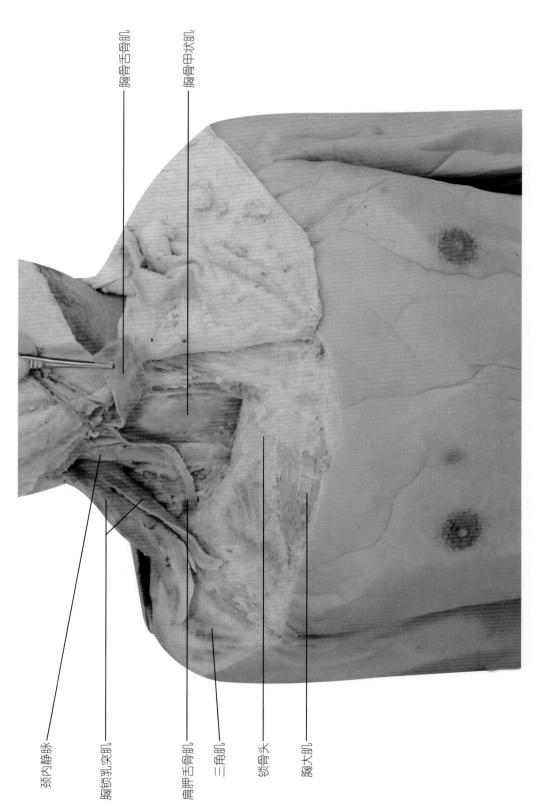

胸骨舌骨肌
胸骨甲状肌

颈内静脉
胸锁乳突肌
肩胛舌骨肌
三角肌
锁骨头
胸大肌

图 1-1-15 舌骨下肌群

状舌骨肌等舌骨下肌群，以及二腹肌、茎突舌骨肌、下颌舌骨肌和颏舌骨肌等舌骨上肌群。

肩胛舌骨肌（omohyoid）：为细而长的带状肌，被中间腱分为上腹和下腹。该肌位于颈前面、颈阔肌的深侧、胸骨舌骨肌的外侧，大部分被胸锁乳突肌遮盖。其下腹起自肩胛骨上缘和肩胛横韧带，肌纤维斜向内上方，于胸锁乳突肌的深侧，在环状软骨平面以下移行于中间腱，该腱借颈固有筋膜中层向下连于锁骨；上腹自中间腱斜向内上方，与胸骨舌骨肌并列，并在其外侧止于舌骨体外侧部的下缘。

胸骨舌骨肌（sternohyoid）：位于颈前面正中线的两侧、肩胛舌骨肌的内侧，为窄带状的肌肉。起自胸锁关节囊的后面、胸骨柄和锁骨胸骨端的后面，肌纤维在正中线两侧垂直上行，止于舌骨体内侧部的下缘。

胸骨甲状肌（sternothyroid）：位于胸骨舌骨肌的深侧，也是长带状肌肉，上窄下宽，较胸骨舌骨肌短而宽，紧贴于甲状腺浅面。下端起自胸骨柄的后面及第1肋软骨，肌纤维斜向上外，止于甲状软骨斜线。

肩胛舌骨肌、胸骨舌骨肌及胸骨甲状肌均受舌下神经的分支支配。

二、项后肌群

（一）斜方肌（trapezius）（图 1-1-16、图 1-1-17、图 1-1-18）

斜方肌位于项部和背上部皮下，为三角形阔肌。

起止点：以腱膜起自上项线内 1/3 部、枕外隆凸、项韧带、第7颈椎和全部胸椎的棘突及棘上韧带。枕外隆凸及上项线处附着部宽度为（30.75 ± 5.73）mm。上部肌纤维向外下，止于锁骨外 1/3 后缘骨面；中部肌纤维平行向外，止于肩峰内侧缘和肩胛冈上缘外侧部；下部肌纤维向外上，止于肩胛冈下缘的内侧部。

斜方肌腱膜与肌的移行区域为枕大神经和第3枕神经穿出肌层走向浅筋膜层的部位，神经在此处易受卡压。

作用：上部纤维收缩时可上提肩胛骨的外侧角并使肩胛骨下角旋外，下部纤维收缩时则降肩及使肩胛骨下角旋外，两侧肌纤维同时收缩可使肩胛骨向中线靠拢。当肩胛骨固定时，两侧斜方肌同时收缩使头后仰，一侧收缩使颈向同侧屈，同时面转向对侧。

神经支配：受副神经和 $C_3 \sim C_4$ 前支支配。

（二）夹肌（splenius）

夹肌分为头夹肌与颈夹肌，分别被斜方肌、菱形肌及胸锁乳突肌所覆盖。

起止点：头夹肌（图 1-1-17）起自项韧带的下部及第3胸椎棘突，肌纤维斜向外上，止于上项线的外侧部及乳突，止点宽度约为 50mm。颈夹肌起自第 3～6 胸椎棘突，止于第 2、3 颈椎横突。

作用：夹肌单侧收缩时，使头转向同侧；两侧同时收缩时，使头后仰。

神经支配：受 $C_2 \sim C_5$ 后支支配。

（三）肩胛提肌（levator scapulae）（图 1-1-17）

肩胛提肌的上部位于胸锁乳突肌深面，下部位于斜方肌的深面。

起止点：起自 $C_1 \sim C_4$ 横突，止于肩胛骨的内上角。

作用：上提肩胛骨，同时使肩胛骨下角转向内，当肩胛骨固定时可使头后仰。斜方肌和肩胛提肌使肩胛骨上提而帮助上肢上举。上肢持重时，外力可经此组肌肉传递至颈椎，使颈椎受到挤压。

神经支配：受肩胛背神经支配。

（四）菱形肌（rhomboideus）（图 1-1-18）

菱形肌位于肩胛提肌的内侧，斜方肌的深面。

起止点：起自 $C_6 \sim C_7$ 及 $T_1 \sim T_4$ 的棘突，肌纤维平行地斜向下外，止于肩胛骨脊柱缘的下半部。其中起自颈椎棘突上部的肌束称为小菱形肌，起于 $T_1 \sim T_4$ 棘突的肌束称为大菱形肌。

作用：向内上方牵引肩胛骨。若与肩胛提肌共同作用，则使肩胛骨旋转。若与前锯肌共同作用，则使

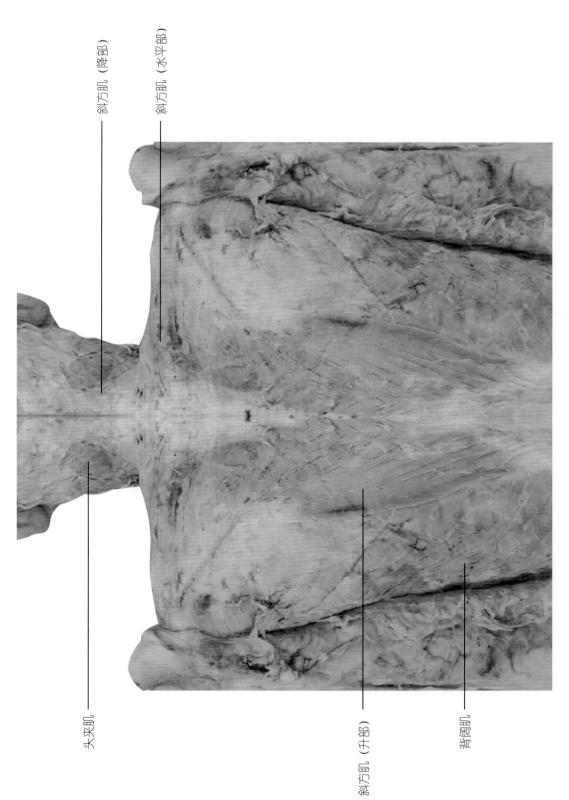

图 1-1-16 斜方肌

斜方肌（降部）

斜方肌（水平部）

头夹肌

斜方肌（升部）

背阔肌

针刀应用解剖与临床

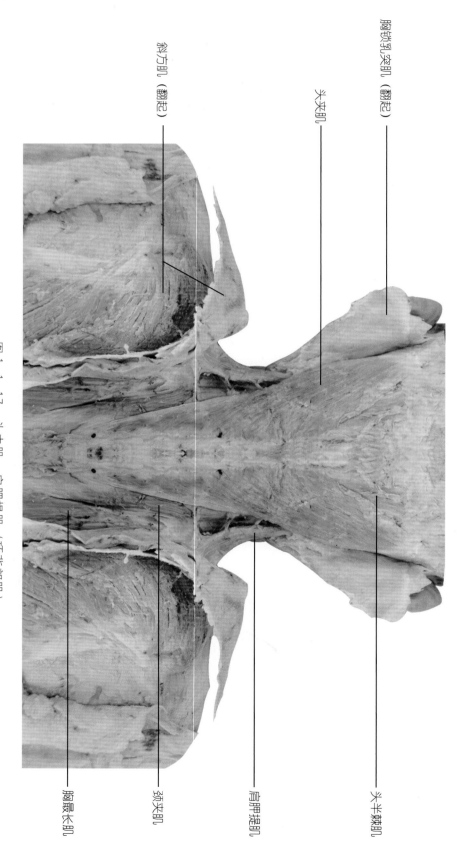

图 1-1-17　头夹肌、肩胛提肌（项背部肌）

斜方肌（翻起）

头夹肌

胸锁乳突肌（翻起）

胸最长肌

颈夹肌

肩胛提肌

头半棘肌

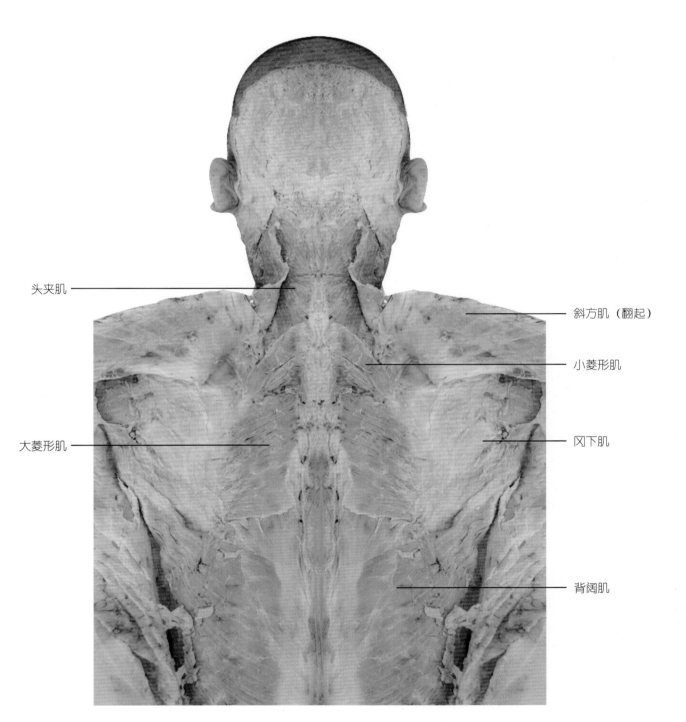

头夹肌

斜方肌（翻起）

小菱形肌

大菱形肌

冈下肌

背阔肌

图 1-1-18 菱形肌

肩胛骨的脊柱缘紧贴于胸壁上。若由于颈椎病该神经受损（主要为第5颈神经前支），可引起该肌的痉挛，产生背部压迫感。

神经支配：受肩胛背神经支配。

（五）上后锯肌（serratus posterior superior）（图1-1-19）

上后锯肌位于菱形肌的深面，为很薄的菱形扁肌。

起止点：以腱膜起自项韧带下部和下两个颈椎棘突及上两个胸椎棘突。肌纤维斜向外下方，止于第2～5肋骨肋角的外侧面。在肋角之外为小菱形肌所覆盖。

作用：此肌收缩时可上提上部肋骨以助呼气。

神经支配：受肋间神经（T_1～T_4）支配。

（六）横突棘肌（musculus transversospinalis）

横突棘肌由多数斜行的肌束组成，排列于骶骨到枕骨的整个项背部，被骶棘肌所遮盖。该肌起自下位椎骨横突，斜向内上方，止于上位椎骨的棘突。由浅而深又分为三层，浅层肌束最长，跨过4～6个椎骨，其纤维方向较直，称半棘肌，其中位于项部的称为头半棘肌与颈半棘肌。

1. 头半棘肌（semispinalis capitis）（图1-1-20）

起止点：起于第3颈椎～第8胸椎关节突，以肌束（而不是腱）向上止于上项线和下项线之间的骨面（图1-1-19）。头半棘肌纵行于项韧带两侧，位于斜方肌和头夹肌深面。其止点宽（42.45±7.29）mm，止点外缘距乳突尖（45.58±6.21）mm，止点中部前后径为（10.33±2.19）mm。瘦人项部两条纵行的隆起，即为头半棘肌的体表投影。

头半棘肌的内侧部被斜方肌覆盖，外侧部被头夹肌覆盖，其深面则为项韧带。翻开斜方肌，可见枕大神经、第3枕神经自头半棘肌肌腹穿出（图1-1-20），可见丰富的血管丛分布自颈半棘肌表面穿向头半棘肌深面。在头半棘肌深面靠近头半棘肌外侧缘处可见第3枕神经发出两个细支穿入头半棘肌内，支配该肌（图1-1-21）。翻开头半棘肌，可见项韧带紧贴于头半棘肌深面向两侧延续，厚而坚韧，最厚处可达7mm，项韧带上密布静脉丛（图1-1-22）。

枕大神经和第3枕神经（图1-1-23）及C_4、C_5神经后支均穿行于项韧带与头半棘肌之间（部分穿行于项韧带中），并在后正中线旁约10mm处穿出项韧带和头半棘肌，神经与项韧带紧密相连。从这种解剖结构分析：当项韧带发生某种病变时，容易对神经构成卡压，而针刀对此处项韧带的松解、解除神经卡压应该是治疗颈源性头痛的重要机制。

项韧带的厚度自上而下逐渐变薄，可见项韧带分出许多纤维隔穿入枕下三角（其间走行有数条小的动静脉）。此种结构将头半棘肌与枕下三角紧密连接在一起，形成一个互相影响的整体，因此项韧带的病变也有可能形成对走行在枕下三角内椎动脉的影响，针刀对此处项韧带的松解可能有助于改善椎动脉在枕下三角内的走行环境。

2. 颈半棘肌（semispinalis cervicis）

起止点：起于上位数个胸椎的横突尖部，向上跨越4～6个椎骨，止于上位数个颈椎棘突尖，其中大部分肌束止于C_2棘突尖。

半棘肌的功能：头半棘肌和颈半棘肌一侧收缩时使脊柱旋转，头转向对侧；两侧同时收缩时使头后伸。

（七）头最长肌（longissimus capitis）（图1-1-24）

起止点：起于第3胸椎～第3颈椎横突，止于乳突（后缘）。

头最长肌与头半棘肌紧贴，附着处宽（19.42±3.38）mm，乳突附着部距乳突尖（7.50±1.63）mm。

作用：此肌一侧收缩，脊柱侧屈；两侧收缩，伸脊柱。

（八）枕下小肌群（suboccipital muscles）（图1-1-25、图1-1-26）

枕下小肌群又称椎枕肌，位于枕骨和寰枢椎之间，包括4对虽短小但却发育良好的肌肉，分别是头后大直肌（rectus capitis posterior major）、头后小直肌（rectus capitis posterior minor）、头

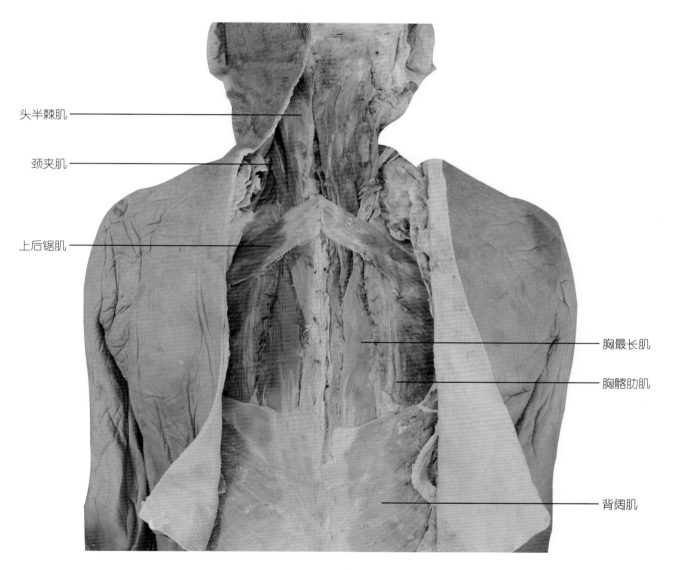

头半棘肌

颈夹肌

上后锯肌

胸最长肌

胸髂肋肌

背阔肌

图 1-1-19　上后锯肌

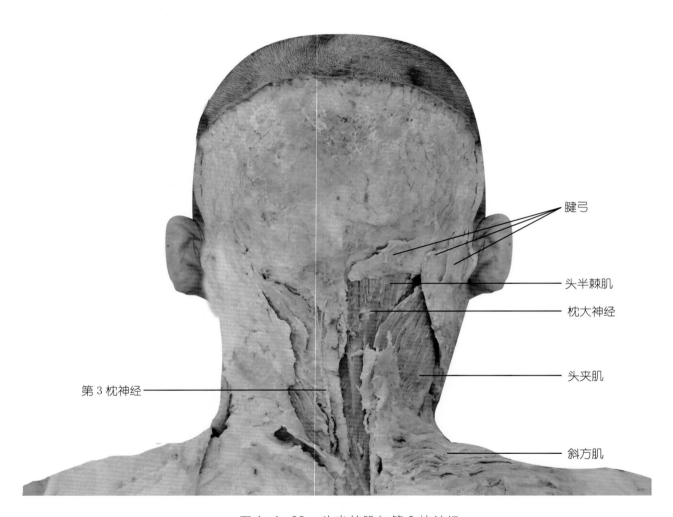

图 1-1-20　头半棘肌与第 3 枕神经

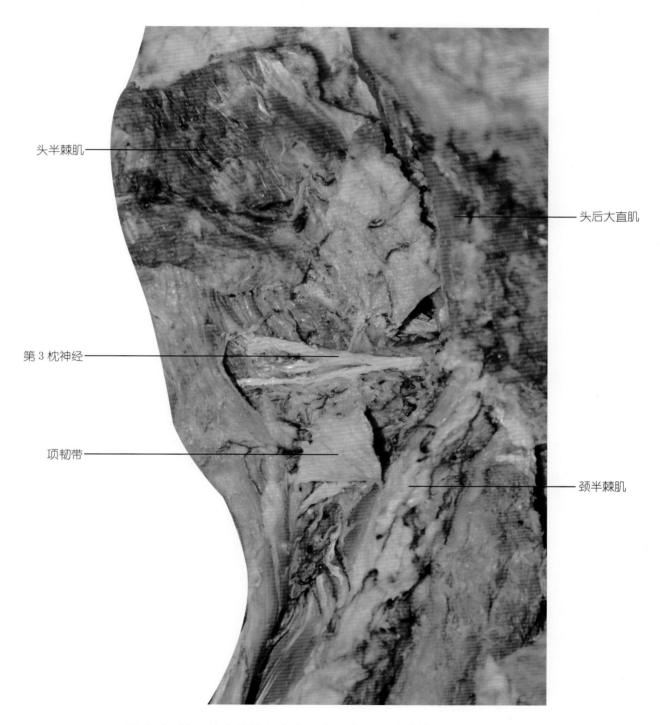

头半棘肌

头后大直肌

第 3 枕神经

项韧带

颈半棘肌

图 1-1-21　第 3 枕神经发出两个细支穿入头半棘肌内，支配该肌

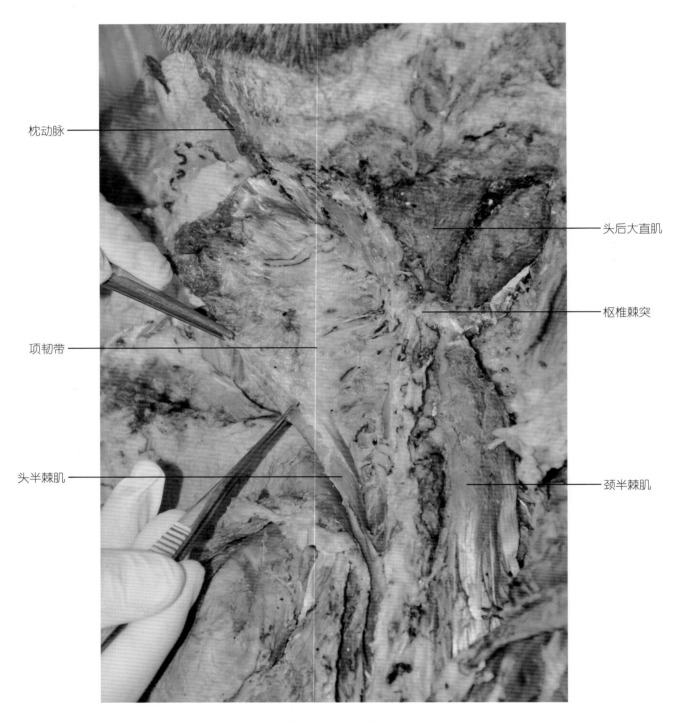

枕动脉

头后大直肌

项韧带

枢椎棘突

头半棘肌

颈半棘肌

图 1-1-22　项韧带紧贴于头半棘肌深面向两侧延续

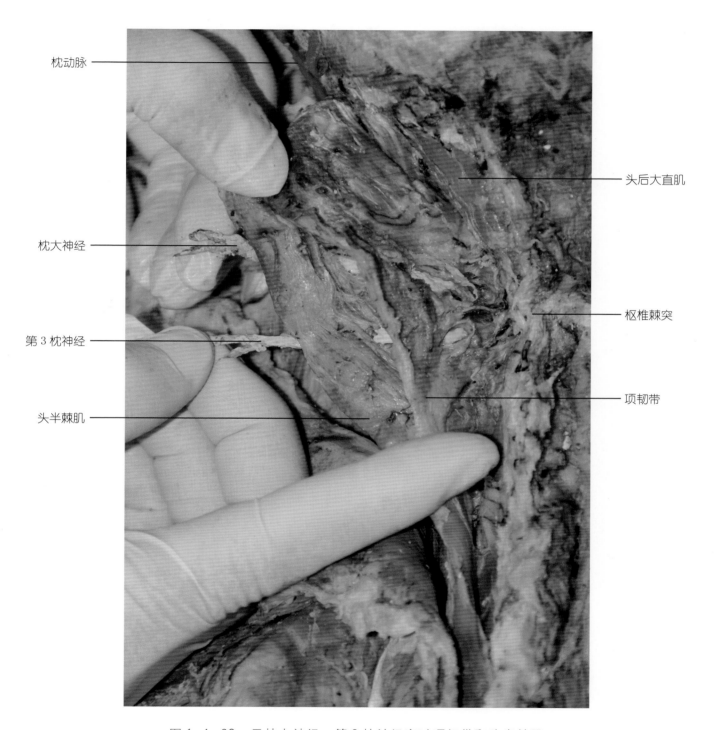

枕动脉

头后大直肌

枕大神经

枢椎棘突

第 3 枕神经

项韧带

头半棘肌

图 1-1-23 示枕大神经、第 3 枕神经穿过项韧带和头半棘肌

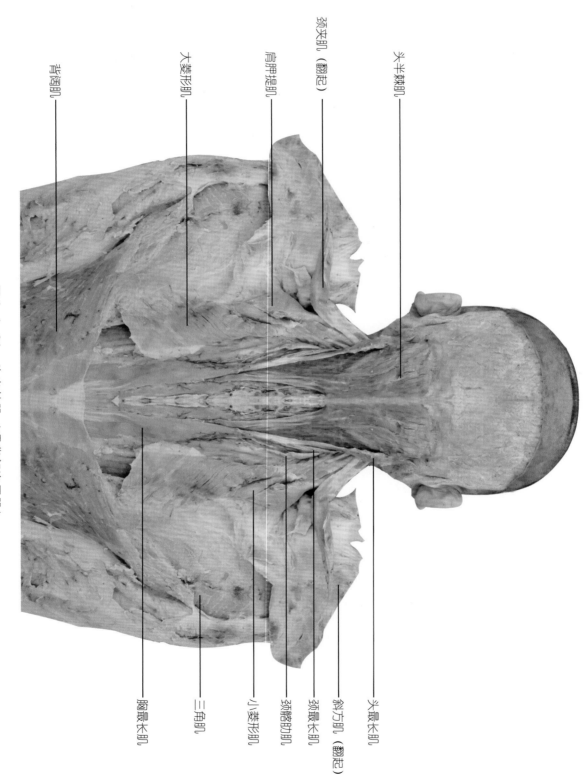

图 1—1—24 头半棘肌 （项背部深层肌）

背阔肌

大菱形肌

肩胛提肌

颈夹肌（翻起）

头半棘肌

胸最长肌

三角肌

小菱形肌

颈髂肋肌

颈最长肌

斜方肌（翻起）

头最长肌

上斜肌（obliquus capitis superior）和头下斜肌（obliquus capitis inferior）。这4对肌肉均位于头半棘肌的深面，位置深在，均起止于枕骨的下项线与寰椎后弓、横突和枢椎棘突之间，作用于寰枕及寰枢关节，具有使头颅旋转和后仰的作用。4对肌肉均由枕下神经（$C_1 \sim C_2$）后支支配。寰枕关节前面有该组肌肉的拮抗肌头前直肌，寰椎横突与枕骨之间有头侧直肌，使头颅侧倾。头后大直肌、头上斜肌和头下斜肌形成三角形间隙（枕下三角），枕动脉及枕下神经由此间隙穿出，第2颈神经的后支（枕大神经）由头下斜肌的下方穿出。该组肌肉痉挛能刺激或压迫枕下神经、枕大神经和椎动脉，从而引起相应的症状。

1. 头上斜肌（obliquus capitis superior）

起止点：起自寰椎（C_1）横突的后结节，斜向内上止于下项线外侧部稍上方，附着部呈内厚外薄的楔形，止点宽（18.32 ± 4.18）mm，止点内缘距正中矢状面（29.04 ± 6.53）mm，止点中部前后径为（7.03 ± 1.07）mm，止点上缘平下项线。止点的中心约位于枕外隆凸与外耳道连线的中点（图1-1-25）。

作用：头上斜肌呈梭形，单侧收缩时头向对侧旋转，双侧同时收缩使头后仰。

2. 头下斜肌（obliquus capitis inferior）

起止点：起自枢椎（C_2）棘突，止于寰椎（C_1）横突后缘，该肌长（49.34 ± 9.31）mm，中部前后径为（15.50 ± 2.42）mm。

作用：头下斜肌呈圆柱形，其作用为旋转寰枢关节，单侧收缩时头向同侧旋转，并向同侧屈。

3. 头后小直肌（rectus capitis posterior minor）

起止点：起自寰椎（C_1）后结节，止于下项线的内侧部，止点宽（20.03 ± 4.74）mm。

作用：头后小直肌呈长条形，位于头后大直肌内侧并受其叠掩。单侧或双侧收缩均使头后仰。

4. 头后大直肌（rectus capitis posterior major）

起止点：起自枢椎（C_2）棘突，止于下项线的外侧部，止点宽（35.27 ± 6.87）mm，止点中部前后径为（5.20 ± 1.02）mm，止点中部前缘距枕骨大孔后缘（17.20 ± 4.62）mm。其附着区位于头上斜肌附着区下、内侧，呈内上至外下分布，附着区的外侧缘被头上斜肌内侧缘所遮盖。附着区的中点位于耳垂中点水平线上、耳垂中点与后正中线连线的中内1/3交界处。

作用：头后大直肌呈三角形，单侧收缩时头向同侧旋转，双侧同时收缩时使头后仰。

头后大直肌与头后小直肌之间的空隙较大，其间填充有疏松结缔组织。

（九）横突间肌（intertransversarius）

该肌在项部位置比较深，起止于相邻的横突。其作用是使颈段脊柱侧屈。受颈神经后支支配。

（十）棘间肌（interspinalis）（图1-1-27）

该肌起止于上、下相邻棘突的分叉部，项韧带的两侧。其作用为协助伸直颈段脊柱。受颈神经后支支配。

（十一）多裂肌（multifidus）（图1-1-27）

该肌位于半棘肌的深侧，起于下位4个颈椎的关节突，跨越1～4个椎骨。每条肌束向内上走行，止于上位数个颈椎棘突的下缘，肌束长短不一。浅层者最长，止于3～4个棘突；中层者止于2～3个棘突；深层者止于1个棘突。

（十二）颈回旋肌（rotatores cervicis）（图1-1-28）

该肌位于多裂肌的深面，为节段性小方形肌，起自颈椎横突上后部，止于上一椎骨椎弓板下缘及外侧面，直至棘突根部。

（十三）椎前肌（prevertebral muscles）

该肌包括颈长肌、头长肌、头前直肌和头外侧直肌。椎前肌能使头前俯和颈前屈。

1. 颈长肌（longus colli）

起止点：位于脊柱颈部和上3个胸椎椎体的前面，止于寰椎前结节和第3胸椎椎体之间。

作用：单侧收缩时，使颈侧屈；双侧收缩时，能使颈前屈。

神经支配：受第3～8颈神经前支支配。

2. 头长肌（longus capitis）

该肌居颈长肌的上方，覆盖颈长肌的上部。

起止点：起自第 3～6 颈椎横突的前结节，肌纤维斜向内上方，止于枕骨底部的下面。

作用：使头前屈。

神经支配：受第 1～6 颈神经支配。

3. 头前直肌（rectus capitis anterior）

该肌为一短小的肌肉，位于寰枕关节的前面。

起止点：起自寰椎横突根部，肌纤维斜向内上方，止于枕骨大孔前方。

神经支配：受第 1～6 颈神经的分支支配。

4. 头外侧直肌（rectus capitis lateralis）

该肌为一短肌。

起止点：起自寰椎横突，止于枕骨外侧部的下面。

作用：使头侧倾。

神经支配：受 C_1 和 C_2 的分支支配。

三、其他相关肌群

背阔肌、三角肌、冈上肌及冈下肌、小圆肌、大圆肌、肩胛下肌、肱二头肌、肱三头肌、胸大肌、前锯肌等均由颈神经支配，故列为颈椎相关肌群。

（一）**背阔肌**（latissimus dorsi）（图 1-1-16、图 1-1-18、图 1-1-19）

该肌位于背下部和胸侧部。

起止点：起自下 6 个胸椎棘突，并借胸腰筋膜起自腰椎棘突及髂嵴后部，肌纤维聚合面变厚并斜向外上，经肩胛下角，绕过大圆肌下缘而止于肱骨小结节。

作用：使臂后伸、内收、内旋等。

神经支配：受第 6、7、8 颈神经所组成的胸背神经支配。

（二）**三角肌**（deltoid）（图 1-1-29）

起止点：起自锁骨外 1/3、肩峰及肩胛冈下缘，肌纤维由上向下逐渐聚合，下端形成厚腱，附着于肱骨三角肌粗隆。

作用：使臂外展、前屈、后伸、内旋、外旋。

神经支配：受第 5、6 颈神经所组成的腋神经支配。

（三）**冈上肌及冈下肌**（supraspinatus and infraspinatus）

冈上肌及冈下肌位于肩胛骨背面。

起止点：冈上肌起源于冈上窝，冈下肌起源于冈下窝，两肌均止于肱骨大结节上面。

作用：冈上肌使臂外展，而冈下肌使臂外旋。

神经支配：两肌均受第 5 颈神经所组成的肩胛上神经支配。

（四）**小圆肌**（teres minor）

起止点：起于肩胛骨腋窝缘上部，向外上止于肱骨大结节，在冈下肌上端下面。

作用：使臂外旋。

神经支配：受第 5、6 颈神经所组成的腋神经支配。

（五）**大圆肌**（teres major）

起止点：在小圆肌之下，起自肩胛骨下角背面，由上臂内侧而绕过，止于肱骨小结节。

作用：使臂后伸、内收、内旋。

神经支配：受第 5、6 颈神经所组成的肩胛下神经支配。

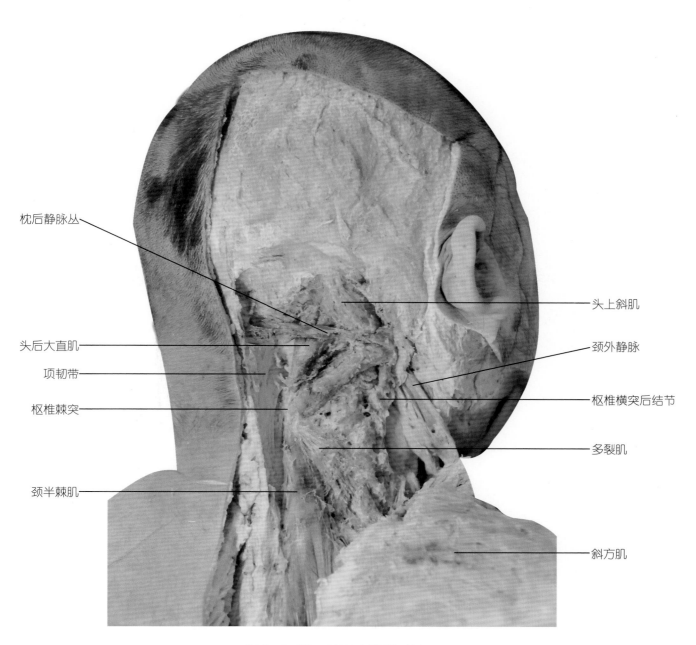

枕后静脉丛

头后大直肌

项韧带

枢椎棘突

颈半棘肌

头上斜肌

颈外静脉

枢椎横突后结节

多裂肌

斜方肌

图 1-1-25　枕下小肌群（1）

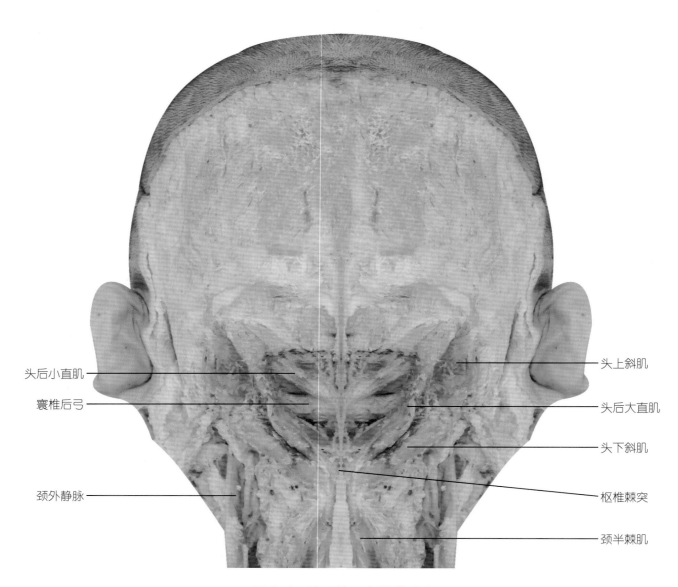

头后小直肌

寰椎后弓

颈外静脉

头上斜肌

头后大直肌

头下斜肌

枢椎棘突

颈半棘肌

图 1-1-26　枕下小肌群（2）

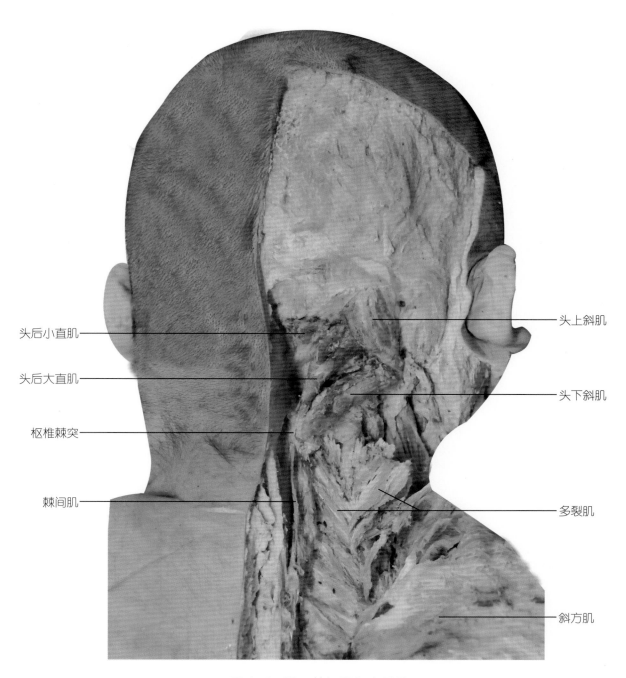

头后小直肌

头后大直肌

枢椎棘突

棘间肌

头上斜肌

头下斜肌

多裂肌

斜方肌

图 1-1-27 棘间肌与多裂肌

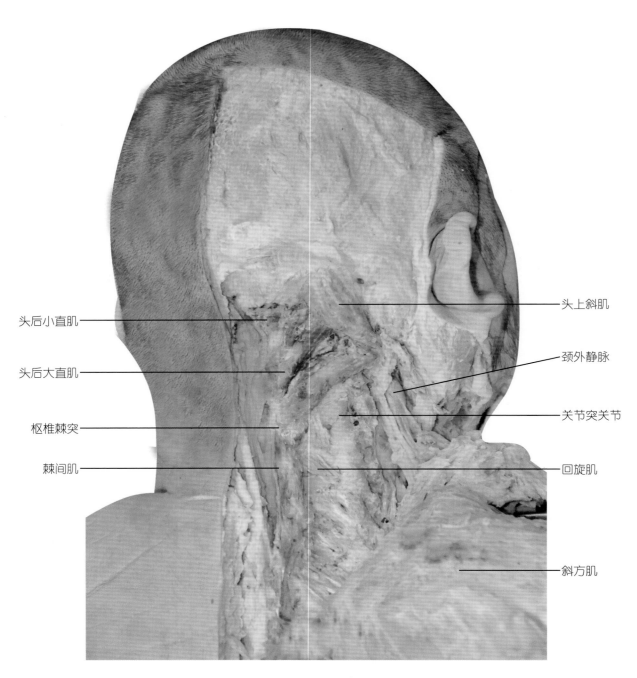

头后小直肌

头后大直肌

枢椎棘突

棘间肌

头上斜肌

颈外静脉

关节突关节

回旋肌

斜方肌

图 1-1-28　颈回旋肌

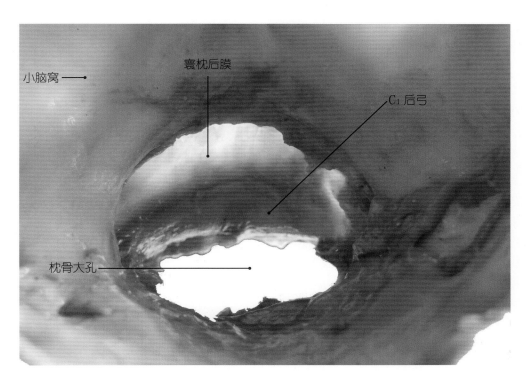

图 1-1-31　寰枕后膜颅内面观

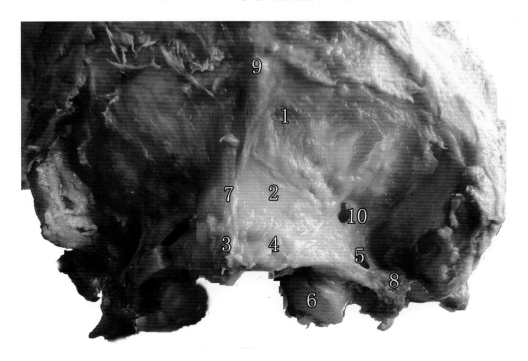

图 1-1-32　寰枕后膜颅外面观

1. 枕骨　2. 寰枕后膜　3. 寰椎后结节　4. 寰椎后弓　5. 椎动脉沟　6. 寰枕下关节面
7. 头后小直肌　8. C₁横突　9. 枕外隆凸　10. 导静脉

椎板的上面，可以防止头和寰椎在枢椎上向前移动，对脊髓也起到保护作用。稳定寰枢关节周围的韧带，也张于枢椎和枕骨间，甚为坚韧，可以防止寰椎和枕骨的移位。

寰枕后膜（图1-1-31、图1-1-32）的中部略厚，前面与硬脊膜紧密相连；后面接头后小直肌；两侧移行于关节囊；与寰椎后弓的椎动脉沟之间围成一管，有椎动脉和枕下神经通过。该处有病变易出现椎-基底动脉缺血及枕神经痛症状。有学者在10具成人尸体头颈部材料上对椎枕肌、椎动脉及第1、2颈神经后支和寰枕后膜等进行了解剖和观测，所报告的结果为寰枕后膜上下高度约为10mm。

二、寰枢关节（atlantoaxial joint）（图1-1-33、图1-1-34、图1-1-35、图1-1-36）

寰枢关节包括寰齿前关节和寰齿后关节，以及左、右寰枢外侧关节。

（一）寰齿前关节（anterior atlanto-odontoid joint）

该关节由枢椎齿突的前关节面与寰椎的齿突关节面构成，关节囊薄而松弛。

（二）寰齿后关节（posterior atlanto-odontoid joint）

该关节由齿突后面与寰椎横韧带构成。关节囊薄而松弛，关节腔往往与寰枕关节相通。

（三）寰枢外侧关节（lateral atlantoaxial joint）

该关节由寰椎的下关节面与枢椎的上关节面构成，关节囊附着于关节的周缘，薄而松弛，后部及内侧部有韧带加强变厚。

（四）寰枢关节的韧带

1. 寰枢前膜（anterior atlantoaxial membrane）

该膜长而坚韧，位于两侧的寰枢关节之间，起自寰椎前弓前面和下缘，止于枢椎体前面。膜的中部因前纵韧带移行而增厚。

2. 寰枢后膜（posterior atlantoaxial membrane）

该膜薄而宽阔，位于寰椎与枢椎之间，连结寰椎后弓的下缘与枢椎椎弓上缘之间。其中部略厚，两侧有第2颈神经穿过。

3. 寰椎十字韧带（cruciform ligament of atlas）

该韧带分横部与直部两部分，横部即寰椎横韧带（transverse ligament of atlas，图1-1-33），肥厚而坚韧，连结寰椎左、右侧块的内侧缘及寰椎前弓后面的小结节。寰椎的椎孔由此韧带分为前小、后大两部：前部有齿突，后部则容纳脊髓及其被膜。自寰椎横韧带中部，向上、下方各发出一条纵行纤维束。上纵束（上脚）附着于枕骨大孔前缘，位于齿突尖韧带之后，下纵束（下脚）附着于枢椎椎体后面的中部，纵束加强横韧带的坚固性。寰椎十字韧带主要作用是使齿突局限于寰椎前弓后面的关节切迹内，与齿突后关节面之间构成不大的关节腔，防止齿突向后朝脊髓方向移动。

三、椎间关节（articuli intervertebrales）（图1-1-3、图1-1-37、图1-1-48）

椎间关节又称为关节突关节（zygapophyseal joint），有引导和限制运动节段运动方向的作用。自枢椎以下开始，由上位颈椎的下关节突（关节面朝向前下）与下位颈椎的上关节突（关节面朝向后上）构成，关节面较平，其角度接近水平位，稳定性较差，是颈椎椎间关节容易脱位的解剖因素之一。但另一方面，这也决定了颈椎有较大范围的屈曲和伸展、侧弯和旋转活动，但 $C_2 \sim C_3$ 之间倾斜度常有变化。关节面覆盖有一层透明软骨，关节囊附着于关节软骨的边缘，较为松弛，属滑膜关节，外伤时容易引起半脱位。关节囊内有滑膜，滑膜在关节面的周缘部，有薄层皱襞伸入关节面之间，类似膝关节内的半月板，关节运动过度时可被嵌压（滑膜嵌顿）而引起剧烈疼痛。

椎间关节构成椎间孔的后壁，其前方与椎动脉相邻。下部颈椎的椎间关节所承受的压力较上部大，引起骨质增生的机会也较多。

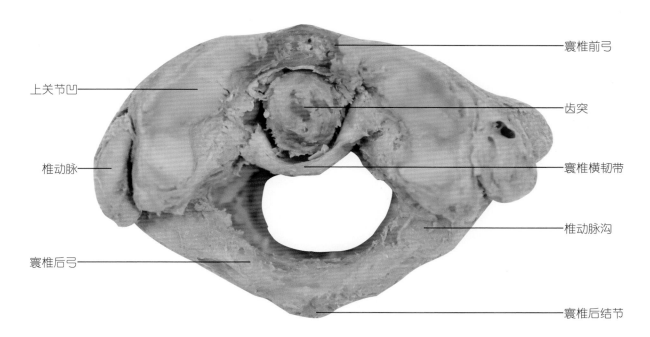

上关节凹

椎动脉

寰椎后弓

寰椎前弓

齿突

寰椎横韧带

椎动脉沟

寰椎后结节

图 1-1-33 寰枢关节上面观

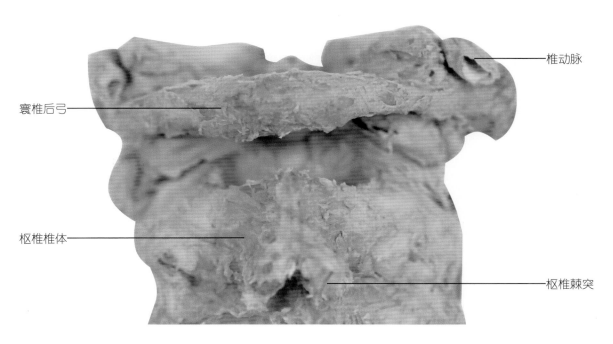

寰椎后弓

枢椎椎体

椎动脉

枢椎棘突

图 1-1-34 寰枢关节后面观

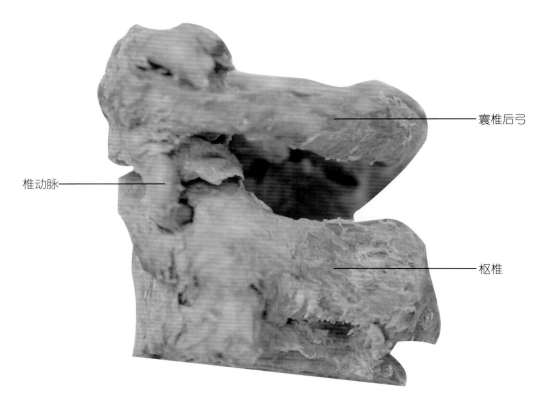

图 1-1-35 寰枢关节侧面观

寰椎后弓

椎动脉

枢椎

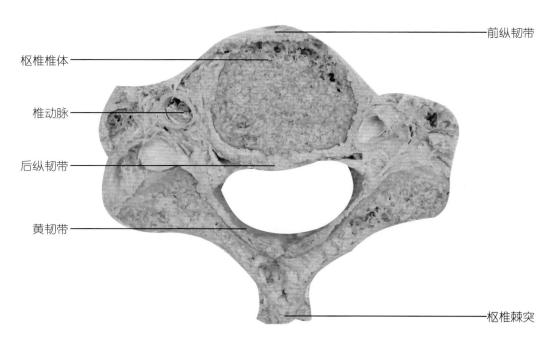

图 1-1-36 枢椎下面观

前纵韧带

枢椎椎体

椎动脉

后纵韧带

黄韧带

枢椎棘突

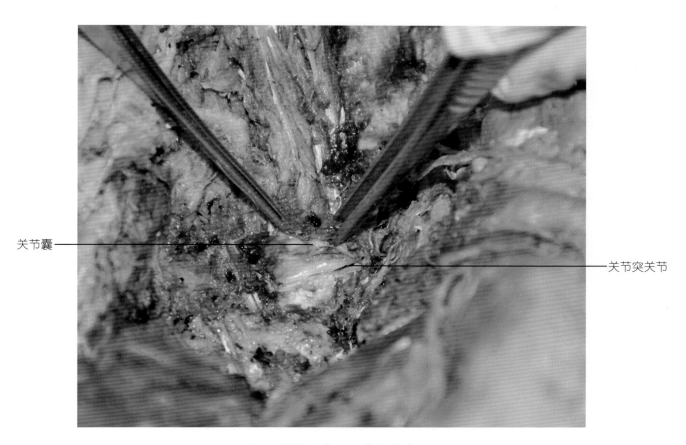

关节囊

关节突关节

图 1-1-37 颈椎关节突关节与关节囊

对颈椎关节突关节的位置与宽度的测量表明（图 1-1-3、图 1-1-4）：关节突关节的宽度约为 10mm，其内侧缘连线距正中线约 15mm，外侧缘连线距正中线约 25mm，$C_1 \sim C_2$ 关节突关节位于 C_2 棘突上缘水平线；其他的颈椎关节突关节位于相应下位颈椎的棘突水平线（如 $C_2 \sim C_3$ 关节突关节位于 C_3 棘突水平线），这一数据可作为针刀临床治疗时的参考。

四、钩椎关节（uncovertebral joint）

钩椎关节又称为 Luschka 关节，为德国医生 Von Luschka 首次描述，故名（图 1-1-5）。它是由颈椎侧方的钩突与相邻上一椎体下面侧方的斜坡形成，左右各一，属于滑膜关节。由于其解剖特点使其限制椎体向侧方移动，既增加了椎体的稳定性，又可减少椎间盘向后方突出。钩椎关节是由于适应颈椎运动功能的发展，由直接连结向间接连结组织分化的结果。屈伸运动时，上位椎体向前或向后滑动，钩椎关节的关节面之间也有相应的滑动，这时钩椎关节起引导颈椎屈伸运动的作用。钩椎关节的运动是综合的，单纯的侧弯运动是不存在的，经常与旋转及后伸运动并存。

五、颈椎间盘（intervertebral disc）（图 1-1-5）

椎间盘是椎体间主要连结结构，由软骨板、纤维环及髓核组成，又称椎间纤维软骨盘。自枢椎至第 1 骶骨每相邻两个椎体之间均有椎间盘，共 23 个。寰枢椎之间无椎间盘，因而在颈椎只有 6 个椎间盘。

（一）软骨板（layer of hyaline cartilage）

软骨板盖在椎体上、下面骺环中间骨面上，中央部较薄呈半透明状，平均厚度为 1.0mm。完整的软骨板与纤维环共同将髓核密封，并保持一定压力。软骨板由软骨细胞组成，在生长发育时，软骨板有软骨性生长作用，一旦发育成熟，纤维环附于其上成为固定的环状结构。软骨板还具有半渗透膜作用，水分可以扩散入髓核。髓核发育成熟者，其内血管均已闭锁。

（二）纤维环（anulus fibrosus）

纤维环为周边的纤维软骨组织，质地坚韧，富有弹性，紧密连结上、下两个椎体。纤维环是椎间盘最重要的负重维持结构，与上、下软骨板及前、后纵韧带紧密相连。纤维环由内、中、外 3 层纤维组成，外层纤维与椎体表面的骺环相连，中层纤维大部分附着于软骨板，内层进入髓核并与细胞间质相连。纤维环的各层纤维以 30° ～ 60° 角交叉编织排列，在横切面上呈同心环状，限制扭转活动，并可缓冲震荡。纤维环前部和两侧部分最厚、后部薄，再加上前方有坚强的前纵韧带保护，因此，髓核组织最易向椎间盘的后方突出。

（三）髓核（nucleus pulposus）

髓核在椎间盘的中后 1/3 处。在横切面上，髓核占据了大约 40% 的面积。髓核是含水量较多的黏蛋白样物质，呈白色，内含软骨细胞和成纤维细胞，具有一定的张力和弹性，并可随着外界压力的变化而改变其形状和位置。髓核的含水量随年龄的增长而减少，幼年时含水量达 80% 以上，结构与纤维环有明显区别；老年时由于髓核的纤维变粗，区别不明显。椎间盘的厚度占整个脊柱高度的 25%，在颈椎高度中占 22%。

成年人的椎间盘除纤维环周缘部外，无血管和神经支配，其营养主要靠椎体内血管经软骨板弥散而来，软骨板的通透性或髓核的渗透能力发生变化，可导致椎间盘变性，进而影响椎体间的稳定性。

六、颈椎的韧带（ligament）

（一）前纵韧带（anterior longitudinal ligament）（图 1-1-36）

前纵韧带位于椎体的前面，作用是限制颈椎过度后伸。它起自枕骨的咽结节，向下经寰椎前弓及各椎体的前面，止于第 1 或第 2 骶椎的前面，是人体中最长的韧带。前纵韧带坚固地附着于椎体，但疏松地附着于椎间盘，仅为一层纤维带，较后纵韧带为弱。前纵韧带由三层并列的纵行纤维构成：深层纤维跨越椎

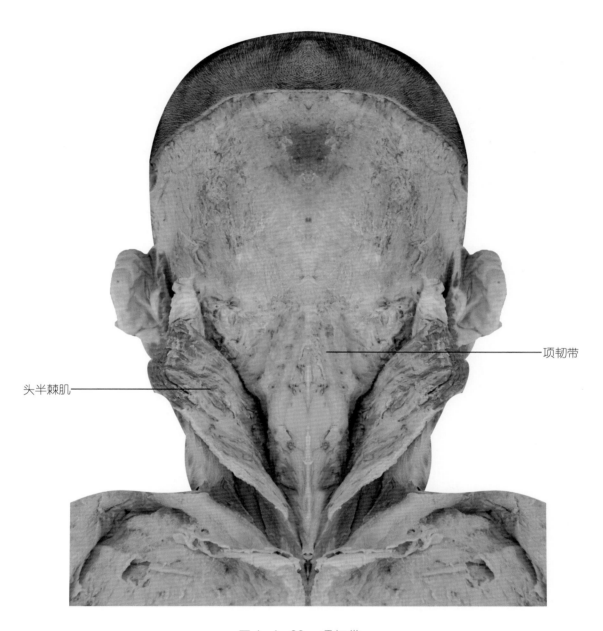

项韧带

头半棘肌

图 1-1-38　项韧带

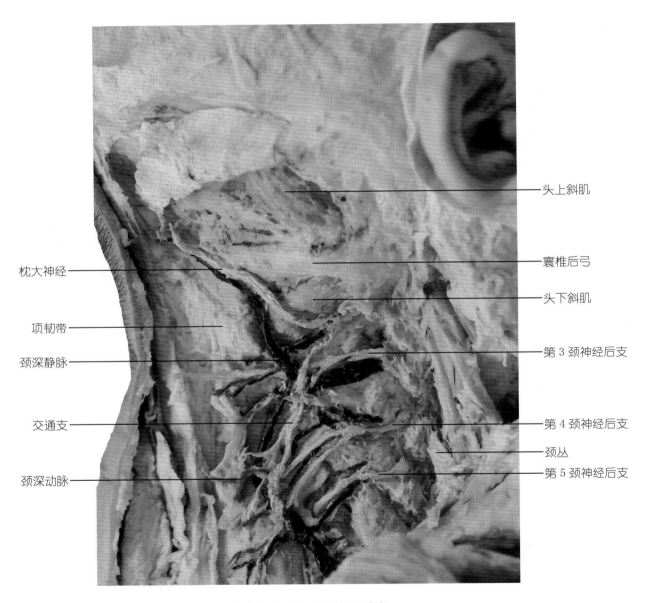

图 1-1-39 颈神经后支

枕大神经

项韧带

颈深静脉

交通支

颈深动脉

头上斜肌

寰椎后弓

头下斜肌

第 3 颈神经后支

第 4 颈神经后支

颈丛

第 5 颈神经后支

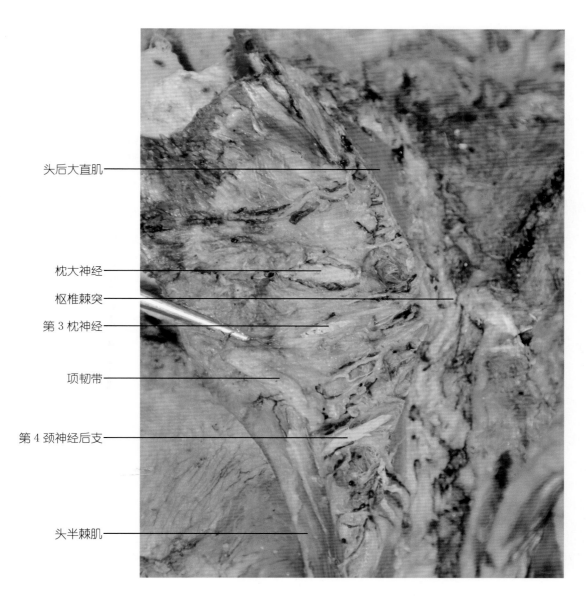

头后大直肌

枕大神经

枢椎棘突

第 3 枕神经

项韧带

第 4 颈神经后支

头半棘肌

图 1-1-40 示颈神经后支穿行于项韧带内

间盘，将上下椎体缘和椎间盘紧密地连结在一起；中层纤维跨越 2 ～ 3 个椎体；而浅层纤维跨越 3 ～ 5 个椎体。

（二）**后纵韧带**（posterior longitudinal ligament）（图 1-1-36）

后纵韧带位于椎管前壁内面，细长而坚韧，作用是限制颈椎屈曲运动。它起自枢椎，向下延伸到骶椎，向上移行为覆膜。后纵韧带较强，分为两层。浅层为覆膜的延续，深层呈齿状，坚固地附着于椎体及椎间盘，可以防止其内容物向后突出。钩椎关节的关节囊韧带即起自后纵韧带深层及椎体，斜向外下附着于钩突。后纵韧带的中部常有裂隙，其中有椎体的静脉通过。

（三）**黄韧带**（ligament flava）（图 1-1-36）

黄韧带系由黄色弹性纤维组成，向上附着于上位椎板下缘的前面，向下附着于下位椎板上缘的后面，薄而较宽。在中线，两侧黄韧带之间有一缝隙，有静脉通过，连接椎骨后静脉丛与椎管内静脉丛。黄韧带向外延展至椎间关节囊，但不与其融合。黄韧带有一定弹性，颈椎屈曲时，可使相邻椎板稍分开；过伸时可稍缩短，而不致发生皱褶突入椎管内，这样其弹性张力可协助颈部肌肉维持头颈直立。正常的黄韧带厚度为 2 ～ 3mm，退变的黄韧带因失去弹性可明显增厚，占据椎管背侧 3/4 面积。

（四）**项韧带**（nuchae ligament）（图 1-1-25、图 1-1-38、图 1-1-39、图 1-1-40）

项韧带为棘上韧带在颈部移行而成。项韧带为倒三角形弹力纤维膜，底部向上、尖端向下平铺于枕部及上颈部正中线两侧，上方附着于枕外隆凸和枕外嵴，附着点宽度为 35mm 左右；尖部向下附着于寰椎后结节及其以下 6 个颈椎棘突的尖部；后缘游离而肥厚，为 7 ～ 10mm，最厚处位于寰椎后弓后方，约为 20mm。斜方肌附着在项韧带上，因此项韧带成为两侧项肌的纤维隔。项韧带有协助肌群支持头颈部的作用。

具体而言，项韧带全程为头半棘肌所覆盖，在其上部深面，正中部分呈纵向深入附着于枕外嵴，两侧部分呈膜带状覆盖枕下三角；在其中下部深方，正中部分呈纵向深入附着于寰椎后结节及其以下 6 个颈椎棘突的尖部，而两侧部分则呈膜带状覆盖于多裂肌（中部）和颈半棘肌（下部）。

颈神经后支呈外上至内下方向穿行于项韧带与头半棘肌之间（图 1-1-39），部分穿行于项韧带内（图 1-1-40）。因此，项韧带的张力增高有可能会造成颈神经后支的刺激，从而引起临床症状（头痛及颈肩痛）。

（五）**棘间韧带**（interspinous ligament）

棘间韧带位于相邻两椎骨的棘突之间，向前与黄韧带融合，向后移行于项韧带。颈椎和上胸椎棘间韧带较松弛而薄弱。

（六）**关节囊韧带**（articular capsular ligament）

关节囊韧带为包绕相邻椎体间关节突关节囊外面的韧带，较坚韧，增强了对关节突关节囊的保护作用。

（七）**横突间韧带**（intertransverse ligament）

横突间韧带位于相邻两椎骨的横突之间。因该韧带非常薄弱，对脊椎连结和稳定功能无重要作用。

（八）**冠状韧带**（coronary ligament）

冠状韧带位于钩椎关节后方，可保护椎体间关节的稳定性。

第六节　颈项部血管

一、颈椎的动脉

横突前区和椎管内的动脉来自椎动脉（vertebral artery）、甲状腺下动脉（inferior thyroid artery）和颈升动脉（ascending cervical artery）。它们向椎体发出的周围支在颈长肌的内侧缘处吻合成一纵行动脉链，上达寰椎前结节。链上发出的横支在前纵韧带深面横过椎体与对侧者吻合，分布于椎管内的脊支主要由椎动脉发出，又名椎间动脉。横突后方的动脉绝大部分来自颈深动脉（deep cervical artery），上方有时来自枕动脉降支。颈深动脉相当于肋间后动脉的后支，它与最上肋间动脉（合称为肋骨干）共干，均发自锁骨下动脉。椎弓外面的营养动脉多从峡部的旁中央沟进入骨内，椎弓内面的营养动脉多从根和板的连接线中点附近进入骨内。

椎动脉是锁骨下动脉的分支，多起自锁骨下动脉第1段的后上方，少数发自主动脉或无名动脉，正对前斜角肌和颈长肌外缘之间的间隙，上行进入C_6横突孔，再上行达脑部。椎动脉供给大脑血流量的10%～15%，供应脊髓、脊神经根及附属组织90%的血流量。

椎动脉左右各一，左侧常比右侧略粗。根据其循经部位和行程，通常将其分为4段：

（1）第1段（颈段）　是指椎动脉自锁骨下动脉发出至进入颈椎横突孔之前的部分。其前方有颈内动脉、颈内静脉、颈总动脉和甲状腺下动脉，后方为C_7横突、C_7～C_8脊神经的前支、交感神经干和颈下交感神经节。

（2）第2段（椎骨段）　是指椎动脉穿经颈椎横突孔的部分。椎动脉多自C_6横突孔穿入上行，从C_1横突孔穿出，位于横突孔内侧，周围有椎静脉、交感神经伴行，在上行过程中发出分支供应相应节段的骨及软组织。具体而言，该段椎动脉发出椎间动脉（根动脉），穿经横突孔内侧和钩椎关节，经椎间孔进入椎管，组成前、后根动脉，供给同一节段的脊髓、椎体和骨膜。

（3）第3段（枕段）　是指椎动脉自寰椎横突孔穿出到进入颅腔的部分。该段椎动脉位于枕下三角区，直径为（3.65±0.82）mm，走行迂曲。自寰椎横突孔上方穿出后，呈锐角走向后方，并围绕寰椎上关节面的后外侧向内，经椎动脉沟又转向前方，穿越寰枢后膜的外缘进入椎管，而后经枕骨大孔入颅。该段椎动脉暴露于寰椎后弓上缘的椎动脉沟内（图1-1-33、图1-1-8），表面缺乏骨组织保护，因此，在枕下三角范围内实施有创治疗（包括针刀治疗）时必须谨慎，要避免操作不慎而伤及椎动脉。

椎动脉自C_2横突孔上口至穿硬膜入颅前常见7个弯曲：①椎动脉出C_2横突孔向外，稍向后形成第1弯曲；②继而向前内，形成第2弯曲；③再向上形成第3弯曲；④继在寰枢关节外上方折向外上入C_1横突孔，形成第4弯曲；⑤继出C_1横突孔折向后形成第5弯曲；⑥然后于椎动脉沟内绕C_1侧块向内，形成第6弯曲；⑦继至穿硬膜处转向内上形成第7弯曲。

7个弯曲中，以第6、7弯曲最为恒定，其次是第5、1、3、2弯曲，第4弯曲最不恒定。

椎动脉穿入寰枕后膜点距正中矢状面（22.02mm±3.60）mm，椎动脉第3段中部距枕骨下项线平面以下（7.31mm±2.03）mm，椎动脉沟距枕骨项平面（12.50mm±2.19）mm。

（4）第4段（颅内段）　自枕骨大孔进入颅腔达脑桥下缘与对侧同名动脉汇合成基底动脉，再与颈内动脉形成大脑动脉环。左右椎动脉在汇合前先发出脊髓后动脉，自前方转向后方，沿脊髓背侧迂曲下降；再发出脊髓前动脉，左右各1支，行至椎体交叉处汇合为1支，沿脊髓正中裂下行。

齿突的动脉供应由椎动脉发出的前升动脉、后升动脉和由咽升动脉发出的前水平动脉、后水平动脉供应。这4对动脉在齿突顶吻合成顶弓。前、后升动脉各发一支营养动脉于齿突基底部进入齿突内，是齿突的主要动脉。齿突尖部由顶弓发出的分支供应，经齿突尖韧带、翼状韧带进入齿突。

二、枕动脉（occipital artery）（图1-1-41）

枕动脉起自颈外动脉，它共有4个分支，分别为枕支、胸锁乳突肌支、茎乳动脉和降支。

（一）枕支（occipital branch）

枕支是枕动脉的主干，它起自颈外动脉后，向后上至颞骨乳突内面的枕动脉沟（乳突后沟），经颞骨乳突内面进入项区，其直径约为3mm。它行于头夹肌和头最长肌深面（有1支行于二者之间）、头半棘肌浅面，本干继续向上至上项线高度，多数至胸锁乳突肌与斜方肌附着点之间浅出深筋膜至皮下，与枕大神经伴行分布至枕部，少数穿胸锁乳突肌或斜方肌附着处。

翻开头夹肌和颈夹肌，可见枕动脉主干自乳突后缘距乳突尖15mm处穿出，呈45°紧贴头上斜肌外侧缘向内上方走行，枕动脉走行处恰为头半棘肌及头最长肌附着区域。

枕动脉枕支浅出至枕部皮下的位置：距中线27.57mm左右，在上项线下方17.31mm左右，其管径为1.72mm。

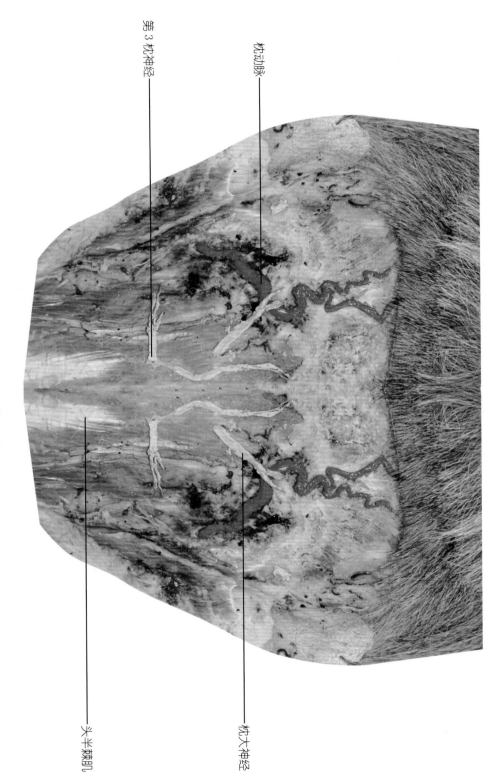

第 3 枕神经

枕动脉

图 1—1—41　枕动脉

头半棘肌

枕大神经

枕动脉枕支在不同个体表现不同，可分为主干型、二支型、三支型和短干丛状型。由于分支众多，所以在枕部施行针刀手术时易伤及枕动脉，必须充分压迫止血。

（二）胸锁乳突肌支 (sternocleidomastoid branch)

该分支一般有两条，即胸锁乳突肌下支和上支。下支一般发自枕动脉起始段，行向后，经舌下神经、颈内静脉浅面至胸锁乳突肌前缘；胸锁乳突肌上支在枕动脉过副神经表面时发出，行向下后，经颈内静脉浅面，伴副神经进入胸锁乳突肌深面。

（三）茎乳动脉 (stylomastoid artery)

茎乳动脉多数来源于耳后动脉，只有当耳后动脉起于枕动脉时，茎乳动脉才是枕动脉的一个分支。

（四）降支 (descending branch)

该分支一般在头上斜肌中点浅面起于枕动脉，向下过头上斜肌浅面至头上斜肌下缘处分为深、浅两支。浅支在头夹肌深面与颈横动脉的颈浅支吻合；深支在头半棘肌和颈半棘肌之间下行，至枕下三角与椎动脉的分支吻合，向下与肋颈干发出的颈深动脉吻合。

三、颈椎的静脉

颈椎的静脉广泛吻合成丛，可分为椎管外静脉丛和椎管内静脉丛两大部分。其共同特点是无瓣膜，血液可以双向流动；管壁薄，同一段血管可口径不一，呈局部膨大，甚至呈串珠状；不与动脉密切伴行。

（一）椎管外静脉丛

椎管外静脉丛以横突为界分为前丛和后丛。前丛位于椎体的前外侧面，与椎体内静脉交通，收集椎体及前纵韧带的静脉；后丛位于椎板后方，围绕棘突和关节突，与椎管内静脉丛交通，收集椎弓后面诸结构的静脉。

（二）椎管内静脉丛

椎管内静脉丛位于硬膜腔内，贴附椎管前、后壁，周围填充丰富的脂肪组织，可分成椎管内前静脉丛和椎管内后静脉丛两部分，各有两条纵行的静脉，分别为前窦和后窦。前窦排列于后纵韧带两侧，有 1～2 横支于椎体后面穿越后纵韧带深面将两侧吻合成网，椎体内静脉即汇入横支内；后窦排列于椎弓和黄韧带前面和中线两侧，横支相连成网并穿过左、右黄韧带之间，有丰富的吻合支，收集脊髓来的根静脉。吻合网向椎间孔汇集成椎间静脉出椎间孔，每孔可有静脉 1～3 支，分别行于椎间孔的上、下份，向外开口于椎静脉、肋间后静脉、腰静脉和骶外侧静脉。

第七节 颈项部神经

脊神经由前根（运动）和后根（感觉）所构成。前、后根在脊髓同一节段相连，并于椎间孔附近合成一个干，即脊神经。

一、脊神经根（nerve root）

脊神经根分为前根（腹侧根）和后根（背侧根）。

（一）后根（posterior root）

后根又称背侧根，以排列成行的根丝附着于脊髓的后外侧沟。后根粗大，3 倍于前根。纤维可有鞘，也可无鞘。粗大的有鞘纤维为来自肌和腱内的触、压觉感受器传入纤维；细小的无鞘纤维为痛、温度觉感受器传入纤维。

脊神经节位于脊神经后根上，呈纺锤形膨大，长 4～6mm，通常位于椎间孔内、后根鞘之外。神经节血管丰富，节内含有许多感觉神经细胞和有髓或无髓神经纤维。

（二）前根（anterior root）

前根又称腹侧根，系由脊髓前角细胞发出的躯体运动纤维构成，分布于横纹肌。前根内纤维主要为粗大和细小的有髓纤维。粗大纤维为躯体运动纤维；而细小纤维有植物神经的节前纤维，以及维持横纹肌张力的运动纤维。

颈神经根在椎管内走行时，前根在前，后根在后；当神经根穿出硬脊膜时两者排列关系发生变化，在椎间孔中部呈上下排列，后根在上，前根在下；在神经节的远端，前、后根合在一起组成脊神经。硬脊膜亦在该部与椎间孔的骨膜和脊神经外膜融合在一起，对脊神经和脊髓具有支持和固定作用。

二、颈神经（cervical nerve）

第 1 颈神经自寰枕之间发出，下 7 位的颈神经均自相应上下椎间孔发出，并按下一椎骨的序列数命名，如 $C_5 \sim C_6$ 间发出的神经称为第 6 颈神经。颈神经穿出椎间孔后即分为 3 支：脊膜支、后支和前支。

（一）颈神经脊膜支（ramus meningeus）

颈神经脊膜支又称窦椎神经、返神经，为一极小支，在脊神经分为前支与后支之前分出，经椎间孔返回椎管，在椎管内分成较大升支和较小降支。各脊膜支的上、下分支相互吻合形成脊膜前丛和脊膜后丛。脊膜支内含有一些脊神经的感觉纤维，并有小支与交感干神经节连接，或连于灰、白交通支，并有血管运动纤维进入脊膜支内。脊膜支分布于脊膜、椎骨、韧带、关节囊、后纵韧带及脊髓的血管等。

颈椎椎管内病变刺激脊膜丛的神经纤维可以产生植物性神经疼痛或异常表现。

（二）颈神经后支（posterior ramus）

除第 1、第 2 颈神经的后支较粗大外，其余各颈神经的后支均较前支细小。后支分出后，向后绕过椎间关节，由横突间穿过并分为内侧支和外侧支（颈脊神经除外），分布于附近的骨、关节及肌肉，其末梢穿至皮下形成皮神经。

第 1 颈神经后支主要支配枕下三角周围诸肌，第 2 颈神经后支支配枕骨下部肌肉，并发出感觉性末梢与枕动脉伴行分布于上项线以上的颅顶皮肤。枕大神经绕头下斜肌时，发出分支与枕下神经和第 3 颈神经后支相连形成颈后神经丛。

1. 第 1 颈神经（C_1）后支

第 1 颈神经后支又称为枕下神经，它由 C_1 神经根跨过寰椎后弓上缘时发出，先行于寰椎与椎动脉第 3 段之间，其长度约 10mm，向后外侧穿过枕下静脉丛，呈一向上的弧形进入枕下三角，发出终末支支配头后大、小直肌和头上、下斜肌，同时发出一交通支穿过头下斜肌背面与 C_2 神经后支上交通支汇合。

头上斜肌支在距头上斜肌止点（19.25±1.25）mm 处绕过内下缘从后面进入该肌，头下斜肌支在距头下斜肌止点约 16.02mm 处从上缘进入该肌，头后大直肌支在距头后大直肌止点约 12.25mm 处从后面进入该肌，头后小直肌支在距头后小直肌止点约 9.45mm 处从后面进入该肌。

2. 第 2 颈神经（C_2）后支

第 2 颈神经前后根在寰椎后弓下方与枢椎椎弓板之间联合，旋即分为前后支外行。离开椎管以后，其前支向外向前终于颈丛。第 2 颈神经后支为所有颈神经后支中最大者，起于寰枢关节处的 C_2 神经根，呈弧形绕过头下斜肌下缘向上走行，并发出内侧支、外侧支、上交通支、下交通支和头下斜肌支。

（1）内侧支　即枕大神经，其走行如下：在接受第 3 枕神经的一交通支后，枕大神经下行于头下斜肌深面，绕头下斜肌下缘向内上方行走［穿出点距头下斜肌止点（23.75±4.49）mm］。

翻开头下斜肌后，可见枕大神经紧贴寰椎后弓穿出（图 1-1-42），而寰椎后弓下缘与枢椎椎弓板上缘间距约为 10mm。此处系开放间隙，不被骨性结构所遮盖，针刀治疗时应避免刺入此间隙。

枕大神经紧贴寰椎后弓穿出后，向内上斜行于头下斜肌与头半棘肌之间（此段行程为 50 ～ 64mm），然后穿入头半棘肌［此点距正中矢状面（13.13±2.88）mm，距上项线（35.72±6.34）mm］。

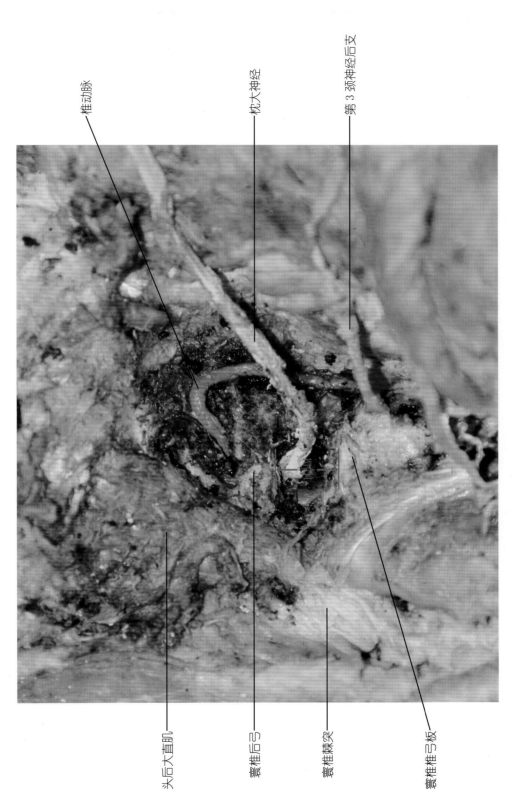

椎动脉

枕大神经

第 3 颈神经后支

头后大直肌

寰椎后弓

寰椎棘突

寰椎椎弓板

图 1-1-42 枕大神经穿出寰椎后弓

　　我们对标本的测量显示：枕大神经在枕部浅筋膜内的神经干直径约为 3mm，当枕大神经走行至枕外隆凸旁开 35mm 处时，发出 4～5 个分支走向外上方（图 1-1-43）。

　　约有 1/3 人枕大神经穿头夹肌腱弓线浅出［该点距正中矢状面（17.68±7.33）mm，位于上项线下（35.79±8.67）mm］。而大部分人的枕大神经则先自下向上穿过头半棘肌后进入斜方肌深层（翻开斜方肌可见枕大神经穿出头半棘肌肌腹，未见血管伴行），然后沿由斜方肌和胸锁乳突肌腱性止点纤维形成的腱性索带深面向上方走行到达上项线，在距正中矢状面（18.18±5.50）mm、距上项线（25.15±4.64）mm 处浅出斜方肌。在浅出的过程中，先由斜方肌深面穿出斜方肌腱膜，然后于枕后浅筋膜内走行分布于皮肤。斜方肌腱膜较厚，约为 2mm，这一结构可能是神经易受卡压的因素之一。另外，枕后部的浅筋膜与其他部位的浅筋膜结构不同，其他部位的浅筋膜一般呈膜状，而枕后部的浅筋膜呈丝网状（图 1-1-44），枕大神经、枕小神经等皮神经则穿行其间，这样的结构也可造成皮神经在浅筋膜内受到卡压。

　　由斜方肌、头半棘肌、头夹肌和胸锁乳突肌等肌肉的腱性止点纤维形成的多层腱性索带悬挂于上项线，这些腱性索带称为腱弓（图 1-1-45）。在腱弓与颅骨之间留有一孔，枕大神经和枕动脉由该孔浅出，主要分布于枕部，支配枕部皮肤，这些枕大神经分支的末梢最远可分布至颅顶冠状缝处。在头顶，枕大神经末梢与眼神经末梢形成重叠分布，并有部分吻合。解剖学研究发现，枕大神经外侧的 1～2 个分支可延伸分布于耳上部和接近颞部的区域，几乎与耳大神经形成重叠分布。其中在枕外侧部与枕小神经的内侧支形成比较密集的重叠分布。

　　由于枕大神经在其行程中要穿过多条肌组织（在头下斜肌与头半棘肌之间上行，由外向内依次被头夹肌、颈夹肌、头长肌和头半棘肌所掩盖），还要穿过多个腱性组织（穿过头半棘肌和头最长肌之间的腱性组织进入斜方肌深层，沿由斜方肌和胸锁乳突肌腱性止点纤维形成的腱性结构和项部厚而致密的浅筋膜至皮下），再分为数支伴随枕动脉分布于枕顶部。所以枕大神经在这一较长的行程中就存在较多受卡压的机会。近年的研究发现，在枕大神经穿出斜方肌腱膜和深、浅筋膜时，有大量的腱纤维和筋膜束从不同方向缠绕神经和血管，紧贴枕骨膜，不易分离。另外，与枕小神经一样，枕大神经主干及其分支与枕后腱弓紧密愈合在一起（图 1-1-46），没有丝毫活动空间，这可能是枕大神经在枕后部易形成卡压的解剖学基础。我们还观察到枕大神经有分支部分紧贴枕动脉走行，两者之间缺乏正常的组织间隙，这样的结构可能使枕大神经易受枕动脉搏动的刺激而出现"搏动性头痛"。

　　（2）外侧支　向背侧的分支支配头最长肌，内侧分支于该肌深面支配头夹肌、头半棘肌，外侧支的一支与第 3 颈神经后支的外侧支形成袢，即 Hirschfeld's 丛。

　　（3）上交通支　可来自后支主干、内侧支或外侧支，与 C$_1$ 分支成袢，支配头下斜肌。

　　（4）下交通支　由 C$_2$ 后支发出，向下支配 C$_2$、C$_3$ 关节突关节，并与 C$_3$ 后支分支交通。C$_1$～C$_3$ 后支间深面交通袢即 Cruveilhier 后颈丛。

　　3. 第 3 颈神经（C$_3$）后支

　　第 3 颈神经后支自 C$_2$～C$_3$ 椎间孔处发自 C$_3$ 神经，向背侧穿过横突间骨纤维孔进入横突间区，并发出内侧支、外侧支和交通支。内侧支进入上下关节突关节之间的骨纤维管并发出两条分支，一支是内侧浅支，又被称为第 3 枕神经；另一支为内侧深支。

　　第 3 枕神经出骨纤维管后，穿过头下斜肌下纤维脂肪组织至 C$_2$ 椎板处，发出交通支至枕大神经，在第 2 颈椎棘突上方穿向头半棘肌，穿过该肌肌腹（图 1-1-21）后紧贴其表面向上走行大约 25mm 后穿入斜方肌，继而穿过头夹肌进入斜方肌，然后在斜方肌肌腹内走行至枕部分为两支，支配枕外隆凸下方的项背及枕部皮肤，并与枕大、枕小神经皮支相交通。另外，第 3 枕神经还发出两个细支穿入头半棘肌内，支配该肌（图 1-1-22）。第 3 枕神经在上述行程中的任何位置若受到卡压都可能引发头痛。

　　第 3 枕神经穿出头半棘肌进入斜方肌的位置约在枕外隆凸下 70mm 处，且紧贴项韧带附着区（棘突）外缘（图 1-1-43），穿出斜方肌的位置在枕大神经浅出点下方、正中线旁开 10mm 处，也位于项韧带附着区外缘（图 1-1-43）。

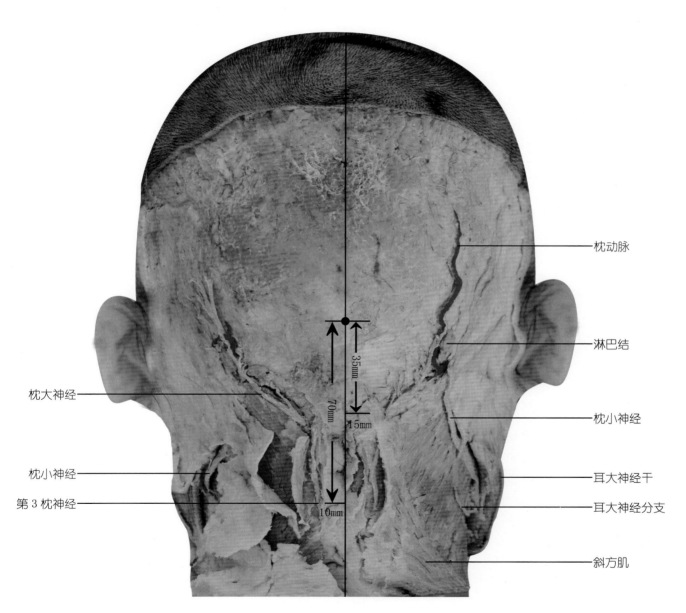

图 1-1-43 枕大神经与第 3 枕神经

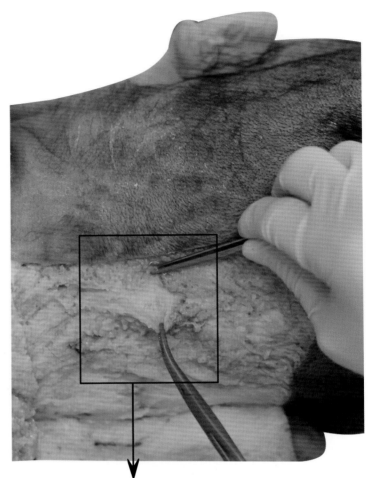

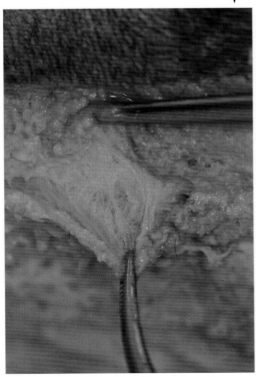

图 1—1—44 枕后部浅筋膜

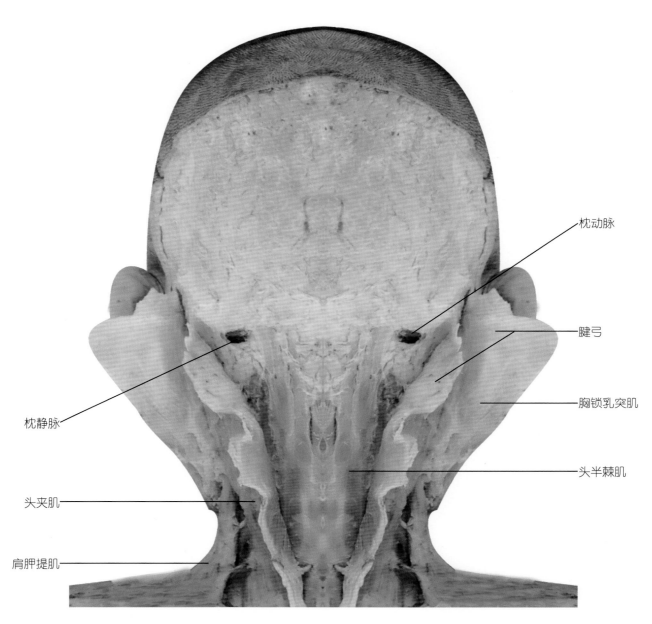

枕动脉

腱弓

胸锁乳突肌

头半棘肌

枕静脉

头夹肌

肩胛提肌

图 1-1-45 腱弓

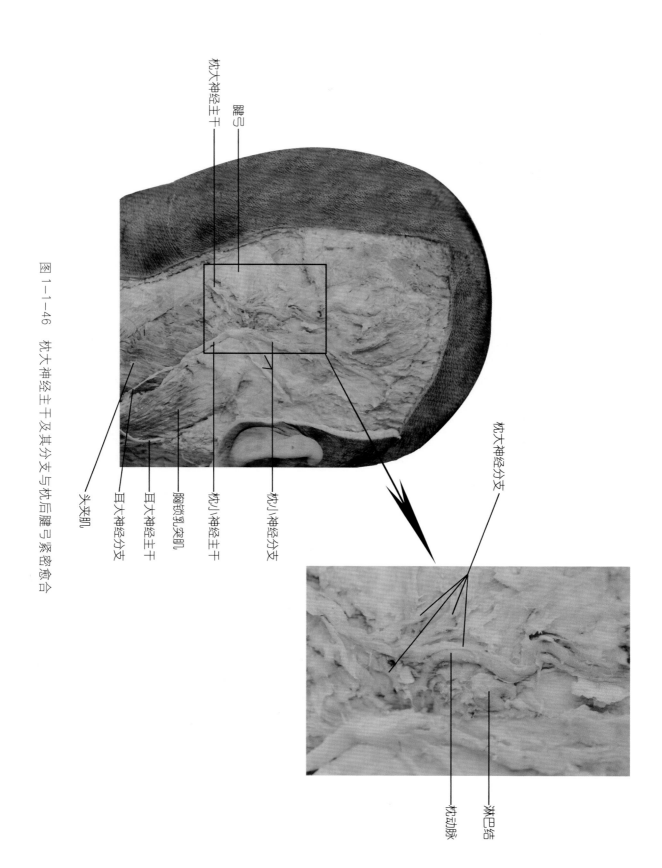

图 1-1-46 枕大神经主干及其分支与枕后腱弓紧密愈合

枕大神经主干

腱弓

枕大神经分支

头夹肌

耳大神经分支

耳大神经主干

胸锁乳突肌

枕小神经主干

枕小神经分支

枕动脉

淋巴结

　　上述解剖结构显示：在第 3 枕神经由深而浅穿行的过程中，始终位于项韧带附着区边缘与头半棘肌、头夹肌及斜方肌之间，而项韧带与后三者之间是以筋膜形式紧密相连的。因此，四者（项韧带、头半棘肌、头夹肌及斜方肌）之中任何一种因素引起张力变化或粘连、挛缩病变均有可能对第 3 枕神经构成刺激，从而出现头痛症状。

　　第 3 枕神经位于枕大神经浅层，穿出点位于枕大神经内下方 1cm，且在此处发出一向内侧的分支跨越枕大神经浅面。

　　4. $C_4 \sim C_8$ 颈神经的后支（图 1-1-47）

　　第 4 ～ 8 颈神经的后支在颈部均呈横向略向外下方走行于项韧带中。该类神经绕过各相应的椎间关节后分为内侧支及外侧支。外侧支均为肌支，支配颈髂肋肌、颈最长肌、头最长肌及头夹肌。第 4、5 颈神经内侧支经颈半棘肌与头半棘肌之间，达椎骨的棘突，穿过夹肌及斜方肌，终于皮肤。第 6、7、8 颈神经的内侧支细小，分布于颈半棘肌、头半棘肌、多裂肌及棘间肌。

　　5. 颈神经后支在关节突关节处的分布（图 1-1-48）

　　在颈神经后支的发出部位，头半棘肌以短平的肌腱起于颈椎横突根部，其腱性部分与头最长肌等项部肌群在颈椎关节突关节的止点纤维交叉，部分纤维向后止于关节突关节囊，颈神经后支自颈神经发出后即在上述交叉纤维间穿行，继而通过由项部肌群在颈椎关节突关节的交叉纤维、上下关节突关节和内侧椎板四者形成的骨纤维管，并发出关节突关节支，然后以一定角度穿过头夹肌、头半棘肌、头最长肌及斜方肌等，沿途发出肌支、皮支分布于项部及枕部皮肤。

　　第 3 颈神经的内侧深支向内侧紧贴椎骨向下穿过关节周围纤维组织，止于关节突腱性纤维的深层，绕过 C_3 关节突腰部支配 C_3、C_4 关节突关节和多裂肌最上部的纤维；C_3 外侧支为单根，经背侧跨过 C_3 横突，支配头最长肌、颈夹肌、头半棘肌；C_3 交通支由 C_3 后支发出，可与 C_2、C_4 交通支形成袢；C_3 关节支来自 C_3 主干或交通支，进入围绕关节周围的腱性组织中支配 C_2、C_3 关节突关节。

　　第 3 枕神经和 C_4、C_5 神经后支分别紧贴 $C_2 \sim C_3$、$C_3 \sim C_4$、$C_4 \sim C_5$ 关节突关节的外侧缘由前向后穿出。关节突关节的微小旋转移位有可能对相应的颈神经后支构成刺激，从而引起头痛、颈肩痛等临床症状，所以在治疗颈椎病、颈源性头痛等疾病时实施两点一面的颈椎复位手法，对于解除由于关节突关节的旋转移位所造成的对颈神经后支的刺激具有重要意义。而且，在针刀治疗颈椎病、颈源性头痛等疾病时，也应该在关节突关节的外侧缘（即颈神经后支的穿出部位）进行松解，以解除此处可能存在的深筋膜等结构的病变对颈神经后支的卡压。

　　6. 颈神经后支的交通支（图 1-1-48）

　　在颈部，颈神经后支之间并不是互不相连、独立存在的，而是互相之间以交通支相联系。在生理状态下，这些交通支的存在可以使各支神经所支配的终末结构（如肌肉等）实现功能协调，但在病理状态下，由于交通支的存在，疼痛等信息也可以互相窜连，从而放大患者对痛觉的感知范围。

　　（三）**颈神经前支（anterior ramus）**

　　颈神经前支相互连接组成颈丛和臂丛。

　　1. 颈丛（cervical plexus）（图 1-1-49）

　　颈丛由第 1 ～ 4 颈神经前支组成，颈丛位于胸锁乳突肌与颈深肌群之间，发出以感觉为主的 4 支皮神经和膈神经。

　　（1）枕小神经（lesser occipital nerve）（$C_2 \sim C_3$）（图 1-1-43、图 1-1-50）　枕小神经是颈丛的皮支之一，其主干直径约为 3mm，起自 C_2，有时有 C_3 分支参加，由颈丛分出后穿经二腹肌后腹与肩胛提肌间，此处上方约 4mm 处有枕动脉穿过二腹肌后腹与头最长肌间浅出。枕小神经和颈丛中其他走向表浅的皮支一道，在胸锁乳突肌后缘中点附近浅出，然后沿着胸锁乳突肌后缘向上走行达枕部皮肤，与上方的枕大神经和下方的耳大神经相交。在头夹肌表面行向后内上，分布于枕部和耳部背面上 1/3 皮肤。从局部的解剖结构来看，其主干及其分支均与枕后腱弓紧紧愈合在一起，没有丝毫活动空间，这可能是枕小神经

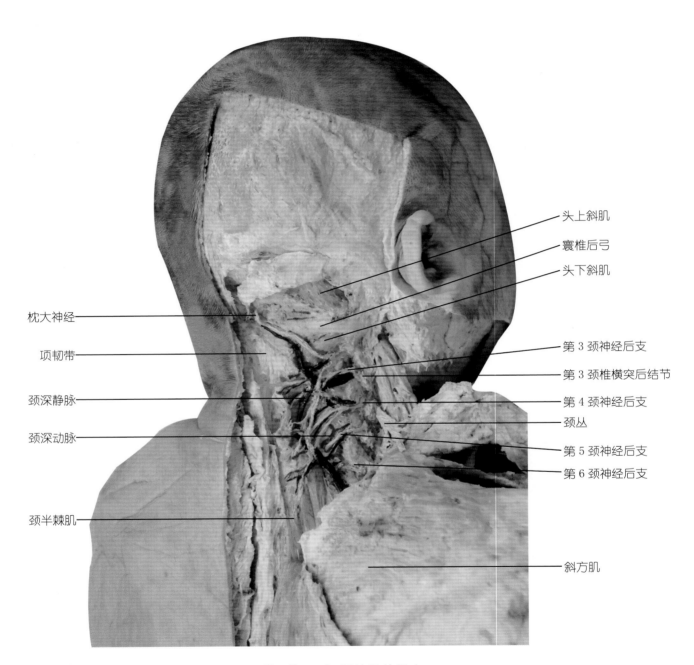

图 1-1-47 C₄ ~ C₈ 颈神经的后支

头上斜肌

寰椎后弓

头下斜肌

第 3 颈神经后支

第 3 颈椎横突后结节

第 4 颈神经后支

颈丛

第 5 颈神经后支

第 6 颈神经后支

斜方肌

枕大神经

项韧带

颈深静脉

颈深动脉

颈半棘肌

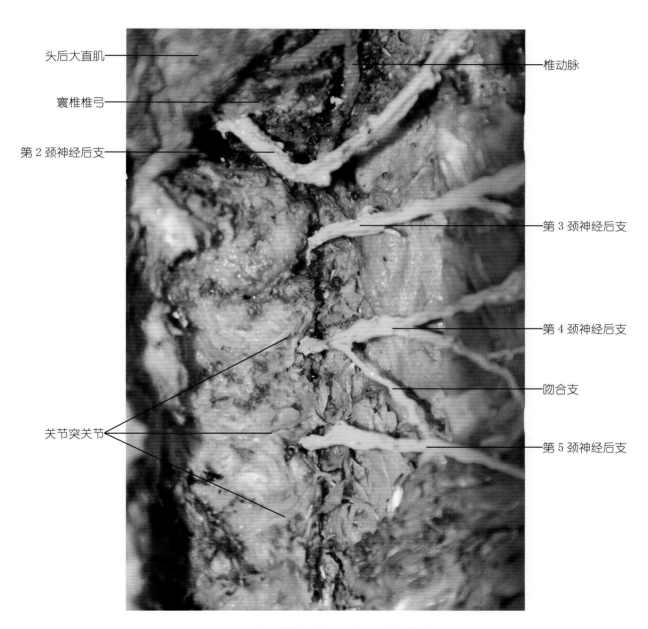

头后大直肌

寰椎椎弓

第 2 颈神经后支

关节突关节

椎动脉

第 3 颈神经后支

第 4 颈神经后支

吻合支

第 5 颈神经后支

图 1—1—48 颈神经后支和关节突关节

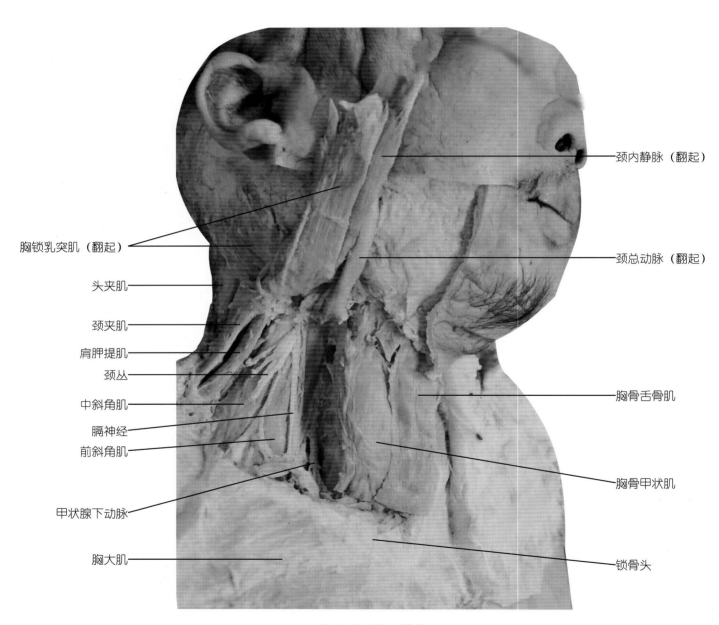

颈内静脉（翻起）

颈总动脉（翻起）

胸锁乳突肌（翻起）

头夹肌

颈夹肌

肩胛提肌

颈丛

胸骨舌骨肌

中斜角肌

膈神经

前斜角肌

胸骨甲状肌

甲状腺下动脉

胸大肌

锁骨头

图 1-1-49　颈丛

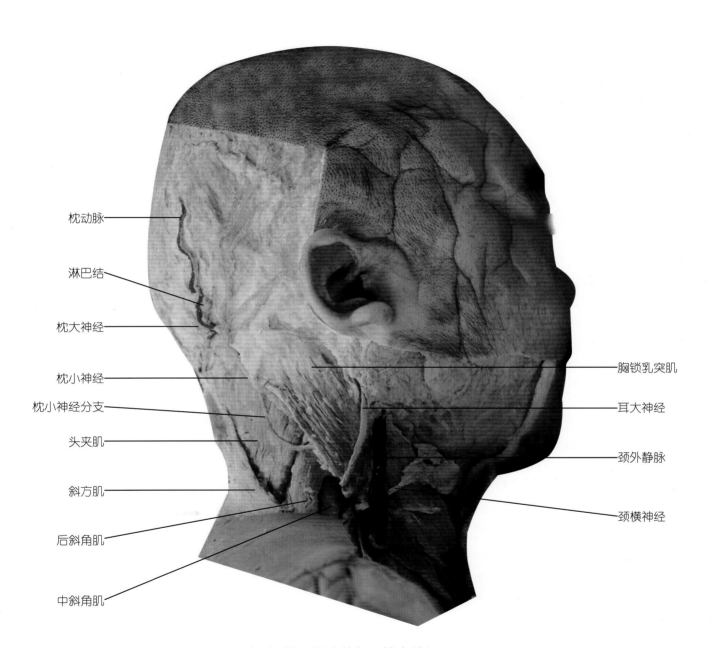

枕动脉

淋巴结

枕大神经

枕小神经

枕小神经分支

头夹肌

斜方肌

后斜角肌

中斜角肌

胸锁乳突肌

耳大神经

颈外静脉

颈横神经

图 1-1-50 耳大神经、枕小神经

在此处易形成机械卡压的解剖学基础。

在向上走行的过程中，枕小神经在耳垂水平发出 3～4 个分支向上内和上外走行，其中内侧支与枕大神经外侧的 2～3 个分支形成重叠分布。在平耳垂下缘水平、距正中线约 40mm 处，枕小神经主干与枕大神经主干之间相距约 12mm。部分枕小神经的分支与枕大神经的分支一起向上走行，两者末梢形成吻合。外侧支向外上方走行，沿途有小分支分布于耳部，大部分分支分布于颞部，与耳大神经形成密集的重叠分布。解剖学研究还发现，有少数人的枕小神经在耳垂水平下分出一个短小的向内上方走行的分支。

枕小神经之神经干的体表标志为由胸锁乳突肌后缘中点起沿该肌后缘至头皮的引线。枕小神经和枕动脉在乳突后缘近乳突尖处穿过二腹肌后缘处易受卡压。

（2）耳大神经（great auricular nerve）（C₂～C₃）（图 1-1-50）　同枕小神经一样，耳大神经也是颈丛的皮支之一。它在胸锁乳突肌后缘中点附近浅出，然后与胸锁乳突肌纤维呈 45°角斜行或横行越过该肌，其直径约为 5mm（图 1-1-50）。耳大神经浅出后，在胸锁乳突肌表面向前、上方（即耳垂方向）走行至耳下，分布于耳垂及耳后皮肤。

耳大神经在接近耳垂时发出 3～4 条分支，其中最大、最长的一支走行于耳部前，其神经纤维一直分布于颞部和耳上部，在接近颅顶的区域与枕小神经的外侧支形成重叠分布；其余较小的分支分布于耳部、耳部附近和腮腺等区域。

（3）颈皮神经（cutaneous nerve of neck）　又称颈横神经，由胸锁乳突肌后缘向前分成数支达颈部皮肤。

（4）锁骨上神经（supraclavicular nerves）　由臂丛向后下方行走，止于胸部和肩部皮肤。

（5）膈神经（phrenic nerve）　沿前斜角肌下行，穿过锁骨下动、静脉之间降至膈肌中心腱附近达膈肌。

颈神经尤其是高位颈神经与颈源性头痛的发生关系密切，其中枕大神经、枕小神经、第 3 枕神经、耳大神经受到某种刺激（包括机械卡压刺激、无菌性炎症的化学刺激等）而引起头痛的机制已在临床得到证实。

2. 臂丛（brachial plexus）（图 1-1-51）

臂丛由 C₅～C₈ 神经前支和 T₁ 神经前支的大部分组成。在锁骨平面以上，上述神经相互连结组成上、中、下三干。C₅、C₆ 神经根组成上干；C₇ 神经根组成中干；C₈、T₁ 神经根组成下干。每干又分为前、后两支，上干和中干的前支构成外侧索，下干的前支延续为内侧索，上、中、下三干的后支组成后索。外侧索向下构成肌皮神经，内侧索向下构成尺神经，外侧索、内侧索各分一股合成正中神经，后索向下构成桡神经。

颈神经根前支还形成胸长神经、胸背神经、肩胛背神经和肩胛上神经等支配肩、胸部肌肉。

三、颈交感神经（cervical sympathetic nerve）

颈神经没有交感神经节前纤维，只有来自颈交感神经节的节后纤维，但有学者认为第 5～8 颈脊髓节段有交感神经节前纤维存在。其节后纤维组成灰交通支，分别与颈脊神经连接，随脊神经分布到周围器官如血管、腺体等，也随脊神经的脊膜支进入椎管，分布到椎管内血管和脊髓被膜的血管上。

颈部有两个交感神经干，位于颈椎前外方和颈动脉鞘的后方，通常各有 3～4 个神经节，称为颈上、颈中和颈下神经节。

（一）颈上神经节（superior cervical ganglion）

颈上神经节是最大的一个神经节，呈梭形或扁圆形。其位于第 1、2 颈椎或第 2、3 颈椎横突的高度，前面覆盖椎前筋膜和颈内动脉，后方有头长肌及其筋膜。颈上神经节发出的节后纤维大部分进入上 3 个颈椎并发出多个小分支，包括颈内动脉神经、心上神经、咽喉神经支及支配上颈段骨骼和韧带的细小神经分支。

（二）颈中神经节（middle cervical ganglion）

颈中神经节位于第 6 颈椎水平，形态变化较大，但多呈卵圆形，较细小，偶尔缺如。它的节后纤维进入 C₄～C₆ 神经根。在甲状腺下动脉侧前方，与颈下神经节较接近。神经节之间有多支或双支的节间支，并可形成袢状包绕锁骨下动脉近侧和椎动脉，分别称为锁骨下袢和椎动脉神经节（颈中间神经）。椎动脉

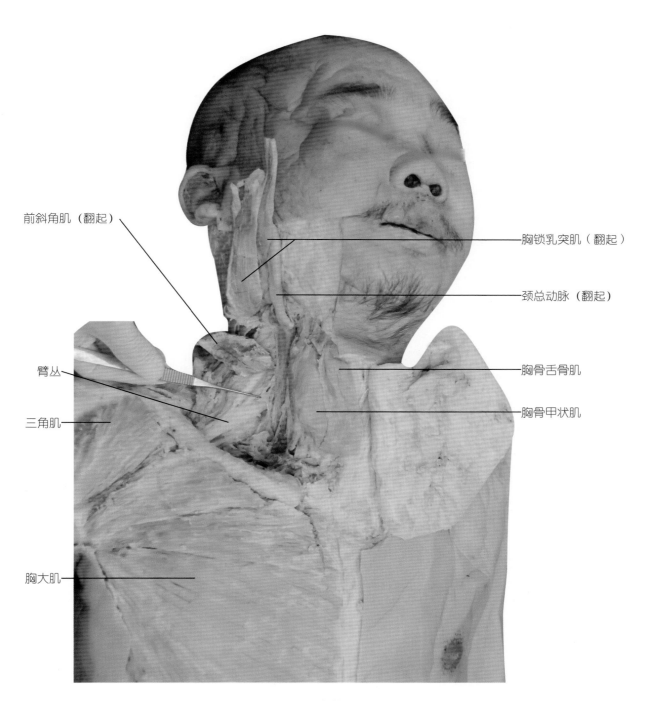

前斜角肌（翻起）

胸锁乳突肌（翻起）

颈总动脉（翻起）

臂丛

胸骨舌骨肌

三角肌

胸骨甲状肌

胸大肌

图 1-1-51 臂丛

神经节为一个或两个细小神经节，位于椎动脉的前侧，发出分支与第 6、第 7 颈神经，膈神经和迷走神经相交通，颈中神经节发出至第 4～6 颈神经的灰交通支、颈总动脉丛、甲状腺下丛和心中神经。

（三）颈下神经节（inferior cervical ganglion）

颈下神经节位于第 7 颈椎横突与第 1 肋骨头之间，锁骨下动脉发自椎动脉处的后方及第 8 颈神经的前方。颈下神经节发出至第 6～8 颈神经的灰交通支、椎动脉丛、锁骨下丛和心下神经。椎动脉丛支配同侧椎动脉颈段及颅内段，并与颈上神经共同支配基底动脉。颈下神经节与 T_1 神经节组成较大的星状神经节（stellate ganglion）（图 1-1-51），其节后纤维形成与椎动脉伴行的椎神经，再分出交通支进入第 4～7 颈神经。

颈部交感神经分布广泛并与头、面、颈及心脏等许多脏器有分支联系。当颈部外伤或患有颈椎病时，刺激交感神经可引起非常复杂的临床表现。

第八节　颈椎影像学解剖

一、X 线解剖

颈椎的 X 光摄片应选择正位、侧位、双斜位、过伸位、过屈位、开口位等 6 个体位，以全面了解颈椎的结构。

（一）正位片（anteroposterior film）（图 1-1-52）

在颈椎正位片上，可见椎体、横突、棘突、钩椎关节和关节突关节等结构。

除 C_1 与 C_2 外，成人的颈椎均由椎体与椎弓组成。椎体一般呈筒形，上下都是平面。椎体主要由松质骨构成，周围为一层致密的皮质。在正位片上，C_4 水平由于声门裂的空隙与椎体重叠，可造成密度减低的阴影。C_7 的一侧或双侧可有肋骨存在，称为颈肋，是常见的畸形。

钩椎关节：$C_3 \sim C_7$ 两侧缘偏后各有一个向上的唇状突起，称钩突。它与上一个椎体下外侧缘的斜坡间组成钩椎关节。该关节为滑膜关节，又称 Luschka 关节，其作用为防止椎体、椎间盘向后外方脱位或突出。钩椎关节与许多重要结构毗邻，其后部临近脊髓，后外侧部构成椎间孔的前壁，邻近颈神经根和（或）后根神经节，外侧为椎动脉、椎静脉和围绕在椎动脉外面的交感神经丛，紧贴钩突后面有窦椎神经和营养椎体的动脉。当颈椎体的内外平衡失调，如椎间隙变窄时，必将影响钩椎关节而压迫其毗邻结构。

（二）侧位片（lateral film）（图 1-1-53）

在颈椎侧位片上，可见椎体、棘突及颈椎的生理性弯曲等结构。

椎弓由两个椎弓根和两个椎板构成，椎弓与椎体连结处为椎弓根，其余部分为椎板。颈段椎弓根内侧缘较平直。两个椎弓根间有一定的距离，其正常值有一定的规律性，自 C_2（平均为 28mm）向下逐渐增大，C_5、C_6 最宽（平均为 33mm）。椎板在后方联合成棘突，在椎弓的两侧各有一个横突和上下两个关节突。椎体和椎弓围成椎管，内容纳脊髓。椎体之间为椎间盘，在平片上显示为一个透亮区，有多个韧带附着于椎体、椎弓和各个突出部分，韧带钙化时可有明显的显影。

颈椎向前弯，以 C_4 处最甚。诸椎体前缘连线、后缘连线（即椎管底连线）、关节块连线即椎管顶连线大致为相互平行、平滑而和谐的曲线。枢椎以下各椎体排列规则，形状相似，但 C_4、C_5 椎体之前部稍窄扁。

侧位片上可见寰枢关节。寰椎由前弓、后弓和连在它们之间的两个侧块组成，前弓后缘中部有关节面与枢椎的齿状突前缘形成关节。寰枢关节的宽度是一个重要指征，正常寰齿间距在成人不超过 2.5mm，以在屈曲时的距离最大。在儿童，屈曲和伸展时相差 2～3mm，最大可达到 4.5mm。

颈椎体前方软组织包括鼻咽部、口咽部、咽喉部及食管上端。咽后壁软组织于儿童期由淋巴腺样体组成，故较厚。成人腺体萎缩而变薄。在相当于 C_6 水平处，成人咽后壁的厚度约为 13mm。

颈椎椎管矢状径与硬膜囊矢状径（包含脊髓和各层膜间的间隙）之比为 1:0.73，其比值较胸、腰段均小，

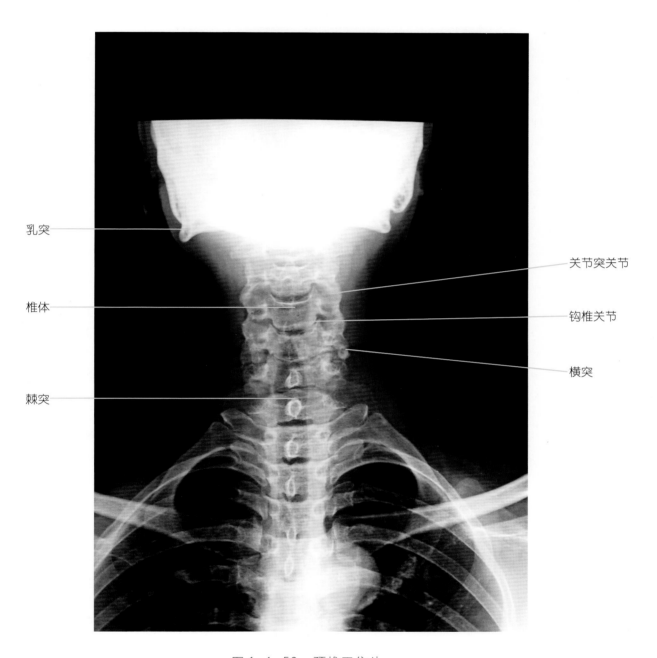

乳突

椎体

棘突

关节突关节

钩椎关节

横突

图 1-1-52 颈椎正位片

说明颈段椎管缓冲余地较小，硬膜囊易受压。

（三）**斜位片**（oblique film）（图 1-1-54）

颈椎斜位片主要用于观察椎间孔，还可见椎体、椎弓、横突、棘突等结构。

椎间孔多数呈卵圆形、肾形或不规则形，其纵径大于横径，自 $C_2 \sim C_5$ 逐渐减小，向下则轻度增大。同一片上测量，变窄的椎间孔比其上、下椎间孔小于 1/3 时可出现压迫症状，如小于 1/2 则症状较严重。

（四）**开口位片**（open mouth film）（图 1-1-55）

颈椎开口位片主要用于观察枢椎齿状突与寰椎侧块之间的间隙是否对称，正常情况下两侧的寰齿间的关节间隙均是对称的。不过，作者的研究表明，由于拍摄角度等人为因素，普通开口位片很难客观、准确地反映寰枢椎的位置关系从而导致误诊，而使用 CT 三维重建技术则可以避免这一弊端。因此，如想要了解是否存在两侧寰齿关节间隙的不对称，应尽量采用 CT 三维重建检查。

（五）**颈椎过伸及过屈位片**（flexion-extension film）（图 1-1-56、图 1-1-57）

颈椎过伸及过屈位片又称功能位片，主要用于观察是否存在颈椎的椎体不稳甚至滑脱，其次可以了解颈椎的伸屈功能是否受限或程度下降。椎体不稳或滑脱以 $C_4 \sim C_5$ 间最为多见。

二、CT 解剖

CT 的分辨率较高，可横轴位、冠状位和矢状面重加图像，因此，可以对颈椎的椎骨、椎间关节、椎管、椎间盘、脊髓、韧带、神经根、椎旁肌肉等组织的形态和结构进行较为详细的了解。颈椎的主要 CT 影像特点如下：

（一）**寰枢椎**（atlas and axis）

CT 三维重建技术可以对寰枢椎结构及相互之间的关系进行清晰的显示（见"颈源性听力障碍"一章）。寰枕关节是两个关节的联合关节，由寰椎侧块上面的关节面和枕骨髁构成，黄韧带连接寰椎后弓的内面至枢椎椎板的上面，可以防止头和寰椎在枢椎上向前移动，对脊髓液起到保护作用。寰枢关节由两个关节组成，两个中间的车轴关节及两个侧方的磨动关节，前者即寰椎横韧带前面与齿突后面之间的关节，后者即两侧寰枢椎关节突之间的椎间关节，这 4 个关节均有滑囊。

（二）**横突孔**（transverse foramen）

在 CT 横断面上，可以显示颈椎的横突孔。该孔由椎弓根、横突前、后根及肋横突板构成，左侧较右侧稍大。

（三）**钩突**（uncinate process）

CT 横断面经椎间盘层面可以显示钩突，钩突是从椎体侧缘向上突起的骨嵴，形似钩状，它与相邻的椎体下面侧方的斜坡构成钩椎关节。

（四）**颈椎椎管**（cervical spinal canal）

颈椎椎管可经横断面显示，可见其形态呈等腰三角形，从 $C_1 \sim C_3$ 逐渐变小，$C_3 \sim C_7$ 的椎管则大小相等。在椎体后缘的正中，常有一个小的骨性突起突向椎管，称为骨帽。正常颈椎椎管的前后径最小为 12mm，小于该值可考虑为椎管狭窄症，而 C_1 的椎管前后径则为 16mm。椎管测量对于诊断先天性或继发性椎管狭窄具有重要意义。颈段椎管内脂肪组织很少，仅在背侧和两侧方有少量脂肪组织，因而 CT 平扫硬膜囊显影不满意，需借助 CT 脊髓造影确诊。

（五）**椎间盘**（intervertebral disc）

颈段椎间盘的厚度介于胸段和腰段之间，CT 扫描需用 2 ~ 3mm 的薄层。矢状面结合横断面的扫描图像可显示椎间盘的位置与形态。椎间盘由纤维环、髓核及透明软骨板构成。软骨板为椎体的上下软骨面，形成了髓核的上下界。髓核位于椎间盘的中部略偏后，并不绝对位于中心位置。各个阶段的颈椎间盘形状相似，在横断面上呈肾形。年轻人的椎间盘后缘轻度凹陷，这与后纵韧带的走行有关。随着年龄的增长，椎间盘可出现轻度的退行性变，退变后的椎间盘后缘的凹陷消失，可表现为平直或轻度膨出，但如不压迫

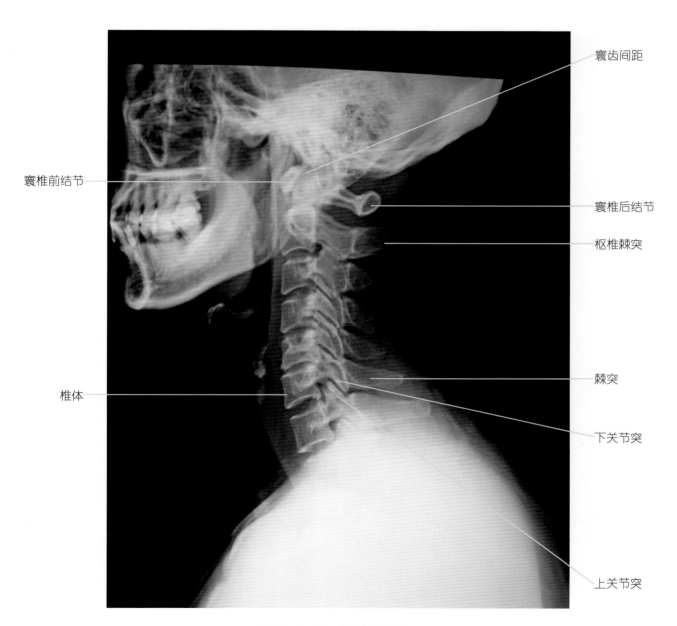

寰齿间距

寰椎前结节

寰椎后结节

枢椎棘突

棘突

下关节突

椎体

上关节突

图 1-1-53 颈椎侧位片

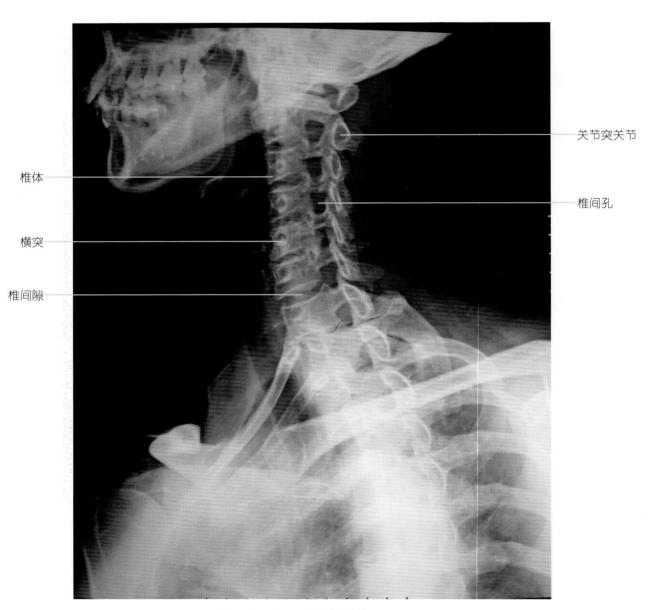

椎体

横突

椎间隙

关节突关节

椎间孔

图 1-1-54　颈椎斜位片

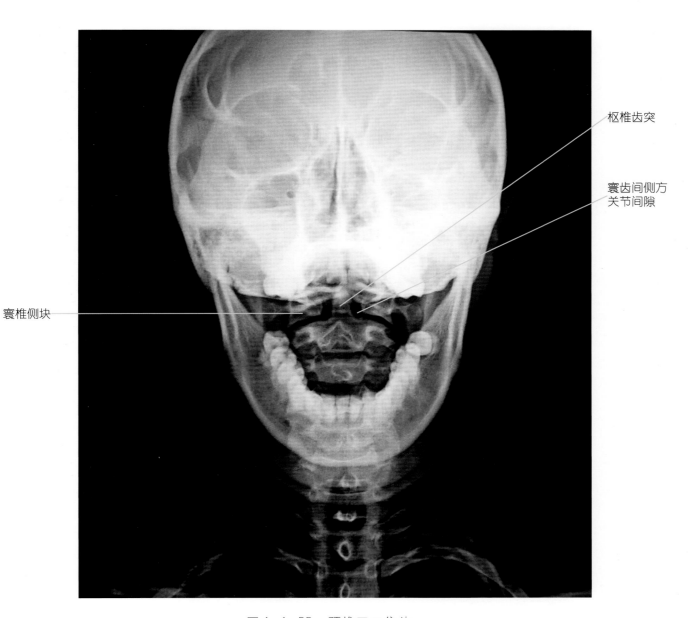

枢椎齿突

寰齿间侧方
关节间隙

寰椎侧块

图 1-1-55 颈椎开口位片

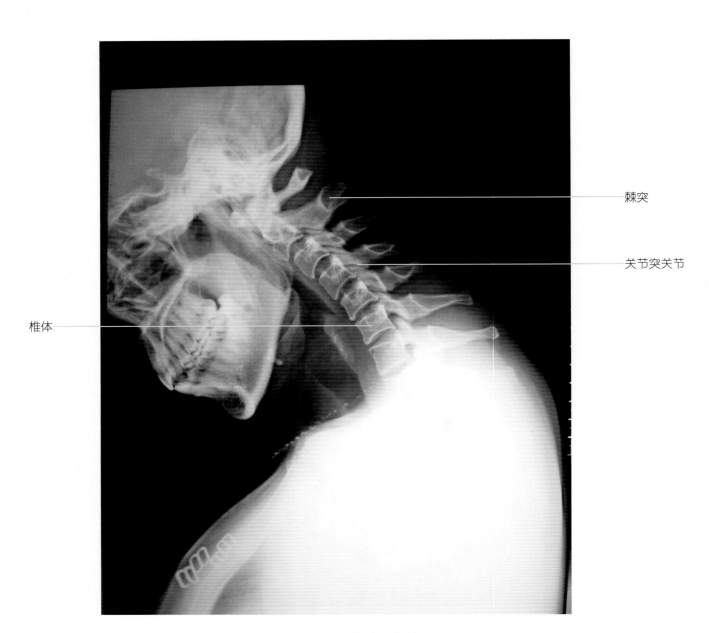

棘突

关节突关节

椎体

图 1-1-56　颈椎过屈位片

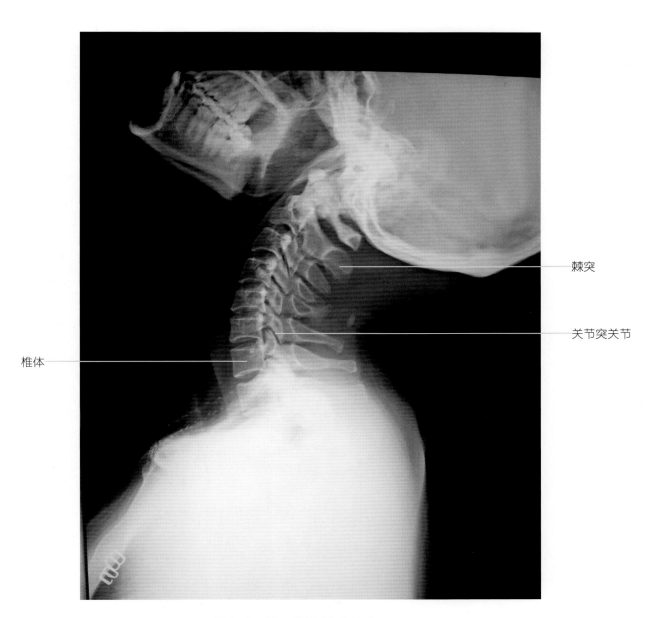

棘突

关节突关节

椎体

图 1-1-57 颈椎过伸位片

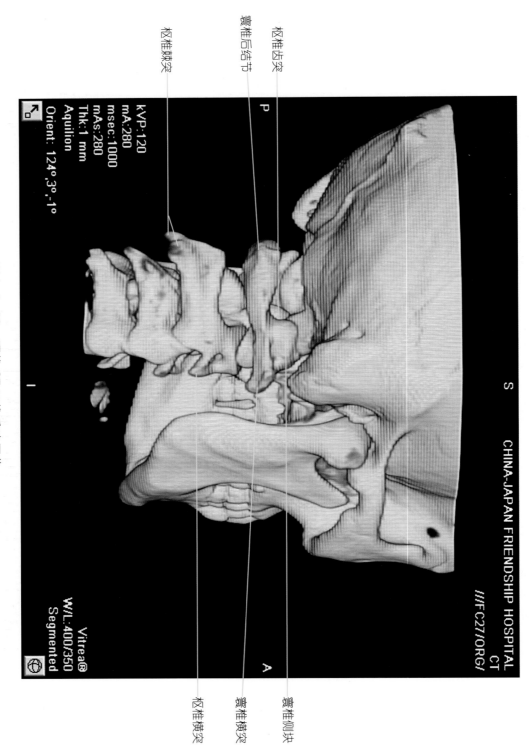

图 1-1-58　颈椎 CT 三维重建图像

邻近的硬膜外脂肪、硬膜囊及神经根则无临床意义。在 CT 影像上，椎间盘边缘的密度较中央高，这是纤维环与邻近椎体的软骨板相连的部分溶剂效应所致。

（六）脊髓（spinal cord）

CT 脊髓造影横断面可显示颈段脊髓呈椭圆形，前缘稍平，脊髓前正中裂表现为蛛网膜下腔的腹侧正中的小三角形凹陷，脊髓位于蛛网膜的正中，颈脊髓前后径的范围和平均值为 6 ～ 7mm。

三、MRI 解剖

MRI 是磁共振成像（magnetic resonance imaging）的英文缩写，它可在脊髓、脑脊液和硬膜之间形成良好的对比，因而能更清晰地显示和区分髓内（硬膜内）、髓外（硬膜外）病变。MRI 可在任何平面成像，无需重建即可显示各段脊柱的逼真多维图像。MRI 对神经根的显示优于 CT，但除了寰枢关节以外，对其他小关节解剖关系的显示均不如 CT。脊髓的 MRI 扫描一般选用自旋回波（spine echo，SE）序列的 T_1 加权（T_1-weighted image，T_1WI）和 T_2 加权（T_2-weighted image，T_2WI）成像，其中做矢状位扫描时使用 T_1WI 和 T_2WI 成像，做轴位扫描时使用 T_2WI 成像。正常颈椎的 MRI 表现如下：

（一）骨性结构（bone structure）（图 1-1-59、图 1-1-60、图 1-1-61）

正常颈椎生理曲度呈弧形前凸，寰椎只显示前、后结节，枢椎齿突与基底部结合处可见条状低信号带，齿突上方的高信号为脂肪影。

在 MRI 图像中，无论是 T_1 还是 T_2 加权图像，椎骨的骨皮质呈黑色的低信号，骨松质呈中等偏高信号。骨松质的 T_1 加权图像信号强度类似于脊髓，T_2 加权图像随回波时间的延长其信号强度逐渐降低。椎体内信号较均一，骨小梁显示不清。老年人椎骨的信号强度比年轻人高。在矢状断面和冠状断面上，正常椎体形态大多为矩形或中心稍有凹陷形，有时在矢状面上可见椎体后缘的中间部位有短条状凹陷，这是由正常椎 - 基底静脉所致。

椎管前后径从 C_1 ～ C_3 逐渐变细，前后纵韧带为低信号影，与骨皮质难以区分。

（二）椎体的附件（accessory structures of centrum）

椎弓根的骨皮质为低信号，骨松质在 T_1WI 上呈略高信号，在 T_2WI 上呈中等强度信号。椎间孔在旁矢状面能较好显示。

（三）关节突关节（zygapophyseal joint）

关节软骨和液体在 T_1WI 上呈低信号；在 T_2WI 上关节软骨呈低信号，液体呈高信号。

（四）椎间盘（intervertebral disc）

在椎间盘的 MRI 影像中，T_1WI 图像显示髓核和内层纤维环呈高或中等强度信号，外层纤维环为低信号；T_2 加权图像显示髓核信号明显增加，而整个纤维环则呈低信号，二者可形成良好的对比。正常椎间盘的位置不应超过椎体的前后缘和侧缘，其厚度约为相邻椎体的 1/3，变性时则厚度明显减小。60 岁以上的老年人，由于椎间盘含水量减少，因此在 T_2WI 图像上其髓核信号强度有相应降低，应注意与变性相鉴别。位于椎体前后方的前、后纵韧带、黄韧带的信号强度在 T_1WI 图像上有时稍高于脑脊液，可以辨认，而在 T_2WI 图像上呈低信号影，与骨皮质不易区分。

（五）神经根（nerve root）

MRI 对神经根的显示效果优于 CT，可见神经根位于椎间孔的上 1/3 部，其余间隙由脂肪组织填充，包绕着神经根。脂肪是高信号，而神经根是中等或低信号，二者可形成良好对比并清晰显示（图 1-1-61）。在旁矢状面 T_1WI 和 T_2WI 图像上，有时还可显示出腹侧和背侧神经根。如静脉注射 Gd-DTPA，椎间孔内的血管显像得以强化，可与神经根形成良好对比。

（六）脊髓和脑脊液（spinal cord and cerebrospinal fluid）

脊髓是位于椎管内的圆柱形结构，成人的脊髓全长为 420 ～ 450mm，上端于枕骨大孔处续于延髓，下端逐渐变细呈圆锥状（脊髓圆锥）。脊髓有两个膨大（颈膨大和腰膨大），分别位于 C_4 ～ T_1 和 L_2 ～ S_1 椎体

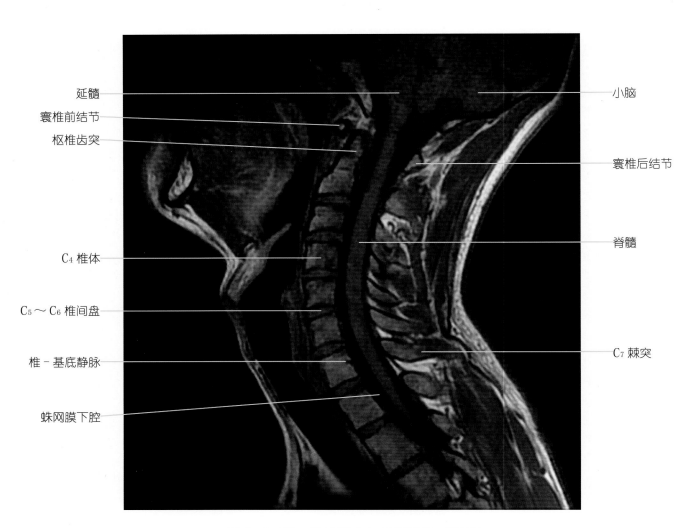

延髓

寰椎前结节

枢椎齿突

C₄ 椎体

C₅～C₆ 椎间盘

椎－基底静脉

蛛网膜下腔

小脑

寰椎后结节

脊髓

C₇ 棘突

图 1-1-59　颈椎正中矢状面图像（T₁WI）

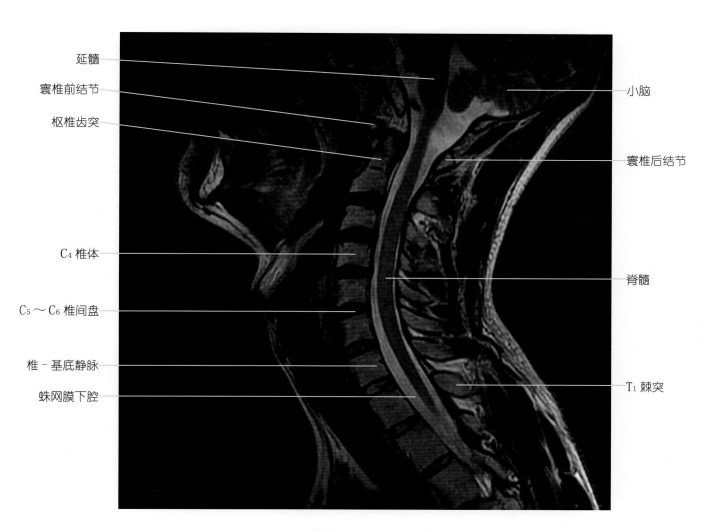

延髓

寰椎前结节

枢椎齿突

小脑

寰椎后结节

C₄ 椎体

脊髓

C₅ ～ C₆ 椎间盘

椎－基底静脉

蛛网膜下腔

T₁ 棘突

图 1-1-60　颈椎正中矢状面图像 (T₂WI)

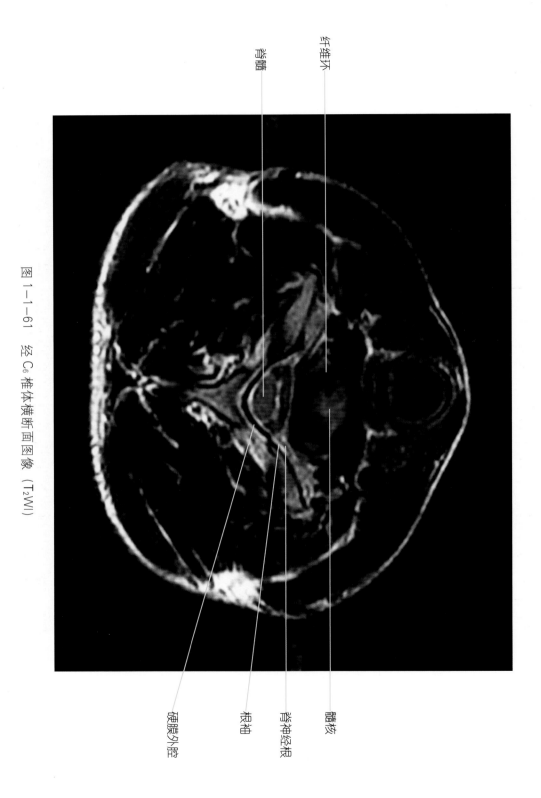

脊髓

纤维环

图 1-1-61　经 C₆ 椎体横断面图像 (T₂WI)

硬膜外腔

根袖

脊神经根

髓核

的相应脊髓阶段（并不与椎骨平面相对应）。MRI 矢状面测量显示，除两个膨大处外，起于各段脊髓前后径，约占椎管腔的 1/2，正常成人一般为 6～9mm（平均为 8mm），膨大段脊髓可略大。脊髓边缘光滑，其信号强度于 T₁WI 和 T₂WI 图像上均与脑脊液不同，两者之间形成良好对比，易于区分：在 T₁WI 图像上，脊髓呈高信号，脑脊液呈低信号；而在 T₂WI 图像上则相反。正常脊髓的灰白质以轴面显示最为清晰，因灰质含水量高于白质，所以在横断面 T₂WI 图像上中央呈 "H" 形的灰质比周围的白质信号强度要高。

（七）蛛网膜下腔（subarachnoid space）

蛛网膜下腔是蛛网膜与脊髓软膜之间的腔隙，其内充满脑脊液，上续于脑的蛛网膜下腔。脊髓前后的蛛网膜下腔间隙几乎相等，均为脊髓前后径的 1/2。在 MRI 影像中，多数脊髓位于蛛网膜下腔的中央。在 T₁WI 图像上，脑脊液呈低信号，脊髓呈高信号；在 T₂WI 图像上则相反：脑脊液呈高信号而脊髓呈低信号，两者有良好的对比度。蛛网膜下腔两侧是腹侧神经根和背侧神经根。

（八）硬膜外腔（epidural space）

硬膜外腔也称硬膜外间隙，是指硬脊膜和椎管内骨膜之间的狭窄间隙。腔内主要含静脉丛和少量的疏松结缔组织和脂肪，两侧有脊神经根通过。

在 MRI 图像上不能分清硬膜和蛛网膜，所见到的硬膜囊实际上就是蛛网膜下腔，但神经根鞘和其内的神经根由于周围有高信号的脂肪衬托，故在 MRI 图像上可以显示。硬膜外腔的椎内静脉在常规 T₁WI 和 T₂WI 图像上均不易显示，偶尔可见椎内静脉丛的前部呈现为椎体后方的流空征象，或为反常的血管影。

第二章 颈椎病

颈椎病（cervical spondylosis）又称"颈部综合征"（cervical syndrome），也称颈椎综合征（cervical spine syndrome），是指因颈椎间盘退变本身及其继发性改变刺激或压迫邻近组织并引起各种症状和体征的一系列综合症候群，好发于 40～60 岁中老年人。

颈椎病的患病率各研究者统计不一，在 3.8%～17.6%之间。据 1992 年统计，我国颈椎病的患病率平均为 7.3%，一些特殊人群达到 11.7%。随着我国人均寿命的延长及生活、工作方式的改变，颈椎病的患病率在逐年增加，特别是在 IT、金融、会计师、律师等办公室白领阶层中，颈椎病的发病率在逐年升高；并且颈椎病的发病年龄日趋年轻化。

目前，颈椎病的病因及发病机制尚未完全明确。国内外有关研究资料显示，颈椎病的发生与颈椎退变、慢性劳损、颈椎畸形、颈部外伤、咽喉颈部感染等因素有关。

根据受累组织结构及临床表现不同，通常可分为神经根型、脊髓型、交感型、椎动脉型、颈型和混合型颈椎病。

第一节 病因病理

颈椎是脊柱中体积最小但灵活性最大、活动频率最高的节段，在日常生活中，由于不断承受各种各样的负荷、劳损甚至外伤，致使颈部组织逐渐出现退行性改变，尤其是颈椎椎间盘，不仅退变过程开始较早，而且是诱发或促进颈椎其他部位组织出现退行性病变的重要因素。如果伴有发育性颈椎椎管狭窄，则更易发病。

一、发病原因

关于颈椎病的发病原因，西医学强调颈椎各部分的自然退变是在颈椎病发病过程中起决定作用的因素，而针刀医学则更强调颈椎椎体周围的软组织生物力学因素的作用。事实上，这两种因素在颈椎病的发病过程中起着相辅相成、相互促进的作用，具体到某一个体，则很难区分是哪种因素导致了颈椎病的发生。

（一）颈椎的退行性变

一般认为，颈椎的退行性变是颈椎病发病的主要因素。人体停止生长发育之后，自然便进入退变、衰老的生理过程，这是人体从发育到成熟，再由成熟走向衰老的自然规律。颈椎病起源于椎间盘退行性改变，因此，一旦这一退变过程开始，即便病变轻微，也有可能发病。从这种意义上讲，退行性改变当然是颈椎病的主要发病因素。颈椎的退行性改变主要包括椎间盘的变性和韧带、骨质等组织的改变。

1. 椎间盘的变性

由髓核、纤维环和椎体上下软骨板构成的椎间盘是一个完整的解剖单位，它维持着椎体间的高度、吸收震荡、传导轴向压缩力，在颈椎的各种活动中维持着应力平衡。椎间盘使上下两节椎体紧密连结，并保证颈椎生理功能的顺利实现。如果椎间盘出现变性，可由于形态的改变而失去正常的功能，最终将会破坏颈椎骨性结构的内在平衡，并直接涉及椎骨外在的力学结构。因此，应将颈椎间盘的退行性变视为颈椎病发生与发展的主要因素。

（1）纤维环的退变 人体在 20 岁左右发育成熟后便开始了纤维环变性的过程，早期表现为纤维组织的透明变性、纤维增粗和排列紊乱，进而可出现裂纹。研究显示，颈椎间盘的变性与腰椎间盘变性的过程并不完全一样。颈椎间盘裂纹起自髓核，扩展至纤维环，可有垂直裂纹和水平裂纹两种。纤维环的微细裂纹逐渐扩大，发展至肉眼可见的裂隙。裂隙的方向和深度同髓核的变性程度及压力方向和强度相一致。后方纤维环强度相对较弱，加之屈颈体位的影响，以致髓核被挤向后方，因此，临床上以后方纤维环断裂者多见。

（2）髓核的退变　髓核是富含水分、具有良好弹性的黏蛋白，呈白色，内含软骨细胞和成纤维细胞。幼年时含水量达80%以上，随着年龄的增加，含水量逐渐降低，至老年时可低于70%。椎间盘内含水量的多少决定了其内在的压力调节水平和弹性状态。正常状态下椎间盘在颈椎总长度中所占的比例为20%～40%，由于含水量的下降，其高度逐渐下降。椎间盘的含水能力与椎间盘的血供有一定关系。幼年时其细小的血管分支可达深层，随着年龄增长，血管逐渐减少，血管管径也逐渐变细，一般在13岁以后便无血管再深入深层。早期水分脱失和吸收能力的减退使得髓核体积相应减小，其正常组织结构逐渐被纤维组织所取代。局部压力加大、外伤或劳损等情况都可导致退变加速、椎间盘内部压力加大。髓核的变性和纤维环的变性使得椎间盘各部位的弹性模量发生改变，髓核可能通过纤维环的裂隙突向边缘。由于后纵韧带的强度相对薄弱，其相应部位纤维环的张力模量也较低，髓核最有可能突向后方。一旦变性与硬化的髓核穿过后纵韧带裂隙进入椎管，便可直接刺激神经根、脊髓等组织而产生临床症状。

（3）软骨板的退变　软骨板的退变主要表现为功能的减退。研究表明，软骨板相当于髓核的中央区，具有半透膜的作用，这种作用与髓核的含水性能及营养代谢密切相关。Nachenson发现髓核部分的终板有通透性，而内层纤维环区的终板则无此功能。Crock和Brunber从两维形态学上发现两者的毛细血管芽不同。有学者发现，通过扫描电镜显示，内层纤维环区血管芽仅形成简单的环状；而在髓核区，软骨盘的毛细血管形成膨大和复杂的盘绕状环。尽管单位面积内血管芽数目相同，但这种结构的不同与通透性密切相关。当纤维软骨变性时，血管芽的结构也发生改变，以致纤维环和髓核均失去滋养，加剧其变性。Kokubun等通过病理切片发现软骨终板型颈椎间盘突出症是常见的现象，提示髓核内的裂隙可延伸至软骨板，软骨板可随同髓核一起突出于纤维环之外。以上三者为一相互关联、相互制约的病理过程，当病变进入到一定阶段，则互为因果并形成恶性循环，从而不利于本病的恢复。

2. 韧带-椎间盘间隙的出现

椎间盘的变性不仅可以造成变性与失水化（硬化）的髓核突向韧带下方，以致压力升高而有可能引起韧带连同骨膜与椎骨间的分离，而且椎间盘变性本身还可以造成椎体间关节的松动和异常活动。这种松动和异常活动可能造成椎间连结组织的撕裂，伴随着组织撕裂可发生局部微血管的断裂与出血，从而形成局部血肿——椎间盘间隙。血肿既可以直接刺激分布在后纵韧带上的窦椎神经末梢而引起颈部或远隔部位的各种症状，又可升高韧带下间隙的内压力，如颈椎再处于异常活动和不良体位，则局部压力更大，如此可形成恶性循环。

3. 椎体边缘骨刺的形成

随着韧带下间隙的形成，其间的血肿会刺激成纤维细胞导致其处于活跃状态，纤维组织逐渐长入血肿内并渐变为肉芽组织，日久血肿逐渐被肉芽组织所取代。如果病变过程继续，则这种由撕裂而形成的韧带-椎间盘间隙处还可能有新的撕裂和血肿形成，进一步加重病变程度。骨赘形成后，如果局部应力刺激或外伤持续存在，还会不断出现出血-机化-骨化或钙化等病理变化，从而使骨赘不断增大，且质地变硬。

4. 颈椎其他部位的退变

颈椎的退变并不局限于椎间盘及其邻近的椎体边缘和钩椎关节，其他组织如关节突关节、黄韧带和项韧带都可能出现退变。

（1）关节突关节　多在椎间盘变性后造成椎间关节失稳和异常活动后出现变性。早期为软骨变性，逐渐波及软骨下，最终形成损伤性关节炎。由于局部的变性、关节间隙狭窄和骨刺形成而导致椎间孔的前后径及上下径变窄，对经由此处的脊神经根、神经根部的血管等组织容易形成刺激或压迫。

（2）黄韧带　黄韧带的退变也是在椎间盘退变基础上发生的，椎间盘的退变造成其体积缩小，因而出现黄韧带的相对变长。因此，黄韧带病变的早期表现为被动松弛，后期可由于椎间盘突出或骨刺的刺激而发生增生、肥厚并向椎管内突入，局部刺激因素的持续存在也可能造成黄韧带的钙化甚至骨化。这些病理改变虽然不同于发育性颈椎椎管狭窄，但当患者颈部后伸时，可导致黄韧带出现皱褶并突向椎管，致使脊髓或脊神经根受到刺激或压迫，因而同样可诱发或加重颈椎病症状。

（3）前纵韧带和后纵韧带　前纵韧带和后纵韧带的退变主要表现为韧带纤维的增生与硬化，并逐渐形成钙化甚至骨化，病变节段与椎节相一致。这主要是由于椎间盘退变后出现颈椎不稳，要靠椎周软组织（包括前纵韧带和后纵韧带）的牵拉来维持头颈部的正常位置，异常拉应力的持续存在便会刺激韧带等组织的增生与硬化，这是人体的自然保护机制使然。

（4）项韧带　项韧带的改变与前纵韧带和后纵韧带的变化相似，但颈部项韧带钙化的出现率要远高于前纵韧带和后纵韧带。项韧带钙化可表现为条状、块状等形态，在颈椎侧位片上最为明显。

（二）慢性劳损

超过正常生理活动范围最大限度或局部所能耐受值的各种超限活动均可造成慢性劳损，因为慢性劳损通常以日常生活或工作中的某一种状态存在，与生活或工作中的意外事件或创伤自然受到重视不同，慢性劳损很容易被忽视而长期存在，因此其对机体所构成的影响便可能由量变逐渐发展为质变。事实上，慢性劳损是导致颈椎骨关节退变最为常见的因素，并与颈椎病的发生、发展、治疗及预后等均有直接关系。

常见的慢性劳损因素有如下几个方面：

1. 睡眠姿势不良

对于颈椎病患者来说，高枕睡眠（指枕头过高）、俯卧睡眠、侧卧睡眠均可能造成不利影响。如在高枕睡眠姿势下，项韧带可在睡眠过程中承受持续被动牵拉，使项韧带处于持续高张力状态，是项韧带钙化的促发因素之一。

对于颈椎患者来讲，要强调顺应颈椎颈部生理弯曲的睡眠姿势——仰卧，而且颈部要有枕头的支撑。为了达到支撑颈部的目的，要将枕头（荞麦皮枕）的形状稍加整理，符合要求的枕头形状从侧面看要类似"6"字，突起部分的高度相当于自己拳头的高度，这样才能防止睡眠中项韧带的被动牵拉。

2. 颈部姿势不良

某些特殊工作（如流水线装配工、缝纫工、牙科医生等）需要工作时保持低头位，而一些不良生活习惯（如长时间玩麻将、打扑克、看电脑等）也会使颈椎处于屈曲并高度紧张的状态，这些因素均可造成颈后部肌肉、韧带等软组织超负荷工作，容易使组织出现劳损并刺激韧带等组织出现增生、硬（钙）化。

（三）头颈部外伤

各种全身性外伤对颈椎局部均有影响，但与颈椎病的发生和发展更有直接关系的是头颈部外伤。临床研究资料显示，颈椎病患者中约有半数病例与外伤有直接关系。Jackson 在《颈椎综合征》（The Cervical Syndrom）一书中曾统计了 8000 例颈椎病患者，其中高达 90% 的病例与外伤有关，尤以车祸居多。

（四）咽喉部炎症

大量临床病例表明，当咽喉及颈部出现急性或慢性感染时，很容易诱发颈椎病的症状或使原本存在的颈椎病病情加重。在儿童病例中，绝大多数自发性 $C_1 \sim C_2$ 脱位与咽喉及颈部的炎症有关。这是由于该处的炎性病变可直接刺激邻近的肌肉、韧带，或是通过丰富的淋巴系统使炎症在局部扩散，炎症的影响可造成相关肌肉的肌张力降低、韧带松弛和椎节内外平衡失调，从而破坏颈椎局部的完整性与稳定性。

（五）发育性椎管狭窄

颈椎椎管的内径（尤其是矢状径）不仅与颈椎病的发生、发展密切相关，而且和颈椎病的诊断、治疗、手术方法的选择及预后的判定均有着十分密切的关系，这在学术界已经形成共识。

（六）颈椎的先天性畸形

在对正常人进行健康检查时，常可发现各种异常的颈椎影像学改变，其中骨骼明显畸形者约占 5%。但在颈椎病患者中，颈椎局部畸形的比例约为正常人的一倍或更多，这说明骨骼的变异与颈椎病的发生也有着一定的关系。

二、病理改变

尽管颈椎病的发病与多种因素有关，但在这些因素中，一般仍认为椎间盘的退变为主要因素，椎间盘病变可能是其他各种病理变化的基础。

（一）椎间盘变性阶段

当生长发育停止以后，椎间盘的变性随即开始，这是人体生理过程的自然规律。在椎间盘变性的过程中，首先出现的是髓核的变性，这种变性从水分脱失开始。髓核是胶状体，含水量高达 70% ~ 90%。随着年龄的增长，髓核内的水分会逐渐减少而黏多糖则不断增加，透明质酸减少而胶原纤维则不断沉积，髓核胶状体的功能不断降低，使椎间盘吸收震荡的能力不断下降。水分的脱失必然使椎间盘的体积缩小，导致椎间盘四周隆起，椎间隙变窄，而椎间盘的体积缩小会导致椎体间不稳，这又会引起并不断加速髓核的退变。这些生理解剖结构的改变可以导致椎间盘抗压力与抗牵拉力的性能降低，使其失去在正常结构状态下承受数倍于自身头颈重量的能力。与此同时，病变节段周围的各主要韧带（前纵韧带和后纵韧带等）也随之出现退行性改变，以致整个椎间关节处于松动状态。这种椎间不稳的状态可导致椎间隙内压力的升高和压力的分布不均。在这种情况下，轻微的外力因素便可使髓核向四周移位。如果后纵韧带由于劳损、外伤等因素而出现结构薄弱，则髓核便容易向后方突出。后纵韧带的中间存在一条细小的裂隙，当髓核向后方突出时一旦穿过该裂隙便会进入到椎管内，这种情况称为髓核脱出。无论是髓核的突出还是脱出，当患者同时存在椎管狭窄时便可压迫脊髓，也可压迫或刺激脊神经根或椎管内的血管，从而引起各种临床症状。

除了自然过程的退变因素以外，外力因素在纤维环损伤过程中的作用也不可忽视。颈椎间盘是无血运的组织，它对抗伸屈及旋转外力的能力很差。大的旋转力可引起纤维环外层的破裂，随之可出现椎间盘的突出（犹如自行车外胎磨损后内胎膨出一样）。如果屈曲或后伸时再加上旋转外力，便可引起纤维环从内向外断裂。

（二）骨刺形成阶段

骨刺的形成是椎间盘病变的延续，可以视为突出或脱出的髓核及其所引起的骨膜下血肿通过骨化的过程（形成骨刺）将其持续化，骨刺来源于韧带 - 椎间盘间隙血肿的机化、骨化或钙化。如果在机化期以前采取有效措施，则这一过程便有可能逆转。一旦形成骨刺，虽然某些药物也有可能使其停止进展，但较大的或是病程较久的骨刺仍然无法自然消除，除非采用外科手术方法切除。

骨刺最早发生的部位多见于两侧钩突，其次为关节突关节的边缘及椎体前后缘，但后期几乎所有骨缘均可见到。在节段上，由于生物力学的特点，以 C_5 ~ C_6 最多，C_4 ~ C_5 和 C_6 ~ C_7 次之，而 C_7 ~ T_1 的骨刺则较为少见。

侧方的骨刺主要刺激根袖而出现根性症状，引起椎动脉受压者少见。突向后方的骨刺主要对脊髓本身及其血管构成威胁。对于椎管较宽者，即便是较大的骨刺，只要其长度未超过椎管的临界点，一般不会发病；但这种患者要注意预防各种附加因素，尤其是外伤及劳损。如果骨刺突向前方，由于食管后间隙较宽，难以引起症状；只有当骨刺十分巨大或食管本身有炎症的情况下，才可能造成食管痉挛或机械性阻塞。

（三）继发性改变

由于椎间盘的变性和骨刺的形成必然会引起其周围组织的相应变化，因此不可避免地会出现其他继发病变。从解剖结构上讲，椎间盘和椎骨周围最重要的组织是脊神经根、脊髓和椎动脉等，这些组织受到刺激时会出现各自不同的临床症状。

1. 脊神经根

钩椎关节及椎体侧后缘的骨刺、椎间关节不稳和髓核侧后突（脱）出等是造成脊神经根刺激的主要原因。脊神经根受到刺激后，首先会出现根袖处的水肿、渗出等炎症性反应。该阶段多属可逆性改变，如能及时消除致病因素则可不遗留后遗症状；而如果刺激因素持续存在，则可继发粘连性蛛网膜炎。根袖在椎管内的活动度为（6.35 ~ 12.75）mm，如有粘连形成，则当颈椎活动时即会因组织对根袖的牵拉而加重对神经根的刺激。由于蛛网膜炎的发展，根袖可出现纤维化。这种继发性病理改变又可进一步增加局部的压力，并造成神经根处的缺血性改变，而缺血又进一步加重病情，如此形成恶性循环，最后神经根本身出现明显的退变，甚至伴有 waller 变性。位于局部的交感神经节后纤维也同时受累，并产生相应的临床症状。

2. 脊髓

在颈椎病患者，脊髓受到压迫的情况十分复杂，脊髓前方和后方的病变因素均可能对其形成压迫。除了后突的椎间盘髓核和骨赘可以对脊髓形成压迫刺激以外，椎间关节的前后滑动所产生的"钳夹"也可以引起脊髓压迫，尤其是在伴有黄韧带肥厚或内陷及黄韧带钙化等情况下更易发生。前方压迫以椎间盘和骨赘为主，前正中压迫可直接侵犯脊髓前中央动脉或沟动脉；前中央旁或前侧方的压迫主要侵犯脊髓前角与前索，并出现一侧或两侧的锥体束症状；侧方和后侧方的压迫来自韧带、关节突关节等，主要出现以感觉障碍为主的症状。

脊髓的病理变化取决于压力的强度和持续时间，急性压迫可造成血流障碍，组织充血、水肿，久压后可出现血管痉挛、纤维化、管壁增厚甚至血栓形成。脊髓灰质和白质均可出现萎缩，以脊髓灰质更为明显，可见变性、软化、纤维化、脊髓囊性变甚至空腔形成。

3. 椎动脉

椎动脉较为深在，椎动脉压迫或刺激几乎都是因钩椎关节增生或移位所致。这种压迫可以导致该血管的折曲或痉挛，继而造成管腔狭窄，引起血流动力学改变。椎动脉的管腔狭窄可导致颅内供血减少，从而引发一系列临床症状。

由于椎管壁周围有大量的交感神经纤维包围，因此，椎动脉周围的压迫刺激因素也会引起复杂的植物神经症状。骨科临床已经证实，当以手术方法切除其相关的压迫因素之后，其植物神经症状也随之得以缓解，可知植物神经症状的出现与椎动脉压迫直接相关，这也证实了"交感型颈椎病"其实与"椎动脉型颈椎病"系来自同一病因。椎动脉的病理改变主要是由周围病变组织的压迫与刺激造成的，如能及时消除，症状可迅速消失，且预后较好，临床上椎动脉继发严重器质性病变者十分少见。

在涉及椎动脉的病理改变判定之前，必须了解患者全身的血管状态以除外全身血管粥样硬化所产生的局部表现。

除上述继发性改变以外，颈椎邻近的其他组织均可出现相应的改变，如关节突关节的早期松动与变性，病变后期的增生性关节突关节炎，硬膜外的脂肪变性与消失，周围韧带的松弛、变性、硬化及钙化等也可随病程的发展而加剧。

三、颈椎病的分类

迄今为止仍缺乏一种学术界公认的颈椎病分型与分期标准，不同的分类方法主要是侧重于症状学和病理学两个方面。症状学分类法比较直观，主要依据临床特点；而病理学分类法比较侧重于病变的病理学改变。在临床实践中，症状学分类法为大多数医生所接受，该分类法一般将颈椎病分为颈型、神经根型、脊髓型、椎动脉型、交感型、食管压迫型和混合型，分述如下：

（一）颈型颈椎病

本型颈椎病较为多见，临床表现以颈部症状为主。

该型为颈椎病的最早期表现，在病理表现上，主要是髓核与纤维环的脱水、变性与肌张力降低，进而继发椎间隙的松动与不稳。其发病常与颈部的过度活动、外伤、不正确的颈部姿势（如长期低头）及过劳和寒冷刺激有关。椎节的失稳不仅会引起颈椎局部的内外失调及颈肌的防御性痉挛，而且还会刺激分布于后纵韧带及两侧根袖处的窦椎神经末梢，出现颈部症状。

颈型颈椎病的临床特点是以颈肩背疼痛为主，以青壮年居多，个别患者在 45 岁后首次发病，后者大多属于椎管矢状径较宽者。

（二）神经根型颈椎病

本型颈椎病主要由于髓核的突（脱）出、钩椎关节或椎间关节骨赘增生、相邻三个关节（椎体间关节、钩椎关节及后方的关节突关节）的松动与移位、韧带增生变厚、肌肉挛缩等原因使椎间孔变窄，进而刺激和压迫颈神经根所致。其前根受压为主者肌力改变较为明显，后根受压为主者感觉障碍症状较重，临床常见两者并存。如果压迫因素直接压迫、牵拉脊神经根，可引起神经根的反应性水肿，临床表现为根性症状；如果病理因素刺激了根袖处硬膜囊壁上的窦椎神经末梢支，则患者表现为颈部症状；如果病变因素引起颈椎内外平衡失调，则会对邻近的多种神经肌肉组织构成刺激，从而引起众多症状。椎管的狭窄、根袖处的粘连性蛛网膜炎和邻近部位的炎症与肿瘤等也可引起本病出现各种症状。

神经根型颈椎病在颈椎病的各型中发病率最高，占60%～70%，是临床上最常见的类型。其多为单侧、单根发病，但是也有双侧、多根发病者。

神经根型颈椎病的临床特点是以根性痛和根性肌力障碍为主要临床表现。

（三）椎动脉型颈椎病

本型颈椎病是由于颈椎出现节段性不稳定和椎间隙狭窄时，造成椎动脉扭曲并受到挤压，或椎体边缘及钩椎关节等处的骨赘直接压迫椎动脉，或刺激椎动脉周围的交感神经纤维，使椎动脉痉挛所致，临床表现以椎-基底动脉供血不足为主。其发病机制有三条：

1. 动力性因素

该因素主要是由于椎节失稳后钩椎关节松动及移位，从而波及侧方上下横突孔，以致出现轴向或侧向移位进而刺激或压迫椎动脉引起其痉挛、管腔狭窄或折曲改变，这种因素最为常见。

2. 机械因素

该因素主要是由于：①钩椎关节骨质增生：增生的骨刺除直接压迫侧后方的脊神经外，椎动脉亦易受压，其部位以颈椎退变的好发部位多见。这种原因在机械因素中最为多见。②髓核脱出：椎间隙内的髓核一旦穿破后纵韧带进入椎管内，则有可能达到椎间孔处，在压迫脊神经根的同时，压力亦传递至椎动脉。③钩椎关节囊创伤性反应：后方关节突关节囊的创伤反应主要影响脊神经根，而钩椎关节囊壁滑膜的肿胀、充血及渗出则减小了横突孔的横径，可直接或通过椎动脉壁的交感神经纤维引起椎动脉痉挛与管腔狭窄。

3. 血管因素

血管因素引起椎动脉型颈椎病临床症状的原因不仅较为复杂，而且易变性较大，概括而言主要有以下几个方面：①血管动力性异常：多见于中年以后由于年龄因素的作用加速了血管的退变。②动脉硬化性改变：中年以后如果于血管壁上再出现粥样斑块（椎动脉为好发部位之一），则可加速这一病变过程。③椎间隙间距改变对椎动脉的影响：在诸节椎间隙退变的同时，由于各个间距变窄而引起椎动脉相对变长，从而易出现折曲、增粗等改变。④血管变异：椎动脉及椎静脉（丛）易出现变异，包括横突孔的分隔（少数可分成2～3个）、寰椎上方椎动脉沟的返祖（骨环形成）、矢状径及横径改变、血管数量的差异、两侧血管的不对称及口径不一等。

在具体的临床病例中，以上数种因素可同时出现，或以某一种因素为主。

椎动脉型颈椎病的临床特点表现为症状复杂、涉及面广，包括因椎-基底动脉供血不足所引起的症状、自主神经症状、颈椎病的一般症状等。

椎动脉型颈椎病易为非手术疗法治愈或好转，故住院及手术者较少。

（四）脊髓型颈椎病

本型颈椎病主要是由于椎间盘退变、颈椎曲度改变、椎体不稳、发育性椎管狭窄、骨质增生，以及韧带肥厚增生等原因导致椎管狭窄，压迫脊髓所致。脊髓型颈椎病的发病率为12%～20%，由于可造成四肢瘫痪，因而致残率较高，需特别注意。

脊髓型颈椎病多以"隐性"形式发展，易误诊为其他疾患而延误治疗时机。其发病机制如下：

1. 动力性因素

该因素主要指椎节的不稳与松动、后纵韧带的膨隆、髓核的后突、黄韧带的前凸及其他有可能突向椎管的因素造成对脊髓的压迫，这种压迫有时可因体位改变而导致症状消失。

2. 机械性因素

该因素指骨质增生或髓核脱出后压迫脊髓且形成粘连而无法还纳者。

3. 血管因素

脊髓血管及其血供量像脑部血管一样，具有十分强大的调节能力，以维持脊髓在各种复杂活动中的血供。如果某组血管遭受压迫或刺激时则可出现痉挛、管腔狭窄甚至血栓形成，以致减少或中断脊髓的血供。

4. 椎管先天性发育狭窄

国内外学者均证实，椎管矢状径狭窄是造成脊髓型颈椎病发生与发展的主要因素之一。

脊髓型颈椎病的临床特点主要表现为锥体束征、肢体麻木、反射障碍、自主神经症状、排便排尿功能障碍等。锥体束征的产生是由于致压物对锥体束（皮质脊髓束）的直接压迫或局部血供的减少或中断所致。锥体束在髓内的排列顺序为由内及外，病变顺序为颈、上肢、胸、腰、下肢及骶部的神经纤维，视该束纤维受累部位不同可分为以下三种类型：①中央型（上肢为主型）：即由于锥体束深部（近中央处，故称中央型）先被累及，因而临床症状先从上肢开始，以后方波及下肢，这主要是由于中央沟动脉受压或遭受刺激所致；②周围型（下肢为主型）：指压力先作用于锥体束表面，表现为下肢先出现症状，当压力持续增加波及深部纤维时，则症状延及上肢，但其程度仍以下肢为重；③前中央血管型（四肢型）：即上下肢同时发病，这主要是由于脊髓前中央动脉受累所致。以上三种类型又可根据症状轻重而分为轻、中、重度。

肢体麻木的出现主要是由于脊髓丘脑束同时受累所致，该束纤维排列顺序与锥体束相似，由内及外依次为颈、上肢、胸、腰、下肢和骶段的神经纤维，因此其症状出现的部位与锥体束征一致。

（五）交感型颈椎病

本型颈椎病是由于椎间盘退变导致颈椎出现节段性不稳定，从而对颈椎周围的交感神经末梢造成刺激，引起交感神经功能紊乱。由于椎动脉表面富含交感神经纤维，当交感神经功能紊乱时常常累及椎动脉，导致椎动脉的舒缩功能异常。因此交感型颈椎病在出现全身多个系统症状的同时，还常常伴有比较明显的椎－基底动脉系统供血不足的表现。

（六）食管压迫型颈椎病

食管压迫型颈椎病较为少见，多与脊髓型伴发。主要是由于颈椎间盘退变时引起前纵韧带及骨膜下的撕裂、出血及钙化，以致后期骨刺形成。骨刺体积大小不一，以中、小骨刺多见，一般不出现临床症状，但如果出现下列情况则易引起食管吞咽受阻：①骨刺过大并超过椎体前间隙缓冲能力；②骨刺生成迅速，骨刺虽小但机体来不及适应与代偿；③食管异常，如食管本身及其周围有炎症存在；④骨刺存在于特殊部位：在环状软骨与隔膜部的食管较为固定，如骨刺发生在此处，则即便是较小的骨刺也会引起临床症状。

食管压迫型颈椎病的临床特点是吞咽感觉异常或吞咽困难。

第二节　临床表现

一、颈型颈椎病

（一）症状

颈部、肩部及枕部感觉酸、痛、胀等不适，患者常诉说头颈不知放在何种位置为好。头颈部活动因疼痛而受限制。常在早晨起床时发病。

（二）体征

颈部多取"军人立正体位"，患节棘突间或棘突旁可有压痛。

（三）影像学检查

1. X线片

X线片上可见颈椎生理曲度变直或消失，颈椎椎体轻度退变。侧位、伸屈位动力摄片可见约 1/3 的患者椎间隙松动，表现为轻度梯形变，或屈伸时活动度变大。

2. CT 或 MRI 检查

该检查可见病变节段椎间盘向侧方突出或后方骨质增生，并可借以判断椎管矢状径。MRI 检查可发现椎体后方对硬膜囊有无压迫，若合并有脊髓损害者可见脊髓信号的改变。

二、神经根型颈椎病

（一）症状

1. 根性痛

该症状最为多见，其范围与受累椎节的脊神经分布区一致。多表现为劳累或轻伤后，或"落枕"后出现颈肩痛，疼痛呈放射性，几天后疼痛放射到一只手的 2 个或 3 个手指，感觉麻胀。患者间或有头晕、头痛，白天不能工作，夜间无法入睡；颈部活动受限，后伸时症状加重。

根性痛以麻木、痛觉过敏、感觉减弱等为主，是该神经分布区的感觉障碍。

2. 根性肌力障碍

该症状以前根受压者最为明显，早期肌张力升高，但很快即减弱并出现肌萎缩症状。其受累范围也仅局限于该神经所支配的区域，在手部以大、小鱼际肌及骨间肌为主。患肢有沉重感，握力减弱；随后不能提重物，手臂肌肉萎缩。

3. 颈部症状

颈部症状的程度可依神经根受压的原因不同而有所区别。因髓核突出所致者，多伴有明显的颈部痛、压痛，尤以急性期明显；而因钩椎关节退变及骨质增生所致者则症状较轻微或无特殊表现。

4. 神经根型颈椎病的定位诊断

（1）C_3 神经根受累　由于 C_3 神经根靠近硬膜囊，因此易受增生肥大的 C_3 钩突和上关节突压迫，而 C_2、C_3 椎间盘突出则不易对神经根形成压迫。

临床表现为疼痛剧烈、表浅，由颈部向耳部、眼及颞部放射，患侧头部、耳及下颌部可有烧灼、麻木感。体格检查可见颈后、耳周及下颌部感觉障碍，无明显肌力减退。

（2）C_4 神经根受累　以疼痛症状为主，疼痛由颈后向肩胛区及胸前区放射，颈部后伸可使疼痛加剧。体格检查可见上提肩胛力量减弱。

（3）C_5 神经根受累　表现为肩部疼痛、麻木，上肢上举困难，难以完成穿衣、进食、梳头等动作。感觉障碍区位于肩部及上臂外侧。体格检查可见三角肌肌力减退，冈下肌、冈上肌及部分屈肘肌也可受累，肱二头肌反射也可减弱。

（4）C_6 神经根受累　常见，仅次于 C_7 神经根受累。疼痛沿肱二头肌放射至前臂外侧、手背侧（拇指与食指之间）及指尖。早期即可出现肱二头肌肌力减退及肱二头肌反射减弱，其他肌肉如冈下肌、冈上肌、前锯肌、旋后肌、拇伸肌及桡侧腕伸肌等也可受累。感觉障碍区位于前臂外侧及拇指、食指手背区。

（5）C_7 神经根受累　C_7 神经根受累临床最为常见。患者主诉疼痛由颈部沿肩后、肱三头肌放射至前臂后外侧及中指，肱三头肌肌力在早期即可减退，但常不被在意，偶尔在用力伸肘时方可察觉。有时胸大肌受累并发生萎缩，其他可能受累的肌肉有旋前圆肌、腕伸肌、指伸肌及背阔肌等。感觉障碍区位于中指末节。

（6）C_8 神经根受累　感觉障碍主要发生于环指及小指尺侧，患者主诉该区有麻木感，但很少超过腕部，疼痛症状常不明显。体格检查可见手内在肌肌力减退。

（二）体征

1．神经根牵拉试验阳性

颈神经根分颈丛（$C_1 \sim C_4$）及臂丛（$C_5 \sim T_1$），以下是针对不同节段颈神经根的三种检查方法，临床可相互参照，以明确定位诊断。

（1）臂丛神经牵拉试验（Eaten 征）　患者取站位或坐位，头稍前屈，检查者立于患者之患侧，一手推压患者侧头部，另一手握住患者腕部进行牵拉，两手向反方向用力。若患者出现上肢的反射性疼痛或麻木则为阳性，这是由于臂丛受牵拉、神经根受刺激所致。

Eaten 加强试验：在上述检查动作的同时迫使患者做内旋动作。

该试验对诊断以臂丛神经受累为主的中、下段神经根型颈椎病最为敏感。除颈椎病外，臂丛损伤、前斜角肌综合征等患者也可出现阳性。

（2）推头压肩试验　检查者以一手扶在患者之患侧头部，另一手置于患者患侧之肩部，两手向相反方向用力做推头、压肩动作，患者出现上臂的放射性疼痛及麻木为阳性。

该试验阳性说明为中上段神经根型颈椎病，发病节段在 C_6 以下者多不敏感。

（3）直臂抬高试验　患者取坐位或立位，手臂下垂，检查者立于患者身后，一手扶其患侧肩部，另一手抬其腕部向外后方抬高手臂，患者出现上臂的放射性疼痛及麻木为阳性。

该试验主要用于诊断发病节段在 C_6 以下的神经根型颈椎病。此外，臂丛神经病变、前斜角肌综合征患者也可出现阳性反应，而发病节段在 C_6 以上的神经根型颈椎病多为阴性。

2．侧屈位椎间孔挤压试验（Spurling 征）阳性

患者取坐位，头向患侧倾斜并后伸。检查者立于患者后面，以一手扶患者下颌，另一手掌压其头顶，若患者感觉颈部疼痛，且疼痛放射到上肢，即为阳性。这是由于在颈椎侧弯并后伸位置挤压头顶时可使椎间孔变小，从而使神经根受到挤压所致。

3．感觉检查

病变早期，神经根受到刺激时，表现为其分布部位痛觉过敏，针刺时较正常一侧更为疼痛；病变中晚期表现为神经分布部位痛觉减退或消失。若上臂外侧、三角肌区感觉异常，表明第 5 颈神经根受到压迫或刺激；若前臂桡侧及拇指痛觉异常，表明第 6 颈神经根受压或受刺激；若为中、示指痛觉减退，表明第 7 颈神经根受压；若前臂尺侧及小指感觉异常，表明第 8 颈神经根受压或受刺激。

4．腱反射异常

病变节段的神经根所参与的反射出现异常（如肱二头肌腱反射主要由 C_6 神经根支配，肱三头肌腱反射主要由 C_7 神经根支配），早期呈现反射活跃或亢进，中后期则减弱或消失。

（三）影像学检查

1．X 线片

（1）正位片　可见颈椎侧斜、棘突水平移位（为相应椎体旋转移位所致）、Luschka 关节骨刺形成等。

（2）侧位片　可见颈椎生理曲度前凸减小、变直或成"反曲线"，椎间隙变窄，椎体前后缘骨刺形成，后骨刺更为多见。一般有 2 个以上椎间隙改变。

（3）侧位及过屈、过伸位片　可见颈椎不稳（邻近两椎体后缘纵线平行，距离超过 3.5mm，或两线所成之角超过 11°），颈椎不稳尤以 $C_4 \sim C_5$ 椎间多见。在病变间隙常见相应的项韧带骨化。

（4）斜位片　可见钩椎关节及关节突关节骨刺及神经根孔的改变，以 $C_4 \sim C_5$ 最为多见。这些改变可随年龄增加而愈加明显，有时无临床症状者也可有上述表现。

2．CT 检查

该检查可发现病变节段椎间盘向侧方突出或后方骨质增生，并可借以判断椎管矢状径。

3．MRI 检查（图 1-2-1 ～图 1-2-4）

该检查可较准确地显示突出的颈椎椎间盘组织对神经根的压迫，其中以轴位相更具诊断价值。

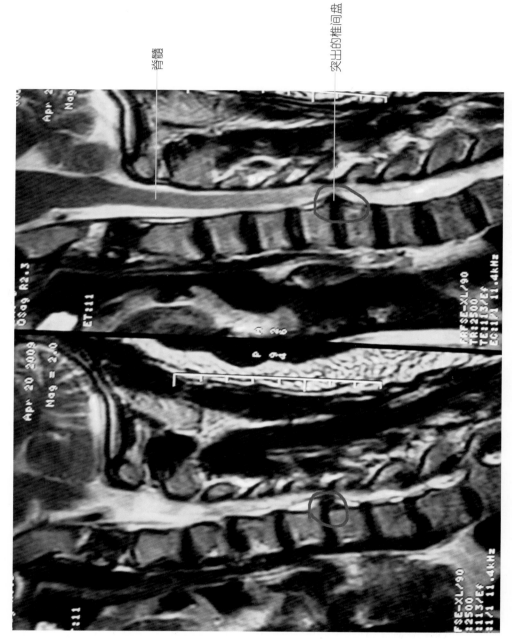

脊髓

突出的椎间盘

图1-2-1 单阶段（C₄～C₅）椎间盘突出、脊髓受压（不同矢状位切面，T₂WI）

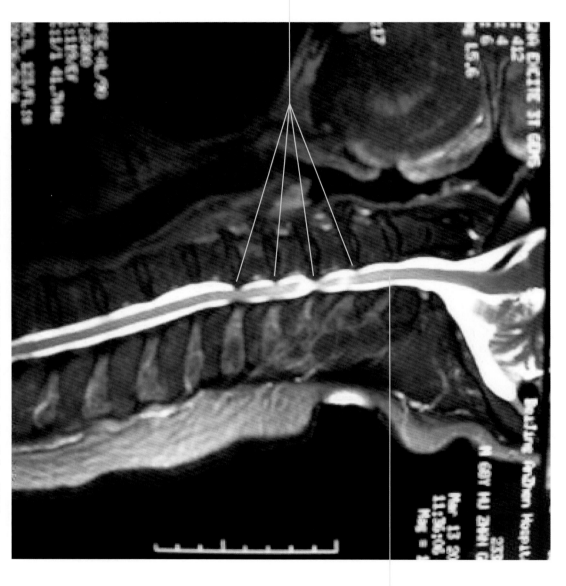

突出的椎间盘

脊髓

图 1-2-2　多阶段颈椎间盘突出，脊髓受压呈串珠样改变（矢状位，T₂WI）

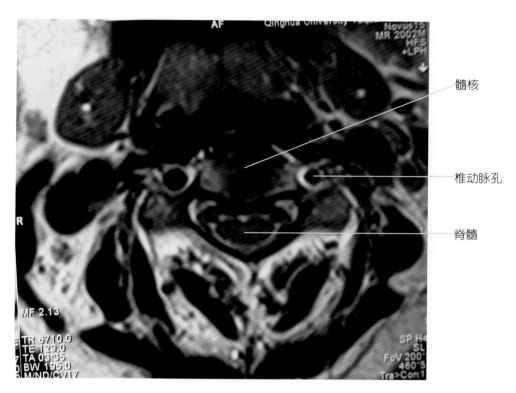

髓核

椎动脉孔

脊髓

图 1-2-3　颈椎间盘中央型突出、脊髓前缘受压（轴位，T₂WI）

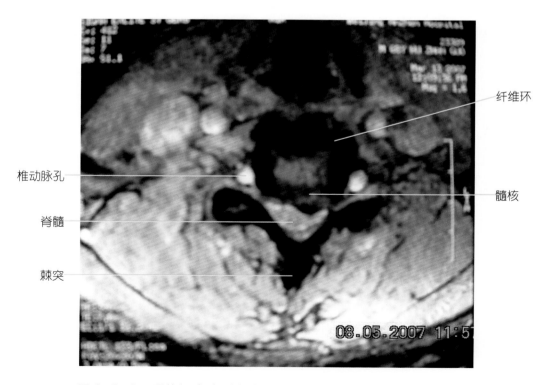

纤维环

椎动脉孔

髓核

脊髓

棘突

图 1-2-4　颈椎间盘左后方突出、脊髓受压（轴位，T₂WI）

三、椎动脉型颈椎病

（一）症状

多数患者表现为内耳、脑干、小脑、间脑、枕叶、颞叶等组织的功能缺损，主要症状有偏头痛、迷路症状、前庭症状、视力障碍、精神症状、发声障碍、猝倒等。

1. 偏头痛

偏头痛为多发症状，约占 70%；常因头颈部突然旋转而诱发，以颞部为剧，多呈跳痛或刺痛状。一般均为单（患）侧，有定位意义；如双侧椎动脉受累则表现为双侧症状。

头痛的发生是由于椎 – 基底动脉供血不足而侧支循环血管扩张所致。

2. 迷路症状

迷路症状主要有耳鸣、听力减退等，发生率为 80% ～ 90%。

听力障碍为耳蜗症状，提示基底动脉的分支内听动脉供血不足。电测听检查表面为感音神经性耳聋，易被误诊为梅尼埃病，尤其是虽伴有眼球震颤，但其他神经系统体征不明显时更易被误诊。

3. 前庭症状

前庭症状多表现为眩晕，约占 70%。

患者对眩晕的主诉可分为旋转感、浮动感、摇晃感或下肢发软、站立不稳、有地面倾斜或地面移动等感觉，并有头晕眼花等感觉，常伴有恶心、呕吐及出汗等植物神经功能紊乱症状。头颈部伸屈或左右侧弯及旋转或患者转换体位后均可诱发眩晕或使其加重。有时眩晕为本病早期的唯一症状，在疾病发展过程中常夹杂其他症状和体征。

从临床表现来看，眩晕的表现可分为两种类型：①一过性缺血发作：发作持续时间短暂，多在 10 ～ 15 分钟内，最长不超过 24 小时，症状逐渐减轻或消失，有些患者在发作后残留轻度症状和体征；②间隙性或复发性脑缺血：发作时间较长，可在数天或 1 ～ 2 周内再次复发，较易发展为完全性卒中。椎 – 基底动脉供血不足和脑梗死的区别是：前者发作时间短暂，症状轻，可自然痊愈，且无明显后遗症；后者则相反。但二者无明显界限，均可导致脑组织损害。

4. 视力障碍

约有 40% 的病例突然出现视力模糊、复视、幻视及短暂失明等，持续数分钟后视力逐渐恢复，还可表现为眼睛闪光、冒金星、黑矇、幻视、视野缺损等现象。视力下降的出现是因为双侧大脑后动脉管腔狭窄（痉挛），引起大脑枕叶视觉中枢缺血所致，故又可称为皮层性视力障碍；而复视的出现则是由脑干第Ⅲ、Ⅳ、Ⅵ脑神经核缺血或内侧纵束缺血所引起。

5. 精神症状

精神症状者约占 40%，以抑郁为主要表现，还可主诉记忆力减退。

6. 发声障碍

该症状较少见，约占 20%。

7. 猝倒

猝倒也称倾倒发作，是本病的一种特殊症状，发生率占本型病例的 5% ～ 10%，多突然发作，并有一定规律性：其发作前并无预兆，头部过度旋转或伸屈时更易发生，反向活动后症状消失。患者倾倒前察觉下肢突然无力而倒地，意识清楚，视力、听力及语言均无障碍，并能立即站起继续活动。

猝倒的发生是由于椎动脉的痉挛或硬化，或头颈部突然转动时椎动脉受钩椎关节横向增生的骨赘刺激而出现突然收缩等原因使血流量急剧减少，引起椎体交叉处突然缺血所致。除了椎动脉硬化、钩椎关节骨质增生外，椎间盘向侧方突出压迫椎动脉、寰椎与枢椎间的过度运动、寰椎肌群痉挛等因素也是造成猝倒的重要原因。

8．运动障碍

患者可有以下几方面的运动障碍：①延髓麻痹症：讲话含糊不清、喝水反呛、吞咽困难、软腭麻痹等；②肢体瘫痪：可表现为偏瘫或四肢瘫，但多数轻瘫，完全瘫者少见，有时患者并无肢体不适，但可查出锥体束征；③面神经瘫；④平衡障碍及共济失调：表现为躯体位置及步态的平衡失调、倾倒等，此乃小脑或与小脑有联系的结构发生功能障碍所致，但有时功能障碍可由眩晕引起。

9．感觉障碍

可有面部感觉异常，如针刺感、麻木感等，偶有幻听、幻嗅或肢体感觉减退。

10．意识障碍

偶见于头颈转动，可表现为晕厥、发作性意识障碍。

（二）体征

椎动脉扭曲试验阳性。

检查方法：患者取坐位，检查者立于患者身后，一手扶其头顶，另一手扶其后颈部，使其头后仰并向左或右旋转45°，约停顿15秒，若患者出现眩晕、视物模糊、恶心、呕吐等反应则为阳性。检查过程中切忌用力过猛，以防造成患者晕厥。

（三）影像学检查

1．X线片

（1）正位片　可见椎间隙变窄，钩椎关节骨质增生（纵向或横向）、横突肥大或变尖、钩突唇样改变。

（2）侧位片　可见颈椎生理曲度变直。

（3）斜位片　可见椎间孔狭小、钩椎关节骨质增生。

（4）过伸过屈侧位片　可见节段性松动引起的半脱位及椎间隙的开口及闭口现象，棘突间距出现拉开和聚拢现象，椎间关节也有细微的移位改变。

（5）开口位片　了解寰枢关节结构是否正常。

2．CT或MRI检查

利用CT或MRI检查主要观察横突孔是否存在狭窄。正常成人的颈椎横突孔直径约为5mm，在椎动脉型颈椎病患者，可能存在颈椎横突孔径的相对性狭窄或继发性狭窄。但在临床诊断中不能单纯依据横突孔的测量数据来判断椎动脉的供血情况，还必须结合临床资料方能作出准确诊断。

（1）相对性狭窄　表现为一侧横突孔发育狭小但形态正常，径线＜5mm，另一侧发育正常。颈椎病患者，横突孔较小的一侧椎动脉受限不能代偿。有这种影像学表现者往往存在向一侧转颈时诱发或加重临床症状的情况。

（2）继发性狭窄　表现为增生的骨赘或脱出的椎间盘在横突孔上面或下面堵塞横突孔，从而直接压迫椎动脉。断面影像显示横突孔变形、狭窄。有此种影像学表现者往往临床症状较重且持久存在。

3．MRA检查

MRA是磁共振血管造影的简称，利用MRA检查可以清晰地显示椎动脉的形态、走行。椎动脉型颈椎病患者MRA可表现为椎动脉局限性折角扭曲、局限性弧形压迹、蛇形扭曲及椎动脉全段管腔变细等。

4．TCD检查

TCD是经颅超生多普勒检查的简称，利用TCD检查可以测定椎动脉及基底动脉的血流速度、血管阻力等指标，对于分析椎-基底动脉血流状态具有重要意义。

四、脊髓型颈椎病

（一）症状

患者年龄在40～60岁，发病缓慢，有"落枕"史，约20％的患者有外伤史。患者先从下肢双侧或单侧发麻、发沉开始，随之行走困难，下肢肌肉发紧（如缚绑腿感），抬步沉重，行走缓慢，双脚有踩棉花感，重者步态不稳，渐至跛行、易跪倒、足尖不能离地、步态拙笨。颈发僵，颈后伸时易引起四肢麻木，常看不完一场电影。此后出现一侧或双侧上肢麻木、疼痛，手无力，拿小物件常落地，不能系扣子；重者写字困难，甚至不能自己进食，部分患者出现排便或排尿障碍；间或有头晕、头痛、半身出汗等症状及"束胸感"，渐而呈现为典型的痉挛性瘫痪。

（二）体征

1. 四肢肌张力增强，可有折刀感。

2. 生理反射异常：视病变波及脊髓的不同节段而出现不同的生理反射异常，包括上肢的肱二头肌、肱三头肌和桡反射，下肢的膝腱反射和跟腱反射，早期多为活跃或亢进，后期则减弱或消失。此外，腹壁反射、提睾反射和肛门反射可减弱或消失。

3. 病理反射阳性：如上肢 Hoffmann 征、下肢 Barbinski 征、Chaddock 征、髌阵挛和踝阵挛等。

4. 感觉障碍：上肢或躯干部出现节段性分布的浅感觉障碍区，深感觉多正常。如果上肢腱反射减弱或消失，提示病损在该神经节段水平。

5. 屈颈试验阳性。

检查方法：突然将头颈前屈，双下肢或四肢可出现"触电"样感觉。这是由于椎管前方的骨性致压物直接"撞击"脊髓及其血管所致。

（三）影像学检查

1. X 线片

正侧位片上可见颈椎变直或向后成角，多发性椎间隙变窄，骨质增生，尤以后骨刺更为多见。钩椎关节骨刺形成。颈椎侧位过屈过伸片可见颈椎不稳。

2. CT 检查

该检查可发现病变节段椎间盘向侧方突出或后方骨质增生，并借可以判断椎管矢状径。

3. MRI 检查

该检查可发现脊髓有无受压、是否变细等。若合并有脊髓功能受损者，尚可看到脊髓信号的改变。

五、交感型颈椎病

（一）症状

交感型颈椎病症状繁多，多数表现为交感神经兴奋症状，少数为交感神经抑制症状。

头部症状：如头晕、头痛或偏头痛、头沉、枕部痛、记忆力减退、注意力不易集中等。偶有因头晕而跌倒者。

眼部症状：眼胀、干涩、眼裂增大、视物不清、眼前好像有雾等。

耳部症状：耳鸣、耳堵、听力下降。

胃肠道症状：恶心甚至呕吐、腹胀、腹泻、消化不良、嗳气及咽部异物感等。

心血管症状：心悸、心律失常、心前区疼痛、血压升高等。

周围血管症状：因肢体血管痉挛，可出现肢体发凉、怕冷，局部温度稍低，或肢体遇冷时有瘙痒感，继而出现红肿或疼痛加重等，还可表现为头颈、颜面或肢体感觉疼痛、麻木，但其表现又不按神经节段或走行分布。

出汗异常：面部或某一肢体多汗或无汗，也可局限于一个肢体或手足。

有时以上症状往往与活动有明显关系，坐位或站立时加重，卧位时减轻或消失。颈部活动多、长时间低头、在电脑前工作时间过长或劳累时明显，休息后好转。

（二）体征

颈部活动多正常，颈椎棘突间或椎旁小关节周围的软组织压痛，有时还可伴有心率、心律、血压等的变化。

（三）影像学检查

1．X 线片

X 线片可以显示颈椎节段性不稳定。

2．CT 及 MRI 检查

该检查表现为颈椎间盘及周围组织有不同程度的退变。

六、食管压迫型颈椎病

（一）症状

1．吞咽困难

早期主要为吞服硬质食物时有困难感，进食后胸骨后有烧灼、刺痛等异常感觉，随着病情的发展可逐渐出现进软食及进流食亦感困难。颈椎的屈伸活动对吞咽困难有明显影响，颈前屈时症状减轻、后伸时症状加重。

吞咽困难的程度分为轻、中、重度：①轻度：吞咽困难于颈椎后伸时出现，屈颈时消失；②中度：可吞服软食和流食；③重度：仅可进食水、汤，少见。

2．其他颈椎病症状

该型颈椎病约 80% 的病例伴有脊髓型颈椎病症状。

（二）影像学检查

1．X 线片

侧位片可见椎体前缘骨刺形成，典型者呈角嘴状，好发部位以 $C_5 \sim C_6$ 最多，其次为 $C_4 \sim C_5$ 及 $C_6 \sim C_7$ 椎节。

2．钡餐造影

钡餐造影可清晰显示食管狭窄的部位和程度。食管狭窄程度除与骨赘的大小呈反比外，与颈椎的体位也有直接关系：屈颈时食管处于松弛状态，钡剂容易通过；而仰颈时食管处于紧张和被拉长状态，可造成钡剂通过更加困难。

七、混合型颈椎病

同时合并两种或两种以上症状者称为混合型颈椎病，专业分类法又将此型称为弥漫型颈椎病。混合型颈椎病的患者多病程长，年龄较大，大多数超过 50 岁。

第三节　针刀治疗及其他

针刀治疗对于不同类型颈椎病的意义是不同的。一般认为，在上述 7 种类型的颈椎病中，按照针刀治疗价值排序应为：颈型颈椎病、神经根型颈椎病、椎动脉型颈椎病、交感型颈椎病、脊髓型颈椎病。也就是说，针刀治疗颈型颈椎病的效果最为肯定，其次是神经根型、椎动脉型和交感型。针刀治疗脊髓型颈椎病的临床意义目前存在争议，对于脊髓压迫较轻的患者，针刀治疗有一定意义；但对于脊髓压迫较重的患者，一般认为针刀治疗价值不大。而食管压迫型颈椎病则不是针刀治疗的适应证。

不同类型颈椎病的针刀治疗重点不同，概括而言，针刀治疗颈椎病分为枕部软组织松解和颈部软组织松解。枕部软组织松解的目标主要是颈后部各肌群的起止点、枕部腱膜及项韧带，而颈部软组织松解的目标则主要是颈后肌群肌腹及起点、深筋膜及关节突关节等。临床可根据具体病情在以下各方案中进行选择，其中方案①适用于椎动脉型和交感型颈椎病，而方案②适用于颈型、神经根型和脊髓型颈椎病，混合型颈椎病则需视具体情况选择治疗方案。

一、定点

（一）方案①（图 1-2-5）

1．头上斜肌止点

该点在枕外隆凸与外耳门连线的中点，约正中线旁开 50mm。

2．头后大直肌止点

该点在耳垂中点水平线（该线距头上斜肌止点水平线约 20mm）上、耳垂中点与后正中线连线的中内 1/3 交界处，距正中线约 35mm，位于头上斜肌止点下、内侧。

3．寰椎横突点

寰椎横突点的体表投影为乳突尖与下颌角连线的假想中点，乳突下触摸到的第 1 个骨性突起即为寰椎横突。

4．枢椎棘突点

自枕外隆凸沿后正中线向颈部触摸到的第 1 个骨性突起即为枢椎棘突。

（二）方案②（图 1-2-6）

1．枕部中、浅层肌肉及项韧带止点

共 3 点，分别为：枕外隆凸下缘 1 点，两侧上项线上、枕外隆凸两侧 25mm 各 1 点。

2．各颈椎棘突点

自枕外隆凸沿后正中线向颈部触摸到的第 1 个骨性突起即为枢椎棘突，沿后正中线向下触摸，依次可扪及第 3～7 颈椎的棘突。

3．关节突关节点

纵向定位：关节突关节的内侧缘连线距后正中线 15mm，外侧缘连线距后正中线约 25mm，针刀进针点可取在后正中线旁开 20mm。

横向定位：C_1～C_2 关节突关节位于 C_2 棘突上缘水平线，其他的颈椎关节突关节位于相应下位颈椎的棘突水平线（如 C_2～C_3 关节突关节位于 C_3 棘突水平线）。

二、消毒、铺洞巾与麻醉

常规消毒，铺无菌洞巾，0.5% 利多卡因局部麻醉，每点注射 1～2mL，进针方法同针刀进针法。注入麻药时，必须先回抽注射器确认无回血。

三、针刀松解

（一）方案①（图 1-2-7）

1．头上斜肌止点

切割目标：头上斜肌止点。

术者左手持无菌纱布，右手持 I 型 4 号针刀，刀口线与矢状面平行，针体垂直于颅骨切面，左手拇指按于下项线上距正中线旁开约 50mm 处（约相当于枕外隆凸与外耳门连线的中点），将针刀刺入皮肤，穿过浅筋膜至颅骨骨面，然后调转刀口线 90°并向上摆动针柄，使刀锋向下并紧贴颅骨骨面，沿骨面切割 3～4 下，切割幅度为 3～4mm，将头上斜肌止点少量肌纤维切断，达到降低头上斜肌张力之目的。操作完毕后出针，

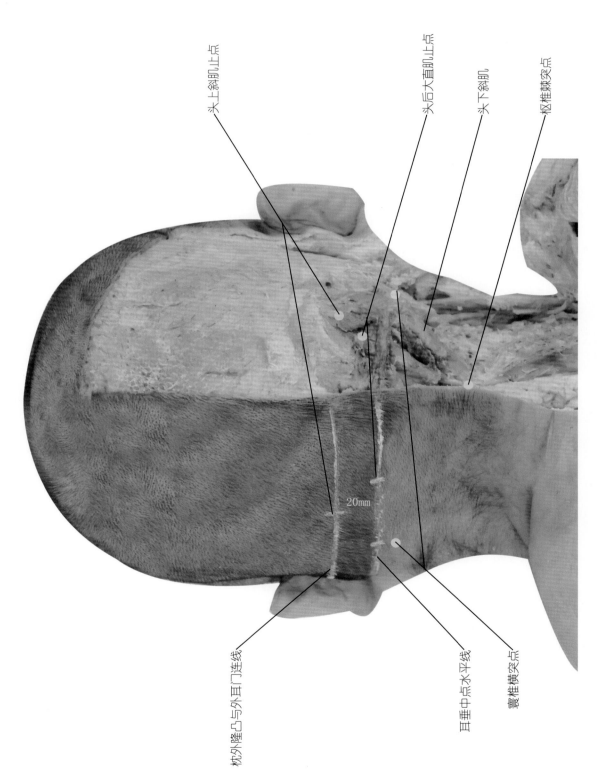

头上斜肌止点

头后大直肌止点

头下斜肌

枢椎棘突点

20mm

枕外隆凸与外耳门连线

目垂中点水平线

寰椎横突点

图1-2-5 颈椎病针刀治疗方案①定点

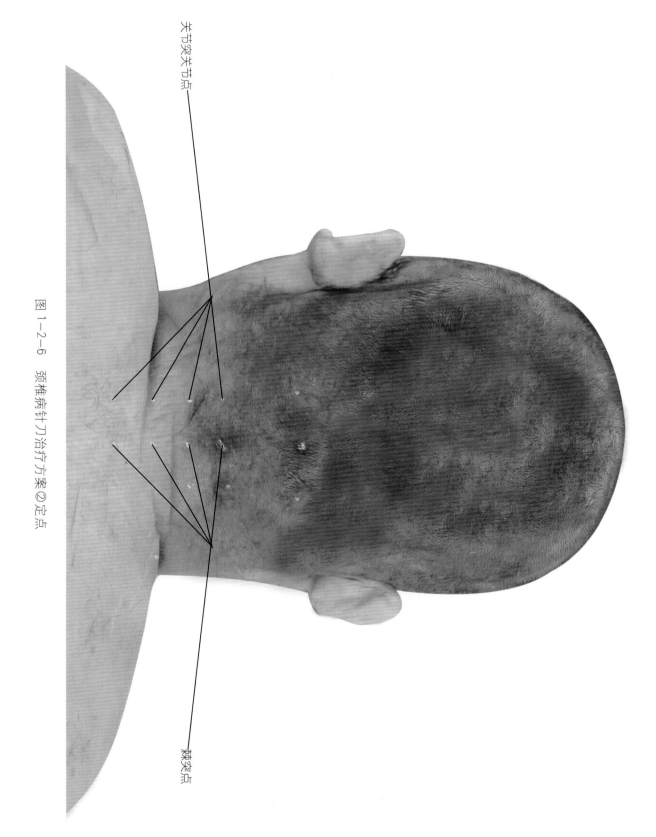

关节突关节点

棘突点

图 1-2-6 颈椎病针刀治疗方案②定点

压迫止血，无菌辅料包扎。

头上斜肌止点的中心位置位于枕外隆凸与外耳门连线的中点，止点宽度为（18.32±4.18）mm（图 1-2-5），临床松解头上斜肌止点时可资参考。

2. 头后大直肌止点

切割目标：头后大直肌在下项线的止点。

术者左手持无菌纱布，右手持Ⅰ型 4 号针刀，刀口线与矢状面平行，针体垂直于颅骨切面，左手拇指按于定点处（耳垂中点水平线上，耳垂中点与后正中线连线的中内 1/3 交界处，距正中线约 35mm），将针刀刺入皮肤，穿过浅筋膜至颅骨骨面，然后调转刀口线 90º 并向上摆动针柄，使刀锋向下并紧贴颅骨骨面，沿骨面切割 3～4 下，切割幅度为 3～4mm 将头后大直肌止点少量肌纤维切断，达到降低其肌张力之目的。操作完毕后出针，压迫止血，无菌辅料包扎。

头后大直肌止点位于头上斜肌止点下、内侧，其附着区呈内上至外下分布，附着区的外侧缘被头上斜肌内侧缘所遮盖，附着区的中点位于耳垂中点水平线上，为耳垂中点与后正中线连线的中内 1/3 交界处，距正中线约 35mm，附着区的宽度约为 25mm（图 1-2-7），这些解剖特征可供松解头后大直肌止点时参考。

3. 寰椎横突点

切割目标：头上斜肌与头下斜肌止点。

术者左手拇指尖端按在寰椎横突处固定进针点，右手持Ⅰ型 4 号针刀，刀口线与躯体纵轴平行，针体垂直于寰椎横突尖端骨面之切面，将针刀沿左拇指尖端按压处刺入皮肤，穿过浅筋膜、胸锁乳突肌、头夹肌至寰椎横突骨面，移动刀锋至寰椎横突上缘，同时调整刀口线方向使之平行于横突边缘，轻提针刀 1～2mm，沿骨缘切割 2～3 下以松解头上斜肌张力；然后移动刀锋至寰椎横突下缘，重复上述操作以松解头下斜肌张力。操作完毕后出针，压迫止血，无菌辅料包扎。

4. 枢椎棘突点

切割目标：头后大直肌、头下斜肌在枢椎棘突的止点。

术者左手拇指尖端按在枢椎棘突处固定进针点，右手持Ⅰ型 4 号针刀，刀口线与躯体矢状面平行，针体垂直于皮肤表面，将针刀沿左拇指尖端按压处刺入皮肤，穿过浅筋膜、项韧带至枢椎棘突骨面。因为枢椎棘突有分叉现象，故操作时要注意，进针后分别向两侧摆动刀锋寻找棘突的分叉，以下的操作需在两侧分叉处的骨面分别进行。首先移动刀锋至棘突分叉处骨面外侧缘及上缘，同时调整刀口线方向使之平行于骨突缘，轻提针刀 1～2mm，沿骨突之上缘及外侧缘分别切割 2～3 下以松解头后大直肌与头下斜肌的张力。操作完毕后出针，压迫止血，无菌辅料包扎。

（二）**方案②**

1. 枕部中、浅层肌肉及项韧带止点（体表皮肤层见图 1-2-8，皮下筋膜层见图 1-2-9，斜方肌层见图 1-2-10，半棘肌层见图 1-2-11，项韧带层见图 1-2-12～图 1-2-14，多裂肌层见图 1-2-15 ，回旋肌层见图 1-2-16）

（1）枕外隆凸下缘

切割目标：项韧带止点。

术者左手拇指尖端按在枕外隆凸下缘进针点处，右手持Ⅰ型 4 号针刀，刀口线与矢状面平行，沿枕外隆凸下缘将针刀刺入皮肤，穿过浅筋膜、项韧带至颅骨骨面，调转刀口线方向 90º 使之与矢状面垂直，将针刀提至皮下，再切割至骨面，切割过程中可听到明显的"咯吱、咯吱"的切割软组织声，重复 3～4 下以松解项韧带张力。操作完毕后出针，压迫止血，无菌辅料包扎。

项韧带位于后正中线，其两侧的肌肉组织由浅入深分别为斜方肌、头半棘肌等，在此处松解时，若将针刀稍向两侧倾斜，也可对斜方肌和头半棘肌纤维进行松解。

枕外隆凸下 24mm［个体差异较大，为（24.30±4.35）mm］即有可能为枕骨大孔边缘，此数据可供术者参考，作为针刀松解时避开枕骨大孔的依据。

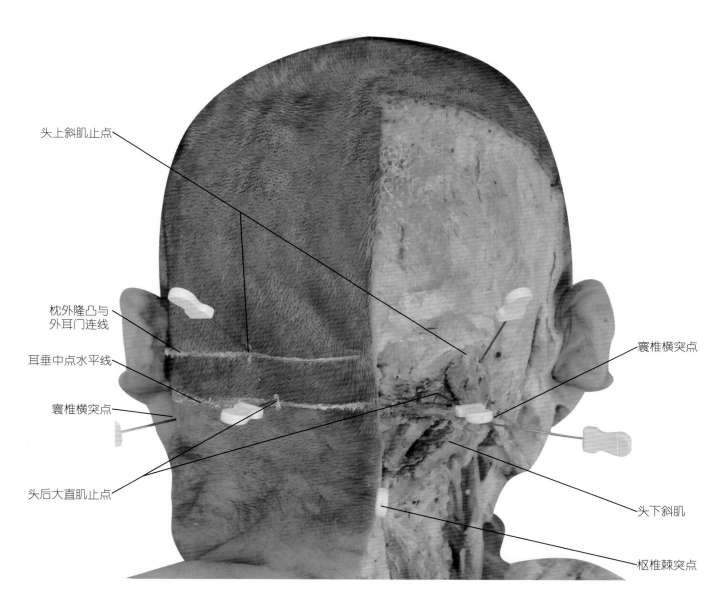

头上斜肌止点

枕外隆凸与
外耳门连线

耳垂中点水平线

寰椎横突点

头后大直肌止点

寰椎横突点

头下斜肌

枢椎棘突点

图 1-2-7 颈椎病针刀治疗方案①——针刀松解目标组织

斜方肌、头半棘肌与项韧带在枕部的附着点由浅入深均位于上项线后正中两侧，斜方肌附着点宽度为正中点两侧各（30.75±5.73）mm，头半棘肌的止点宽度为正中点两侧各（42.45±7.29）mm，项韧带止点宽度为正中点两侧各约35mm，这些数据可作为此处松解时的参考。

（2）枕外隆凸外侧25mm处

切割目标：头半棘肌、项韧带。

进针方法与松解方法同上。头半棘肌的单侧止点宽度达（42.45±7.29）mm，因此，枕外隆凸外侧25mm处约为其附着区中点。

在该点进针及松解操作时需要了解局部神经血管的分布：约有1/3的人枕大神经穿头夹肌腱弓线浅出［该点距正中矢状面的距离为（17.68±7.33）mm，距上项线的距离为（35.79±8.67）mm］，枕大神经浅出后继续向外上方走行，约在枕外隆凸旁开35mm处分为4～5个分支。同时，多数枕大神经有枕动脉伴行。

2. 各颈椎棘突点

切割目标：项韧带、棘间肌。

术者手持Ⅰ型4号针刀，刀口线与矢状面平行，在棘突定点处将针刀刺入皮肤，穿过浅筋膜、项韧带至棘突，然后，调转刀口线方向90°使之与水平面平行，将针刀提至皮下，再切割至棘突尖骨面，并继续沿棘突上缘或下缘切割棘间肌（幅度2～3mm），以上过程重复3～4下，以松解项韧带和棘间肌之张力。操作完毕后出针，压迫止血，无菌辅料包扎。

在棘突点松解时需要注意：C_4～C_8神经的后支分布于棘突尖部的项韧带组织中并穿过夹肌及斜方肌，终于相应部位的皮肤。针刀松解过程中需关注患者的感觉，如果治疗过程中患者出现触电感，说明针刀碰触了某支颈神经，此时应移动刀锋以避免神经受损。另外，沿棘突尖上下缘进行棘间肌松解时要注意控制切割幅度。从解剖结构来看，自棘突尖切割5mm以内足以对棘间肌形成有效的松解，因此，切割幅度不必过大，况且，过度深入会增加针刀进入椎管伤及脊髓的风险。

3. 关节突关节点

切割目标：颈后部各层肌肉（斜方肌、夹肌、头半棘肌、颈半棘肌、多裂肌等）、项韧带及关节突关节的关节囊。

术者手持Ⅰ型4号针刀，刀口线与矢状面呈45°角，在定点处将针刀刺入皮肤，穿过浅筋膜、各层肌肉、项韧带至关节突关节骨面，之后，将针刀提至皮下再切割至骨面重复3～4下，以松解各层肌肉及项韧带张力。然后在关节突关节骨面调转刀口线方向约45°使之与水平面平行，探索寻找关节突关节缝隙，轻提针刀2～3mm至关节囊表面，再切割至骨面2～3下以松解关节突关节囊。操作完毕后出针，压迫止血，无菌辅料包扎。

在此处松解时需要注意：颈神经后支及其伴行血管在颈后部为自外上向内下方呈斜行走行，因此刀口线方向应遵循外上至内下与矢状面呈45°以与神经血管平行。同时，进针及松解过程中要注意动作不可过猛、进针速度不可过快，以避免损伤神经、血管。如有触电感出现，要及时移动刀锋。

在关节突关节处，项部肌群的肌腱有的止于关节突关节囊（头最长肌的部分纤维），有的以短平肌腱起于颈椎横突根部（头半棘肌），然后跨过关节突关节。这些肌腱与上关节突、下关节突、椎板之间共同围成一条骨纤维管，颈神经后支自椎间孔发出后，即绕向后方穿入此管中并发出关节突关节支支配关节突关节囊，因此，关节突关节的错动会直接刺激颈神经后支引起颈部剧烈的疼痛且迫使患者头部制动，这一症状在"落枕"患者最为突出。当这种情况发生时，以针刀准确松解发病节段的关节突关节囊（压痛最为明显处）并施以"两点一面"手法轻轻活动关节突关节，使其错动的位置恢复正常，对于迅速解除"落枕"症状是十分重要的。

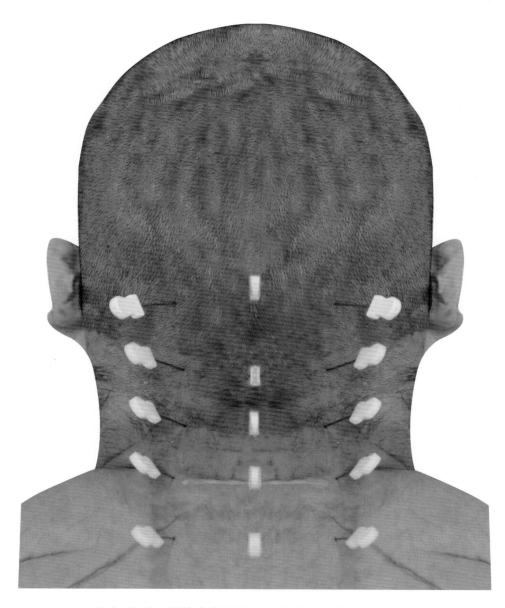

图 1-2-8　颈椎病针刀治疗方案②——针刀刺入皮肤层

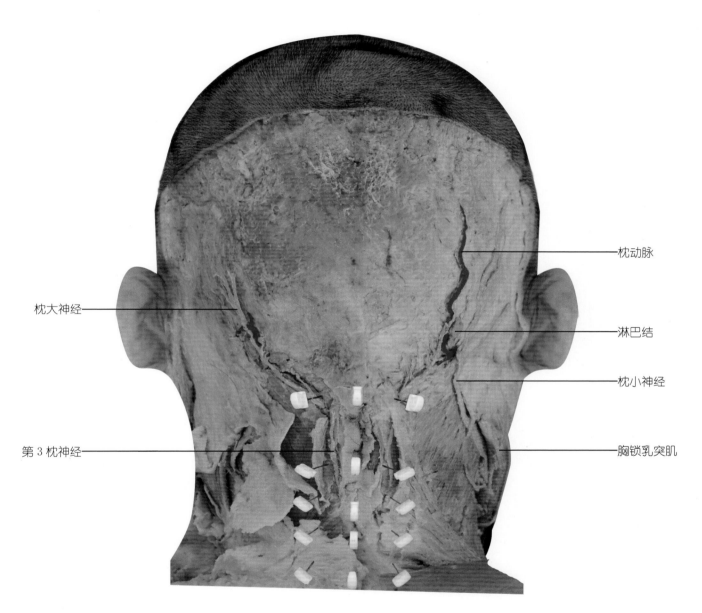

枕动脉

枕大神经

淋巴结

枕小神经

第 3 枕神经

胸锁乳突肌

图 1-2-9　颈椎病针刀治疗方案②——针刀刺入皮下筋膜层

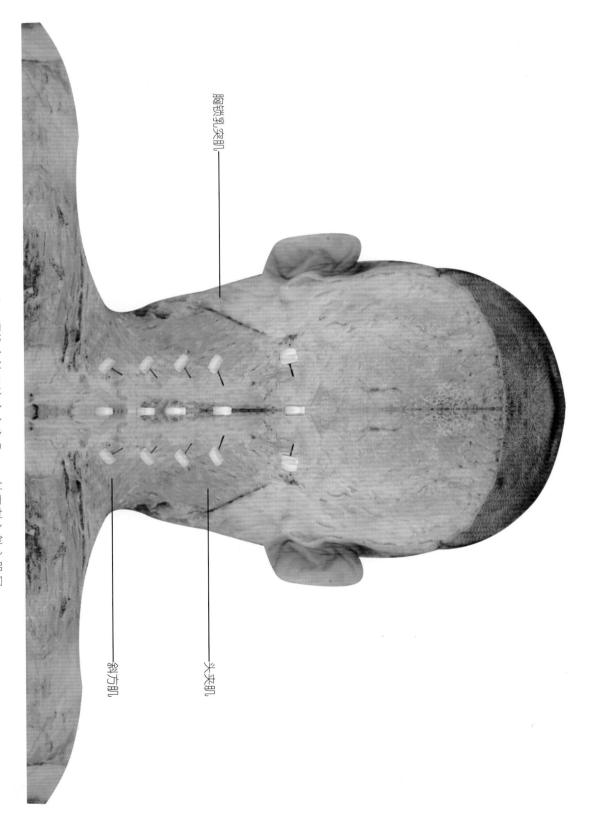

图1-2-10 颈椎病针刀治疗方案②——针刀刺入斜方肌层

胸锁乳突肌

斜方肌

头夹肌

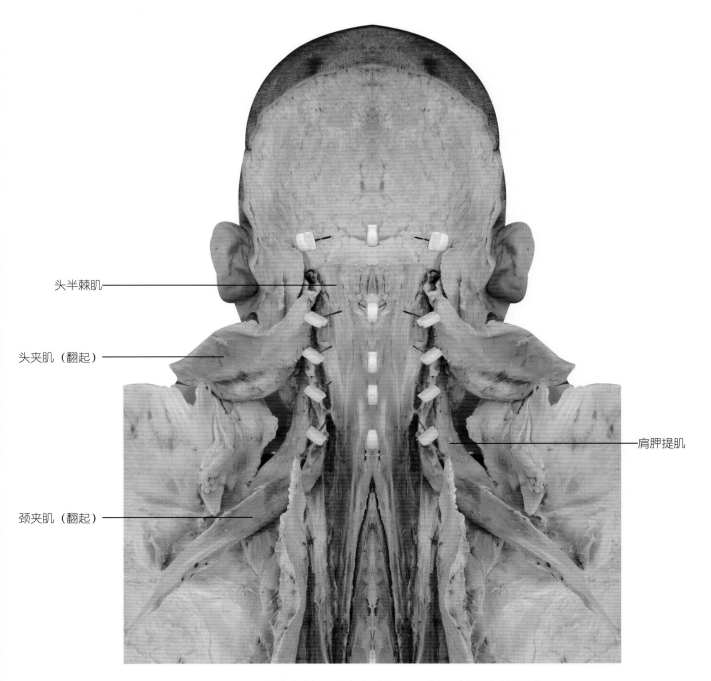

头半棘肌

头夹肌（翻起）

颈夹肌（翻起）

肩胛提肌

图 1-2-11 颈椎病针刀治疗方案②——针刀刺入半棘肌层

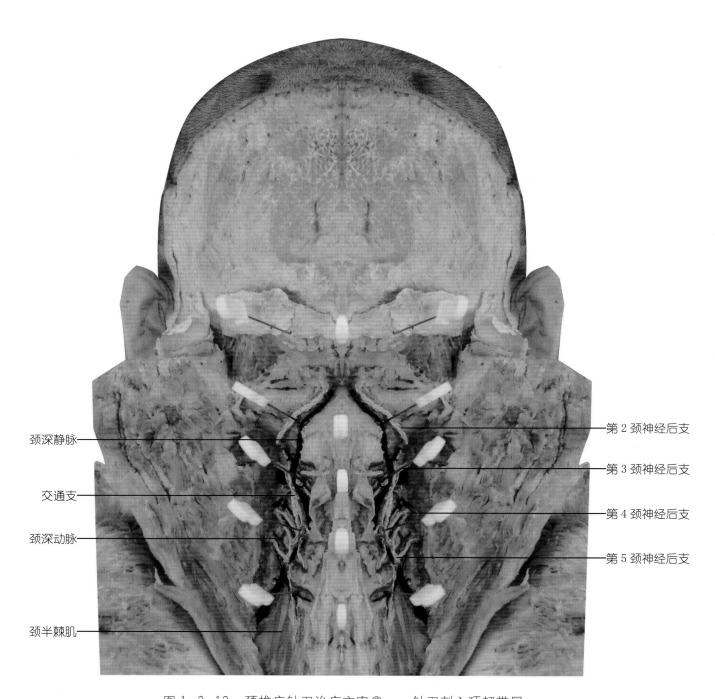

颈深静脉

交通支

颈深动脉

颈半棘肌

第2颈神经后支

第3颈神经后支

第4颈神经后支

第5颈神经后支

图 1-2-12　颈椎病针刀治疗方案②——针刀刺入项韧带层

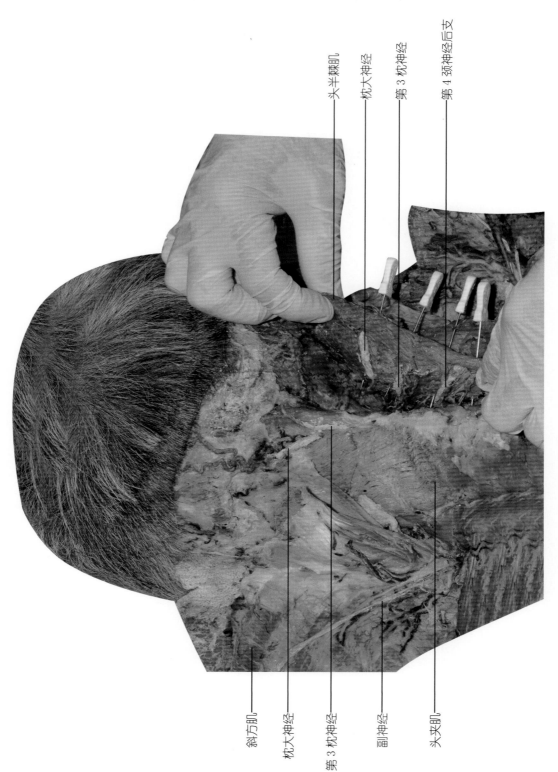

图 1-2-13 针刀对颈神经后支走行区项韧带的松解

斜方肌
枕大神经
第 3 枕神经
副神经
头夹肌

头半棘肌
枕大神经
第 3 枕神经
第 4 颈神经后支

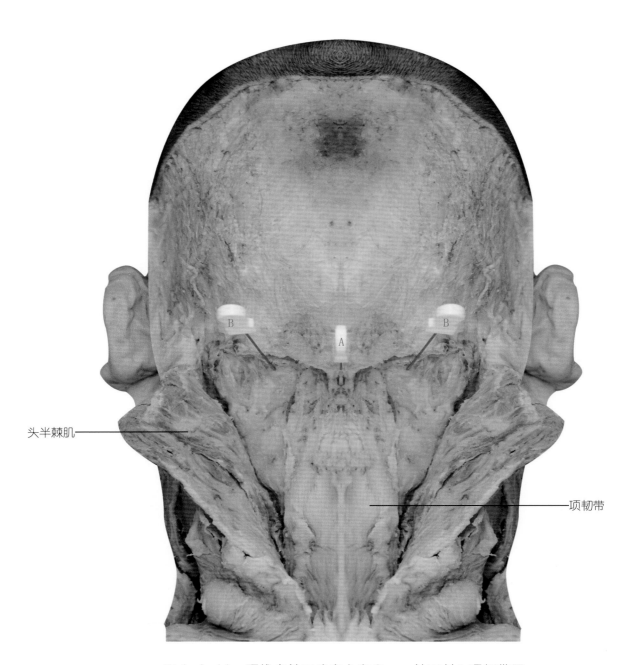

头半棘肌

项韧带

图 1-2-14　颈椎病针刀治疗方案②——针刀刺入项韧带层

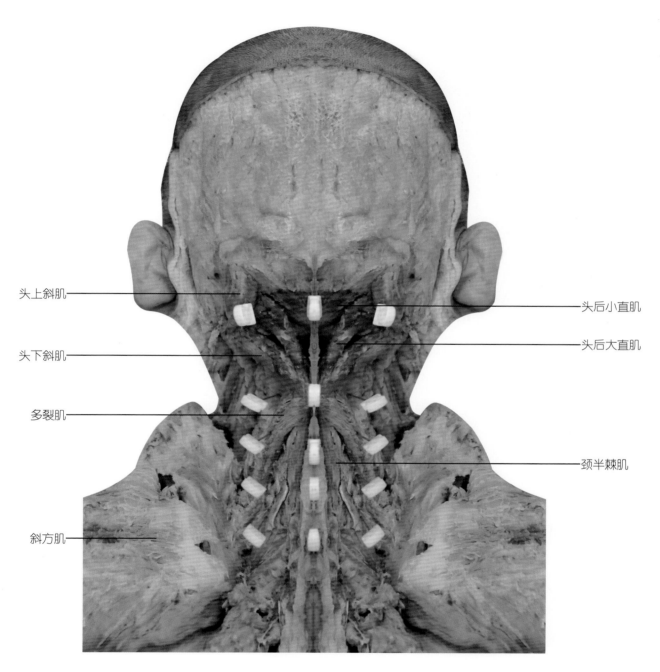

头上斜肌

头下斜肌

多裂肌

斜方肌

头后小直肌

头后大直肌

颈半棘肌

图 1-2-15　颈椎病针刀治疗方案②——针刀刺入多裂肌层

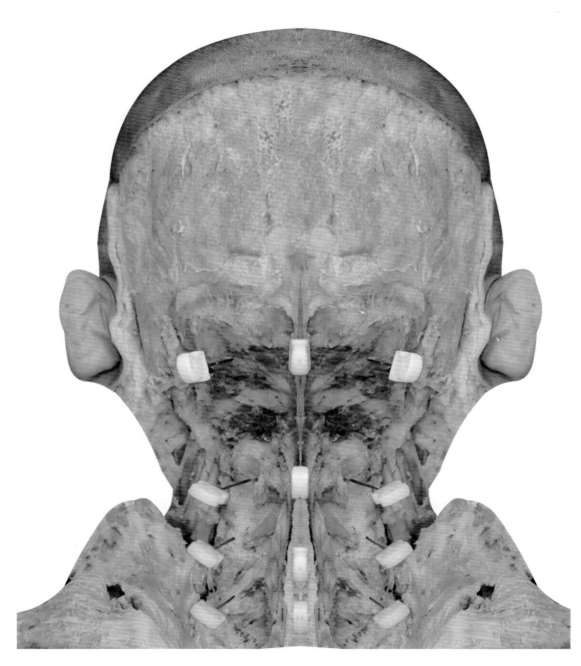

图 1-2-16　颈椎病针刀治疗方案②——针刀刺入回旋肌层

四、术后手法与其他治疗

（一）术后手法

1. 纠正钩椎关节旋转移位的手法——两点一面颈椎复位手法（图 1-2-17）

针刀术后，部分患者还需进行颈椎复位手法。颈椎复位手法有很多种，掌握准确均可以达到恢复颈椎正常解剖结构的目的。两点一面颈椎复位手法是针刀临床医生较多选用的手法之一，其方法如下：

患者先取坐位，术者以揉、滚、拿等手法进行颈部肌肉放松治疗 10 分钟，然后令患者取仰卧位，头下垫枕，头顶与床头边缘齐平，术者站立于患者头顶侧，左手置于患者颈下，右手托扶于其下颌处，左手托住患者后枕部，双手用力向上牵拉患者头部，与此同时，助手立于床边，以双手分别按在患者两侧肩部并下拉与术者进行对抗牵引 1 分钟。之后的手法以钩椎关节向左侧旋转（X 光片正位显示棘突向左偏斜）为例：术者左手拇指推顶住移位之椎体横突，食指钩住移位之椎体棘突，嘱患者慢慢将头向右侧转动，术者右手掌按于患者左侧脸部并向下压，待患者颈部右转到最大角度并确认患者颈部完全放松时，双手协同动作，瞬间同时发力，左手食指将棘突用力向左侧钩拉，拇指用力将横突向颈前右上方推顶，术者右手弹压患者左脸部，以上的综合旋颈动作在 1 秒钟内完成（闪动）。如果 X 光片正位显示棘突向右偏斜，则手法方向相反。

2. 纠正寰齿关节移位的复位手法

术者先行颈椎牵引 15 分钟，然后令患者取坐位，行颈部肌肉放松手法治疗 10 分钟。放松手法完毕后，令患者取仰卧位，头下垫枕，头顶与床头边缘齐平，术者施行颈椎两点一面复位手法，以食指钩拉枢椎棘突，拇指推顶枢椎一侧横突，方向与寰椎齿突偏歪方向相同。

必须明确，并不是所有患者都适合手法治疗，临床决定是否实施手法治疗应遵循以下原则：①必须进行影像学检查并有颈椎旋转移位证据，且除外②中所列事项。②颈椎骨折、肿瘤、椎管狭窄、脊髓型颈椎病、骨质疏松、椎体不稳（滑脱）等患者均禁止实施手法治疗。

（二）其他治疗

1. 颈椎牵引

针刀术后进行颈椎牵引治疗是必要的。牵引角度为颈前屈 15º ～ 20º，牵引重量通常以自身重量的 1/10 作为起始牵引量，结合患者治疗过程中的反应逐渐增加牵引重量，最大不超过 16kg，每日 1 次，每次 15 分钟。

2. 颈部热敷

颈部热敷也是颈椎病的重要辅助方法。适度的热刺激有助于缓解颈部肌肉紧张，也有助于颈部软组织慢性无菌性炎症的消退。

3. 颈部按摩

除上述治疗外，定期的颈部按摩有助于颈部软组织维持在良好的功能状态，对获得颈椎病较好的远期疗效是有益的。

五、思考与体会

1. 为了更加充分地松解颈部肌群在上项线的附着区，对于症状较重的颈椎病患者也可以扩大松解范围，在上项线上定 7 点（图 1-2-18）进行松解，分别是：A——枕外隆凸下缘 1 点 、两侧上项线上各 3 点（B——枕外隆凸外侧 25mm 处各 1 点、C——乳突内侧 25mm 处各 1 点、D——两侧乳突尖各 1 点）。

A、B 点的松解方法已如上述，C、D 点的松解方法如下（图 1-2-19、图 1-2-20）：

（1）C 点——乳突内侧 25mm 处

切割目标：胸锁乳突肌与头夹肌。

进针方法与松解方法同上。术者左手拇指尖端按在乳突内侧 25mm 处，右手持 I 型 4 号针刀，刀口线

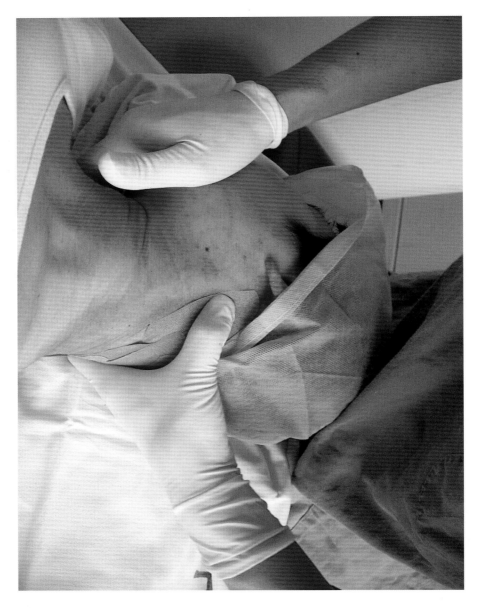

图 1-2-17　两点一面颈椎复位手法

与矢状面平行，将针刀快速刺入皮肤，穿过浅筋膜、胸锁乳突肌和头夹肌至颅骨骨面，调转刀口线方向90°使之与矢状面垂直，将针刀提至皮下，再切割至骨面，切割过程中可听到明显的"咯吱、咯吱"的切割软组织声，重复3～4下以松解胸锁乳突肌与头夹肌张力。操作完毕后出针，压迫止血，无菌敷料包扎。

胸锁乳突肌和头夹肌均止于上项线的外侧部及乳突，两肌的止点宽度约50mm，头夹肌上部被胸锁乳突肌所覆盖，因此，乳突内侧25mm处约为两肌附着区的中点，在此处松解肌纤维可降低胸锁乳突肌和头夹肌的张力。

（2）D点——乳突尖

切割目标：胸锁乳突肌与头夹肌。

术者左手拇指按在乳突尖部定点处，右手持Ⅰ型4号针刀，刀口线与躯体纵轴平行，将针刀刺入皮肤，穿过浅筋膜、胸锁乳突肌、头夹肌至乳突骨面，调转刀口线方向90°使之与躯体纵轴垂直，将针刀提至皮下，再切割至骨面，重复3～4下以松解以上两肌之张力。操作完毕后出针，压迫止血，无菌辅料包扎。

2．寰椎后弓下缘与枢椎椎弓板上缘间距约为10mm，此处系开放间隙，不被骨性结构所遮盖，针刀治疗时应避免刺入此间隙。

六、术后养护

1．嘱患者术后3天内保持术区干燥，避免感染。

2．颈椎病患者术后应注意休息；纠正不良姿势，避免长时间伏案工作；避免不良睡眠体位，选择合适的枕头；注意防寒保暖，避免潮湿与寒冷；积极治疗咽喉及颈部炎症；保持乐观态度，避免精神紧张；戒烟限酒，防止外伤和积极参加体育锻炼。

3．出现以下情况应当及时手术治疗：①颈椎病发展至出现明显的脊髓、神经根、椎动脉损害，经非手术治疗无效者；②原有颈椎病的患者，在外伤或其他原因的作用下症状突然加重者；③伴有颈椎间盘突出症经非手术治疗无效者；④颈椎病患者，出现颈椎某一节段明显不稳，颈痛明显，经正规非手术治疗无效，即使无四肢的感觉运动障碍，亦应考虑手术治疗。

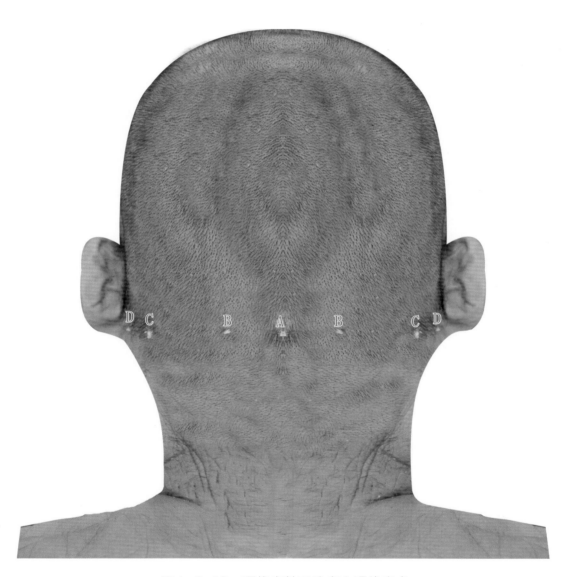

图 1-2-18　颈椎病针刀治疗上项线定点

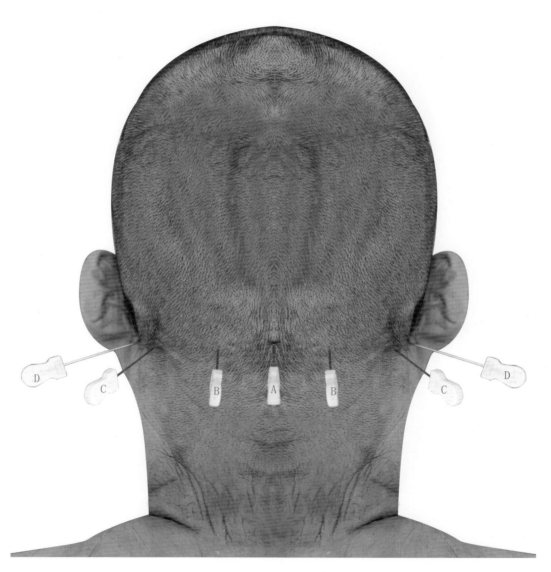

图 1-2-19　颈椎病针刀治疗上项线松解——针刀刺入皮肤层

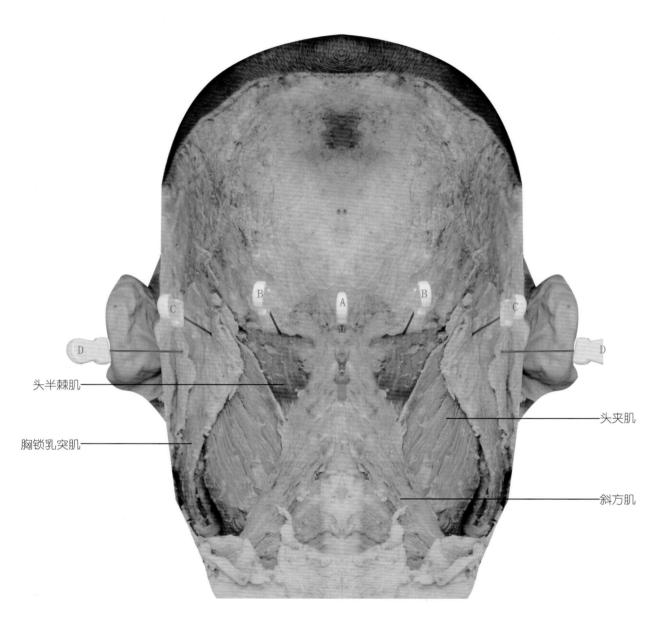

头半棘肌

胸锁乳突肌

头夹肌

斜方肌

图 1-2-20　颈椎病针刀治疗上项线松解——针刀刺入腱弓及肌层

第三章　颈源性头痛

颈源性头痛（cervicogenic headache, CEH）是指由颈椎或颈部软组织的器质性或功能性病损所引起的以慢性、单侧头部疼痛为主要表现的综合征。由于认识上的偏差，过去这类患者大多被误诊为"偏头痛"或"血管神经性头痛"，从而将治疗引入误区。

其实，早在 1860 年 John Hilton 就认识到颈椎与头痛之间可能存在一定关系，他指出：如果头痛部位在枕部，那么一定同枕大、枕小神经有关，遗憾的是当时并未引起人们足够的重视，直到 1983 年 Sjaastad 提出了"颈源性头痛"的概念以后，人们才真正重视该病的研究。

在医学史上，除 Hilton 外，还有其他学者也曾注意到颈椎与头痛之间有密切关系：如 1913 年 Holmes 在一份报告中宣称头痛可来自于颈部；1926 年 Barré 在法国的一本神经病学杂志上提出颈椎关节炎与头痛相关的猜想；1940 年 Haddon 描述了一个头痛症候群，其特点为始于一侧枕部的压痛，向同侧颞部及眶周放散，有时伴畏光、恶心、呕吐、出汗及神经支配区感觉过敏，头痛发作时按压枕大或枕小神经可加重头痛，称其为"枕神经痛"；Hunter 和 Mayfield 于 1949 年首先提出头痛与上颈段神经根之间可能存在病因学联系；同年，Bärtschi 在其专题文章中提出"颈源性偏头痛"的概念，Josey 提出颈椎在 X 线下的病理改变与头痛相关；1955 年 Kovacs 提出颈椎骨突关节半脱位可能引起肌肉痉挛，造成椎动脉和神经损伤而产生疼痛。1983 年，Sjaastad 首次提出了"颈源性头痛"（cervicogenic headache, CEH）的概念，1988 年国际头痛协会在对头痛进行分类时明确列出"颈部疾病相关性头痛"类别，Sjaastad 于 1990 年及 1998 年相继提出具体的颈源性头痛诊断标准，至今影响深远。

在国内，董福慧等学者也进行了相关研究，于 1988 年首次提出"皮神经卡压综合征"这一病名，其中的枕大神经卡压综合征、枕小神经卡压综合征、耳大神经卡压综合征应该属于颈源性头痛的范畴。

笔者对以头痛为第 1 主诉的 448 例患者进行的分析显示，颈源性头痛占 89.1%（399 例）；男女比例为 1∶2.4，女性患者居多；患者年龄多在 21～60 岁之间，尤以 41～50 岁居多；病人群有明显的职业特点，33.3% 的患者长期从事低头位性质的工作（如流水线装配工等）或经常长时间使用电脑。

从颈源性头痛的治疗方法上来看，针刀、颈椎牵引、针灸、推拿、神经阻滞、神经损毁及手术等方法均报道有效。针刀治疗颈源性头痛的近期疗效及远期疗效均比较肯定，临床应用前景广阔。

第一节　解剖学基础

一、颈部大体解剖

参见第一章"颈项部解剖"。

二、颈神经及眼神经在头部的分布

（一）颈神经在头部的交叉联系及分布（图 1-3-1）

一般而言，脊神经的后支较细，为混合性纤维，且分布具有明显的节段性。枕大神经主要分布于枕部和颅顶，单纯的枕大神经分布区仅是在枕大神经刚刚穿出斜方肌腱膜后一段很短的下枕部区域，即人字缝附近的皮肤。枕部其余部分是与枕小神经形成较为密集的重叠分布，并且其部分末梢还形成吻合。在枕部靠近颞部的区域是由枕小神经和耳大神经纤维形成重叠分布的区域。特别是在颞部，两者的纤维形成密集的重叠分布。但也有研究发现，部分人的枕大神经分支可分布至耳后。在颅顶，枕大神经、枕小神经及眼神经的末梢纤维之间形成一些重叠分布。

（二）颈神经与头痛的关系

高位颈神经包括第 1 ～ 3 颈神经，与头痛关系密切。

关于第 1 颈神经，既往学术界一直认为其为运动神经，不含感觉纤维；但近年来的研究发现，第 1 颈神经在寰椎后弓上方发出第 1 颈神经后支后，分布到头后大小直肌、头上下斜肌，该神经后支内除含有运动纤维外，还含有丰富的感觉纤维。

第 2 颈神经从椎板间隙中穿出后，其后支分出内侧支、外侧支、上交通支、下交通支和头下斜肌支。内侧支与来自第 3 颈神经的纤维共同组成枕大神经、枕小神经和耳大神经，这些神经是传导颈源性头痛的主要神经。外侧支分布到头最长肌、头夹肌和头半棘肌。在横突的结节间沟第 2 颈神经后支的上交通支与第 1 颈神经后支连接，其下交通支向下进入第 2、3 颈椎关节与第 3 颈神经后支相连接。第 1、2、3 颈神经后支借交通支相连接形成神经环（或称为颈上神经丛，或 Cruveihier 后颈神经丛）。

第 3 颈神经穿出椎间孔后，在椎动脉后方发出第 3 颈神经后支，其内侧支分布到多裂肌，外侧支分布到头最长肌、头夹肌和头半棘肌。上述这些神经的分支靠近椎动脉经枕骨大孔进入颅腔前的成角处，容易受到椎骨突起及肌肉附着处的刺激与损伤。压迫和刺激这些神经时，在头皮上可出现感觉减退、过敏或感觉缺失。

来自嗅神经、面神经、舌咽神经、迷走神经和三叉神经传入支的终末纤维与第 1 ～ 3 颈神经后根传入纤维在颈髓 1 ～ 2 后角内联系。这些颈神经的感觉范围可向前延伸到前额部、眶下部，受卡压或炎症刺激时可出现牵涉性头部疼痛、耳鸣、眼胀及嗅觉和味觉改变，类似鼻窦、耳部或眼部疾病的表现。

第 1、2、3 颈神经离开椎管后大部分路径在柔软的肌肉组织内，软组织的炎症、缺血、损伤、压迫，甚至不适当的按摩等都会影响神经的功能，引发颈源性头痛。

（三）眼神经在头部的交叉联系及分布与颈源性头痛的关系

颈源性头痛患者的临床表现非常复杂，虽然其发生与前述多支颈神经皮支（枕大神经、枕小神经、耳大神经等）密切相关，而这些颈神经皮支主要支配枕部、颞部等区域，但多数患者的头痛部位并不限于这些区域。我们的研究发现，37.6% 的患者同时有前额痛，39.1% 的患者同时有眼眶痛，26.1% 的患者同时有眼球痛，这些部位出现疼痛的机制是很难用颈神经皮支来解释的。

解剖学研究证实，在头顶、颞等区域，来自枕后部的枕大神经、枕小神经及耳大神经的终末支与来自前额部的眶上神经及滑车上神经的终末支互相交汇，这样的结构可以保证头部皮肤感觉没有神经支配的盲区存在。但是在病理状态下，由于这两方神经的交汇联系，就使得病理信息的感知范围得以放大。比如颈源性头痛患者，如果高位颈神经存在病理性刺激，其疼痛信息就可以沿其分布区域向头部前方传递，尽管其眼神经可能并无病变，但由于其与颈神经存在的交通联系，因此疼痛信息也可以传递到眼神经的分布区域，如前额、眼眶及眼球等处，反之也一样。也就是说，眶上神经和滑车上神经的病理刺激（如卡压等）引起的疼痛信息也可能传达到头顶及后头部。

分布在眼眶及前额区域的眼神经分支为眶上神经与滑车上神经（图 1-3-2）。从神经来源而言同为眼神经的分支，而后者则系三叉神经的三个分支之一，为感觉神经。

眼神经除有分支支配眼球以外，还发出数个皮支支配眼裂以上的额、头顶、上睑、鼻等部位的皮肤。我们在研究中也确实发现有 1.8% 的头痛患者主诉同时有鼻翼痛，有 0.3% 的患者主诉同时存在鼻梁痛。

滑车上神经在距前正中线约 25mm 处出眼眶后上行，在眶上缘的稍上方穿眼轮匝肌及额肌，分布于近中线处的额部皮肤。

眶上神经经眶上切迹或眶上孔出眶，分为内侧支和外侧支（内侧支穿过额肌，外侧支穿过帽状腱膜）分布于前额和头顶部皮肤。

由于眶上孔（或切迹）较小，神经、血管均行于其中，故此处是眶上神经易于形成被动卡压的部位。一旦出现眶上神经卡压，患者不但会出现眼眶、前额等处的疼痛，同时也有可能通过上述神经联系而出现更大范围的头痛。因此，对于头痛患者来说，除了对颈神经皮支进行检查、治疗外，对眶上神经、滑车上神经的检查、治疗也是必要的。

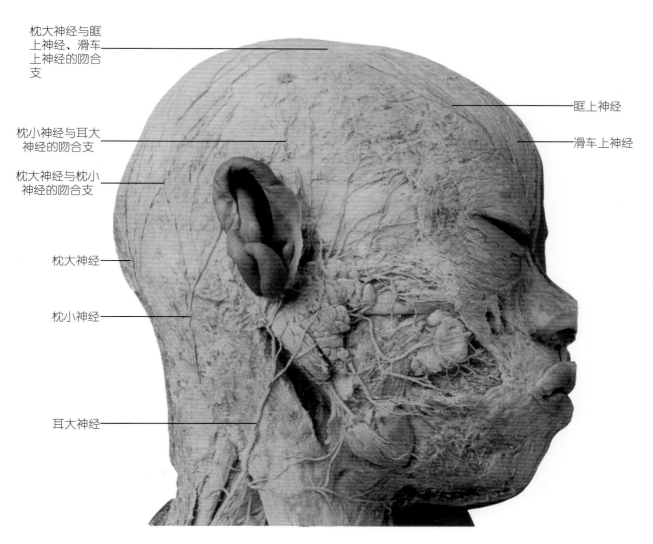

枕大神经与眶上神经、滑车上神经的吻合支

枕小神经与耳大神经的吻合支

枕大神经与枕小神经的吻合支

枕大神经

枕小神经

耳大神经

眶上神经

滑车上神经

图 1-3-1 颈神经皮支与眼神经（引自李义凯著《软组织痛的基础与临床》）

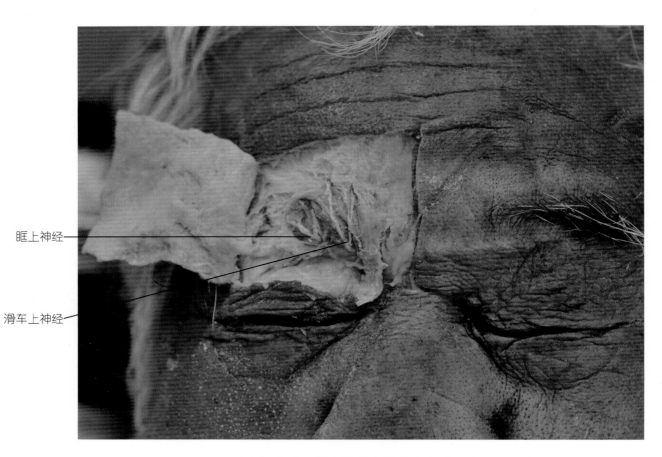

眶上神经

滑车上神经

图 1-3-2　眶上神经与滑车上神经

第二节 病因病理

一、解剖会聚理论

Kerr 和 Olafson（2004 年）通过实验证明：在猫的高位颈髓（C_1、C_2），三叉神经与颈部的传入纤维在后角的中部及腹侧会聚。在此解剖通路基础上，可以假设起源于颈部的疼痛扩散至三叉神经支配区域引起偏侧头痛。Kerr 认为非典型面部神经痛及其他颅面痛综合征都可用此理论解释。Bogduk（2001 年）认为颈源性头痛的发生是高位颈神经（$C_1 \sim C_3$）所支配的结构（寰枕关节、寰枢关节、$C_2 \sim C_3$ 及 $C_3 \sim C_4$ 关节突关节及椎间盘、寰椎横韧带及翼状韧带、帽状腱膜、头下斜肌、枕肌、椎前肌肉、胸锁乳突肌、颈后上部肌肉、斜方肌、高位颈髓和后颅窝硬膜、椎动脉、颈内动脉、小关节）发生病损而产生伤害性痛觉信息，通过 $C_1 \sim C_3$ 神经传入纤维之间及其与三叉神经传入纤维的中枢会聚，使伤害感受性输入产生紊乱而形成的一种头面部牵涉痛。Biondi（2000 年）解释系由于三叉神经脊束核尾侧亚核内神经元的有序分布，使三叉神经眼支与高位颈神经可发生最大程度的会聚，所以临床上颈源性头痛患者头面部疼痛主要集中在额、颞及眶部，其疼痛程度常常超过起源于颈枕部的疼痛。

二、机械刺激学说

分布到头颈部的枕大神经、枕小神经和耳大神经、高位颈神经及走行于头颈部的血管（颈动脉、椎动脉）和头颈部的肌腱、筋膜、韧带、软骨等组织，构成了颅外对痛觉敏感的组织结构。另外，还发现在颈枕连接处的枕下组织有与硬脑膜相接的附件，机械牵拉这些组织可引起硬脑膜移动。在小部分尸体中还发现头直肌后的小肌肉及项韧带与枕下硬脑膜有精巧的直接连接。外力作用、头颈部姿势不当（侧弯、过屈、过伸、突然过度旋转等）可破坏颈椎自身结构的生物力学平衡，造成颈椎曲度异常，颈椎关节早期失稳；长期慢性劳损、陈旧性外伤等引起椎间盘变性、椎体退行性病变及椎体间的错位、错缝、脱位或后关节紊乱、骨赘形成，甚至椎间孔狭窄。以上颈椎病变均可造成颈神经（后支）或交感神经的机械刺激或压迫而出现疼痛。颈部肌肉、韧带及关节囊等软组织的机械损伤也可通过刺激、压迫、牵引头部敏感软组织（皮神经）、椎动脉的交感神经丛或其他交感神经而引发头痛。

（一）颈神经后支的卡压

枕大神经、枕小神经及耳大神经均由深部向浅部穿行，其行程长、穿经组织（尤其是筋膜等致密组织）多，以下几种情况尤易使其受到卡压：①在枕大神经穿过的组织中，腱弓组织厚而坚韧（尤其是斜方肌腱膜，厚度约 2mm），这样的结构易使神经受到卡压。②枕大、枕小及耳大神经的部分分支分布于枕后浅筋膜内，而枕后部的浅筋膜与其他部位的浅筋膜结构不同，其他部位的浅筋膜一般呈膜状，而枕后部的浅筋膜呈丝网状（图 1-1-44），这样的结构可造成在其间穿行的神经受到卡压。③在枕大神经穿出斜方肌腱膜和深、浅筋膜时，有大量的腱纤维和筋膜束从不同方向缠绕神经和血管，紧贴枕骨膜，不易分离。枕大神经与枕小神经主干及其分支与枕后腱弓紧密愈合在一起（图 1-1-46），没有丝毫活动空间，这也是神经卡压的解剖学基础。④我们还观察到枕大神经有分支部分紧贴枕动脉走行，两者之间缺乏正常的组织间隙，这样的结构可能使枕大神经易受枕动脉搏动的刺激而出现"搏动性头痛"。⑤第 3 颈神经后支自 $C_2 \sim C_3$ 椎间孔处发自 C_3 神经，向背侧穿过横突间骨纤维孔进入横突间区，并发出内侧支、外侧支和交通支，C_3 神经的内侧支进入上下关节突关节之间的骨纤维管并发出两条内侧支，一支是内侧浅支（第 3 枕神经），另一支为内侧深支。第 3 枕神经出骨纤维管后，穿过头下斜肌下纤维脂肪组织至 C_2 椎板处，发出交通支至枕大神经，在第 2 颈椎棘突上方穿向头半棘肌，穿过该肌肌腹（图 1-1-21）后紧贴其表面向上走行大约 25mm 后穿入斜方肌，继而穿过头夹肌进入斜方肌，然后在斜方肌肌腹内走行至枕部分为两支，支配口裂以上、枕外隆凸下方的项背及枕部皮肤，并与枕大、枕小神经皮支相交通。另外，第 3 枕神经还发出两个细支穿入头半棘肌内，支配该肌（图 1-1-22）。第 3 枕神经在上述行程中的任何位置若受到卡压都可能引发头痛。⑥解剖结构显示，在第3枕神经由深而浅穿行的过程中，始终位于项韧带附着区边缘与头半棘肌、头夹肌及斜方肌之间，而项韧带与后三者之间是以筋膜形式紧密相连的，因此，四者（项韧带、头半棘肌、头夹肌及斜方肌）之中任何一种因素的张力变化或粘连、挛缩病变均有可能对第3枕神经构成刺激，从而出现头痛症状。⑦在颈神经后支的发出部位，头半棘肌以短平的肌腱起于颈椎横突根部，其腱性部分与头最长肌等项部肌群在颈椎关节突关节的止点纤维交叉，部分纤维向后止于关节突关节囊，颈神经后支自颈神经发出后即在上述交叉纤维间穿行，继而通过由项部肌群在颈椎关节突关节的交叉纤维、上下关节突关节和内侧椎板四者形成的骨纤维管，并发出关节突关节支，然后以一定角度穿过头夹肌、头半棘肌、头最长肌及斜方肌等，沿途发出肌支、皮支分布于项部及枕部皮肤。鉴于这样的解剖结构，关节突关节微小的旋转移位有可能对相应的颈神经后支构成刺激，从而引起头痛。⑧颈神经后支之间以交通支互相联系（图1-1-48）。在生理状态下，这些交通支的存在可以使各支神经所支配的终末结构（如肌肉等）实现功能协调；但在病理状态下，由于交通支的存在，疼痛等信息也可以互相窜连，从而放大患者对痛觉的感知范围。

颈神经尤其是高位颈神经与颈源性头痛的发生关系密切，其中枕大神经、枕小神经、第3枕神经、耳大神经受到某种刺激（包括机械卡压刺激、无菌性炎症的化学刺激等）从而引起头痛的机制已在临床得到证实。

（二）颈椎间盘突出与颈神经后支机械刺激的关系

颈椎间盘出现退行性变或突出后，经"纤维化"过程后椎间盘组织会"变硬"，以后随着组织修复、钙化可形成骨质增生。发生骨质增生的椎体相互靠近，其外侧的钩椎关节也相互靠近，失去关节面的正常关系，使椎间孔变形。椎间孔受到侵占，由此通过的颈神经受到压迫和刺激，从而出现疼痛和神经功能障碍。椎间孔的大小和形状在很大程度上取决于椎间盘的位置及形态。脊柱处于正常静止状态时，正常的椎间盘能够维持椎体及后部关节相互分离，使椎间孔保持完整。颈部活动时，当一个椎体在另一个椎体上滑动时使椎间盘变形。正常的椎间盘允许在生理限度内变形并能复原，当椎间盘突出时，无论在静态或动态下，都能影响相邻椎骨各部分之间的位置关系，并改变椎间孔的大小和形状，此时由椎间孔内通过的神经和血管都可因为压迫、牵拉、成角和炎症而受到刺激。

三、炎性水肿学说

Martelletti（2002年）研究发现，颈源性头痛患者的血清IL-β和TNF-α水平明显高于无先兆偏头痛患者和健康人，并由此推测这是来自免疫系统的特殊信号，它们激活了疼痛因子如P物质和降钙素基因相关肽。Zicari等发现颈源性头痛患者一氧化氮（NO）途径活性也高于偏头痛和丛集性头痛患者。在经手术证实椎间盘突出的髓核组织中，局部组织炎症的启动物质——磷脂酶A_2（PLA₂）的活性是血浆的1000倍。上颈椎的炎性疾病如风湿、椎间盘炎或肌腱、筋膜、韧带、软骨的炎性水肿，紧张挛缩，组织粘连，均可导致枕大神经、枕小神经及C_1、C_2、C_3后支受炎症刺激而产生头痛。由此可将颈源性头痛定义为颈部损伤的炎性结果，并可解释为何不同结构的不同病理过程可产生相似的头痛。

临床上，椎间盘源性的无菌性炎症所导致的颈神经根袖水肿是造成颈源性头痛的重要原因。颈椎间盘的退行性变或突出等病理改变可导致椎间盘内容物的溢出而直接刺激局部神经组织使之产生无菌性炎症，从而出现组织水肿。由于颈神经根的解剖位置临近椎间盘，所以椎间盘内容物的溢出可直接刺激神经根袖导致其无菌性炎症及水肿的出现。椎间盘内容物引起无菌性炎症的机制如下：在生理状态下，成人椎间盘内无血管组织，因此椎间盘组织属于免疫豁免区。如果椎间盘组织溢出与免疫细胞接触，则免疫系统视椎间盘组织为异物从而产生免疫排斥出现反应性炎症，这种反应性炎症可出现在神经根、根袖等组织，称为颈椎间盘源性神经根炎。这种神经根炎除直接产生根性疼痛外，其末梢还会释放炎性介质，从而引起分布区域软组织的无菌性炎症，也可产生分布区域的疼痛。鉴于颈神经后支在枕部、头部的密集分布，因此颈椎间盘源性神经根炎是造成顽固性颈源性头痛的重要原因之一。

炎症所导致的枕后淋巴结肿大也是颈源性头痛的原因之一。笔者的解剖学研究发现，在枕外隆凸下约20mm、旁开约35mm处，两侧各有一个淋巴结，该淋巴结紧邻枕动脉、枕大神经、枕小神经等组织。在感冒导致上呼吸道感染等情况下，炎症可通过淋巴系统蔓延至该淋巴结导致其肿大，从而刺激枕大神经、枕小神经等神经组织，进而引发头痛。

四、肌肉痉挛

颈源性头痛也可产生于颈部肌肉组织，颈髓神经根特别是前根受到压迫或炎症侵袭时可引起反射性颈部肌肉痉挛，而持续性的肌肉慢性痉挛引起组织缺血，代谢产物聚集于肌肉组织，代谢的终末产物引起肌筋膜炎，产生疼痛，并可直接刺激在软组织内穿行的神经干及神经末梢而产生疼痛。长时间低头伏案工作，肌肉持续收缩以维持姿势，使肌肉供血减少，继发肌痉挛，并使韧带、肌筋膜易发生损伤；冗长而乏味的精神活动或体力劳动，在全身各部位中最容易引起颈部神经、肌肉的紧张，这些是青少年颈源性头痛的常见原因。于生元等（2005年）在对226例伴有颈椎异常的紧张型头痛患者的研究中发现：紧张型头痛患者颈肌张力增高，通过压力计测量其痛阈降低，提示紧张型头痛可能与颈部肌肉的异常收缩有关，从而也提示紧张型头痛可能包含在广泛内涵的颈源性头痛之中。

第三节　临床表现

一、症状

颈源性头痛多偏于一侧，或双侧交替发作的单侧头痛（若颈部两侧结构同时受累，头痛偶可为双侧），极少为全头痛；头痛起于颈枕部，可沿颈枕放散到顶颞部，少数发生在前额或眶上，以颈枕部疼痛最剧，颈部运动、咳嗽、劳损会加重头痛；颈部活动受限；症状发作或加重时间从数小时到数周不等；初期，头痛多呈阵发性，以后则变为慢性波动性头痛；疼痛多为跳、刺、胀、烧灼痛，亦可为刀割或放射性、牵扯样痛，平时为慢性隐痛或麻木酸痛；头痛常伴耳鸣、眩晕、听力障碍、恶心、呕吐、畏光、怕声等症状，少数有眼部胀痛或眼球内陷感，瞳孔不等大，流泪、结膜充血，因而与偏头痛、丛集性头痛及紧张型头痛等原发性头痛不易区分；头痛有许多激发点，位于头夹肌、斜方肌、胸锁乳突肌及枕下诸肌（$C_1 \sim C_3$ 神经支配）。

笔者的临床研究资料表明：97.3%的患者头痛呈发作性，只有2.7%的患者呈持续性，说明受累神经受到卡压刺激的现象可能是活动性的。当神经收到卡压刺激时即引发头痛，否则头痛就会消失。患者常见的诱发因素有颈部活动、天气变化及情绪刺激等，这些因素都有可能引起颈枕部软组织张力的瞬时变化，从而使相关神经受到卡压，说明此类头痛呈发作性有其合理性。

关于此类头痛的性质，多数患者呈胀痛（占54.8%）或搏动性疼痛（跳痛）（占40.9%），这两种性质的疼痛可能并存，其他类型的疼痛均为少数。

关于头痛部位，多数患者表现为枕部（64.5%）、头顶（46.1%）、颞部（69.4%），约1/3的患者疼痛可波及前额（37.6%）、眼眶（39.1%）或眼球（26.1%），还有极少数患者波及耳（2.7%）、鼻翼（1.8%）及鼻梁（0.3%）等处，表明此类牵涉痛的范围比较广泛。

关于头痛侧别，76.4%的患者表现为全头痛或双侧头痛，只有1/10（左右两侧分别为11.5%和12.1%）的患者表现为单侧偏头痛。

从枕部压痛的情况来看，几乎所有患者（99.9%）均有枕神经卡压表现，说明枕神经卡压这一病理因素在颈源性头痛的发病中极为重要，临床治疗时如重视此因素可能提高疗效。其中，73.3%为枕大、小神经混合受累，约1/4（23.9%）为单发枕大神经受累，少数为单发枕小神经受累（2.1%），耳大神经受累者极少（0.6%）。

在临床诊断方面，一些似是而非的问题往往可能因传统认识而左右医生的临床判断。例如，笔者临床研究发现：19.4%的患者有家族头痛病史，但这并不一定说明该病与遗传有关，而是可能源自家庭成员之间相似的生活环境及生活习惯；11.2%的女性患者头痛在经期发作或加重（但不限于经期发作），而部分女性患者在妊娠期间头痛不发作，这可能是雌激素水平的变化（经期雌激素水平下降，而妊娠期雌激素活性可超过妊娠前30倍，孕38～40周时甚至是非孕期的1000倍）影响痛阈所致。有研究证实，疼痛阈值与血清雌激素水平呈正相关关系。而从发病机制而言，这部分女性患者头痛的根本原因还是其枕颈部的病变。总之，需要对病史予以客观分析、综合判断，不可以偏概全。

二、体征

颈源性头痛的主要体征是颈枕部的压痛及同时出现的向头部的放散痛，不同位置的压痛及放散痛与存在相关的神经卡压有关。

1. 枕骨隆凸与乳突连线的内 1/3 处压痛及同时出现的向头部的放散痛。
2. 枢椎棘突与乳突尖连线的中点压痛及同时出现的向头部的放散痛。
3. 乳突后缘内侧压痛及同时出现的向头部的放散痛。
4. 枢椎横突压痛及同时出现的向头部的放散痛。
5. 乳突尖下缘与胸锁乳突肌后缘中点压痛及同时出现的向同侧耳部的放散痛。
6. 第 2～7 颈椎棘突旁开 15～25mm 区域的压痛及同时出现的向头部的放散痛。

其中，第 1、4 项与枕大神经卡压有关，第 2、3 项与枕小神经卡压有关，第 5 项与耳大神经卡压有关，第 6 项与颈椎关节突关节处存在颈神经的关节支卡压有关。

关于放散痛对诊断的意义，笔者临床研究发现：82.7%的患者在颈枕部存在明显压痛的同时出现了向枕、头顶、颞、额、眼等区域的放散痛，这种放散痛可表现为在按压枕部相关位置时即时出现，也可能表现为延迟出现（即在按压持续超过约 10 秒后放散痛才出现），只有 17.3%的患者仅有压痛而无放散痛出现，说明放散痛对于诊断颈源性头痛具有重要价值。

三、枕神经阻滞试验

1. 试验方法

药物：1% 利多卡因注射液。

注射点：①枕外隆凸与乳突连线的内 1/3 处（枕大神经）；②第 2 颈椎棘突与乳突尖连线的中点（枕小神经）；③乳突后缘内侧（枕小神经）。

注射方法：令患者俯坐床前，床边备枕（使枕呈竖立位），患者前额抵在枕上以固定头部位置，双手压在自己的枕后部以压住头发。术者先在上述①、②、③三点按压寻找引起压痛向头部放散痛的准确位置，以记号笔定点。碘酒及酒精常规消毒（不必备皮），每点注射 1% 利多卡因 1mL。进针时要达到骨面，一定要回抽注射器，确认无回血后方可注入。

2. 结果判断

阳性：注射后 10 分钟内头痛明显减轻甚至消失。

阴性：注射后头痛无明显减轻。

枕神经阻滞试验阳性是确诊颈源性头痛的重要依据。选择合适的试验时机十分重要，临床实施该试验一定要选择在患者头痛发作时，头痛间歇期不适宜实施该试验。在 Sjaastad 于 1990 年提出的颈源性头痛诊断标准中，有一项为"枕大神经阻滞后疼痛减轻"，但从临床实际来看，单发枕大神经受累者只占 23.9%，大多数（73.3%）颈源性头痛患者为枕大、枕小神经混合受累，所以笔者主张应实施枕大神经与枕小神经联合阻滞，这样可以较为准确地反映病变的真实情况。至于耳大神经引起的头痛，在临床上极为罕见（作者的研究显示只占颈源性头痛的 0.6%），所以可不必考虑。

四、辅助检查

1. 颈椎 X 光片检查（正侧位、双斜位、开口位、过伸位、过屈位）

大部分患者颈椎 X 光片可有曲度异常（曲度变小、消失或反弓）、椎间孔狭窄、骨质增生、轻度旋转移位等表现。

2. 颈椎核磁共振检查（图 1-3-3）

该检查可观察椎间盘、神经根、根袖及相关肌肉组织：

（1）多数患者有不同程度的椎间盘病变（膨出或突出）。

（2）椎间盘源性的神经根炎患者具有神经根水肿表现，在 T_2 加权 MRI 图像上可见神经根袖呈极高信号影，且直径变粗，其与椎间孔之间的间隙消失。图 1-3-4 为颈源性头痛患者的神经根袖水肿图像，而图 1-3-5 则为正常成人神经根袖图像，二者对比可见明显区别。在正常人颈椎神经根袖图像上，尽管根袖也呈高信号影（因其内富含脂肪组织），但在其灰白色的高信号影内尚可见雪花样图像，而神经根袖的水肿则为均匀的白色极高信号影。

五、鉴别诊断

（一）偏头痛

偏头痛的发病通常认为与血管因素有关，一般在青春期发病，多有家族史，头痛出现前 20 ~ 30 分钟有典型的先兆症状——闪光幻觉，通常是一些闪烁的暗点或者是"眼前冒金星"，有时表现为锯齿状的曲折线或者类似古代城堡上的城垛，伴随症状可有畏光、怕声响、嗅觉敏感等，头痛常为睡眠所终止。

（二）丛集性头痛

该种头痛主要见于男性患者，年龄多在 30 ~ 50 岁之间，发病特征是：头痛常以十分规律的方式（大致相同时间和固定部位）每天发作，连续数周至数月，然后突然停止，在间隔数月或数年之后又再出现。头痛发作特征是：头痛突然开始，没有先兆症状，表现为一侧眼睛后面有一种牵扯或压迫感觉，常伴有同侧鼻黏膜与球结膜充血、流泪。在头痛发作期内饮酒和舌下含硝酸甘油酯 1mg 均可以刺激头痛发作。

（三）脑血管性疾病的头痛

1. 蛛网膜下腔出血

该病常表现为急性发作的剧烈头痛，主诉为"刀劈样""爆炸样"头痛，伴意识丧失、意识障碍。腰椎穿刺脑脊液压力升高，三管试验均为血性。

2. 脑出血

头痛常为首发症状，但往往迅速出现意识障碍与肢体偏瘫。

3. 未破裂的脑动脉瘤与动静脉畸形

脑血管畸形所致的头痛常位于畸形同侧，动脉瘤进一步扩张时可出现眼肌瘫痪或对侧视野缺损，可以有局限性癫痫发作、对侧肢体偏瘫，头痛缓解后上述症状仍持续。头部听诊可闻及血管杂音，部分病例有蛛网膜下腔出血史。

4. 缺血性脑卒中

脑供血不足可以引起头痛，伴有感觉与运动障碍，头痛往往呈搏动性。

5. 颞动脉炎

头痛是本病的主要症状之一，常位于头皮表浅部位及颞部与眼眶周围，可弥漫至额部及枕部，为一种强烈的搏动性和持续性头痛，伴烧灼感。其特征是在咀嚼时出现疼痛，常伴有视觉障碍，血沉加快。

（四）高血压性头痛

严重的高血压一般都有枕部及额部头痛，头痛症状与血压之间有直接关系，控制高血压后可以使头痛缓解。

（五）低颅压头痛

此种头痛可由腰穿引起，也有自发出现者，其主要特征是：坐起时头痛加剧，躺下后改善。腰穿引起的原因是穿刺部位脑脊液缓慢向外渗漏；自发引起者的原因可能是脉络丛的暂时性功能障碍。

（六）脑肿瘤的头痛

肿瘤引起的头痛通常是间歇性的钝痛，随着肿瘤的增长可发展为持续性头痛，咳嗽、喷嚏、屏气用力、头部低俯等都能促使头痛加重。

（七）鼻、副鼻窦、咽喉疾病的头痛

急性鼻窦炎常伴有剧烈头痛，但还会伴有发热、鼻塞、流涕及鼻窦部位的压痛。其中，上颌窦炎症的疼痛通常在面部开始，放射到前额及上腭的牙齿；额窦、筛窦及蝶窦的炎症常伴额部头痛，有时放射到眶部及颞部。

慢性副鼻窦炎通常不引起头痛，但如果额窦或上颌窦内发生黏液囊肿，囊肿占据整个窦腔或引流不畅时可以出现剧烈的头痛。

头痛常是副鼻窦恶性肿瘤的一个晚期症状。上颌窦癌、筛窦肿瘤、额窦癌、鼻咽癌等都可以引起单侧头痛。

（八）眼部疾病的头痛

在儿童，屈光不正可以引起头痛（常表现为在阅读灯应用视力的活动以后出现额部头痛）；在成人则关系不大。

其他眼科疾患如青光眼（尤其是慢性青光眼）、视神经炎等也可能以头痛为主要表现之一。

（九）精神性头痛

精神性头痛的原因主要是疼痛耐受性阈值降低，常见于抑郁症患者，通过详细问诊一般能够发现其所伴随的精神症状（如自责自罪、消极厌世、情绪低落）及失眠、便秘等躯体症状。

第四节 针刀治疗及其他

一、治疗原则

针刀松解枕部、上颈部的筋膜、肌肉等组织，减轻局部张力，减轻、解除其对走行于枕部及上颈部表浅部位皮神经的卡压刺激，从而消除头痛症状。

二、体位选择

患者取俯坐位，额下垫枕，颈部前屈。

三、体表定位

1. 枕大神经点（图1-3-6）：枕外隆凸与乳突尖连线的中、内1/3交界处。
2. 枕小神经点（图1-3-7）：第2颈椎棘突水平后正中点与乳突尖连线的中点。
3. 耳大神经点（图1-3-8）：胸锁乳突肌后缘中点。
4. 枢椎横突点（图1-3-9）：第2颈椎棘突水平两侧的骨性突起。
5. 颈神经后支点（图1-3-10）。
6. 肩胛上角区域（图1-3-11）。
7. 眶上神经点与滑车上神经点（图1-3-12）：眶上神经点约为眉中线与眶上缘交点，滑车上神经点

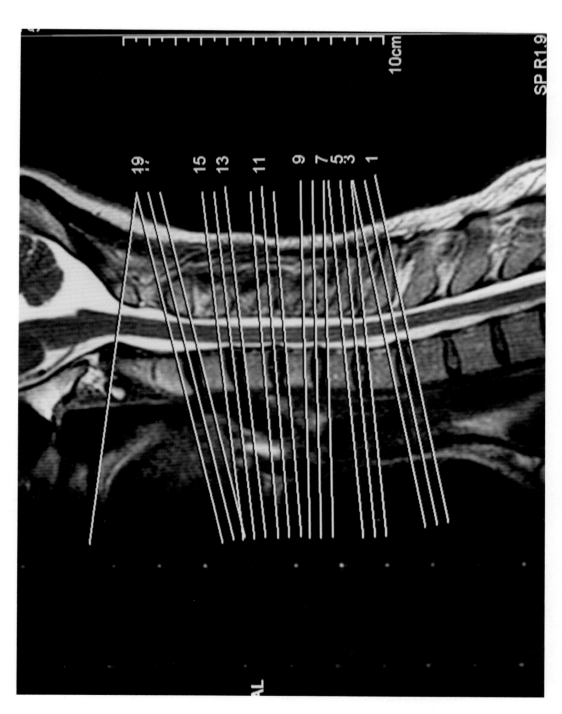

图1-3-3 颈椎MRI矢状面（可见椎间盘膨出）

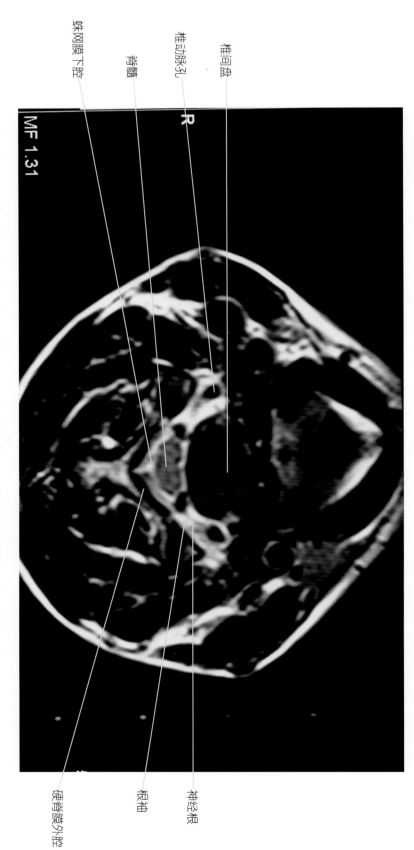

图 1-3-4　颈源性头痛患者经 $C_4 \sim C_5$ 椎间盘横断面图像（T_2WI）

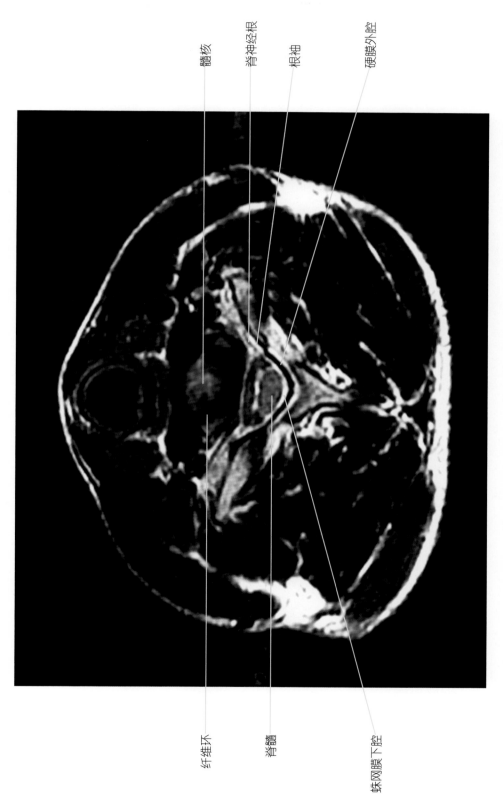

髓核　脊神经根　根袖　硬膜外腔

纤维环　脊髓　蛛网膜下腔

图 1-3-5　正常人经 C₅ ～ C₆ 椎间盘横断面图像（T₂WI）

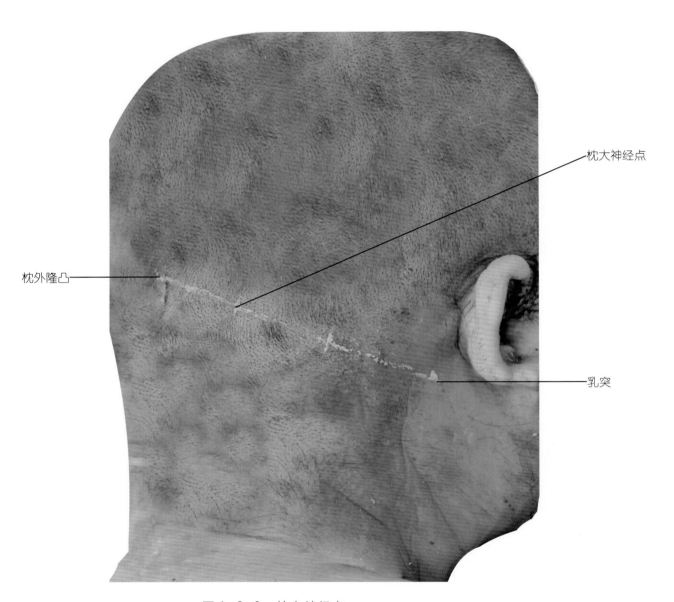

枕大神经点

枕外隆凸

乳突

图 1-3-6　枕大神经点

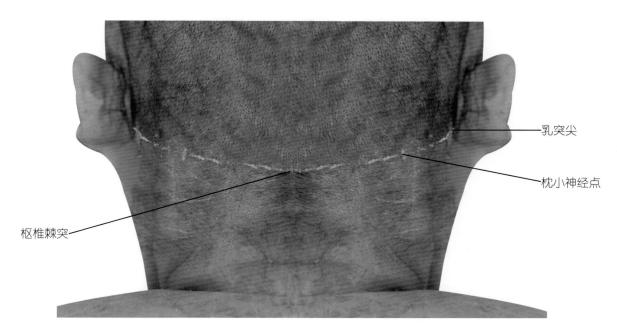

乳突尖

枕小神经点

枢椎棘突

图 1-3-7 枕小神经点

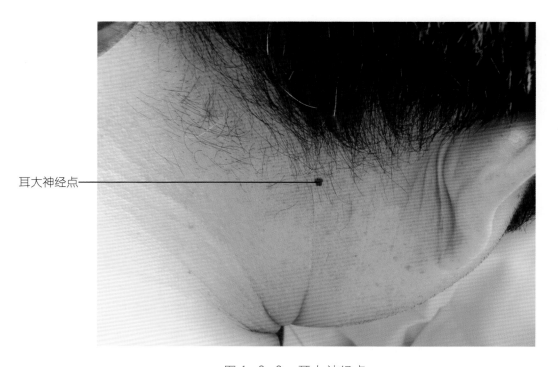

耳大神经点

图 1-3-8 耳大神经点

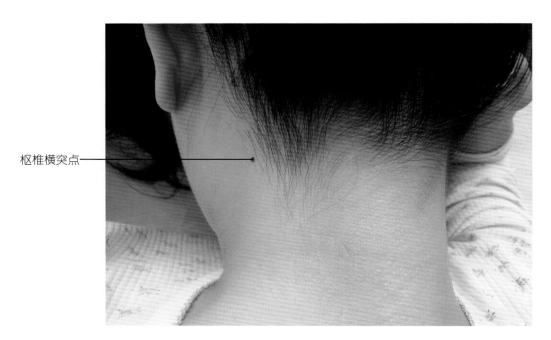

枢椎横突点

图 1-3-9　枢椎横突点

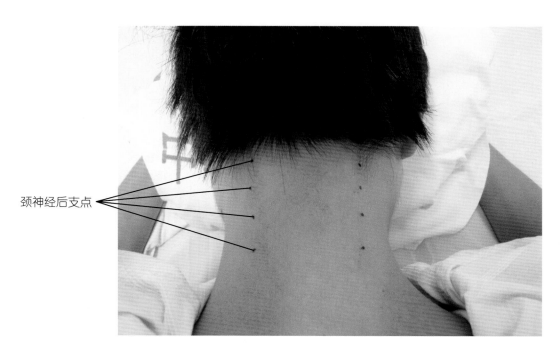

颈神经后支点

图 1-3-10　颈神经后支点

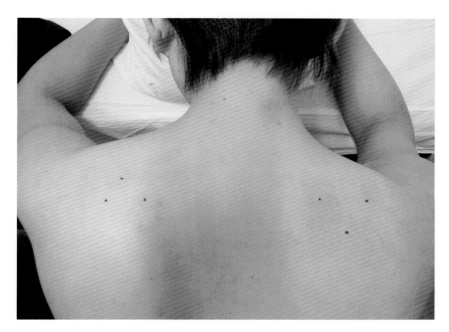

图 1-3-11　肩胛上角区域触发 Tinel 征的点

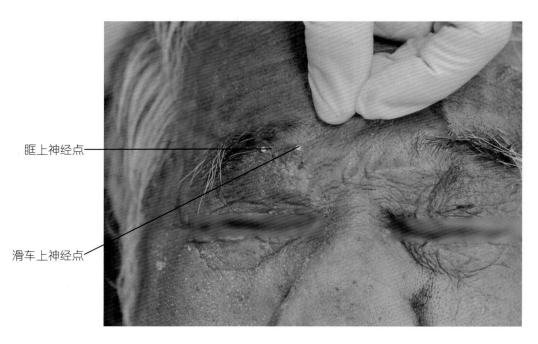

眶上神经点

滑车上神经点

图 1-3-12　眶上神经点与滑车上神经点

约为眉内侧端与眶上缘交点。

  8. 眶周触发点（图 1-3-13）：临床上，少数患者还可见在眶周出现 Tinel 征触发点（图 1-3-13），所引起的放散痛可至头顶及颞部，这可能与颞筋膜的张力增高有关，应一并予以针刀松解治疗。

四、消毒、麻醉

  可用碘伏在施术部位皮肤行常规消毒两遍，或以 2%～3% 碘酊以治疗点为中心、半径 5cm 以上消毒皮肤，然后以 75% 酒精脱碘两次。消毒后，铺无菌洞巾，使治疗点正对洞巾中间。每治疗点可注射 0.25%～0.5% 利多卡因 1～2mL，注射前要确认无回血。

五、针刀松解

  （一）枕大神经点（图 1-3-14～图 1-3-16）

  切割目标：与枕大神经相连的筋膜组织。

  取枕外隆凸与乳突尖连线的中内 1/3 交界处（即压痛点）为进针点，术者左手拇指压在进针点处，右手持针刀使刀口线与躯干纵轴呈外 30°，左手拇指压在进针点处，右手持针刀使刀体与皮面垂直刺入。探索进针，缓慢通过皮肤、浅筋膜、斜方肌腱膜，在进针过程中询问患者有无触电感，如有触电感则要调整针刀位置至触电感消失方可继续操作，感觉刀口接触到骨面时停止进针。轻提针刀至皮下，再依上述过程切至骨面，反复 3～4 次，使针下有松动感，退出针刀，充分压迫止血。

  （二）枕小神经点（图 1-3-17）

  切割目标：与枕小神经相连的筋膜组织。

  取枢椎棘突水平后正中点与乳突尖连线的中点为进针点，刀口线与躯干纵轴平行，术者左手拇指压在进针点处，右手持针刀使刀体与皮面垂直刺入。探索进针，缓慢通过皮肤、浅筋膜、深筋膜、胸锁乳突肌附着区，在进针过程中询问患者有无触电感，如有触电感则要调整针刀位置至触电感消失方可继续操作，感觉刀口接触到骨面时停止进针。轻提针刀至皮下，再依上述过程切至骨面，反复 3～4 次，使针下有松动感，退出针刀，充分压迫止血。

  （三）耳大神经点（图 1-3-18、图 1-3-19）

  切割目标：与耳大神经相连的筋膜组织。

  取乳突尖下缘与胸锁乳突肌后缘中点压痛点为进针点，术者左手不压迫进针点，以便准确掌握进针深度。刀口线与额状面呈 45° 角，刀体与皮面垂直刺入。探索进针，缓慢通过皮肤、浅筋膜、深筋膜，达到胸锁乳突肌表面（中等身材者进针深度约 1cm），在进针过程中询问患者有无触电感，如有触电感则要调整针刀位置至触电感消失方可继续操作，进针深度一般不超过 1.5cm（不必深达骨面）。轻提针刀至皮下，再依上述过程反复操作 3～4 次，使针下有松动感，退出针刀，充分压迫止血。

  （四）枢椎横突点（图 1-3-20）

  切割目标：枢椎横突处的筋膜组织。

  取第 2 颈椎横突尖于体表的投影点（即压痛点）稍内侧处为进针点，刀口线与躯干纵轴平行，术者左手拇指紧紧按压枢椎横突，右手持针刀使刀体与皮面垂直刺入。探索进针，缓慢通过皮肤、浅筋膜、深筋膜、胸锁乳突肌，感觉刀口接触到骨面时停止进针。在进针过程中询问患者有无触电感，如有触电感则要调整针刀位置至触电感消失方可继续操作。轻提针刀 2～3mm，沿横突上、下及外侧缘各切割 2 下，使针下有松动感，退出针刀，充分压迫止血。

  由于第 2、3 颈神经后支分别在枢椎横突上下方穿出，筋膜组织将神经组织固定在枢椎横突背面以便神经组织在此处反向上方走行，因此，松解枢椎横突表面筋膜组织可以减轻第 2、3 颈神经后支在此处可能受到的卡压。

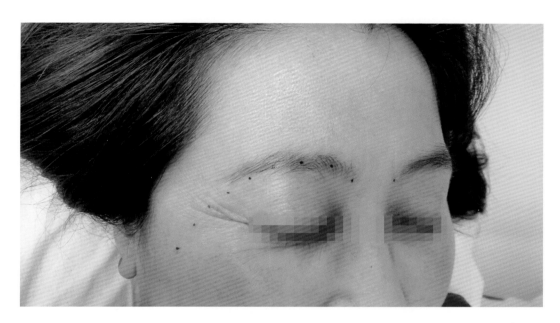

图 1-3-13　眶周触发点

松解枢椎横突时需要注意：枢椎横突的上、下、外侧均临近神经血管组织，其中，第 2 颈神经后支在其上缘穿出，第 3 颈神经后支在其下缘穿出，颈内动静脉和迷走神经紧邻其外侧由上至下走行，因此，进针时必须准确使针刀由体表直达枢椎横突尖骨面，防止刺伤神经血管组织。为了达到针刀准确刺抵枢椎横突尖的目的，必须了解枢椎横突的解剖位置及体表投影。

枢椎横突尖的体表投影点的位置是：枢椎棘突侧方的骨性突起，向前平下颌角。根据我们的实体测量（中等体型男性标本）结果，C_2 横突的宽度为 8～10mm，横突尖至 C_2 椎板边缘的距离约为 12mm，而椎板边缘至 C_2 棘突水平线中点的距离约为 24mm，C_1～C_2 横突尖之间的距离约为 28mm，以上数据可供临床操作时参考。

临床操作时，应主要以枢椎横突尖、寰椎横突尖、枢椎棘突尖等骨性标志为操作依据。针刀在枢椎横突尖进行松解操作时，务须注意刀锋始终不能离开骨面，以便术者掌握刀锋的位置，避免伤及神经血管组织。

（五）颈神经后支点

切割目标：项韧带之后正中线两侧的片状区域（颈神经后支穿行其中）及关节突关节囊。

操作方法及图解、说明同"颈椎病"针刀治疗之"关节突关节点"。

（六）肩胛上角区域

切割目标：肩胛上角区域肩胛骨表面的软组织。

在肩胛上角定点（可为多个）处进针。如定点在肩胛冈上或下缘，则刀口线平肩胛冈；如定点在肩胛上角内侧，则刀口线平肩胛骨内侧缘。进针时，使刀锋朝向肩胛骨方向直达肩胛骨骨面。轻提针刀至皮下，再切至骨面，每点均重复 3～4 下，以充分切开局部筋膜及肌腱等组织，解除其对颈神经后支的刺激。操作完毕后出针，压迫止血，无菌辅料包扎。

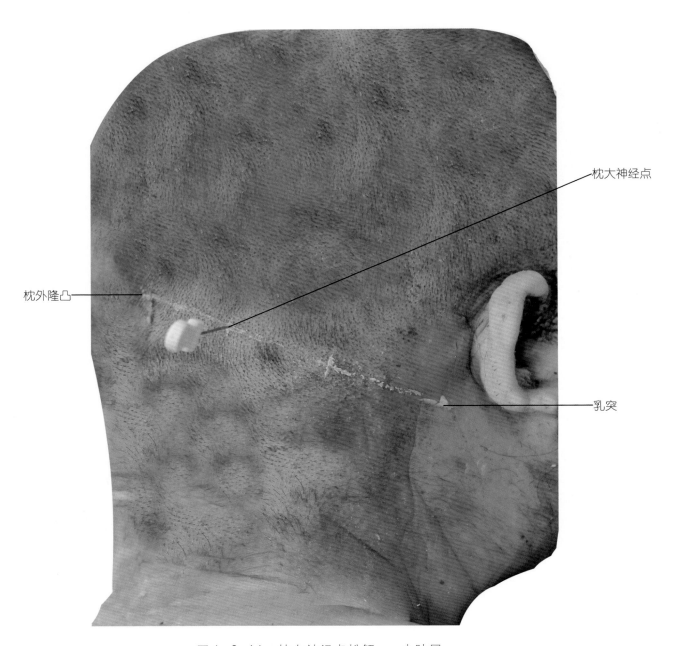

枕大神经点

枕外隆凸

乳突

图 1-3-14　枕大神经点松解——皮肤层

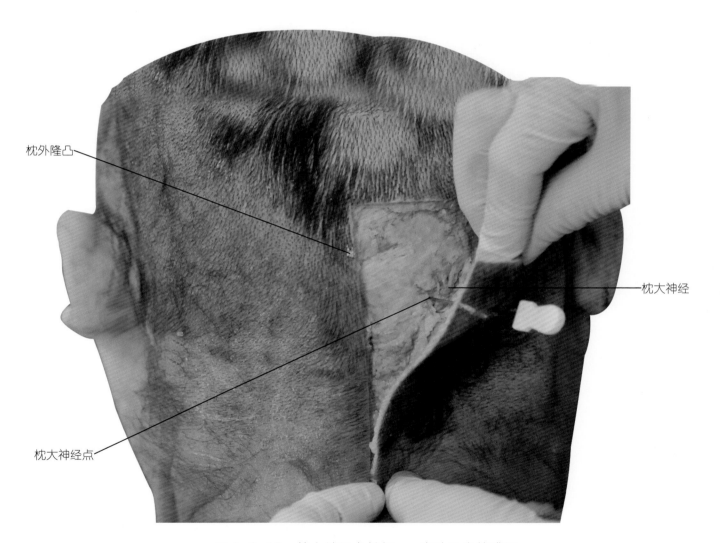

枕外隆凸

枕大神经

枕大神经点

图 1-3-15 枕大神经点松解——皮肤及浅筋膜层

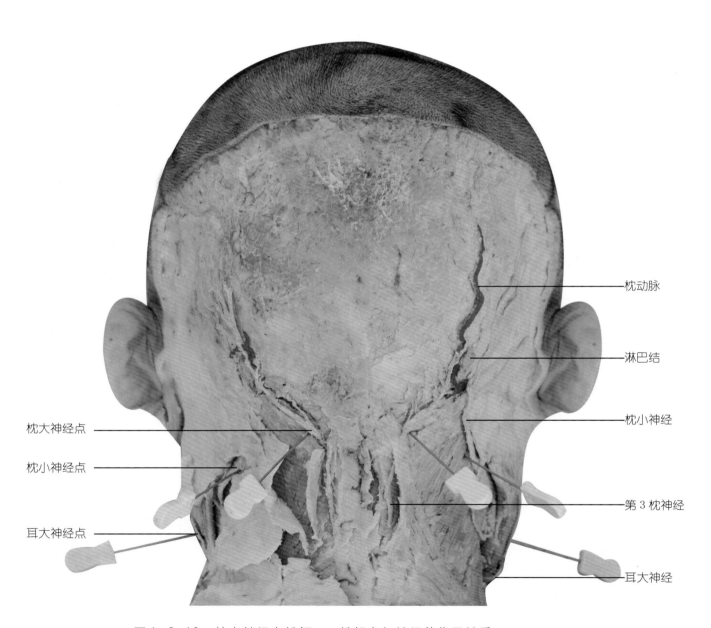

枕动脉

淋巴结

枕小神经

枕大神经点

枕小神经点

第 3 枕神经

耳大神经点

耳大神经

图 1-3-16　枕大神经点松解——松解点与神经的位置关系

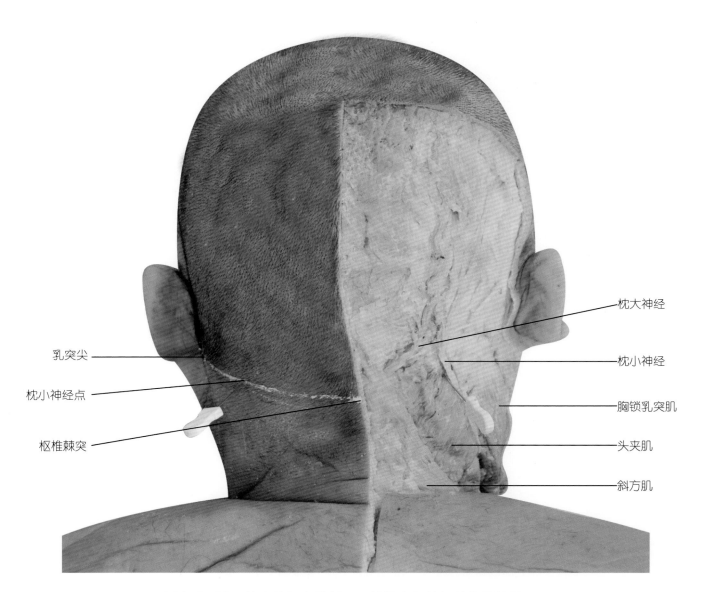

乳突尖

枕小神经点

枢椎棘突

枕大神经

枕小神经

胸锁乳突肌

头夹肌

斜方肌

图 1-3-17　枕小神经点松解——松解点与神经的位置关系

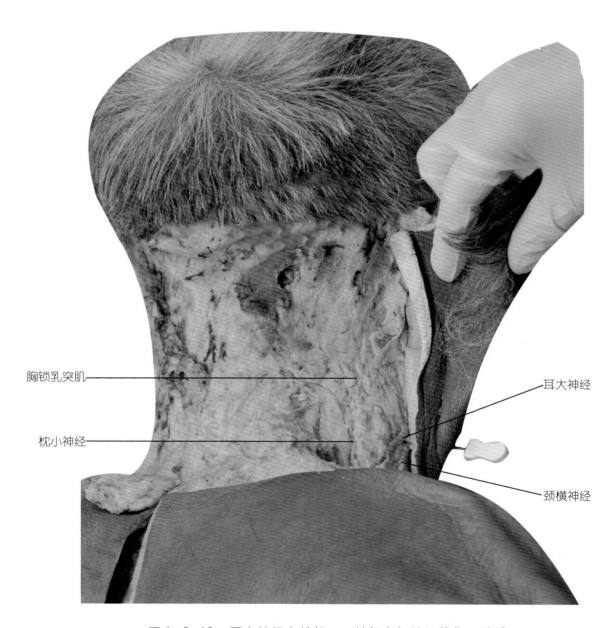

胸锁乳突肌

枕小神经

耳大神经

颈横神经

图 1-3-18　耳大神经点松解——松解点与神经的位置关系

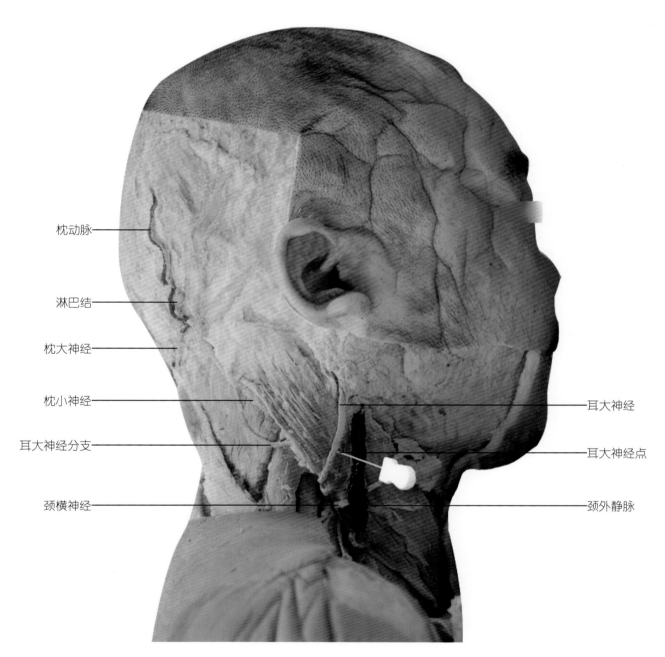

枕动脉

淋巴结

枕大神经

枕小神经

耳大神经分支

颈横神经

耳大神经

耳大神经点

颈外静脉

图 1-3-19　耳大神经点松解——松解点与神经的位置关系

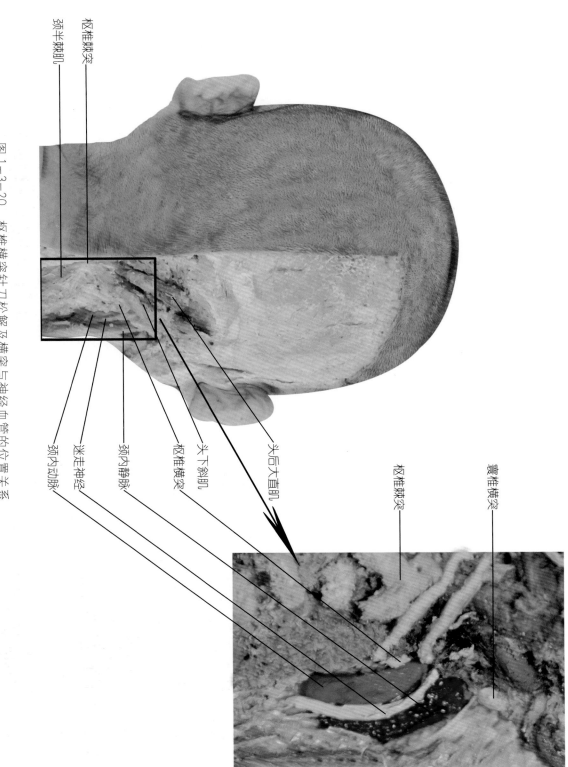

图 1-3-20 枢椎横突针刀松解及横突与神经血管的位置关系

颈半棘肌

枢椎棘突

颈内动脉

迷走神经

颈内静脉

枢椎横突

头下斜肌

头后大直肌

枢椎棘突

寰椎横突

在肩胛上角处存在触发头部放散痛的现象是笔者在临床上发现的，也是部分颈源性头痛患者存在的重要特征。其发生机制尚不明确，可能因为下位颈神经后支的皮支存在卡压刺激，通过颈神经后支之间广泛的交通支将疼痛信息上传。实践证明，在这些部位进行松解治疗对于头痛症状的缓解具有重要意义，是不可忽视的。

（七）眶上神经及滑车上神经点（图1-3-21、图1-3-22）

切割目标：与眶上神经及滑车上神经相连的筋膜组织。

取眉内侧端（滑车上神经走行区）及眉中部（眶上神经走行区）各一点（紧密结合患者压痛及放散痛检查），刀口线与身体纵轴平行，快速刺入皮肤。探索进针至骨面，进针过程中询问患者有无触电感，如有则向侧方稍移刀锋。轻提针刀1～2mm，纵向线形切割至骨面3～4下，充分松解眶上神经及滑车上神经走行区的筋膜及眼轮匝肌，针下有松动感时出针，压迫止血，包扎。

还可以从眶上切迹处及其内侧约10mm处进针松解。进针前，在眶上缘仔细触摸寻找眶上切迹，同时结合按压此处时患者有无出现放散痛以确定进针位置。进针时，辅助手压在眶上缘以标定骨性结构，确保针刀不会滑入眶内，然后依上述步骤松解。

六、术后手法与康复训练

（一）术后手法

多数颈源性头痛患者都存在不同程度的颈椎小关节的轻微旋转移位，因此在施行针刀松解术后，应配合简化的"两点一面"手法予以矫正，这有利于颈源性头痛的全面治疗。

方法：令患者仰卧，头下垫枕，先令其头向右侧旋转至极限位置，术者左手掌面托在患者头下，右手掌面按于其左侧下颌处，在确认患者颈部完全放松的状态下运用瞬间闪动力使其颈部向右侧闪动1～2次（小于5°），多数患者可出现颈部的弹响。向右侧闪动完毕后，再依法反向左侧闪动1～2次（小于5°）。

（二）颈椎牵引

患者取坐位，牵引角度为颈前屈15°～20°，牵引力为7～16kg（以患者的耐受量为度），每日1次。

（三）康复锻炼

针刀治疗48～72小时后可配合以下康复锻炼：

1. 卧位燕飞

俯卧于床上，头及四肢同时抬起，停顿3～5秒后放松，反复训练，每次20分钟。

2. 游泳

蛙泳姿势对锻炼颈背腰部、维持颈背部软组织的良好状态最为有利。

七、思考与体会

1. 治疗周期：本病一般4次为1个疗程，每次取点6～8个，7天行1次针刀治疗，疗程间隔1个月；亦可不拘于疗程，至治愈为止。

2. 临床确定进针点时应以解剖部位为基础，同时结合患者对局部按压的反应。一般来说，压痛明显同时又有放散痛出现（复制患者的头痛症状）的部位即存在皮神经卡压现象，为针刀治疗部位。

3. 颈部、枕部的浅筋膜层内血管、神经分布极为丰富，进针时必须探索进针，同时询问患者有无触电感，以免伤及神经。注射麻醉药剂之前必须确认无回血，以免麻醉药剂进入血管。

4. 枕部操作时应使针刀始终朝向颅骨骨面方向，并确认操作时刀锋可以触及骨面。

5. 在颈部第2～7颈椎棘突旁开15～25mm区域进针时应注意使刀口线方向与矢状面呈内下外上45°，以与颈神经后支及其伴行血管的走行方向一致；同时要注意不可进针过快，以最大限度地避免伤及神经血管。

6．少部分颈源性头痛患者（5%～10%），在其肩胛上角及肩胛上窝区域还可找到引发头痛的压痛点，松解这些部位对于解除头痛症状同样具有很重要的价值。因此，寻找压痛点及放散痛点应仔细认真，反复甄别。

颈源性头痛的病因十分复杂，针刀治疗的适应证主要是以颈神经后支的机械卡压为主的类型（皮神经卡压型），对于其他类型的颈源性头痛，其效果如何还不明确。临床对于颈椎 MRI 显示有高位颈神经根袖水肿者，可在针刀治疗的同时行枢椎横突点神经阻滞治疗。因为枢椎横突临近 C_1～C_2 椎间孔，且第 2、3 颈神经后支穿出椎间孔后均从枢椎横突尖部经过，因此，将具有抗炎作用的糖皮质激素类药物直接注射在枢椎横突尖部，可有效减轻或消除神经根炎症，对于以神经根炎症为主要病因的颈源性头痛患者来说效果肯定。对于这类患者，如果枢椎横突注射效果不佳，还可以行硬膜外腔置管治疗，后者是采用颈部硬膜外腔置入导管，持续泵入消炎镇痛液的方法，可以及时准确地将药液送到炎症病灶区，对于以炎症为主要病因的颈源性头痛效果肯定。

枢椎横突点神经阻滞治疗（图 1-3-23）的进针方法与枢椎横突点针刀松解相同：即在下颌角后方、枢椎棘突两侧确定枢椎横突尖，进针时以左手拇指紧按横突尖，将针头刺入皮肤后缓慢进针直达横突尖骨面，确认回抽无回血后缓慢注射神经组织药物混合液 4mL（含得保松 1mL，弥可保注射液 0.5mg，0.4% 利多卡因注射液 3mL），每周 1 次，连续 2 次为 1 个疗程。

7．感冒与颈源性头痛：部分颈源性头痛患者主诉其头痛症状在患感冒时会发作或症状加重。笔者的解剖学研究发现：枕后淋巴结与枕大神经、枕小神经紧密相邻，如果淋巴结出现肿大，便不可避免地形成对神经组织的刺激，从而出现或加重头痛症状。从淋巴系统的特征分析，广泛相连的淋巴管可以将枕后的淋巴结与呼吸道淋巴系统连通起来，感冒时出现的呼吸道感染可蔓延至枕后淋巴结而造成其肿大。因此，对于颈源性头痛患者而言，避免感冒有重要意义。而如果因感冒导致头痛发作或加重，也可以通过在枕后淋巴结处实施封闭治疗来促使淋巴结炎症消退、淋巴结体积缩小，从而达到缓解头痛的目的。

附 1：颈源性头痛的诊断标准

对颈源性头痛诊断标准的研究可以追溯到 1983 年，当时 Sjaastad 首次提出"颈源性头痛"的概念并描述了颈源性头痛的几个显著特征，之后他在 1990 年正式提出颈源性头痛的诊断标准，并于 1998 年由 Sjaastad 为代表的颈源性头痛国际研究组对其进行了修正。1988 年国际头痛协会也根据其自身头痛的认识对头痛进行了分类，分类 11 中列出了颈部疾病相关性头痛的诊断标准。

目前，学者们对颈源性头痛的诊断标准进行了激烈地争论与探讨。Leone 等（1998 年）怀疑颈源性头痛作为一个病症存在的合理性。

目前国际上影响较大的关于颈源性头痛的诊断标准如下：

（一）Sjaastad 于 1990 年提出的诊断标准

1．间歇性或持续性头痛（初起多呈单侧）同时伴有同侧颈枕部或（及）肩部疼痛酸困、僵硬等症状。

2．颈部肌肉紧张，压痛明显。C_2 横突压痛阳性，并向同侧头部放射。

3．引颈试验阳性。

4．枕大神经阻滞后疼痛减轻。

5．X 线片可见上位颈椎（C_1～C_2）移位，齿状突轴心偏移，生理性前凸消失、变直，甚至反张，颈椎骨质增生等征象。

6．排除颅脑器质性疾病、五官科疾病、颈部肿瘤、结核等引起的头痛。

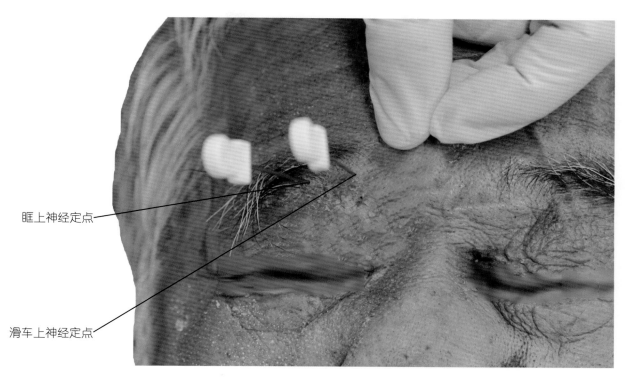

眶上神经定点

滑车上神经定点

图 1-3-21 眶上神经与滑车上神经点松解——皮肤层

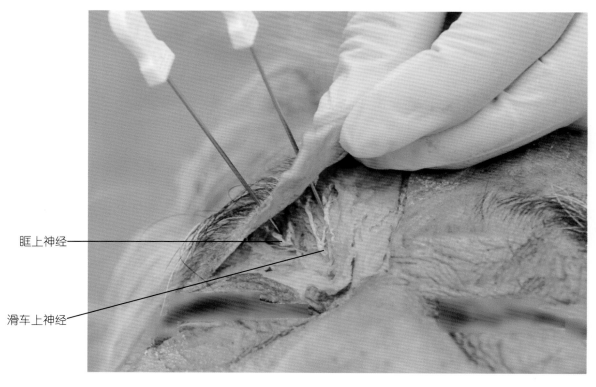

眶上神经

滑车上神经

图 1-3-22 眶上神经与滑车上神经点松解——松解点与神经的位置关系

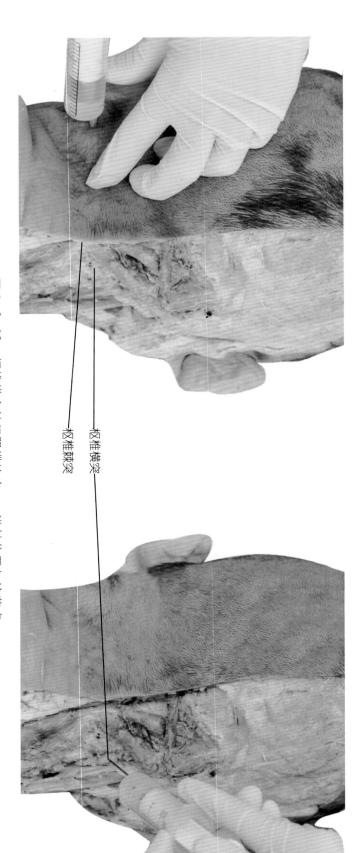

图 1-3-23　枢椎横突神经阻滞治疗——进针位置与注药点

枢椎棘突

枢椎横突

（二）颈源性头痛国际研究组诊断标准

1．颈部症状和体征：

（1）以下情况可导致头痛症状加重：①颈部活动和（或）头部维持于异常体位时；②按压头痛侧的上颈部或枕部时。

（2）颈部活动范围受限。

（3）同侧的颈、肩或上肢非根性痛（定位不明确）或偶有上肢根性痛。

2．诊断性麻醉阻滞可明确诊断。

3．单侧头痛，不向对侧转移。

在第1项中根据对诊断的重要程度，将诊断标准按顺序从第（1）项到第（3）项，诊断颈源性头痛时一定要有其中一项或多项。符合（1）项即可确诊，而仅符合（2）项或（3）项则不足以诊断，同时符合（2）项和（3）项则可明确诊断，若3项同时符合则诊断确定无疑。科研工作中必须符合第2项，尽量符合第3项。

（三）国际头痛协会诊断标准

不符合第1项或第2项则不足以确立诊断。

1．颈部症状和体征

（1）颈部和枕部疼痛，可以放射至额、眶、颞、顶或耳。

（2）疼痛可被特定的颈部活动或颈部姿势所诱发或加重。

（3）至少符合以下一项：①颈部被动活动抵抗或受限；②颈部肌肉的轮廓、硬度、紧张程度及在主动和被动活动时的反应性有改变；③颈部肌肉存在不正常的压痛。

（4）影像学检查颈椎至少符合以下一项：①前屈后伸位异常；②曲度异常；③骨折、先天异常、骨肿瘤、类风湿性关节炎或其他疾病。

2．咽后肌腱炎

值得注意的是，颈源性头痛被定义为综合征而不是一种疾病，这是因为它是由一系列原发性疾病引发的临床表现相同或相似的有共同病理生理基础的一组症候群。

结合Biondi的看法，这些原发病可有如下分类：①有菌或无菌性炎症（如高位颈椎间盘炎、高位颈椎结核、高位颈椎退行性变所致小关节、韧带、肌筋膜无菌性炎症，巨细胞动脉炎）；②肿瘤（如后颅窝肿瘤、高位颈椎肿瘤）；③外伤（如挥鞭伤、高位颈椎骨折脱位）；④先天或后天畸形（如动静脉畸形）；⑤其他（如神经节卡压）。

附2：颈源性头痛的临床研究报告

330例颈源性头痛临床特征回顾性分析
李石良、韩峰、张辰宇
（原载于《中国骨伤》2010年第3期）

［摘要］目的：通过对颈源性头痛患者临床特征的总结，进一步完善诊断标准。方法：对2008年10月～2009年6月间以头痛为第1主诉的448例患者按照改进的颈源性头痛诊断标准进行筛选，符合诊断标准者399例，资料齐全者330例；其中，男97例，女233例；年龄14～76岁，平均46.1岁；病程0.33～50年，平均13.4年。详细记录患者的年龄、性别、职业、头痛特点，查找压痛点位置及出现放散痛的范围等，并进行分析归纳。结果：颈源性头痛占头痛患者的比例为89.1%；男女之比为1∶2.4；78.8%（260例）的患者年龄在21～60岁之间，尤以41～50岁居多；97.3%（321例）的患者头痛呈发作性，只有2.7%（9例）的患者呈持续性；多数患者的头痛性质呈胀痛（180例，占54.8%）或搏动性疼痛（135例，占

40.9%），这两种性质的疼痛可能并存，其他类型的疼痛均为少数；多数患者的头痛部位为枕部、头顶、颞部，约 1/3 可波及前额、眼眶或眼球，极少数波及耳、鼻翼及鼻梁等处；76.4%（252 例）的患者为全头痛或双侧头痛，只有 12.1%（40 例）为单侧头痛；几乎所有患者均有枕神经卡压表现，其中 73.3%（242 例）为枕大、小神经混合受累；82.7%（273 例）的患者枕部受到按压时出现向头部的放散痛。结论：①颈源性头痛占头痛患者比例较高；②现有诊断标准尚不完善，有必要改进；③按压颈枕部特定位置出现放散痛是其重要的诊断依据。

头痛是临床常见的证候之一，其分类繁多，发生机制各不相同，其中，颈源性头痛是较为多见的一种类型，文献报道其在人群中的发病率为 1%～18%，但其在头痛患者中的比例尚未见报道。此种头痛在影像学检查方面常无阳性表现，曾被称为"偏头痛""神经性头痛""血管神经性头痛"等。自 1983 年以来，国内外学者对本病虽有认识，但在诊断标准方面尚不统一；而且，笔者认为现有的各个不同的诊断标准均未重视枕神经卡压表现对于颈源性头痛的诊断价值，在准确地反映颈源性头痛的临床特征方面有所欠缺，这将在一定程度上影响临床医师对该病的诊断。笔者经过对 448 例头痛患者的临床分析，提出了改进的诊断标准，报告如下。

1. 资料与方法

（1）临床资料　全部病例均来自中日友好医院针灸科门诊，均以头痛为第 1 主诉，时间为 2008 年 10 月～2009 年 6 月，共 448 例，诊断为颈源性头痛者 399 例，其中，资料齐全者 330 例。

330 例颈源性头痛患者中，男性 97 人，占 29.39%；女性 233 人，占 70.61%。患者最大年龄 76 岁，最小年龄 14 岁，平均年龄 46.1 岁。其中 10～20 岁者 8 例，占 2.4%；21～30 岁 30 例，占 9.1%；31～40 岁 65 例，占 19.7%；41～50 岁 105 例，占 31.8%；51～60 岁 90 例，占 27.3%；61～70 岁 25 例，占 7.6%；70 岁以上 7 例，占 2.1%。

330 例患者病程最长者 50 年，最短者 0.33 年，平均 13.4 年。

（2）方法　本文所采用的颈源性头痛诊断标准系在 Sjaastad 于 1990 年提出的诊断标准的基础上增加枕神经卡压的证据。

1）Sjaastad 于 1990 年提出的颈源性头痛诊断标准

①间歇性或持续性头痛（初起多呈单侧）同时伴有同侧颈枕部或（及）肩部疼痛酸困、僵硬等症状。

②颈部肌肉紧张，压痛明显，C_2 横突压痛阳性，并向同侧头部放射。

③引颈试验阳性。

④枕大神经阻滞后疼痛减轻。

⑤X 线片可见上位颈椎（C_1～C_2）移位，齿状突轴心偏移，生理性前凸消失、变直，甚至反张，颈椎骨质增生等征象。

⑥排除颅脑器质性疾病、五官科疾病、颈部肿瘤、结核等引起的头痛。

2）判断枕神经卡压的依据

①枕大神经卡压：下列两点压痛或同时出现向头部的放散痛：枕外隆凸与乳突连线的内 1/3 处。第 2 颈椎棘突与乳突尖连线的中点。

②枕小神经卡压：乳突后缘压痛或同时出现向同侧头部的放散痛。

③耳大神经卡压：乳突尖下缘及胸锁乳突肌后缘中点压痛或出现向同侧耳部的放散痛。

2. 结果

（1）颈源性头痛在头痛患者中的比例　按上述诊断标准诊断为颈源性头痛者 399 例，占全部头痛患者的 89.1%。

（2）发作特征　330 例患者中，9 例呈持续性发作，占 2.7%；321 例呈阵发性发作，占 97.3%。

（3）头痛性质　330 例患者中，胀痛 181 例，占 54.8%；跳痛 135 例，占 40.9%；针刺样疼痛 36 例，占 10.9%；钝痛 19 例，占 5.7%；紧箍感 22 例，占 6.7%；烧灼样疼痛 11 例，占 3.3%；重压感 11 例，占 3.3%；

刀割样疼痛 4 例，占 1.2%；爆炸感 2 例，占 0.6%；撕裂样疼痛 1 例，占 0.3%；放射感 5 例，占 1.5%；描述不清者 13 例，占 3.9%。

（4）头痛部位　330 例患者中疼痛位于：枕部 213 例，占 64.5%；头顶 152 例，占 46.1%；颞部 229 例，占 69.4%；前额 124 例，占 37.6%；眼眶 129 例，占 39.1%；眼球 86 例，占 26.1%；耳部 9 例，占 2.7%；鼻翼 6 例，占 1.8%；鼻梁 1 例，占 0.3%。

（5）发病侧别　330 例患者中，双侧头痛或全头痛 252 例，占 76.4%；单发右侧偏头痛 40 例，占 12.1%；单发左侧偏头痛 38 例，占例 11.5%。

（6）受累神经　330 例患者中，枕大、小神经混合受累 242 例，占 73.3%；单发枕大神经受累 79 例，占 23.9%；单发枕小神经受累 7 例，占 2.1%；单发耳大神经受累 2 例，占 0.6%。

（7）枕部按压致放散痛出现的比例　330 例患者中，有放散痛者 273 例，占 82.7%；无放散痛者 57 例，占 17.3%。

（8）女性患者头痛与经期的关系　在全部 233 例女性患者中，26 例主诉经期或前后头痛加重（但头痛的出现不仅限于经期），占 11.2%；其余 207 例与经期无关，占 88.8%。

（9）职业因素　330 例患者中，长期从事需要维持低头姿势的工作或需要使用电脑者 110 例，占 33.3%。

（10）家族史　330 例患者中有家族头痛病史者 64 例，占 19.4%；无家族头痛病史者 266 例，占 80.6%。

（11）既往误诊率　330 例患者中，既往诊断为"血管神经性头痛"者 67 例，占 20.3%；诊为"偏头痛"者 13 例，占 3.9%；诊为"抑郁状态"者 2 例，占 0.6%；诊为"紧张性头痛"者 2 例，占 0.6%；诊为"血管痉挛"者 2 例，占 0.6%；诊为"脑供血不足"者 2 例，占 0.6%；诊为"颈椎病"者 1 例，占 0.3%；其他 241 例无明确诊断，占 73.0%。

（12）寰枕间隙狭窄或消失出现率　330 例患者中，颈椎 X 光影像学检查（过屈位）发现寰枕间隙狭窄者 39 例，占 11.8%；寰枕间隙消失者 24 例，占 7.2%；其他 267 例寰枕间隙正常存在，占 81%。

3. 讨论

（1）颈源性头痛的发病率　关于颈源性头痛在人群中的发病率，国外文献报道为 1%～18%，而国内文献报道的差异更大，为 0.4%～80%，这与研究方法不同及所依据的诊断标准不同有关。而关于颈源性头痛在所有头痛患者中所占的比例，目前尚未见报道。本研究的结果显示，这一比例高达 89.1%，亟须引起高度重视。

（2）颈源性头痛的病理机制与诊断标准　"颈源性头痛（cervicogenic headache）"的概念是 Sjaastad 于 1983 年提出的，其含义是指由颈椎和（或）颈部软组织的器质性或功能性病损所引起的以慢性、单侧头部疼痛为主要临床表现的一组综合征。其发生的原因可能是颈枕部单一或多种组织结构的异常。由于脊柱组织的紧密性及其神经分布的丰富和重叠，难以区分明确的致痛组织。上颈段、中颈段甚至下颈段或肩部的病变均可引起颈源性头痛。无论是机械刺激、炎性刺激或颈部肌肉的痉挛等因素，当对颈神经或交感神经构成影响时都有可能引发头痛症状。所以，"枕神经痛""枕大神经卡压综合征""枕小神经卡压综合征""耳大神经卡压综合征"等疾病都应该属于颈源性头痛的范畴。关于颈源性头痛的性质，以 Bogduk 为代表的学者认为是一种牵涉痛，并以会聚理论来解释其发生机制：高位颈神经（枕大、枕小和耳大神经分属第 2 及第 3 颈神经）所支配的结构发生病损而引起高位颈神经伤害性感觉信息的传入，通过高位颈神经传入纤维之间以及高位颈神经与三叉神经传入纤维之间在中枢（三叉神经脊束核）的会聚，使中枢对伤害性信息的传入来源的判断出现错误所致。国内董福慧等学者同期进行了类似的研究，于 2002 年提出"枕神经卡压综合征（包括枕大神经卡压综合征、枕小神经卡压综合征、耳大神经卡压综合征）"这一病名，强调枕、颈部皮神经的物理卡压是引起头痛的原因之一。笔者认为，从病理机制上来看，应该属于颈源性疾病的范畴。

1983 年以来，国际上出现了不同的关于颈源性头痛的诊断标准，其中包括影响较大的 Sjaastad 领导的颈源性头痛国际研究组及国际头痛协会的诊断标准，两个组织所提出的诊断标准则都分别还有1990年、1998 年和 1988 年、2004 年几个版本，这些版本的内容都有一定差别，在把握诊断标准上主要侧重于患者自觉症状；国内董福慧等学者所提出的枕神经卡压综合征的诊断标准则侧重于体征的把握。笔者认为从临床实践来看，对上述不同诊断标准应综合掌握，才能全面反映颈源性头痛的特征，故提出本文的诊断标准。

（3）颈源性头痛的临床特征分析

①易发人群：在本文所统计的 330 患者中，男 97 例，女 233 例，男女比例为 1：2.4，女性患者居多，其原因尚不清楚。患者的年龄跨度为 14 ～ 76 岁，78.8% 的患者年龄在 21 ～ 60 岁之间，尤以 41 ～ 50 岁居多，占 31.8%。这个年龄段的人群正值工作负担最重的时期，易对健康造成损害。在本文统计的职业因素中，33.3% 的患者（110 人）有长期从事低头位性质的工作（如流水线装配工等）或长时间使用电脑史，此类工作容易导致枕颈部软组织的积累性损伤，进而引发枕神经卡压而患病，说明颈源性头痛有其易发人群。

②临床表现特征：在症状表现方面，97.3% 的患者头痛呈发作性，只有 2.7% 的患者呈持续性，说明受累神经受到卡压刺激的现象可能是活动性的，当神经收到卡压刺激时即引发头痛，否则头痛就会消失。本组患者常见的诱发因素有颈部活动、天气变化及情绪刺激等，这些因素都有可能引起枕颈部软组织张力的瞬时变化而使相关神经受到卡压，说明此类头痛呈发作性有其合理性。

关于此类头痛的性质，本文显示多数患者呈胀痛（占 54.8%）或搏动性疼痛（跳痛）（占 40.9%），这两种性质的疼痛可能并存，其他类型的疼痛均为少数。相对于以往文献中所称的"非撕裂样疼痛""钝痛"等，这种描述为更多患者所主诉，也更便于临床医生把握。

关于头痛部位，多数患者表现为枕部（64.5%）、头顶（46.1%）、颞部（69.4%），约 1/3 的患者疼痛可波及前额（37.6%）、眼眶（39.1%）或眼球（26.1%），还有极少数患者波及耳（2.7%）、鼻翼（1.8%）及鼻梁（0.3%）等处，表明此类牵涉痛的范围比较广泛。

本文中大多数患者（76.4%）表现为全头痛或双侧头痛，只有 1/10（左右两侧分别为 11.5% 和12.1%）的患者表现为单侧偏头痛。本文这一结果不同于 Sjaastad 的认识（强调单侧头痛且不向对侧转移）而与国际头痛协会所主张的颈源性头痛诊断标准一致（不强调头痛侧别）。从枕部压痛的情况来看，几乎所有患者（99.9%）均有枕神经卡压的表现，说明枕神经卡压这一病理因素在颈源性头痛的发病中极为重要，临床治疗时如重视此因素可能提高疗效。其中，73.3% 为枕大、小神经混合受累，约 1/4（23.9%）为单发枕大神经受累，少数为单发枕小神经受累（2.1%）。耳大神经受累者极少（0.6%），此结果支持董氏此前的结论。在 330 例患者中，有 273 例（82.7%）在枕部存在明显压痛的同时出现了向枕、头顶、颞、额、眼等区域的放散痛，这种放散痛可表现为在按压枕部相关位置时即时出现，也可能表现为延迟出现（即在按压持续超过约 10 秒后放散痛才出现），只有 17.3% 的患者（57 例）仅有压痛而无放散痛出现，说明放散痛对于诊断颈源性头痛具有重要价值。关于放散痛出现的机制目前尚不清楚。

（4）存在问题及展望　从本文 330 例患者的病史来看，绝大多数的患者因未得到正确的诊断而延误了治疗，本组患者病程最长者甚至达 50 年，足以说明问题。其中约 1/4 的患者分别被诊断为血管神经性头痛（20.3%）和偏头痛（3.9%），还有一些患者被冠以"抑郁状态""紧张性头痛""血管痉挛""脑供血不足"等病名，而更多的患者（73%）则未得到任何明确的诊断，说明目前临床上对颈源性头痛仍存在严重的认识不足，需要引起有关人员的重视。

另外，一些似是而非的问题往往可能因传统认识而左右医生的临床判断。例如，本组患者中 19.4% 有家族头痛病史，但这并不一定说明该病与遗传有关，而是可能源自家庭成员之间相似的生活环境及生活习惯；11.2% 的女性患者头痛在经期发作或加重（但不限于经期发作），而部分女性患者在妊娠期间头痛不发作，这可能是雌激素水平的变化（经期雌激素水平下降，而妊娠期雌激素活性可超过妊娠前 30 倍，孕 38 ～ 40 周时甚至是非孕期的 1000 倍）影响痛阈所致：有研究证实，疼痛阈值与血清雌激素水平两者间呈正相关关系。而从发病机制而言，这部分女性患者头痛的根本原因还是其枕颈部的病变，不能单纯以调经论治。总之需要对病史予以客观分析、综合判断，不可以偏概全。

本项研究还发现，部分患者的颈椎 X 线片（过屈位）显示寰枕间隙消失或狭窄（分别为 7.2% 和11.8%），如何评价其临床意义尚有待探讨。

本病的治疗手段虽有很多，但从远期疗效来看，针刀闭合性手术显示出一定的优势，值得认真研究。

枕部针刀松解治疗颈源性头痛的临床研究
——附 82 例临床疗效观察

李石良、韩峰、王全贵

（原载于《中医骨伤》2012 年第 1 期）

［摘要］目的：观察针刀治疗颈源性头痛的效果，探讨皮神经卡压因素在颈源性头痛发病中的作用。方法：自 2008 年 10 月～2009 年 6 月，采用针刀松解术治疗颈源性头痛患者 82 例，治疗部位为枕部，左右两侧共 8 点（乳突后压痛点、乳突与 C_2 棘突连线中点、枕外隆凸与乳突连线的内 1/3 交点、C_2 棘突水平后正中点旁开 1.5～2cm 处压痛点）。男 23 例，女 59 例；年龄 17～73 岁，平均 41.57 岁；病程 0.5～50年，平均 10.4 年。患者均以头痛为第 1 主诉，本文以改良现时疼痛强度（PPI）评估分级为观察指标。结果：术后 1 个月总有效率为 81.70%（67/82 例），术后 3 个月内复发现象明显。但 14.17%（14/82 例）的患者在治疗后 6 个月未复发。结论：一次针刀松解治疗使 14.17%（14/82 例）的颈源性头痛患者获得临床痊愈，说明皮神经卡压因素是颈源性头痛的重要病因；针刀治疗后 3 个月内患者头痛复发现象明显，提示应在此期间增加治疗次数并扩大治疗范围。

关键词：颈源性头痛　针刀　临床研究

颈源性头痛是目前临床研究的热点问题之一，我们前期已经报告了颈源性头痛的临床特征，并指出其在头痛患者中所占的比例达 89.1%。在进一步的研究中，我们观察了在颈枕部进行单次针刀松解治疗颈源性头痛的效果，并据此提出颈源性头痛的皮神经卡压分型，现报告如下。

1. 资料与方法

（1）临床资料　82 例颈源性头痛患者全部病例均来自中日友好医院针灸科门诊，均以头痛为第 1 主诉，时间为 2008 年 10 月～2009 年 6 月。其中男 23 例，女 59 例；年龄最大者 73 岁，最小者 17 岁，平均 41.57 岁；病程最长者 50 年，最短者 0.5 年，平均 10.4 年；头痛表现为阵发者 63 例，持续存在者 19例；头痛强度评估（PPI）分级为 0 级者 0 例、Ⅰ级者 0 例、Ⅱ级者 1 例、Ⅲ级者 16 例、Ⅳ级者 34 例、Ⅴ级者 31 例；82 例患者中 40 例伴有头晕，27 例伴有耳鸣，54 例伴有颈肩部不适，28 例伴有上肢麻木；26 例头痛发作时无明显诱因，56 例主诉有诱因存在；50 例患者有长期低头工作或使用电脑等不良颈椎姿势的生活习惯（占 61%）；按压特定点可出现放散痛者 57 例（占 69.5%），无放散痛出现者 25 例（占30.5%）；44 例（占 53.7%）患者有颈椎 X 片影像学改变。

（2）方法

1）诊断标准：本文所采用的颈源性头痛诊断标准系在 Sjaastad 于 1990 年提出的诊断标准的基础上增加枕神经卡压的证据。

Sjaastad 于 1990 年提出的颈源性头痛诊断标准为：①间歇性或持续性头痛（初起多呈单侧）同时伴有同侧颈枕部或（及）肩部疼痛、酸困、僵硬等症状；②颈部肌肉紧张、压痛明显，C_2 横突压痛阳性，并向同侧头部放射；③枕神经阻滞后疼痛减轻；④X 线片可见上位颈椎（C_1～C_2）移位，齿状突轴心偏移、生理性前凸消失、变直，甚至反张，颈椎骨质增生等征象；⑤排除颅脑器质性疾病、五官科疾病、颈部肿瘤、结核等引起的头痛。

判断枕部及上颈部颈神经后支卡压的依据：①枕大神经卡压：枕骨隆凸与乳突连线的内 1/3 处及 C_2与乳突尖连线的中点处压痛并同时出现向头部的放散痛；②枕小神经卡压：乳突后缘压痛或同时出现向同

侧头部的放散痛；③耳大神经卡压：乳突尖下缘及胸锁乳突肌后缘中点压痛或出现向同侧耳部的放散痛。

2）纳入标准：符合上述诊断标准且符合以下条件：①无传染病及严重内脏病；②自愿签署知情同意书，接受各项检测并在规定时间内治疗，接受随访；③患者可耐受针刀治疗。

3）排除、剔除标准：①不符合颈源性头痛诊断标准；②孕妇及哺乳期妇女；③颈枕部皮肤感染破溃；④不能按规定完成治疗及随访。

（3）治疗　患者取俯坐位，颈部过屈，额部垫枕；以记号笔在以下 4 处标记：①乳突后压痛点；②乳突与 C_2 棘突连线中点；③枕外隆凸与乳突连线的内 1/3 交点；④ C_2 棘突水平后正中点旁开 1.5 ～ 2cm 处压痛点。常规皮肤消毒，以 0.25% 利多卡因溶液每点 1 ～ 1.5mL 局麻。

针刀操作：刀口线与患者身体纵轴平行，针体垂直皮肤表面缓慢探索进针，针尖到达骨面后纵切 3 ～ 5 刀，横行剥离 2 ～ 3 下。出针，压迫止血，外敷创可贴包扎。

（4）观测指标　改良现时疼痛强度（PPI）评估分级：

0 级：无疼痛。

Ⅰ级：有疼痛但可被轻易忽视。

Ⅱ级：有疼痛，无法忽视，不干扰正常生活。

Ⅲ级：有疼痛，无法忽视，干扰注意力或需服用药物缓解。

Ⅳ级：有疼痛，无法忽视，所有日常活动都受影响，但能完成基本生理需求，如进食和排便等。

Ⅴ级：存在剧烈疼痛，无法忽视，需休息或卧床休息。

（5）观察方法　填写头痛病历、电话随访。

（6）观察时间　术前及治疗后 1 个月末、3 个月末、6 个月末。

（7）疗效判定标准　①痊愈：头痛消失。②好转：头痛减轻，发作时间缩短或周期延长。③无效：头痛症状等无变化。

（8）统计方法　采用 Wilcoxon 符号秩和检验和卡方检验，所有数据采用 SPSS17.0 软件包进行分析，确定 $P < 0.05$ 为有显著性差异。

2. 结果

（1）单次针刀治疗 1 个月后的疗效

① PPI 分级病例数分布情况（表 1-3-1）：

随访结果显示：在单次针刀治疗 1 个月后，82 例患者中，不同级别 PPI 分级的病例数发生了明显变化：PPI 评估为 0 级和Ⅰ级者治疗前均为 0 例，治疗后分别为 16 例和 11 例，PPI 为Ⅲ级者由治疗前的 16 例增加为 18 例，而代表头痛程度严重的Ⅳ级和Ⅴ级的病例数分别由治疗前的 34 例减少为 13 例和由治疗前的 31 例减少为 2 例，说明多数患者的病情得到了显著改善（与治疗前相比，$S=1072.5$，$P < 0.0001$，有显著的统计学意义）。

②治疗后 1 个月临床疗效统计（表 1-3-2）：对患者临床疗效的评估显示：治疗后 1 个月头痛痊愈者 16 例（19.51%），好转者 51 例（62.20%），无效者 15 例（18.29%），痊愈及好转者共 67 例，总有效率为 81.7%。

（2）单次针刀治疗 3 个月的疗效

① PPI 分级病例数分布情况（表 1-3-1）：随访结果显示：在单次针刀治疗 3 个月后，痊愈（PPI 为 0 级）者由 16 例减少为 14 例，PPI 为Ⅰ级者仍为 11 例，PPI 为Ⅱ级者由 22 例减少为 15 例，Ⅲ级者仍为 18 例，而代表头痛程度严重的Ⅳ级和Ⅴ级的病例数分别由 13 例增加为 18 例和由 2 例增加为 6 例，说明部分病例出现了复发，但多数病例头痛发作情况仍明显好于治疗前（$S=689$，$P < 0.0001$，有显著的统计学差异）。

②治疗后 3 个月临床疗效统计（表 1-3-2）：对患者临床疗效的评估显示：治疗后 3 个月痊愈者减为 14 例（17.07%），好转者减少至 40 例（48.78%），头痛复发如治疗前者增加到 28 例（34.15%），痊愈及好转者减少至共 54 例，总有效率减至 65.85%。

（3）单次针刀治疗 6 个月的疗效

①PPI 分级病例数分布情况（表 1-3-1）：随访结果显示：在单次针刀治疗 6 个月后，痊愈（PPI 为 0 级）者仍维持为 14 例，PPI 为 I 级者继续减少，由 11 例减至 9 例，PPI 为 II 级者继续由 15 例减至 13 例，III 级者增加为 19 例，而代表头痛程度严重的 IV 级和 V 级的病例数分别由 18 例减少为 17 例和由 6 例增加至 10 例，说明针刀治疗 6 个月后复发情况进一步加重。但就总体而言，多数病例头痛发作情况仍明显好于治疗前（$S=540.5$，$P < 0.0001$，有显著的统计学差异）。

表 1-3-1　82 例 CEH 患者单次针刀治疗前后 PPI 分级病例数变化情况（例）

P P I 分 级	0 级	I 级	II 级	III 级	IV 级	V 级
治　疗　前	0	0	1	16	34	31
治 疗 后 1 个 月	16	11	22	18	13	2
治 疗 后 3 个 月	14	11	15	18	18	6
治 疗 后 6 个 月	14	9	13	19	17	10

②治疗后 6 个月临床疗效统计（表 1-3-2）：对患者临床疗效的评估显示：治疗后 6 个月痊愈者维持为 14 例（17.07%），好转者减少至 34 例（41.46%），头痛复发如治疗前者增加到 34 例（41.46%），痊愈及显效者减少至共 48 例，总有效率减至 58.54%。

表 1-3-2　82 例 CEH 患者单次针刀治疗前后临床疗效变化情况（%）

临床疗效	痊愈率	好转率	无效率	总有效率
治疗后 1 个月	19.51	62.20	18.29	81.70
治疗后 3 个月	17.07	48.78	34.15	65.85
治疗后 6 个月	17.07	41.46	41.46	58.54

（4）单次针刀治疗后的复发问题

①对 82 例患者 PPI 分级情况的随访统计显示：随着时间的延长，代表头痛强度的 PPI 分级的各级病例数的分布出现比较明显的变化，尤其是代表较重病例的 IV 级和 V 级的病例数增加较为明显，说明单次针刀治疗后头痛症状会有一定的复发现象。为此，我们对各个随访时间点的有效病例数和无效病例数进行了统计，以评价单次针刀治疗的临床意义（表 1-3-3）。

表 1-3-3　82 例 CEH 患者单次针刀治疗前后各时间段的有效、无效病例数（例）

单次治疗	治疗后 1 个月	治疗后 3 个月	治疗后 6 个月
有效病例数	67	54	48
无效病例数	15	28	34

②对单次针刀治疗后 1 个月与治疗后 3 个月有效病例数与无效病例数的统计显示：卡方检验 $P < 0.05$，有显著性差异；说明单次治疗后 3 个月的总有效率较治疗后 1 个月的总有效率明显下降，意味着治疗后 3 个月内部分病例疗效不稳定。

③对单次治疗后 3 个月与治疗后 6 个月有效病例数与无效病例数的统计显示：卡方检验 $P > 0.05$，

无显著性差异；说明单次治疗后 3 个月与治疗后 6 个月总有效率大致相当，表明针刀治疗 CEH 的远期疗效虽较近期疗效有所下降，但 3 个月后趋于稳定。

3. 讨论

（1）皮神经卡压与 CEH 发病及针刀松解治疗的关系　CEH 的发病可能与多种因素有关，解剖会聚理论、机械刺激学说、炎性水肿学说、肌肉痉挛学说等代表了研究者的不同观点。在不同的个体，发病因素可能各有侧重，深入研究不同因素与 CEH 发病的关系对于提高临床治疗的针对性至关重要。

分布于头颈部的皮神经（枕大神经、枕小神经和耳大神经、高位颈神经等）、走行于头颈部的血管（颈动脉、椎动脉）及头颈部的肌腱、筋膜、韧带、软骨等组织，构成了颅外对痛觉敏感的组织结构。皮神经位置表浅，其主要行程位于筋膜层内，当筋膜组织因各种原因出现张力增高时容易使皮神经受到卡压，从而引起头痛。

针刀治疗的主要目的是通过对筋膜的切割松解降低枕部和颈部筋膜组织的高张力状态，减轻或解除其对皮神经所造成的压迫刺激，从而缓解由此造成的头痛。因此，如果针刀松解治疗可以有效地缓解或解除头痛，那么就说明其头痛的主要原因与皮神经卡压密切相关。

（2）CEH 皮神经卡压型的提出——本研究所提示的问题及应对策略　本研究的设计思路是在限定治疗部位与次数的前提下观察针刀治疗 CEH 的效果及探讨皮神经卡压因素在 CEH 发病中的作用。结果表明：在枕部及上颈部进行针刀松解治疗对 CEH 头痛的缓解有确切的作用，其中 17.07% 的患者在治疗后 6 个月未复发，说明皮神经卡压因素确实是部分 CEH 患者的主要病因，这一结果提示对于 CEH 这种多因素致病的疾病必须进行临床分型以提高治疗的针对性，本研究提示 "皮神经卡压型" 是 CEH 的一种类型（其数量至少占全部 CEH 患者的 17.07%），其首选治疗方法应为针刀松解。另外，单次治疗总有效率（81.70%）较高也说明皮神经卡压因素是多数 CEH 患者发病的因素之一。

本研究还观察到：在单次治疗后的 3 个月内，CEH 患者病情有明显的复发现象，说明单次、限定部位针刀治疗不能消除引起头痛的全部病理因素。这些因素中可能包括无菌性炎症、椎间盘源性因素、椎间关节病变等，当然也可能包括存在于更广泛范围的皮神经卡压因素，提示应该进行更加深入的研究以确定 CEH 的临床分型并探讨相应的治疗方法。在后期的研究中，我们已经发现扩大针刀治疗范围（扩展至颈部中下段甚至肩胛上角）有助于提高头痛的缓解率，说明 CEH 的皮神经卡压因素并不仅限于枕部和上颈部。

Tinel 征在颈源性头痛中的诊断意义

李石良

（第十四届世界临床疼痛大会暨第一届亚洲疼痛大会演讲稿）

一、基本问题

作者的一项研究显示，82.7%（273/330 例）的颈源性头痛患者枕部受到按压时出现向头部的放散痛现象。

本研究的方法是按照 Sjaastad 于 1990 年提出的诊断标准筛选颈源性头痛病例，然后对这些患者在枕部的特定位置进行按压，统计放散痛现象的出现率。

放散痛的诱发方法：检查者以拇指在患者的下列位置用力按压，询问患者是否出现向头部（头顶、颞部、额部、眶周、眼球等）的放散痛：

1. 枕外隆凸与乳突连线的内 1/3 处。
2. 第 2 颈椎棘突与乳突尖连线的中点。
3. 乳突后缘压痛或同时出现向同侧头部的放散痛。
4. 乳突尖下缘及胸锁乳突肌后缘中点压痛或出现向同侧耳部的放散痛。

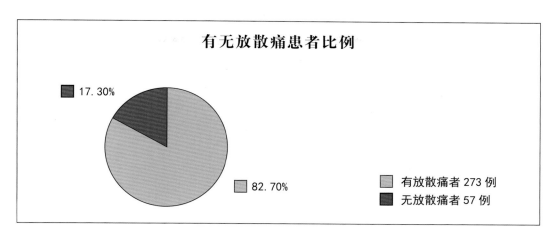

图 1-3-24　颈源性头痛患者出现放散痛的比例

二、放散痛的机制及其临床意义

放散痛现象一般见于周围神经损伤，其临床表现特征与 Tinel 征一致。

Tinel 征是周围神经外科最重要的诊断方法之一，临床应用广泛。Tinel 征是法国医生 Jules Tinel 于 1915 年发现的存在于周围神经损伤患者的临床现象，是指叩击神经损伤或神经损害部位或其远侧，从而出现其支配皮区的放电样麻痛感或蚁走感，代表神经再生的水平或神经损害的部位。同年，对此并不知情的德国医生 Paul Hoffmann 也同时发现了这一现象并发表了相关论文。Tinel 对该现象的描述是：在损伤的神经干上施加压力，通常患者都会产生一种麻刺感，麻刺区即是该损伤神经的远侧分布区。

关于 Tinel 征的机制，Tinel 和 Hoffmann 都假设该试验阳性代表在神经再生的过程中出现了新鲜的、尚不成熟的轴突。Hoffmann 更强调其代表了感觉纤维的再生，他指出再生的神经纤维其刺激阈值比正常纤维要低得多。Tinel 指出，疼痛代表痛觉神经纤维受到激惹刺激，而麻痛代表触觉神经纤维有再生，他观察到疼痛局限于损伤的局部，而麻痛则向远侧放射。麻痛现象通常在神经损伤 4～6 周后出现，伴随着神经再生的进程，持续 8～10 个月或更长时间才消失。

关于 Tinel 征的临床诊断价值，虽然目前仍存在争论，但其临床应用主要有三个方面：①判断神经损伤后是否再生及再生速度；②判断神经损伤后断端是否有创伤性神经瘤形成；③判断周围神经卡压的部位。慢性神经卡压逐渐造成部位轴突变性和脱髓鞘，变性的轴突近端则继发性地再生出新的轴芽，如卡压因素未解除，再生轴芽不能长入远端神经鞘膜管而堆积于局部，表现为 Tinel 征固定于卡压点。一般认为 Tinel 征对于判断神经卡压的敏感性为 60%～70%。

从临床特征来看，在部分颈源性头痛患者的枕部按压诱发出头顶、颞部、耳周等枕大、枕小、耳大神经远端支配区域放散痛的这一现象与 Tinel 征的表现是一致的；从病理机制来看，学术界公认颈神经（尤其是高位颈神经）后支卡压是颈源性头痛的重要病因，这也符合 Tinel 征的发生机制。因此，无论是临床特征还是病理机制，都支持将 Tinel 征应用于颈源性头痛的诊断，从解剖学角度分析，笔者认为颈源性头痛患者出现 Tinel 征的基础是因为头颈部的皮神经（枕大神经、枕小神经和耳大神经、高位颈神经等）受到机械卡压（如筋膜挛缩、肌肉痉挛等）所致，所以主张将这部分颈源性头痛患者称为"皮神经卡压型"。

三、Tinel 征的诱发部位

在颈源性头痛（皮神经卡压型）患者，临床上诱发 Tinel 征的部位主要位于枕部及上颈部，部分患者在下颈部甚至肩胛区域也可诱发，具体的诱发部位如下：

1. 枕大神经浅出点：枕外隆凸下 2.5cm，旁开 2cm（约为枕外隆凸与乳突尖连线的中内 1/3 交界处）。
2. 枕小神经在枕部走行区：第 2 颈椎棘突水平后正中点与乳突尖连线的中点及乳突后缘。
3. 耳大神经走行区：乳突尖下缘与胸锁乳突肌后缘中点。
4. 第 2 颈椎横突：第 2 颈椎棘突水平两侧的骨性突起。
5. 颈部肌肉筋膜及颈椎关节突关节囊：第 2 ～ 7 颈椎棘突旁开 2 ～ 3cm 区域。
6. 肩胛上角区域。
7. 眶上缘：定两点——眶上切迹点（约为眉中线与眶上缘交点）与眶内上缘点（约为眉内侧端与眶上缘交点）。

四、Tinel 征适用于颈源性头痛（皮神经卡压型）诊断的解剖学依据

分布于头颈部的皮神经（枕大神经、枕小神经和耳大神经、高位颈神经等）、走行于头颈部的血管（颈动脉、椎动脉）及头颈部的肌腱、筋膜、韧带、软骨等组织，构成了颅外对痛觉敏感的组织结构。皮神经位置表浅，其主要行程位于筋膜层或肌肉及肌间隙内，当这些组织因各种原因出现张力增高时容易使皮神经受到卡压，从而引起头痛。详细内容参见本章解剖学基础部分。

五、存在的问题

1. 以往的颈源性头痛诊断标准均未重视 Tinel 征。
2. 从病因来看，颈源性头痛应该有不同成因（卡压——机械刺激，炎症——化学刺激等）。相应的，临床上应该有亚型分类，以便针对不同亚型给予相应的治疗措施。
3. 不同亚型可能存在于同一个病变个体，因此，同一个患者可能需要多种治疗。

我们的研究证实：在所有颈源性头痛患者中，皮神经卡压型至少占 17.07%（14/82 例），证据是这部分患者通过在枕部进行一次针刀松解治疗即获得了临床治愈（术后头痛消失，随访 6 个月未复发）。但也有部分颈源性头痛患者针刀治疗的效果并不理想，对这部分患者的进一步检查证实确实另有原因，需要相应的针对性治疗。

六、结论

从解剖结构分析，颈神经后支（包括枕大神经、第 3 枕神经等）在枕颈部分布表浅，而且它们和肌肉、筋膜、关节（包括分布于关节囊的关节支）紧密毗邻，有可能因肌肉、筋膜的紧张（或瘢痕、挛缩）及关节的位移、关节囊的增厚（或肿胀）等病变而受到压迫。

董福慧教授等多位学者的实验研究都证实，机械压迫可以造成外周神经脱髓鞘等改变。这种改变如下：①髓鞘改变包括脱髓鞘（髓鞘明显减少）、变形、颜色变浅；严重者出现髓鞘大量变性、外形不规则、皱褶分裂，甚至呈颗粒状，或已溶解呈空泡状，或崩解。②轴突病变包括轴突肿胀；严重者出现轴突碎裂、溃变，甚至出现轴突崩解，神经 Waller 变性或神经纤维结构基本消失。

基于以上分析，在颈源性头痛的某种类型（皮神经卡压型）中，可能存在与 Tinel 征病理机制相似或相同的改变，将 Tinel 征用于颈源性头痛（皮神经卡压型）的诊断具有一定的理论依据。

第四章　颈源性听力障碍

　　耳聋（deafness）和耳鸣（tinnitus）是常常伴随出现的一组症状，二者有着密切的联系。1821 年 Jean Marc Itard 最先提出大部分耳鸣患者存在听力损失，除少数（9%）耳鸣患者无听力障碍外，绝大部分耳鸣患者伴有听力减退，只是有时听力减退程度较轻而不被患者所察觉，或者患者因耳鸣严重而忽略了听力障碍带来的影响。有学者认为，耳鸣和耳聋可能有着相似的神经病学机制，或者说耳鸣是听觉周围系统损害后，听觉中枢发生可塑性改变的结果。

　　耳鸣是一种常见的临床症状，尤其在老年人群中出现的比例更高。Stouffer 等（1990 年）报道，在美国耳鸣的发病率约占总人口的 32%。从中国的统计资料来看，黄选兆等报道，耳鸣在人群中发生率为13% ～ 18%，黄魏宁等（2003 年）报道，老年人群（60 岁以上）中耳鸣的发生率为 34%，其中因耳鸣严重而求医的占 0.4% ～ 2.8%。很多患者受耳鸣的严重困扰，影响工作、生活、睡眠、娱乐及与他人的正常交往，甚至会导致心理障碍。

　　既往认为，内耳供血障碍、感染（特别是病毒感染）、创伤、噪声、肿瘤、自身免疫性疾病、中毒（特别是耳毒性药物）、情绪激动、睡眠不足、衰老等都可能成为造成耳聋、耳鸣的原因。梅尼埃病患者因存在内耳膜迷路的积水，也可表现为听力减退。在上述致病因素之中，多数学者认为内耳供血障碍最为重要。

　　颈源性听力障碍（cervicogenic hearing impairment）是指因颈椎病变导致椎 - 基底动脉血运受阻、内耳动脉血流量下降，造成内耳血运障碍所产生的症候群，其主要症状有听力下降（包括突发性耳聋和渐进性耳聋）、耳鸣、眩晕、颈部不适等。

　　依据纯音测听结果，耳聋分为感音神经性耳聋（气、骨导曲线呈一致下降）和传导性耳聋（骨导正常或接近正常，气导听阈提高，气、骨导间有间距）。颈源性听力障碍中所涉及的耳聋为感音神经性耳聋。

　　临床上主诉为耳鸣的患者中有两种表现：一类是在无外界相应声源或外界刺激的情况下耳内有响声的一种主观感觉，称为主观性耳鸣；另一类是耳鸣不但自己能感受，他人也能听到，这类耳鸣常为吱吱声、咔哒声或血管搏动声，称为客观性耳鸣。颈源性听力障碍中所涉及的耳鸣症状为主观性耳鸣。

第一节　解剖学基础

一、颈部大体解剖

　　参见"颈项部解剖"一章。

二、听觉的解剖学基础

（一）耳的解剖

　　耳由位觉器官和听觉器官组成，二者功能虽不同，但在结构上关系密切。

　　耳分为外耳、中耳、内耳三个部分。

　　外耳（external ear）有突出的耳轮，收集声波，并将其沿耳道传至鼓膜。鼓膜是薄如绵纸的一层紧张的膜，大小有如小手指的指甲。平常谈话的音波，可使鼓膜发出极轻微的振动，这种振动连显微镜也难以看出，却是进入声音世界的钥匙。

　　中耳（middle ear）是位于鼓膜与内耳之间的狭小鼓室，其大小约为半寸长、1/4 寸宽，充满空气并借咽鼓管与鼻咽部相通，从而保持室内与大气压平衡。室内有连结成链的三块听小骨（锤骨、砧骨和镫骨）从鼓膜连至内耳，以传递鼓膜的震颤。这三块小骨巧妙地连在一起形成环形，接受鼓膜的振动，将音波扩大 22 倍之后，再由一个名叫"卵圆窗"的小薄膜——镫骨即附着在此膜上——传到内耳。

内耳（internal ear）是颞骨岩部内一系列互相连通的腔与管（骨迷路），悬于骨迷路中的是更为复杂的膜迷路。膜迷路的一部分是蜗迷路，接受声波刺激；另一部分是前庭迷路，记录头部转动和重力场作用于它的方向等，与平衡觉有关。因而，内耳又名前庭蜗器（位听器），它有前庭蜗（位听）神经（Ⅷ）分布。

内耳中有关听觉的核心结构是听觉感受器——螺旋器（spiral organ），位于蜗管内的基底膜上，基底膜由纤维组织构成，其纤维的排列如同钢琴的琴弦，称为听弦。人类的基底膜大约有 24000 条听弦，听弦的长度自蜗底至蜗顶逐渐增加。

螺旋器由感觉细胞（sensory cell）、支持细胞（supporting cell）和盖膜组成。感觉细胞即听毛细胞，因其顶端有静纤毛（stereocilium）而得名，包括内毛细胞（inner hair cell）和外毛细胞（outer hair cell）。毛细胞的纤毛是富含肌动蛋白的微绒毛，具有较高的劲度。

人类内毛细胞的数量大约为 3500 个，外毛细胞总数约 12000 个，其神经支配有显著差异，耳蜗传入神经纤维绝大部分（95%）与内毛细胞发生联系，仅少部分（5%）分布至外毛细胞。支配外毛细胞的耳蜗传出神经为内侧橄榄耳蜗束，纤维粗大，为有髓鞘纤维，与外毛细胞有直接突触联系；而支配内毛细胞的耳蜗传出神经为外侧橄榄耳蜗束，纤维较细小，为无髓鞘纤维，与内毛细胞底部的传入神经末梢形成突触。上述解剖特征表明两种听毛细胞可能具有生理功能上的差异。

（二）听觉中枢系统解剖

听觉传导通路从外周听觉器官经脑干传递至大脑皮质，由多级神经元构成。虽然听觉信息最终被传送至大脑皮质处理，但皮质下各级听觉通路对声音信息进行不同程度的分析、加工和处理。同时，大脑皮质和各级听觉中枢通过下行的传出神经系统对听觉周围系统进行精确的调控，对于听觉系统履行正常的功能具有重要意义。

1. 听觉传入通路（afferent pathway）

第 1 级神经元［螺旋神经元（Ⅰ型——内毛细胞，Ⅱ型——外毛细胞）］→第 2 级神经元（耳蜗神经核）→第 3 级神经元［上橄榄复合体（内侧上橄榄核、外侧上橄榄核、斜方体核）］→第 4 级神经元（下丘核和外侧丘系核）→第 5 级神经元（内侧膝状体）→听皮质

听觉传入通路的周围部分位于耳蜗。

耳蜗的螺旋神经元（spiral neuron）是听觉传入通路的第 1 级神经元，听力正常的成人螺旋神经元总数为 35000～50000 个，螺旋神经元分为Ⅰ型和Ⅱ型。Ⅰ型螺旋神经元是一种双极细胞，位于蜗螺旋管内，其树突末梢穿越骨性螺旋板内的缰孔分布到螺旋器的内毛细胞（每个内毛细胞约与 20 个Ⅰ型螺旋神经元形成突触联系），其轴突汇入蜗轴的中心管道组成蜗神经；Ⅱ型螺旋神经元胞体较小，主要支配外毛细胞（每个Ⅱ型螺旋神经元支配约 10 个外毛细胞）。两种类型螺旋神经元的轴突形成耳蜗神经，在内听道内走行，通过内耳门入颅后进入脑干。

进入脑干后终止于延髓与脑桥交界处的耳蜗神经核（cochlear mucleus），包括耳蜗腹核（ventral cochlear nucleus）和耳蜗背核（dorsal cochlear nucleus），这是听觉传入通路的第 2 级神经元。因此，由耳蜗产生的信息在脑桥和更高层次的脑干结构中被中枢神经系统接受，听觉中枢传导通路从脑干开始。

听觉通路的第 3 级神经元位于上橄榄复合体（superior olivary complex），它主要由 3 个亚核组成，包括内侧上橄榄核（medial superior olivary nucleus）、外侧上橄榄核（lateral superior olivary nucleus）和斜方体核（trapezoid nucleus）。上橄榄复合体被认为是听觉通路的转播和反射中心，其 3 个亚核共同参与辨别声音方向的功能。

听觉通路的第 4 级神经元位于下丘核和外侧丘系。下丘被认为是位于中脑的听觉信号中转站，也是初级听觉中枢。

内侧膝状体是间脑的听觉转播站，属于较高级的听觉中枢，被认为是听觉传入通路的第 5 级神经元。听觉信号将在这里被放大以后传入大脑听皮质。

听皮质（auditory cortex）是听觉的最高中枢，人类听皮质主要位于大脑颞上回（superior temporal gyrus）的海马回内，称为初级听皮质（primary auditory cortex）或听觉相关区域（association auditory area）。在听皮质，神经元接受来自双侧耳蜗的传入信号，或者说一侧耳蜗的传入神经冲动可以投射至双侧的听皮质，但是听皮质对来自对侧的传入刺激更敏感。

2. 听觉传出神经通路（efferent pathway）

高位听觉中枢→上橄榄复合体→耳蜗毛细胞

听觉传出神经通路并不像传入通路那样划分出明确的神经元分级。听觉传出系统的中枢核团位于上橄榄复合体，上橄榄核中耳蜗传出神经元的胞体与来自耳蜗腹核的传入纤维发生联系，并接受来自高位听觉中枢的下行纤维控制，上橄榄核中传出神经元发出纤维下行至耳蜗毛细胞，并有少部分纤维分布至耳蜗神经核，因此，听觉传出神经系统被称为橄榄耳蜗系统（olivocochlear system）。

橄榄耳蜗神经纤维离开脑干后，聚集成束加入至前庭神经中走行，伴随前庭神经下支进入内听道。在内听道底部，橄榄耳蜗束随前庭下神经到达球囊附近分离出来，形成前庭耳蜗吻合支，进入蜗轴后形成节内螺旋束，然后分叉形成无数细小的分支并进入蜗轴螺旋管内盘旋上升，单根或小股传出神经纤维进入骨螺旋板后再次聚集成束，同时以螺旋走行方式向蜗尖方向盘旋并逐渐接近骨性螺旋板的边缘。在骨性螺旋板内，传出神经纤维再分散成小束进入缰孔。穿越缰孔后一部分纤维在内毛细胞下方组成内螺旋束，主要为外侧橄榄耳蜗神经纤维，向蜗尖方向继续盘旋走行，同时发出较小神经末梢终止于内毛细胞下方的传入神经末梢或者与之联系；另一部分纤维则组成隧道螺旋束，主要为内侧橄榄耳蜗神经纤维，它以较大的神经末梢直接与外毛细胞底部形成突触，或者与支配外毛细胞的Ⅱ型传入神经末梢发生联系。

近年来，人们对听觉传出神经系统在耳蜗的分布及其意义日益重视。研究表明，耳蜗底周的神经纤维分布较密，从耳蜗底周至顶周的传出神经纤维逐渐减少，传出神经纤维的分布与耳蜗的听觉处理功能有密切关系。

大量形态学研究证实，内侧橄榄耳蜗传出神经递质是乙酰胆碱。Schuknecht最早研究发现，去除传出神经支配后，耳蜗中乙酰胆碱酯酶（AChE）的组织化学产物消失。此后，在传出神经末梢、轴突和胞体中均发现调节乙酰胆碱代谢的乙酰胆碱酯酶和胆碱乙酰化酶，且它们的活性与传出神经在耳蜗各部位外毛细胞的分布密度一致。电子显微镜观察也证实胆碱乙酰化酶的免疫组化反应着色部位在外毛细胞底部的传出神经突触上。除了乙酰胆碱，近年也有研究表明，在传出神经末梢和轴突上发现γ氨基丁酸（GABA）阳性免疫反应，离体外毛细胞对GABA激动剂和拮抗剂产生电化学反应，表明GABA也可能是内侧传出神经递质之一。近年国内学者发现，在人体内侧和外侧橄榄耳蜗传出神经两个亚系统中均有乙酰胆碱和GABA能神经纤维成分，但两种纤维的分布特征不同。胆碱能神经纤维在耳蜗底周分布较密，而GABA能纤维在第2周顶端分布较密集。

听觉传入和传出神经系统之间存在广泛联系，尤其是在低位脑干听觉中枢，这种联系建立起一套耳蜗-耳蜗神经核-上橄榄核-耳蜗的完整反馈通路。此外，上橄榄核神经元的树突与来自高位听觉中枢的纤维也有广泛联系，表明各级听觉高级中枢对这一反馈通路有重要的控制作用。

三、听觉的生理基础

（一）听觉周围系统生理

听觉周围系统的基本功能是将声音转变为神经冲动，以及使声音信息按一定的编码方式向中枢传递。

1. 外耳（external ear）

外耳包括耳郭和外耳道，主要功能是集音作用，即从声场中收集声波并传播到鼓膜；同时，它对某些频率的声波有增压作用，并有助于声源定位。

2．中耳（middle ear）

中耳的主要功能是将外耳道内空气中的声音振动能量传递至耳蜗的淋巴液中，这种传递主要是通过增压效应来完成的。中耳包括鼓膜、听骨链及其附着肌肉、咽鼓管等结构，通过这些结构的增压作用，当声波从鼓膜经听骨链传递到前庭窗时，其效应可增加22.1倍，从而基本上能够补偿声波从空气进入淋巴液因阻抗不同所衰减的能量。咽鼓管的作用是通过它的开、闭来调节鼓室内的压力，使之与外界保持平衡，以保证中耳传音装置的活动。

3．耳蜗（cochlea）

耳蜗的听觉功能可概括为两个方面：一是感音功能，即将传入的声能转换成对耳蜗神经末梢的适当刺激；二是对声音信息的初步分析处理。

耳蜗的听觉生理过程可以归纳如下：

声音刺激引起耳蜗机械运动→毛细胞兴奋→耳蜗的机械→电转导过程→内耳生物电现象→耳蜗对声音信息的编码

4．听神经（auditory nerve）

听神经的主要功能是将耳蜗毛细胞机械－电转换的信息向听觉中枢传递。在信息传递的过程中，神经信息是按一定的方式进行编码（coding）传输的。听神经冲动是以全或无的方式传播的，不同形式编码的神经冲动作用于听觉中枢，产生不同的音调和响度感觉。

（二）听觉中枢生理

耳蜗将包含声音信息的机械振动转变为神经冲动后，冲动按一定的编码方式经耳蜗神经传递至听觉中枢通路，经各级听觉中枢处理后，最终传送至大脑皮质而产生听觉。

人类听觉系统可以分辨出 20～20000Hz 范围内不同频率的声音信号，对频率的敏锐分辨能力甚至达到能辨别两个音调小于 1Hz 的声音。

人类对声音刺激信号强度的感知范围为 0～120dB，并且对声音强度的辨别十分敏感。

听觉传出神经和传入神经系统构成一个完整的反馈通路，在这个反馈通路中，感受器和效应器都是耳蜗听毛细胞。

复杂声音信息的精确分辨、处理和加工主要在听皮质完成。人类听皮质位于大脑颞叶的颞横回前部。在听皮质具有 6 种不同特征和形态的、呈不同层次排列的神经元，在这些神经元之间存在纵向的相互联系。听皮质神经元具有读不同频率声音刺激的敏感区，而且每一纵列的神经元具有相同的特征频率，说明听皮质对听觉信息的处理是以一组神经元为兴奋单位进行的。

大脑皮质对听觉信息的处理过程尚不清楚。一般认为，对听觉信息最基本的处理过程在较低级中枢和听觉周围系统进行，如对声音频率的辨别主要取决于初级神经元的调谐功能，强度辨别则主要取决于参与发放神经冲动信号的初级神经元的数量。初级神经元和脑干是识别音调和声音持续时间的重要场所，脑干是处理和感受双耳声音刺激的中心部位，但是，对上述信息的最终感知仍取决于完整的听皮质。因此，听皮质可能主要承担对复杂听觉信息的处理和感知，而一般的简单信号大多由初级和较低级的神经核团首先进行加工和处理。

值得注意的是，听觉中枢系统的神经元具有相当大的可塑性（plasticity），在原有的周围信号刺激发生改变时听觉中枢可能出现功能重组，当外周传入信息减弱时神经元可以自动提高对弱信息的灵敏度。

（三）内耳的血液供应

内耳的血液供应大部分来自内耳动脉（labyrinthine A）。此动脉又名迷路动脉、内听动脉，是一组细小的动脉，多发自小脑前下动脉或基底动脉，少数发自小脑后下动脉和椎动脉颅内段。除内耳动脉外，内耳的血液供应还有一小部分来自耳后动脉(posterior auricular A)与茎乳动脉（颈总动脉系统）。

1．内耳动脉（labyrinthine A）

内耳动脉通常有 1～4 支（以 1～2 支居多），其直径在 0.15～0.42mm 之间，一般经内耳门前缘与面神经之间入内耳道，形成血管袢，走行于面神经与内耳道前内侧壁之间，向内耳道底行进，然后经面神经深面至前庭神经前上方的骨槽中，沿途除发出细支至有关的神经外，主支进入内耳道底，然后进入内耳。有研究表明，内耳动脉所形成的动脉袢有 5 种类型。内耳动脉在内耳又进一步分为前庭动脉和耳蜗动脉：前庭支分布于椭圆囊（utricle）、球囊（saccule）和半规管（semicircular canal）；蜗支分为十多支，经蜗轴内的小管分布于蜗螺旋管。

内耳动脉来源于椎动脉（vertebral A）与基底动脉（basilar A）。椎动脉成对，经枕骨大孔入颅。两侧椎动脉各有一最大分支——小脑后下动脉分布至小脑半球下面的后部和脊髓的侧面，发出分支后，椎动脉继续上行至脑桥延髓沟正中处合并为基底动脉。基底动脉在其起始段发出一个分支——小脑前下动脉（anterior inferior cerebellar A）分布于小脑下面的前部。

关于内耳动脉发自椎 - 基底动脉的位置，国内外报道略有不同，Shalari（1994 年）和陈合新等（2000年）分别报道内耳动脉由小脑前下动脉发出的比例为 60% 和 74%，其余则发自小脑后下动脉、基底动脉或椎动脉。

如果内耳动脉是由椎动脉或小脑后下动脉发出的，那么患颈椎病时某一侧椎动脉受累可能导致同侧内耳的缺血改变。

2. 耳后动脉（posterior auricular A）与茎乳动脉（stylomastoid A）

耳后动脉是颈外动脉（来自于颈总动脉）的分支，在耳郭和乳突之间上行，分布于耳郭后面与枕部皮肤。耳后动脉发出茎乳动脉分布到部分半规管。

前庭动脉、耳蜗动脉和茎乳动脉这三支动脉皆为终动脉，不能相互代偿。颈椎病变累及椎动脉时，可使椎动脉血运受阻，基底动脉供血不足，可以影响内耳的血液供应，从而产生眩晕等症状，长期持续缺血可导致耳鸣、耳聋。

3. 椎动脉的行径及分段

参见"颈项部解剖"一章。

4. 颈后部肌群与椎动脉的关系

头上斜肌和头后大直肌痉挛，直接压迫从枕下三角中通过的椎动脉，可直接影响椎动脉供血，出现耳鸣、头昏、头痛等症状。

如联系枕颈部的头后小直肌（起于 C_1 后结节，止于下项线内侧分）、头半棘肌（起于颈椎棘突和上胸椎横突，止于枕骨上、下项线）、头夹肌（起于 $C_3 \sim C_7$ 棘突、项韧带和 $T_1 \sim T_3$ 棘突，止于上项线外侧和乳突），头最长肌（起于 $C_3 \sim C_6$ 横突，止于乳突）等损伤变性，继发肌痉挛，可使寰枕间隙变窄，间接压迫从中通过的椎动脉，亦可影响椎动脉供血，出现耳鸣、头昏、头痛等症状。

（四）颈部交感神经与内耳的关系

颈部交感神经有细小分支到中耳鼓室，交感神经刺激可能影响鼓室，进而通过鼓室与内耳的联系导致耳鸣。

1. 颈部交感神经概观

颈部交感干（sympathetic trunk）位于颈血管鞘的后方，颈椎横突的前方，颈长肌的浅面和椎前筋膜的深面。干上有上、中、下 3 个神经节，即由颈部第 1、2、3、4 节融合而成的颈上神经节（superior cervical ganglion），第 5、6 节融合而成的颈中神经节（middle cervical ganglion），第 7、8 节融合而成的颈下神经节（inferior cervical ganglion）。它们之间以节间支相连。

2. 颈部交感神经与内耳的联系

颈上神经节呈梭形，为交感干神经节中最大者，位于第 2 ～ 3 或第 4 颈椎横突的前方。在其上端分出颈内动脉神经，该分支沿颈内动脉后侧上升，形成环绕颈内动脉的颈内动脉丛；自颈内脉动脉丛分出颈鼓神经，继而形成鼓室神经，入鼓室后形成鼓室丛，分布于鼓室、乳突小房及咽鼓管的黏膜。其内脏运动纤维出鼓室后终于耳神经节，换元后支配腮腺。

此外，位于第 7 颈椎横突与第 1 肋骨颈前方的颈下神经节（又称星状神经节）的节后纤维亦有成分沿颈内动脉、椎－基底动脉系统的周围神经丛、鼓丛神经和第Ⅵ、Ⅶ、Ⅹ脑神经耳支进入内耳，分布到放射状动脉。

以上这些神经存在着丰富的肾上腺能、神经肽（P 物质、降钙素基因相关肽、神经肽 Y 等）能纤维，共同参与调节内耳微循环。

第二节　病因病理

一、颈源性听力障碍的病因之一——内耳缺血

感音性神经性耳聋是内耳、耳蜗神经、脑干听觉通路及听觉中枢病变所致听力损失的统称，即听觉系统无结构性破坏，但听觉功能降低。关于其发病原因，内耳供血障碍学说为多数学者所推崇。出血或血管栓塞则可导致内耳供血突然中断从而引发突发性耳聋。另外，感染（特别是病毒感染）、创伤、噪声、肿瘤、自身免疫性疾病、中毒（特别是耳毒性药物）、情绪激动、睡眠不足、衰老等都有可能成为耳聋的病因。梅尼埃病患者因存在内耳膜迷路的积水，也可表现为听力减退。

本节只讨论由于椎－基底动脉血流障碍对内耳的影响。

耳鸣的发生可能与以下因素有关：耳蜗及蜗后病变、中枢机制、5-HT 系统功能异常、皮层可塑性改变等。其中，耳蜗及蜗后病变最为重要，而关于耳鸣患者内耳损害的原因，多数学者认为相当部分的病例与内耳供血障碍有关。实验证实，兔内耳血供阻断 1 分钟可造成兔听觉不可逆损伤。内耳血管纹血管和内耳动脉及分支血管均为终末血管，没有侧支循环，因此，内耳供血障碍容易损伤听觉功能。

内耳供血障碍学说认为，内耳血液供应的迷路动脉的某一终末支血栓或栓塞形成、血管痉挛均可导致突发性耳聋，而耳鸣症状的产生可能是由于内耳供血障碍导致基底膜上某处外毛细胞损伤，临近健康的外毛细胞代偿性地增加本身的摆动，这样过度的活动超过听阈而被感知为耳鸣。

内耳供血障碍的原因可能与多种因素有关，如颈椎病（椎—基底动脉血流缓慢）、高脂血症、血液流变学障碍、血管病变、内耳血管痉挛、内耳微循环改变、线粒体病变、红细胞变形能力差、贫血、颈动脉解剖结构异常等，其中颈椎病引发的内耳缺血十分常见。

动物实验表明，颈椎病变所导致的椎－基底动脉供血不足可造成内耳循环障碍，进而出现耳蜗病变。郑重等以组织硬化剂——775 注射液注射至家兔颈椎横突附近软组织建立椎动脉型颈椎病模型。该模型兔表现为颈椎大量瘢痕组织形成，造模侧椎动脉管壁纤维化、椎动脉与瘢痕广泛粘连引起狭窄，椎动脉平均血流速度降低、阻力指数及搏动指数升高。通过激光多普勒血流计测定该模型兔的内耳血流量的结果显示：模型第 2 周组内耳血流量与正常家兔对照组相比无显著差异（$P > 0.05$），而模型第 4 周组和模型第 8 周组则显著低于对照组（$P < 0.05 \sim 0.001$），模型第 8 周组显著低于模型第 2 周组和模型第 4 周组（$P < 0.001$）。研究者还在测定椎动脉平均血流速度、基底动脉平均血流速度和内耳动脉血流量的基础上对它们的相关关系进行了统计学分析，结果显示：模型组椎动脉血流速度及基底动脉血流速度较对照组显著降低，基底动脉平均血流速度与椎动脉平均血流速度呈显著性相关（$R=0.8200$，$F=72.051$，$P=0.000$；$R=0.7460$，$F=44.035$，$P=0.000$）。内耳血流量与基底动脉平均血流速度呈显著相关（$R=0.4956$，$F=6.188$，$P=0.0223$）。上述结果说明，椎－基底动脉供血不足确可造成内耳处于慢性缺血状态，而且缺血的程度随病程的延长而加重。该实验还测定了模型兔听性脑干反应（ABR）和耳蜗电图（EcochG）的变化，结果显示：①10Hz 低刺激率 ABR 未见显著改变，50Hz 高刺激率 ABR 的Ⅲ、Ⅴ波的波峰潜伏期（PL）和Ⅰ～Ⅲ、Ⅰ～Ⅳ波的波峰间潜伏期（IPL）则显著延长，提示脑干听觉通路传导减慢主要是由外周段神经元（可能是耳蜗核）突触传递减慢引起，与临床内耳性慢性椎－基底动脉供血不足表现一致。②模型组 6kHz 听神经动作电位（AP）阈值显著高于 1kHz 的 AP 阈值，即高频听力损失较低频听力损失显著，与临床上感音神

经性耳聋的表现一致，说明椎－基底动脉供血不足所导致的内耳损害以耳蜗底部损害为主，符合慢性迷路缺血听力损失的规律。

上述实验证明了"颈椎病理改变→椎－基底动脉供血不足→内耳缺血→内耳耳蜗损害→听力损害"的相关因果关系。结合解剖结构上内耳动脉主要来自椎－基底动脉的特点，可以认为这一病理因果关系是可能成立的。

临床研究发现，椎－基底动脉供血不足的患者脑干听觉诱发电位（BAEP）表现异常。BAEP 包括三个波（Ⅰ、Ⅲ、Ⅴ波）和两个间期（Ⅰ－Ⅲ间期和Ⅲ－Ⅳ间期）。其中，Ⅰ波系听神经动作电位，Ⅲ波与内侧橄榄核或耳蜗核的电活动有关，Ⅴ波与中脑下丘中央核电活动有关。Ⅰ－Ⅲ间期和Ⅲ－Ⅳ间期分别是低位和高位脑干的传导时间。通过对上述各波或间期的分析，可以了解脑干听觉通路的功能，从而间接反映相应的供血状况。研究显示，椎—基底动脉供血不足患者双侧Ⅰ波潜伏期与波幅降低者均略高于半数，经统计学分析，差异有显著性和高度显著性，提示超过半数的该类患者听神经颅外段电活动受损，为 BAEP 内耳型损害，间接反映内耳供血障碍。

从上述论述可见，无论是动物实验还是临床研究，都提示了内耳供血障碍与听觉损害之间存在着密切联系。

二、颈源性听力障碍的病因之二——颈部交感神经节刺激

由上述解剖结构可知，在第 2～3 或第 4 颈椎横突的前方，有一呈梭形的颈上神经节，这是交感干中最大的一个神经节。这个神经节依次分出颈内动脉神经、颈内动脉丛、颈鼓神经、鼓室神经、鼓室丛，分布于鼓室、乳突小房及咽鼓管的黏膜。其内脏运动纤维出鼓室后终于耳神经节；位于第 7 颈椎横突与第 1 肋骨颈前方的颈下神经节（又称星状神经节）的节后纤维亦有成分沿颈内动脉、椎－基底动脉系统的周围神经丛、鼓丛神经和第Ⅵ、Ⅶ、Ⅹ脑神经耳支进入内耳，分布到放射状动脉。由于这样的解剖学联系，当颈椎椎体发生位移（包括旋转、仰旋、俯旋等）、椎体前缘骨质增生、椎体前方软组织病变（肿胀等）时，即会产生对颈上神经节的刺激，通过上述神经联系直接使内耳产生异常电活动，进而出现耳鸣。

此外，在椎－基底动脉系统到内耳的血管（椎动脉→基底动脉→内耳动脉→前庭动脉→耳蜗动脉）径路上，血管壁上均分布有来自颈部交感神经节的节后纤维，颈上神经节的交感神经节后纤维有少量直接分布至椎动脉壁上。这些神经纤维主要分布在椎动脉壁的上部，即从椎动脉穿出 C4 横突孔上端至穿硬脑膜处。

在人类，颈中神经节的出现率为 87%。颈中神经节发出的交感神经节后纤维主要分布在椎动脉的中部，即从椎动脉进入横突孔至 C1 横突孔上端；其次，颈中神经节与颈下神经节共同分布到椎动脉下段；另有少量的节后纤维分布在椎动脉的上段。据陈秀清在人体标本上的观察，发自颈中神经节或节间支的交感神经一般在 C4～C5 或 C5～C6 横突间隙穿入椎前肌到达椎动脉前内侧、钩突平面，然后在椎动脉周围形成神经环。

星状神经节发出的交感神经可分布于整个椎动脉颅外段，但其主要分布于椎动脉的中下部，即由椎动脉发出至 C4 横突孔部分，且在椎动脉发出至穿过横突孔前的部分纤维较多。

从整体上看，整个椎动脉壁上的交感神经节后纤维分布是有相对节段性的，即颈下神经节主管椎动脉的下中段；颈中神经节主管椎动脉的中上段；颈上神经节也有少量节后纤维分布于椎动脉的上段。但因为周围神经本身存在着广泛的末梢联系（吻合支），所以我们又不能将其机械地分开，这种节段性只代表了其主流。

因此，颈部交感神经节的刺激亦会造成椎－基底动脉系统血管的舒缩活动改变，从而影响内耳的血供，引起内耳微循环障碍。所以，内耳微循环除直接受椎－基底动脉系统血流影响以外，还受植物神经及局部调控的影响。Ohinata（1997 年）用彩色超声多普勒对星状神经节阻滞前后突发性耳聋患者颈总动脉、椎动脉的血流速度、血流量及血管横截面积进行了测量，发现听力损失＞50dB 的患者的颈总动脉、椎动脉

血流量明显低于听力损失＜ 50dB 者，星状神经节阻滞后同侧颈总动脉、椎动脉的血流量、血流速度、血管管径及横截面积均增加，这种增加不仅使脑血流得到改善，耳蜗的血流状况亦相应得到改善。由此可知，星状神经节阻滞可调节头面部及大脑植物神经功能，阻断交感神经收缩血管功能，解除内耳血管的痉挛，扩张血管管径、增加血流量和血流速度，改善内耳微循环障碍，减轻内耳淋巴结及红细胞瘀滞现象，从而起到治疗耳聋、耳鸣的作用。

综上所述，颈椎与内耳之间存在着复杂的神经及血管联系，因此颈椎病变对听觉损害的发生具有十分重要的影响。

三、耳鸣产生的机制

听觉系统存在 3 个重要特征：①听觉通路的各个层面尤其是较低层面的神经元存在自发的、随意的电活动。②听觉系统能够根据外界声音大小不断调整其灵敏度或增益（gain）。③听觉系统存在中枢抑制或反馈抑制。正常情况下，外界声音使听神经纤维之间的活动同步化，神经纤维的自发电活动并不被感受为声音。当人处于极安静的隔音室内或耳聋后，听觉系统自动调整（增加）了它的增益，而且也相应减小了皮质 - 橄榄耳蜗束的中枢抑制作用，因此，神经纤维的自发电活动能被皮质下中枢检测出来，并上传到听皮质被感知为耳鸣。皮质下中枢将检测到的耳鸣信号传送到边缘系统和自主神经系统，这些系统被激活后，一方面使皮质下中枢更易检出耳鸣信号，另外也使耳鸣与负性情绪密切关联并形成条件反射，长期严重耳鸣使这种条件反射得以强化，最终形成耳鸣与不良情绪之间的恶性循环。同时，边缘系统的激活启动了记忆过程，使耳鸣信号被中枢存储为令人不愉快的信号，在耳蜗功能完全恢复以后，中枢可能仍然有耳鸣及不愉快的感觉。因此，中枢的高敏性是长期严重耳鸣的重要机制。可以认为，耳鸣的早期病灶可能在耳蜗，但主要病理过程或后期结果却在中枢。相关的脑功能成像研究发现，耳鸣患者的颞叶听皮质存在高代谢活动或局部脑血流的增加，提示大脑可能有负责耳鸣的"耳鸣中枢"。

耳鸣的内耳损害最早是发生于耳蜗基底周，然后渐渐地向其他部位扩散延伸。损害的性质可能是缺血、炎症或占位病变，造成听觉通路的水肿或部分纤维脱髓鞘改变，从而发生电活动改变。Enrenberger 及 Brix 报道，主观性耳鸣大部分产生于内毛细胞（IHC）及其传入神经二者间的突触（耳蜗 - 突触耳鸣，CST）。Eggermont 则进一步证实了主观性耳鸣最可能产生于耳蜗传入突触的假说。

第三节　　临床表现

一、临床症状

颈源性听力障碍的临床表现主要有三个方面：其一是耳鸣，伴有或不伴有听力下降（后者只占 9%），耳堵闷感、耳痒、耳痛等；其二是伴随症状，包括头晕、头痛、乏力、失眠、烦躁、焦虑、紧张、心悸、异常汗出等；其三是颈部症状，包括颈项部不适、疼痛、发凉，部分患者可能伴有上臂麻木或疼痛、手指麻木等症状。

二、体征

颈项部压痛：压痛位置主要在下项线、第 2 颈椎棘突、第 1 颈椎横突，部分患者第 1 ～ 7 颈椎棘突两侧均有压痛。

三、诊断要点

该病诊断并不困难，除主要症状耳鸣及听力减退之外，还应对患者进行有关（如颈椎 X 光摄片、电测听等）检查，以了解颈椎病变情况、听力减退的程度及性质；同时，应详细填写"耳鸣分类调查表"和专用的"耳鸣问卷"，以使耳鸣症状得到量化，有助于了解病情。

（一）耳聋的诊断

1. 病史及耳科检查

通过病史询问，了解耳聋的发病时间、过程和特点，以及主要的伴随症状和可能的诱因，病史采集时还应注意询问有无外伤史、过去和现在用药史，以及耳聋家族史。

耳科检查是耳聋诊断过程中不可缺少的环节，包括外耳、鼓膜和咽鼓管功能检查等。

2. 听功能检查

（1）纯音听力计检查法　纯音听力计（pure tone audiometer）系利用电声学原理设计而成，能发出各种不同频率的纯音，其强度（声级）可加以调节。通过纯音听力计检查不仅可以了解受试耳的听敏度、估计听觉损害的程度，而且可以初步判断耳聋的类型和病变部位。

普通纯音听力计能发出频率范围为 125 ～ 8000Hz 的纯音，可将其分为低、中、高三个频段：250Hz 以下为低频段；500 ～ 2000Hz 为中频段，又称语频段；4000Hz 以上为高频段。超高频纯音听力的频率范围为 8 ～ 16kHz。声强以分贝（dB）为单位，在对患者进行纯音听力测试的基础上绘制纯音听阈图，然后根据纯音听阈图的不同特点，耳聋可分为传导性耳聋、感音神经性耳聋和混合性耳聋，据此可对耳聋作出初步诊断，脊柱源性听力损害所表现的听力损失为感音神经性耳聋。

传导性耳聋：骨导正常或接近正常，气导听阈提高；气、骨导间有间距（称气骨导差，一般不大于 60dB），气导曲线平坦或低频听力损失较重而曲线呈上升型。

感音神经性耳聋：气、骨导曲线呈一致下降，无气骨导差（允许 3 ～ 5dB 误差），一般高频听力损失较重，故听力图呈渐降型或陡降型。严重的感音神经性耳聋的听力曲线呈岛状，少数感音神经性耳聋也可以低频听力损失为主。

混合性耳聋：兼有传导性耳聋与感音神经性耳聋的听力图特点，气、骨导曲线皆下降，但存在一定的气骨导差。

（2）其他听功能检查　耳科医生临床常用的听功能检查还有音叉试验（tuning fork test）、言语测听法、声导抗检测法、耳声发射检测法、听性诱发电位检测法等。

对于听力下降的患者，一般通过上述病史采集和听功能检查等，即可作出诊断。

（二）耳鸣的诊断

1. 耳鸣的性质：

（1）耳鸣与颅鸣　临床首先应分清患者的症状是耳鸣还是颅鸣。耳鸣的病因已如上述，双侧耳鸣常可被描述为颅鸣。另外，一部分颅鸣可能与颅内肿瘤、血管畸形或意外、颅脑外伤等情况有关。因此，对主诉颅鸣的患者应特别加以注意，必要时应行有关检查或建议患者到神经外科等科室排除有关疾病。

（2）耳鸣的时间特征

①急性（acute）、亚急性（sub-acute）或慢性（chronic）：在近期数天内发生的耳鸣为急性，病程在 4 ～ 12 个月之间的为亚急性，病程大于 12 个月的为慢性。

②间断性、持续性、波动性或搏动性：耳鸣不足 5 分钟者可见于许多正常人；间断性耳鸣提示听觉系统发生了短暂功能失调，可以恢复；梅尼埃病的耳鸣常随病情波动；动静脉瘘或颈静脉球体瘤等则引起搏动性耳鸣。

（3）耳鸣音调（pitch）

①低调、中调或高调：感音神经性耳聋常伴有高调耳鸣，中耳疾病常引起低调或中调耳鸣。

②单调、复调或可变调：后两者常提示有多种病理过程。

③类似声音：患者常可描述出耳鸣类似某种声响，如蝉鸣、机器轰鸣、电流声、下雨声、刮风声、嗡嗡声、汽笛声等，这些均为主观性耳鸣。客观性耳鸣则常为吱吱声、咔哒声或血管搏动声，音乐声则常为

音乐家特有的耳鸣。

2．耳鸣的分类：

（1）主观性与客观性　因为耳鸣被定义为一种主观感觉，所以"主观性耳鸣"与"客观性耳鸣"的分类并不准确。但确有部分耳鸣不但患者自己能感受，他人也能听到，这类耳鸣被称为客观性耳鸣，故临床上仍有主观性与客观性之分。脊柱源性听力损害的耳鸣为主观性耳鸣。

（2）生理性与病理性　正常人堵塞双耳后可听到耳鸣，当走进非常安静或隔声的室内也可感受到耳鸣，侧卧位一耳接触枕头时常听到血管搏动声，这些都是生理性耳鸣或称体声（somato-sounds）。疾病如颈椎病、炎症、肿瘤、畸形、外伤等引起的耳鸣称为病理性耳鸣。

（3）耳源性与全身源性　耳部疾病引起的耳鸣称为耳源性耳鸣，全身疾病引起的耳鸣则为全身源性耳鸣，脊柱源性听力损害所引起的耳鸣属于后者。

（4）精神性与伪装性　有癔病倾向的人在突然受到重大精神打击时易发生精神性或癔病性耳鸣。如果为达到某种目的而伪装或故意夸大耳鸣的痛苦，称伪装性或欺诈性耳鸣。

（5）代偿性与失代偿性　耳鸣非常轻微，未成为第1主诉，仅在追问病史时才感觉到耳鸣的存在；或虽有耳鸣但不心烦，已经适应和习惯，此即代偿性耳鸣。如耳鸣伴有严重的心烦和焦虑，影响睡眠、学习和工作，尚未适应和习惯，为失代偿或未代偿性耳鸣。

3．耳鸣程度的判定：

耳鸣系患者本体的自觉症状，无法量化，且对耳鸣的感受与患者年龄、性别、体质、职业、受教育程度等因素都有一定关系，因此临床判断耳鸣程度比较困难。以下是目前常用的判定耳鸣程度的三种方法，临床上可互相结合，综合判定耳鸣程度。

（1）耳鸣分类调查表　见表1-4-1。

（2）耳鸣程度评估　根据自我感受，将耳鸣程度分为6级，由患者自我判断。

0级——无耳鸣。

1级——耳鸣响度极微，似有似无。

2级——耳鸣响度轻微，但肯定可以听到，仅在安静环境中出现，不影响正常生活（如睡眠）和工作。

3级——耳鸣较响，一般环境中均能听到，但对正常生活和工作无明显干扰。

4级——任何环境中均能听到耳鸣，并且影响睡眠，注意力不集中，对工作有轻度干扰。

5级——耳鸣很响，有吵闹的感觉，严重地影响睡眠和工作，并开始出现轻度烦躁、焦虑、忧郁等精神症状。

6级——耳鸣极响，相当于患者体验过的最响的环境声（如飞机起飞时的声音等），终日被耳鸣所困扰，无法睡眠，完全不能工作，并出现明显的烦躁不安、焦虑、抑郁等精神症状。

4．耳鸣问卷见表1-4-2。

（三）颈源性听力障碍的颈椎影像学表现

1．颈椎X光片

对于颈源性听力障碍患者进行X光摄片检查时，应选择正位、侧位、双斜位、过伸位、过屈位、开口位等7个体位，以全面了解颈椎病变情况。

（1）开口位片（图1-4-1）　C_2棘突偏歪（左偏或右偏）、两侧寰齿间隙不等。由于开口位摄片存在拍摄角度偏倚等因素，因此应作为一种筛查手段，对于发现寰齿间距不等的患者应进一步进行寰枢椎CT三维重建检查。

（2）正侧位片（图1-4-2）　正位片可见颈椎侧弯，侧位片可见颈椎生理曲度变小、曲度消失或反弓。

（3）过伸、过屈位片（图1-4-3、图1-4-4）　可见颈椎失稳、过伸及过屈受限、寰枕间隙变小或消失等表现。

2．颈椎寰枢椎CT三维重建（图1-4-5、图1-4-6、图1-4-7）

表 1-4-1 耳鸣分类调查表

日期： 年 月 日　　　　　治疗前　　　　治疗 次后

一般项目	姓名		性别		年龄		身高（cm）		利手	左 右	
	体重（kg）		职业	体力 脑力 离退休		文化程度					

SODM	S 主观耳鸣	O 客观耳鸣	D 耳鸣病程 天 月 年	M 耳鸣治疗反应 好 不好
ABC	A 单侧耳鸣：左 右	B 双侧耳鸣	C 中央耳鸣	

C-CLAP	C 耳鸣病因 病因明确 　MD SD 　AN ND 病因不明确 主要诱因： 　情绪的 　声学的 　病理的 　化学的 　物理的	C 耳鸣成分 单调耳鸣 复调耳鸣 可变音调 间断耳鸣 持续耳鸣 波动耳鸣	L 耳鸣响度 1 级：耳鸣轻微， 似有似无 2 级：耳鸣轻微， 但肯定可以听到 3 级：耳鸣中等响 度 4 级：耳鸣很响 5 级：耳鸣很响， 有吵闹感 6 级：耳鸣极响， 难以忍受	A 耳鸣烦人程度 　无 　轻 　中 　重 极重	P 耳鸣音调 　低 　中 　高 蝉鸣，轰鸣， 电流声，下雨 声，刮风声， 嗡嗡声，笛声， 音乐声，飞机 声，汽车声， 其他声
AV95	A 听力情况 听力正常听力不 正常	V 前庭情况 前庭功能正常 前庭功能不正常	9 全身情况 九大系统（呼吸、 循环、消化、内分 泌、神经、血液、 泌尿、生殖、运动）， （高血压，心脏病， 血液病，脑血管病， 颈椎病，高脂血症， 肿瘤，肾病，自身 免疫病），家族史	5 耳鸣对患者影 响最严重的项目 　听力 　情绪 　睡眠 工作（学习） 记忆力	

注：MD 为梅尼埃病；SD 为突发性耳聋；AN 为噪声性耳聋；ND 为听神经瘤。

表 1-4-2 耳鸣问卷

姓名:　　　　　　性别:　　　　　　年龄:

日期:　　年　　月　　日　　　治疗前　　　　治疗　次后

项目	无	轻	中	重	极重
1. 耳鸣影响我生活的乐趣	0	1	2	3	4
2. 我的耳鸣近来加重了	0	1	2	3	4
3. 耳鸣干扰我辨别声源方向的能力	0	1	2	3	4
4. 耳鸣影响我对电视节目的理解力	0	1	2	3	4
5. 耳鸣使我躲避噪声环境	0	1	2	3	4
6. 耳鸣影响我在噪声中的语言理解能力	0	1	2	3	4
7. 耳鸣让我在社交场合感到不自在	0	1	2	3	4
8. 耳鸣常常使我早醒	0	1	2	3	4
9. 耳鸣使我不能集中精力	0	1	2	3	4
10. 耳鸣影响我的家庭和睦	0	1	2	3	4
11. 耳鸣使我抑郁	0	1	2	3	4
12. 耳鸣影响我与周围人的交往	0	1	2	3	4
13. 耳鸣造成我精神紧张	0	1	2	3	4
14. 耳鸣使我不能完全放松	0	1	2	3	4
15. 耳鸣使我的抱怨越来越多	0	1	2	3	4
16. 耳鸣使我夜间睡眠困难	0	1	2	3	4
17. 耳鸣使我感到困倦	0	1	2	3	4
18. 耳鸣使我感到身体不稳定	0	1	2	3	4
19. 耳鸣使我感到全身不舒服	0	1	2	3	4
20. 耳鸣影响了我与亲属的关系	0	1	2	3	4
21. 耳鸣使我的语言理解能力下降	0	1	2	3	4
22. 耳鸣使我感到厌烦	0	1	2	3	4
23. 耳鸣使我对别人的讲话反应迟钝	0	1	2	3	4
24. 耳鸣使我感到忧虑	0	1	2	3	4
25. 耳鸣影响我治愈的信心	0	1	2	3	4
26. 耳鸣影响我的自尊心	0	1	2	3	4
27. 由于耳鸣,我经常有挫折感	0	1	2	3	4

合计得分

　　作者的研究表明，由于拍摄角度等人为因素，普通开口位片很难客观、准确地反映寰枢椎的位置关系从而导致误诊，而使用 CT 三维重建技术则可以避免这一弊端。因此，如想要了解是否存在寰齿间距的不等，应尽量采用 CT 三维重建检查。

　　如图 1-4-1 所示，临床上，部分颈源性耳鸣患者存在由于枢椎旋转移位所导致的两侧寰齿间距不等。由于椎动脉穿行于 $C_6 \sim C_1$ 的横突孔内，所以在此范围内任何一个椎体的旋转移位必然导致椎动脉受到牵拉。枢椎的旋转移位所导致的椎动脉牵拉可能会造成椎动脉的管腔狭窄，同时，牵拉还可引起椎动脉壁上的交感神经丛兴奋，交感神经的兴奋既可直接导致耳鸣症状的出现，也可因其引发椎动脉痉挛而加重内耳的缺血，而内耳的缺血则是导致听力损害的重要原因。

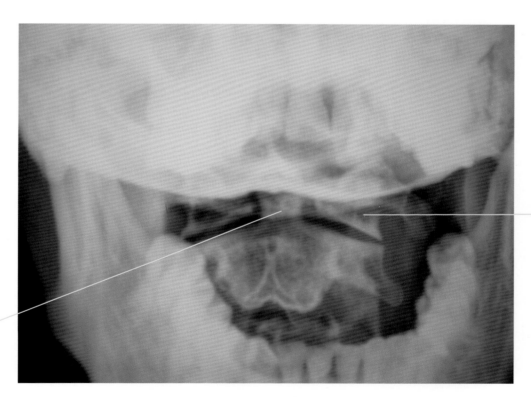

寰椎侧块

枢椎齿突

图 1-4-1　颈源性耳鸣患者开口位片　（示两侧寰齿间距不等）

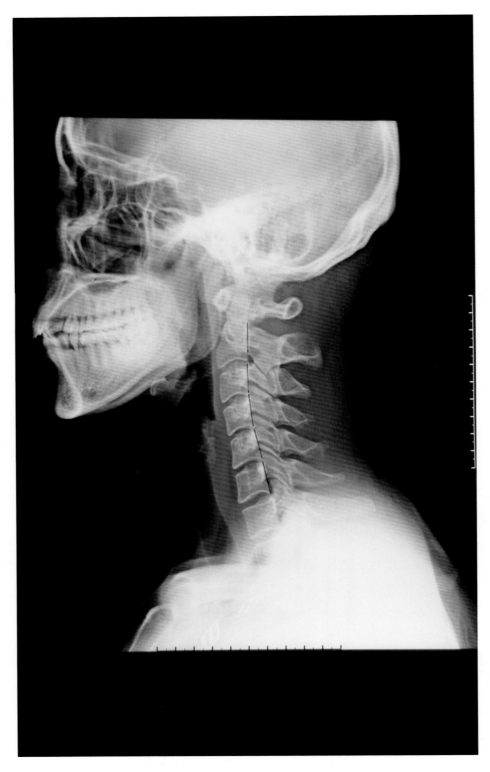

图 1-4-2　耳鸣患者颈椎侧位片（无异常）

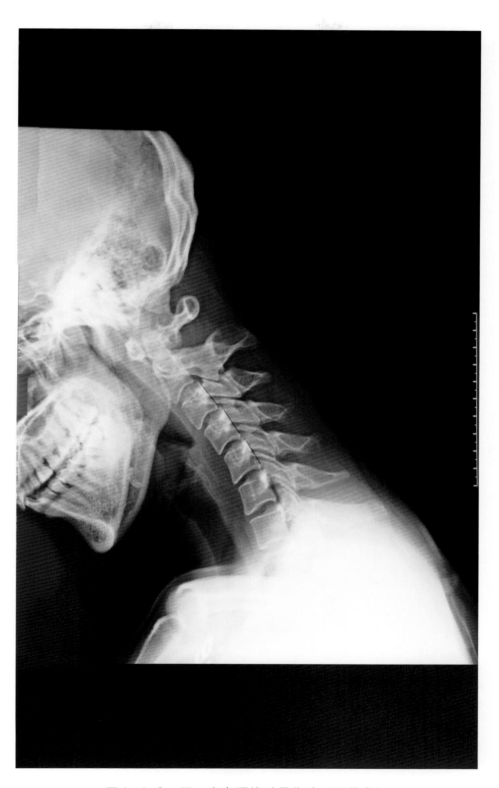

图 1-4-3　同一患者颈椎过屈位片（无异常）

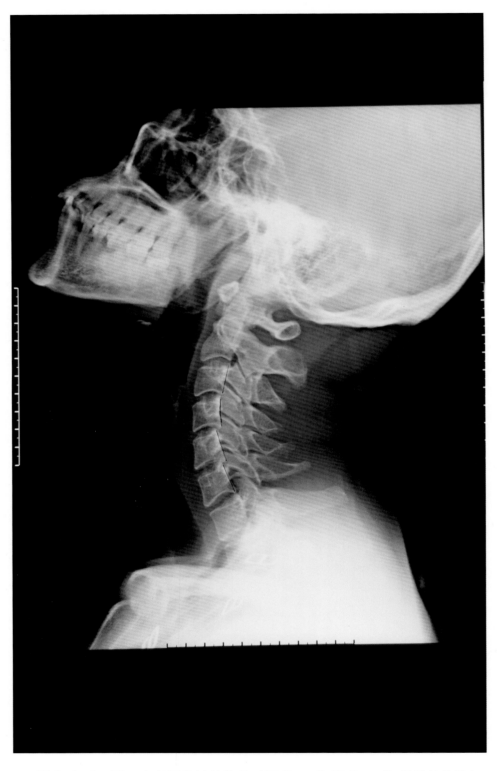

图 1-4-4　同一患者颈椎过伸位片（示 $C_4 \sim C_5$ 及 $C_5 \sim C_6$ 间椎体失稳）

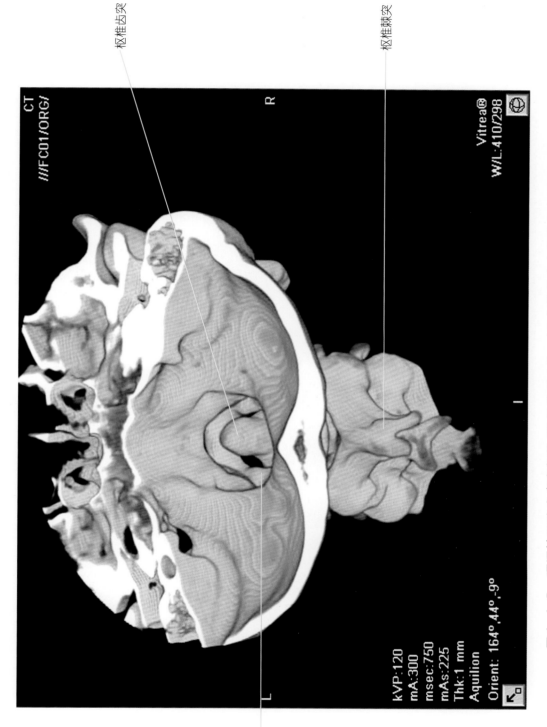

枢椎齿突

枢椎棘突

寰椎侧块

kVP:120
mA:300
msec:750
mAs:225
Thk:1 mm
Aquilion
Orient: 164° 44° -9°

CT

///FC01/ORG/

R

L

Vitrea®
W/L:410/298

图1-4-5 颈源性耳鸣患者寰枢椎CT三维重建片（示枢椎棘突右偏并寰齿间距不等）

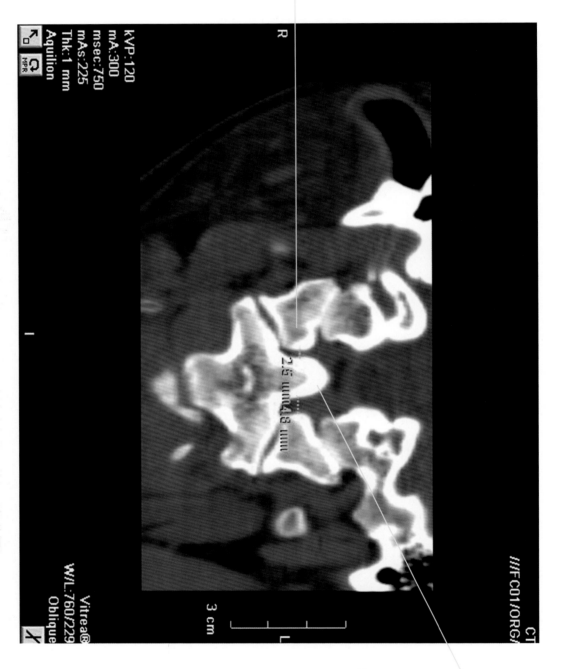

图 1-4-6 颈源性耳鸣患者寰枢椎 CT（示两侧寰齿间距不等）（额状面）

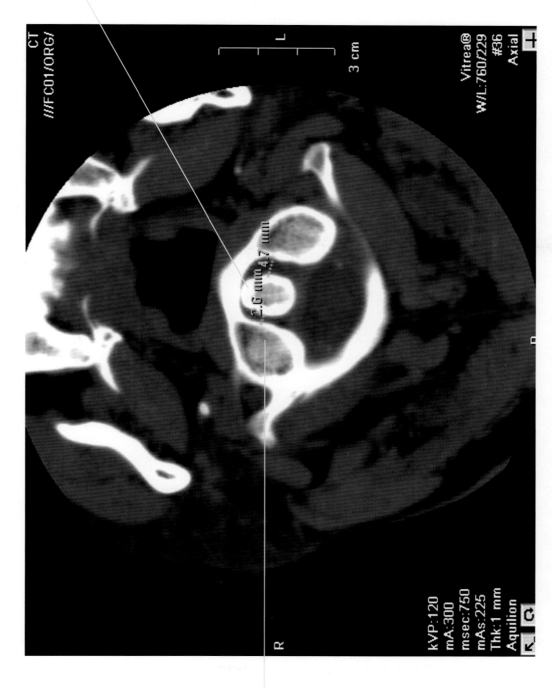

图 1-4-7 颈源性耳鸣患者寰枢椎 CT（示两侧寰齿间距不等）（横断面）

3．颈椎 MRI

检查目的：观察左右两侧椎动脉管径及椎间盘形态。

椎动脉左右各一，正常情况下左侧常比右侧略粗（图 1-4-8）。在颈源性听力障碍的患者，可见两侧椎动脉管径差异很大，其中某一侧椎动脉管径严重狭窄甚至闭锁，这一现象对于不同个体可能具有不同的临床意义。如前所述，内耳动脉是发自椎-基底动脉的一个细小分支，约 70% 发自小脑前下动脉，其余则发自小脑后下动脉、基底动脉或椎动脉。对于内耳动脉发自小脑前下动脉和基底动脉的个体，由于大脑动脉环的存在及其所发挥的代偿作用，单侧椎动脉狭窄可能并不能成为致病因素。但如果内耳动脉是由椎动脉或小脑后下动脉发出的，那么患颈椎病时某一侧椎动脉受累将可能导致同侧内耳动脉血流量减少进而出现同侧内耳的缺血改变。因此，如果患者听力损害的患病侧别与影像学所见椎动脉管径的狭窄侧别一致（图 1-4-9），则应高度注意。

在颈椎 MRI 横断面 T_2WI 图像上，可见双侧椎动脉位于椎动脉孔中，两侧椎动脉孔的内侧壁因具有骨皮质而显示为黑色的低信号，椎动脉内因动脉血快速流动而形成流空信号也呈现黑色的低信号，椎动脉孔内壁与椎动脉之间的环形高信号影像则为椎动脉孔内环绕椎动脉的脂肪组织。

有时椎间盘突出等病理改变也会导致椎动脉受到挤压，横断面 MRI 可清晰显示这一变化。

（四）针对耳鸣患者的其他检查

1．经颅多普勒超声（transcranial Doppler，TCD）

检查目的：是否存在椎-基底动脉血流速度异常等。

TCD 检查可全面反映颅内动脉及椎动脉的血流速度等指标，对于耳鸣患者而言，应重点观察"后循环"——椎动脉和基底动脉指标，尤其是峰值流速（peak velocity 或 systolic velocity，V_P 或 V_S）、平均血流速度（mean velocity，V_m）、舒张末期流速（end of diastolicvelocity，V_d）。我们的研究显示，84.41% 的耳鸣患者表现为椎-基底动脉血流速度异常，椎-基底动脉的血流速度无论是加快还是减慢，其结果均可造成内耳血流量的下降而导致内耳慢性缺血。因此 TCD 检查对于分析耳鸣的病因有一定的价值。

2．颞骨 CT

检查目的：是否存在听觉系统的结构异常。

CT 是将电子计算机和 X 线相结合的现代影像诊断技术，分为平扫（plain CT scan）、造影增强扫描（contrast enhancement，CE）和造影扫描。CT 具有比普通 X 线照片高 10～20 倍的分辨率，并以图像或数字的形式表示，如再引入造影剂以增强对比度，则可使分辨率更高；如采用螺旋 CT 扫描还可以获得比较精细和清晰的血管重建图像，且可三维实时显示。

目前 CT 已基本成为耳鸣的常规检查，对于诊断或排除有可能引起耳鸣的各种病因，如中耳炎、迷路炎、听神经瘤、鼓室血管瘤、颈静脉球体瘤、内耳畸形、梅尼埃病等有一定的价值。

CT 的影像学发现，梅尼埃病患者前庭水管不显影或狭窄是其特征性改变。狭窄的前庭水管常伴内淋巴管及内淋巴囊发育不良，这不仅致内淋巴连通受阻，而且吸收也下降，因而易致内淋巴积水。对于一些少见病变引起的耳鸣也有意义，如内听道脂肪瘤、鼓室盖缺损、自发性脑膨出、表皮样囊肿等。

3．头颅磁共振成像（magnetic resonance imaging，MRI）

检查目的：是否存在颅内的结构异常。

头颅 MRI 检查有助于耳鸣的定位、定性和病因诊断。

Schick 等对 345 名有前庭功能障碍的突发性听力损失、耳鸣和眩晕的患者做了内耳、内听道、小脑桥脑角的头颅薄层对照增强 MRI 检查，并对结果进行了回顾性分析，发现有 122 例（34.5%）MRI 显示有异常，其中 4 例（1.1%）有耳蜗或迷路的病变，23 例（6.5%）内听道或小脑桥脑角有异常发现，12 例（3.4%）在脑干的中枢前庭区域有病变，78 例（22%）有脑部的微血管改变，3 例脑部有局域性高强度信号病灶（其中 2 例为多发性硬化，1 例为结节病），1 例有颞骨转移性病变，其他病变还有腮腺或岩骨尖肿瘤，但与前庭症状无关。作者认为对照增强 MRI 可用以评价有前庭功能障碍的耳鸣患者的病理改变。Montague 等回顾

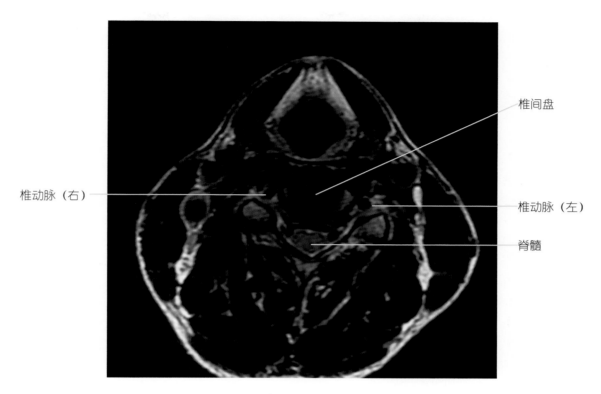

图 1-4-8　正常成人椎动脉管径（颈椎横断面 T₂WI）

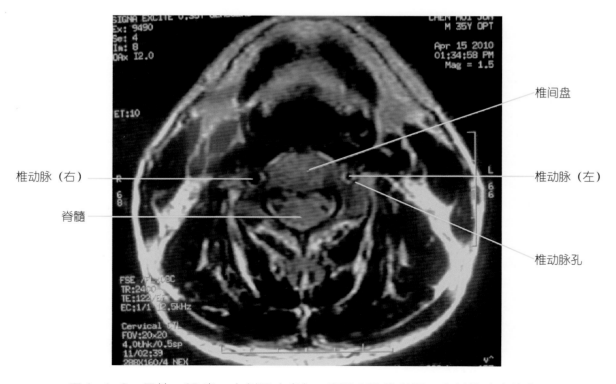

图 1-4-9　男性，35 岁，左侧耳鸣半年，颈椎 MRI 横断面示左侧椎动脉狭窄

性分析了 144 例前庭神经鞘瘤患者的 MRI，发现有 3 例患有迷路内神经鞘瘤。而这些患者都伴有单侧听力损失、耳鸣及眩晕。作者指出，迷路内神经鞘瘤是一种少见的良性肿瘤，常规 MRI 能够识别充满内耳的神经鞘瘤但难以识别微小的迷路内神经鞘瘤，而 MRI 增强技术则有利于肿瘤的发现。

4. 脑血管磁共振显像（magnetic resonance angiography，MRA）

检查目的：是否存在脑血管狭窄、动静脉瘘等结构改变，主要用于搏动性耳鸣的筛查，也可观察椎动脉及基底动脉管径的变化。

MRA 是利用 MRI 技术对血管进行显像的检查。在磁共振图像上，血管中流动的血液会出现流空现象，它的 MR 信号强度取决于流速，流动快的血液常呈低信号。因此，在流动的血液与相邻组织间可有显著的对比，从而提供了应用 MRA 的可能性。MRA 不需穿刺血管和注入造影剂，目前已应用于大、中血管病变的诊断，还可用于测量血流速度和观察其特征。

Shin 等对 87 例横窦、乙状窦硬脑膜动静脉瘘等严重的血管畸形引起搏动性耳鸣的病例作了回顾性分析，在这些采用 CT、MRI、MRA 检查的病例中，MRI 和 MR/MRA 比 CT 要敏感。作者发现，横窦或乙状窦硬脑膜动静脉瘘（TS DAVF）引起的搏动性耳鸣，虽然所有患者的耳镜检查均正常，但 MRI/MRA 发现了解剖学的异常，从而诊断出 63% 主观性搏动性耳鸣患者的可能致病原因。并发现在诊断 TS DAVF 方面 CT 显像不明显，而 MRI 或 MR/MRA 要明显优于 CT，因此 MRI/MRA 是诊断血管畸形引起的耳鸣的重要方法之一。Mohyuddin 报道了 1 例自发性间接颈内动脉海绵窦瘘所引起的搏动性耳鸣、左侧颞部头痛和左侧上睑下垂的病例，同样指出了 MRI 血管造影的诊断价值。

在正常人的脑血管 MRA 影像中，可见双侧椎动脉管径大致相等，走行顺畅，无过多的迂曲。在颈源性听力障碍患者的 MRA 影像中，相当比例的患者可见某一侧椎动脉的狭窄甚至闭锁（图 1-4-10），其临床意义已如上述（见本章颈椎 MRI），部分耳鸣患者的 MRA 影像中有大脑中动脉闭锁的现象（图 1-4-11）。

5. 数字减影血管造影术（digital subtraction angiography，DSA）

检查目的：是否存在脑血管狭窄、动静脉瘘等结构改变，适用于搏动性耳鸣。

DSA 是利用计算机数字化处理方法，将骨骼和软组织影消减，从而显示血管组织的数字放射摄影（digital radiography，DR）技术。DSA 对诊断血管性耳鸣有很高的价值。Nomura 等通过对因蝶底窦硬脑膜动静脉瘘所引起的蛛网膜下腔出血的一名 59 岁的女性进行血管造影术后提出，蝶顶窦的硬脑膜动静脉瘘与搏动性突眼有关，蝶岩窦的硬脑膜动静脉瘘与耳鸣有关，而蝶底窦的硬脑膜动静脉瘘则可无明显症状。Russell 等报道了 4 例因硬脑膜横窦段已形成狭窄或正在形成狭窄的病变所导致的与脉搏同步的客观性耳鸣的病例，作者认为血管性客观性耳鸣除了与颈静脉球有关外，还可见于横窦及乙状窦的硬脑膜动静脉瘘、横窦狭窄，通过脑血管造影及直接的静脉导管造影可以证实动静脉瘘或血管内狭窄是否存在，因此在诊断上有时比 CT 和 MRI 的价值更大。

6. 功能性磁共振成像（functional magnetic resonance imaging，fMRI）

检查目的：了解大脑皮层等组织的神经功能活动状况。

fMRI 是在 MRI 基础上发展的一种可以反映所检测组织功能状况的成像技术。当脑区受激发时会有局部血流的增加，如果血流增加量超过了组织的氧需求量，就会使静脉血液的含氧量增加、去氧血红素降低。由于去氧血红素是顺磁的，从而改变了 T_2 信号，起到了类似于造影剂（反差增强剂）的作用，如果采用适当的成像序列就可以利用 MRI 装置（场强 ≥ 1.5T）来观察脑结构功能活动。因此，fMRI 是一种将脑活动与特定任务或感受过程联系起来的成像技术，具有不需注射放射性同位素（与 PET 相比）、无创、扫描时间较短和空间分辨率较高（约 1mm）等优点。该技术近年来广泛应用于中枢神经系统内感觉、运动、认知和语言信息处理等功能检测，不仅能观察脑功能活动，而且可以提供精确的解剖定位和病理特性。已有研究者将 fMRI 用于中枢神经内与耳鸣有关的神经活动机制的研究。

Melcher 等通过 fMRI 观察耳鸣患者的脑皮层或皮层下的功能活动，发现耳鸣患者的皮层活动异常，表明耳鸣可能与听皮层的异常神经活动有关。Cacace 用 fMRI 进行耳鸣发源部位的研究表明，额叶和脑干

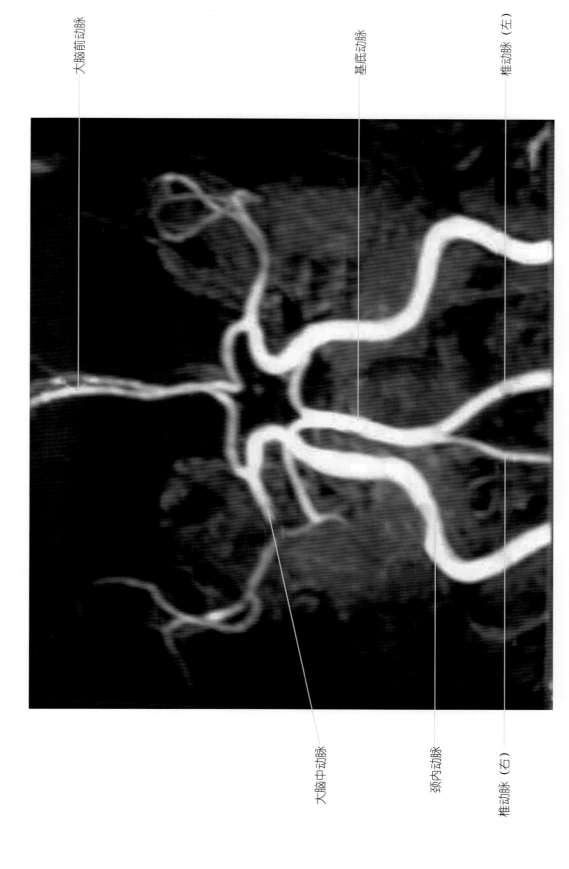

大脑前动脉

基底动脉

椎动脉（左）

大脑中动脉

颈内动脉

椎动脉（右）

图 1-4-10　男性，75 岁，耳鸣耳聋伴眩晕 6 个月，MRA 示右侧椎动脉极度狭窄

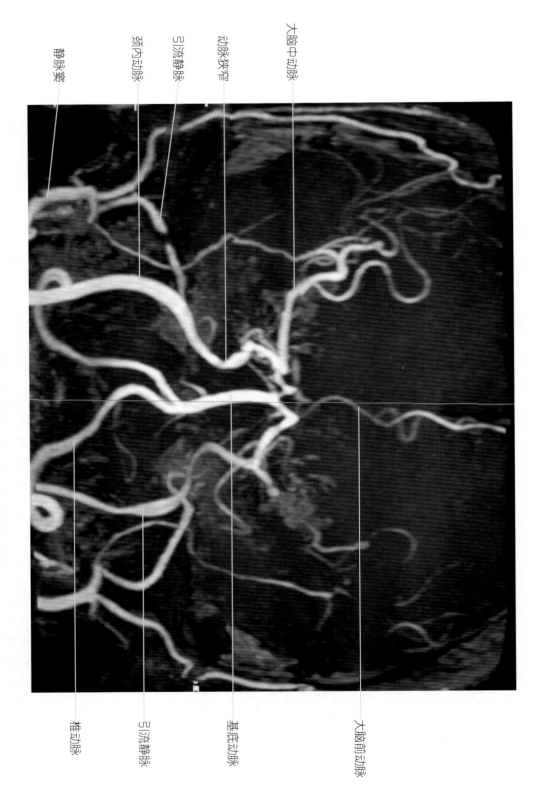

图 1-4-11　脑血管的 MRA 影像（左侧大脑中动脉闭锁）

静脉窦

颈内动脉

引流静脉

动脉狭窄

大脑中动脉

椎动脉

引流静脉

基底动脉

大脑前动脉

上部的神经活动与耳鸣的形成有关。Melcher 等进行了单侧性耳鸣的 fMRI 研究，发现有异常的下丘激活现象。作者假设单侧性耳鸣者由于耳鸣接受的不对称性，声音诱发的神经激活也应是异常的不对称，因此作者进行了以下的研究：①用掩蔽噪声刺激改变耳鸣的响度并检测下丘活动性所发生的相应变化；②单独观察伴有单侧耳鸣的人群组；③与听力正常和接近正常者进行比较来观察听力损失在个体间的差异；④观察受试者的耳鸣特性，选择无耳鸣者和无单侧性耳鸣者作为对照。结果发现，双侧噪声可导致每个单侧性耳鸣者（n=4）异常的不对称性的下丘激活，而在对照者（n=9）下丘的激活（即影像信号的百分比变化）在右侧和左侧无明显的差异。与对照者相比，单侧性耳鸣者病变对侧下丘为异常降低的影像信号变化百分比，而不是耳鸣的同侧。其次，下丘激活的不对称性（即在耳鸣感受的同侧与对侧的下丘信号变化百分率的比值）是单侧性耳鸣者要明显大于对照者。单耳噪声也可导致单侧性耳鸣者下丘激活的异常不对称性。作者根据研究结果认为，耳鸣的感受与对侧下丘（耳鸣相关的）神经活动性异常高有关。此外，作者还提出，由于饱和的缘故，由声音诱发的额外的神经活动是有限的，声刺激在降低了耳鸣的响度（如被掩蔽）的同时也降低了耳鸣相关神经活动的水平。作者得出的结论是：fMRI 可以作为单侧性耳鸣的客观检测方法，与耳鸣有关的激活作用可以在神经层面上得到解释。

目前，由于 fMRI 检查价格昂贵等因素，尚未在临床普遍应用。

四、鉴别诊断

颈源性听力障碍必须具备耳鸣和（或）听力下降，同时有颈椎病及椎－基底动脉供血不足所造成的一系列临床表现，还要除外下列情况：

化脓性中耳炎：有感染流脓史。

药物中毒性耳聋：有耳毒性药物接触史。

突发性耳聋：可有感冒病史。

波动性耳聋：多见于梅尼埃病或自身免疫性内耳病。前者有反复眩晕发作史，后者多伴有其他自身免疫性疾病。

噪声性耳聋：有长期噪声接触史。

突然起病的耳聋：多见于迷路膜破裂、爆震性聋或特发性突聋；老年性耳聋、噪声性耳聋则呈缓慢进展过程。心血管病变如高血压、高脂血症、糖尿病、甲状腺功能低下均可导致耳聋。

第四节　针刀治疗及其他

颈源性听力障碍的治疗分为两个方面：一方面是针对颈椎的治疗，方法包括针刀闭合性手术、手法治疗、针灸治疗、牵引等；另一方面是针对病耳的治疗，主要是针灸疗法。临床实践证明，上述针对颈椎的治疗方法可以有效地改善颈项部软组织的病理状态，纠正颈椎椎体的病理位移，改善颈椎生物力学状态，从而可以有效地改善椎－基底动脉的局部环境，因而可能增加内耳的血供，改善内耳的慢性缺血状态，有利于听力损害的康复，这方面的治疗应该视为"治本"的方法。针灸临床证明，针刺对耳鸣及感音神经性耳聋有一定的有效率。动物实验也证实，耳蜗神经细胞能够得到再生。因此，至少在理论上，内耳病变是可逆的。

一、针对颈椎的治疗

（一）针刀闭合性手术松解法

针刀治疗方案的制定：在颈源性障碍的形成机制上，笔者认为颈椎（尤其是上颈椎）病变导致椎－基底动脉系统及与之密切相连的交感神经受到刺激是非常重要的因素之一。这一病理机制除可直接产生耳鸣外，更多见的是造成内耳供血量的减少，从而导致内耳处于长期的慢性缺血状态，椎枕肌的张力改变、椎体的旋转移位等是最为常见的因素。椎动脉穿行在颈椎横突孔内，任何阶段椎体的旋转移位都会使其受到牵拉；而椎动脉的上段紧贴于头上斜肌的深面走行，当构成枕下三角的椎枕肌因劳损等因素出现张力的异常增高，则会直接压迫椎动脉。由于颈上交感神经节、颈中交感神经节及星状神经节都在椎动脉枕段有交感神经分布，所以枕下三角肌对椎动脉的压迫会直接增强交感神经的兴奋性，引起椎动脉痉挛，导致椎动脉供血不足进而影响内耳供血。

因此，颈源性听力障碍的针刀治疗方案应主要以松解椎枕肌为主，参见颈椎病针刀松解方案①（见"颈椎病"一章）。在此基础上，再结合患者的颈枕部压痛点进行治疗。

（二）针灸治疗

1. 取穴（图1-4-12）：下项线压痛点、C_2棘突体表投影点（压痛点）、C_1横突体表投影点（压痛点）、颈部（类）夹脊穴。

2. 针刺方法：使用较粗的针灸针（直径0.40～0.50mm），下项线压痛点、C_2棘突体表投影点（压痛点）、C_1横突体表投影点（压痛点）均需使针达骨面，颈部（类）夹脊穴可刺入1.5寸左右。

3. 电针：使用电针仪连接刺入C_2棘突体表投影点（压痛点）与C_1横突体表投影点（压痛点）的针体（刺激头下斜肌起止点），或下项线压痛点与C_2棘突体表投影点（压痛点）的针体（刺激头后大直肌起止点）。

（三）手法治疗

以两点一面颈椎复位法施行C_2椎体复位术，施行手法时可感到C_2棘突松动。

（四）典型病例

患者，女，53岁，2006年8月4日初诊。主诉双侧耳鸣伴轻度听力下降2年。耳鸣为复调、持续存在，伴有双耳堵闷感。诉在任何环境中均有耳鸣，并且影响睡眠，注意力不集中，对工作生活有轻度干扰（耳鸣分级为4级）。伴有头晕、右上臂及手指麻木、疼痛。耳鸣问卷评分为29分。后枕部双侧下项线压痛（+），C_2棘突两侧压痛（+）。颈椎X光片显示：寰齿间距不等，C_2棘突向右侧旋转移位；颈椎曲度消失；C_3～C_7双边影；骨质增生等。颈椎CT加三维重建显示：左右寰齿间距不等，左环齿间隙－右环齿间隙=0.3～0.5mm，C_2棘突向右侧旋转移位。

治疗过程：经静脉点滴凯时（每次10mg，每日1次，连续14天）及针灸治疗（每周3次，连续13周，共40次），症状无改善。2007年1月24日行针刀治疗。

治疗方法：在后枕部寻找压痛点，压痛点位于双侧下项线及C_2棘突两侧（图1-4-13）。常规消毒，铺无菌洞巾，局部麻醉（图1-4-14）。以4号针刀在定点处分别行点状切割及纵行剥离（图1-4-15）。

术后以两点一面颈椎复位法施行C_2椎体复位术，施行手法时可感到C_2棘突松动。

术后立即行颈椎CT加三维重建复查，复查结果如下：①双侧寰齿间距恢复等距（图1-4-16）。② C_2棘突恢复后正中位（图1-4-18）。

术后处理：颈围固定。

患者自觉症状：患者自觉手术过程中耳鸣及双耳堵闷感即消失，术后未再出现头晕，随访1个月未复发。

二、星状神经节阻滞

星状神经节阻滞的具体操作见后面"星状神经节阻滞术"。星状神经节阻滞用于耳鸣的治疗由来已久，这种治疗可阻断交感神经节前节后纤维、调节中枢的血管舒缩功能，能在不降低脑灌注、不改变脑自身调节功能的前提下，降低支配区域的血管紧张度，改善其支配区域的血流，使同侧颅内动脉血流及颈总动脉血流量增加，增加视乳头、视网膜周围的血流量和耳蜗血流量，进而治疗因局部缺血引起的病变，这符合颈源性耳鸣的治疗要求。

三、针对病侧耳的治疗——针灸治疗

1. 取穴（图1-4-19）

取耳门、听宫、听会（取其一）、翳风、神庭、百会、聪耳1～3（为自定穴，取法：3穴均位于耳郭与头侧面皮肤交界处凹陷中，耳郭纵轴上端为聪耳1。将聪耳1与翳风之间的连线分为3等份，自上而下的两个等分点分别为聪耳2、聪耳3）。

2. 主要穴位针刺方法

耳门或听宫或听会：选用直径为0.18mm、长度为40mm毫针（1.5寸），张口取穴，进针约25mm，平补平泻。

翳风：针具同上，进针约25mm，平补平泻。

聪耳1～3：选用直径为0.20mm、长度为25mm（1寸）毫针，进针深度约13mm，将针刺入耳部软骨与颅骨之间缝隙中，平补平泻。

3. 电针

使用电针仪连接耳门或听宫或听会－翳风、神庭－百会，通电20分钟，频率为10Hz。

4. 疗程

隔日治疗1次，每周3次，最少连续治疗20次。

四、思考与体会

1. 耳鸣的复杂性

耳鸣是一种常见的临床症状，约1/5的人在一生中体验过耳鸣的感觉。短暂而轻微的耳鸣并不属于疾病，只有当耳鸣明显影响工作和生活、患者求医愿望强烈时才被以疾病对待。

在全球范围内，耳鸣的研究远远落后于其他疾病。虽然也有一些研究进展，但关于耳鸣的确切病因至今仍不清楚，其发病机制和原因是复杂的、多方面的，因此，耳鸣的诊断存在很大困难。如前文所述，耳鸣这种症状并不仅仅限于耳科疾病，其发生可能与很多因素有关，许多患者的耳鸣可能来自与耳科疾病无直接关联的疾病，因此，很多耳鸣患者诉说他们求助于耳鼻喉科医生无果则毫不奇怪。

虽然耳鸣的诊断存在客观上的困难，但影像学检查仍然是不可或缺的。临床实践表明，某些器质性病变是导致耳鸣的确切病因，例如听神经瘤、鼓室血管瘤、颈静脉球体瘤、内耳畸形、内听道脂肪瘤及某些脑血管畸形等。器质性病变的发现可能反而是部分耳鸣患者的"福音"，因为多数器质性病变是可以根治的，而非器质性病变在某种程度上则意味着无法在短期内治愈。

2. 搏动性耳鸣

我们的临床实践显示，搏动性耳鸣大约占全部耳鸣患者的10%。这种耳鸣的典型特征是其耳鸣有明确的、与心跳一致的节律性，而且按压单侧颈总动脉或颈外静脉可立即使耳鸣减轻。这种耳鸣一般属于颅内的血管病变（动脉狭窄或动静脉瘘），血管介入治疗是解决这类耳鸣的常规方法。

3. 针刀与针灸两种疗法在颈源性听力障碍治疗中的不同侧重点

对于采用针刀治疗还是针灸治疗，需要根据患者的实际情况，综合考虑治疗方案：①颈部症状和体征：根据患者颈项部压痛、僵硬、不适、疼痛、发凉，上臂麻木或疼痛及手指麻木等症状的严重程度判断，重者选择针刀治疗，轻者可选择针灸治疗。②疗程：针刀治疗时间短，数次治疗甚至1次就能见效。针灸一般需要治疗20次，治疗时间在2个月左右。③患者的体质和承受能力：针刀治疗属于微创手术，需进行局部麻醉，对麻醉药过敏或年老体弱的患者可选择针灸治疗。

颈源性听力障碍通常需要针刀、针灸、颈椎牵引、颈肩部按摩、颈肩部热敷等综合治疗，这些治疗相辅相成、各有侧重。其中，针灸治疗侧重于针对病耳的治疗，而其他治疗则侧重于颈椎的治疗。如果从"标"与"本"的角度来审视，那么可以说听力障碍为标，而颈椎病则为本，针刀与针灸等多项措施的共用是颈

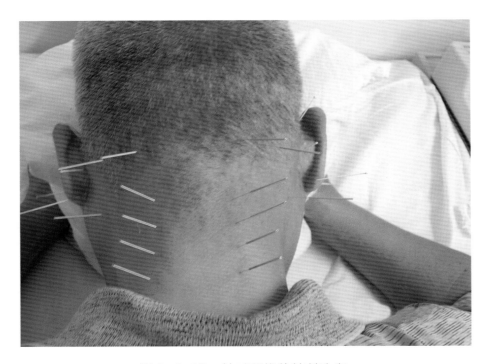

图 1-4-12　针对颈椎的针刺治疗

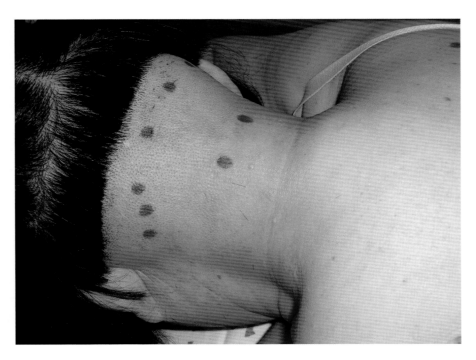

图 1-4-13　针刀治疗定点

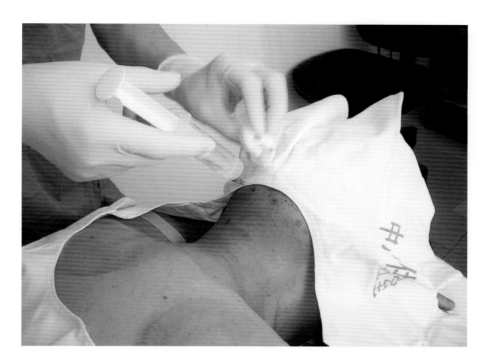

图 1—4—14　麻醉

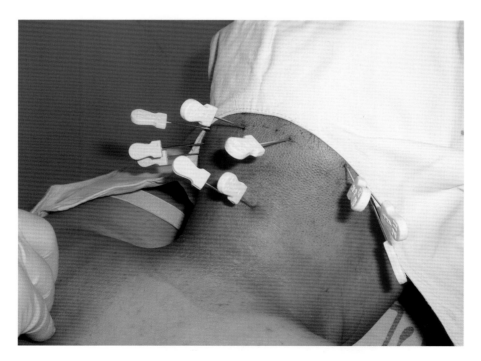

图 1—4—15　针刀松解

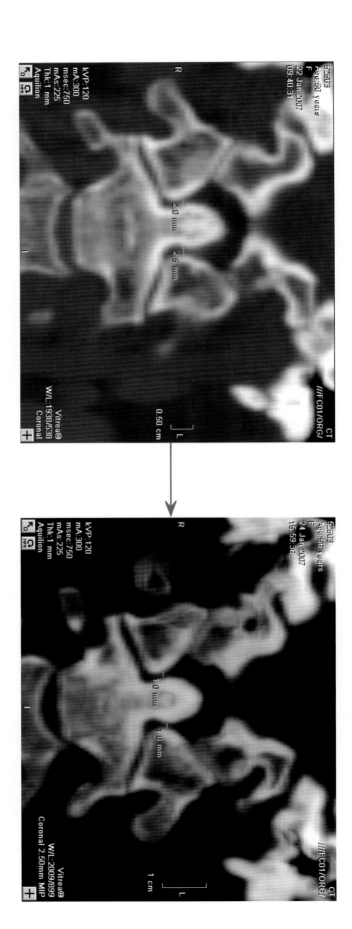

图 1-4-16 示治疗前后双侧寰齿间距的变化（额状面）

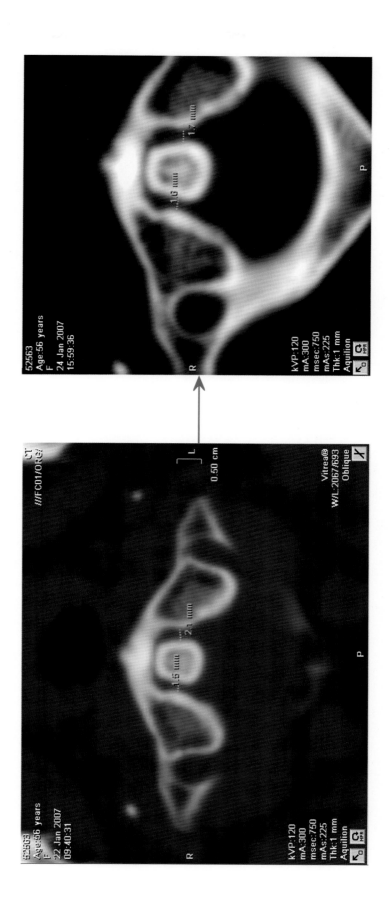

图 1-4-17　示治疗前后双侧寰齿间距的变化（横断面）

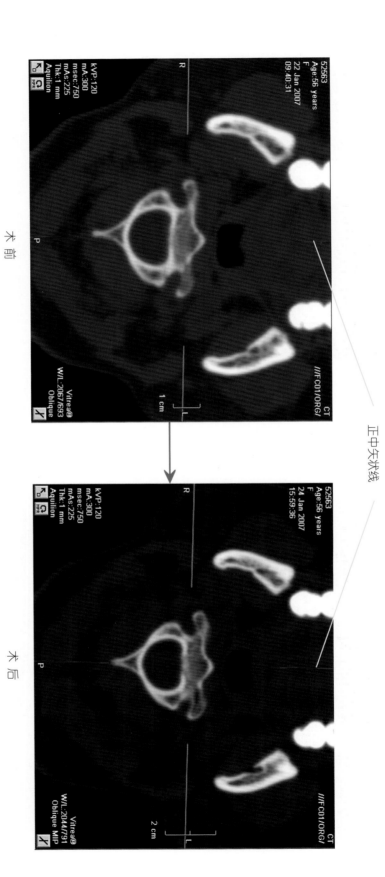

图 1-4-18 术后 C₂ 棘突恢复后正中位

术前

术后

正中矢状线

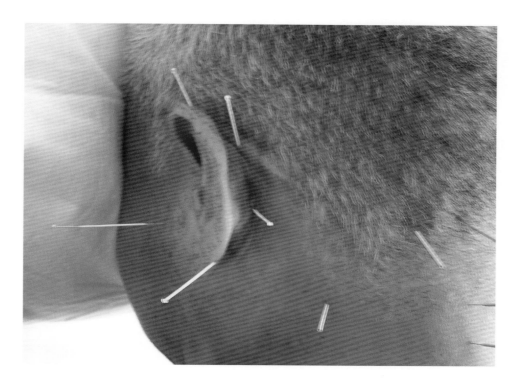

图 1-4-19　病侧耳的针灸治疗

源性听力障碍的标本兼治之法。

4. 颈源性听力障碍的疗程

如本文所述，狭义的颈源性听力障碍是指由于椎-基底动脉系统的血流量下降而导致内耳动脉血流量下降，内耳处于长期慢性缺血状态，耳蜗内的毛细胞等神经细胞损伤所致的耳聋、耳鸣等病变。目前确认这一病因的方法主要依赖于 TCD 等血流动力学检测，尚无法取得内耳血流量等直接证据。

理论上，增加内耳供血可以促进毛细胞等神经细胞损伤的修复，从而有利于听觉功能的恢复，但这一过程可能十分缓慢。在营养状况得以保障的前提下，神经组织的修复通常需要 3 个月以上的周期，因此，很难想象颈源性听力障碍的治疗能够在短时间内获得症状上的明显改善。如同因营养缺乏导致落叶的大树，不管园丁多么勤奋地施肥浇水，要想恢复枝繁叶茂之景象必定需要时日。

基于这样的认识，笔者主张对于颈源性听力障碍的治疗以 1 个月为 1 个疗程。在疗程内，可以先行 3～4 次针刀治疗，然后坚持每周 3 次的针灸治疗，3 个疗程后评价疗效。笔者曾有坚持治疗 7 个月耳鸣消失的病例。

5．药物治疗耳鸣耳聋的意义与争鸣

多数耳鸣、耳聋患者都有耳鼻喉科就诊并使用血管扩张剂、抗凝剂、糖皮质激素、神经营养剂及高压氧舱治疗的经历，经过这些治疗后，患者发病初期的眩晕症状大多可以减轻或消失，甚至听力也可有一定程度的提高，但相当一部分患者的耳鸣无法改善。扩血管治疗的依据是听力损害的内耳供血障碍学说，该学说认为，内耳血液供应的迷路动脉的某一终末支血栓或栓塞形成、血管痉挛均可导致突发性耳聋，而耳鸣症状的产生可能是由于内耳供血障碍导致基底膜上某处外毛细胞损伤，邻近健康的外毛细胞代偿性地增加本身的摆动，这样过度的活动超过听阈而被感知为耳鸣，所以理论上，治疗突发性耳聋伴发耳鸣使用血管扩张剂及抗凝剂应可取得一定疗效。但由于病变血管和正常血管的反应性不同，一般扩血管药物使正常部位血流量增加的同时，也使缺血区域的血流向正常部位，产生"盗血"现象，从而加重缺血状态，因此效果并不理想。

6．耳鸣的其他治疗方法

耳鸣在任何国家都属于临床顽症，目前尚没有任何治疗方法具有确定的效果。除本章重点介绍的针刀、针灸治疗以外，下列治疗方法也常被采用：

（1）习服疗法　习服疗法（tinnitus retraining therapy）是美国学者 Jastreboff 等首先提出的，也称再训练疗法。该疗法的主要目的是使患者尽快达到对耳鸣的适应和习惯，主要方法是由专科医师定期给予患者习服训练的详细指导，包括耳鸣不全掩蔽、松弛训练、转移注意力和心理咨询等。患者需要长期坚持训练，并且必须使用有声材料（如耳鸣掩蔽器、音乐光盘、磁带等）以协助达到对耳鸣适应和习惯的目的，报道称有效率可以达到 80% ～ 90%。

（2）耳鸣掩蔽疗法　耳鸣掩蔽疗法是一种特殊的声治疗方法，是指通过对耳鸣性质进行系列测试后，选择与耳鸣音调及响度相匹配的特定外界声作为掩蔽音，在医生的指导下聆听掩蔽音以达到抑制耳鸣或缓解耳鸣症状的方法。其作用机制是选择与活动性增强部分的毛细胞相对应的窄带噪声以兴奋支配这部分毛细胞的传出神经，从而降低毛细胞的自发活动性并使之恢复正常活动。经过一段时期的刺激训练，恢复部分或全部传出神经的兴奋性，降低异常自发电活动或自发放电活动，使之恢复正常，抹掉中枢对耳鸣的记忆及破坏其可塑性，从而达到缓解耳鸣甚至消除耳鸣的目的。

（3）生物反馈疗法　生物反馈疗法（biofeedback therapy）是松弛练习和生物反馈技术的结合，患者在松弛练习中的精神状态和肌肉紧张程度可通过脑电、肌电、皮肤温度等传递、反映于监测仪器上，再以视觉信号、声音信号变化的形式反馈、显示给患者，患者可根据反馈信号的提示自觉地、有意识地对自身状态进行调整，使情绪安宁、肌肉松弛，进而消除因紧张造成的病理过程，恢复正常功能活动，达到治疗疾病的目的。生物反馈疗法被用于治疗耳鸣始于 20 世纪 70 年代，是国外耳鸣临床中较常采用的治疗方法之一。

（4）电刺激疗法　电刺激疗法（electrical stimulation therapy）是指利用电流直接刺激听觉系统达到抑制耳鸣目的的一种治疗方法。根据电极部位可将电刺激疗法分为外刺激（颅或外耳）和内刺激（中耳及内耳）两类。治疗对象主要为耳蜗性耳鸣患者，仪器为耳鸣点刺激器或抑制器。

外刺激所用的刺激电极可用针灸针或盘状电极，刺激部位在耳周；另一电极置于头颅中线任何部位，深度应达帽状腱膜下。刺激强度可逐渐增加至患者能耐受的最大强度。刺激时间为每次 30 ～ 60 分钟，每日 1 次，10 次为 1 个疗程，可做 2 ～ 3 疗程。

内刺激依刺激电极的位置分为三种情况：鼓岬电极或圆窗电极、鼓膜电极和外耳道深部电极。该方法操作上较为复杂，必须由耳鼻喉科专业医生实施。

（5）手术疗法　手术疗法的方式依病种不同而不同，可以分别解决不同的问题，分别有中耳手术、内淋巴囊减压术、迷路切除术、神经切断术、听神经瘤手术、显微血管减压术、人工耳蜗植入术等。

①中耳手术：主要用于慢性化脓性中耳炎及耳硬化症伴有耳鸣者，但临床实践证明效果不佳。

②内淋巴囊减压术：主要用于梅尼埃病，统计表明（Helms1985 年），术后 4 个月～ 3 年约有 30% 的

患者耳鸣改善，25% 耳鸣加重，45% 耳鸣无变化，说明该手术对于耳鸣的效果也不理想。

③神经切断术：迷路切除及前庭神经切断术对于改善眩晕症状有较好疗效，但对耳鸣的效果不确定；耳蜗神经切断对治疗耳鸣的疗效也很差，并且很难在术前判断手术的效果。

④听神经瘤手术：顾名思义是针对听神经瘤的治疗，House 和 Brackmann（1981 年）报道了 500 多例经迷路径路的听神经瘤切除术，术后 40% 的患者耳鸣得以改善，而 50% 的患者耳鸣却加重，所以手术对耳鸣的影响是有限的。

⑤显微血管减压术：针对的是小脑前下动脉发出的供应内耳的分支所形成的血管袢在内听道处形成了血管神经压迫综合征，部分患者的临床表现类似梅尼埃病，可有进行性听力下降。ABR 检查可见 I～V 波间期延长，但没有病理形态学改变，MRI 动脉造影检查在除外蜗后病变的同时还可识别动脉袢情况，可证明血管与神经是否形成交叉。观察发现，血管神经减压术后耳鸣的改善率只有 30%，研究者认为其原因可能是病程较长，耳蜗前庭神经已经发生不可逆的损伤及耳鸣中枢化。

⑥人工耳蜗植入术：对于耳鸣的治疗有一定的作用。许多人工耳蜗植入的患者开机时都感到耳鸣减轻，有 50%～70% 的患者使用言语转换器时感到耳鸣部分或完全抑制，有时关机后，残余抑制时间可以持续数分钟至数小时不等，耳鸣的病程越短效果越好。但也有 10% 的患者感到术后耳鸣加重。

从上述内容可以看出，手术方法治疗耳鸣的前景并不乐观。

（6）经颅磁刺激 经颅磁刺激（transcranial magnetic stimulation，TMS）与理疗科的传统磁疗有所不同，从根本上讲，TMS 是通过交变磁场通过颅骨在脑内感应产生电流而刺激相应脑组织。TMS 用于治疗耳鸣是近年出现的新事物，目前还处于研究阶段，其疗效如何还需要观察。

附：耳鸣的临床研究报告

耳鸣患者椎－基底动脉血流速度异常率调查及针刀与针灸治疗的初步观察

（摘自北京中医药大学 2010 届硕士研究生毕业论文，研究生：张明章，导师：李石良）

［摘要］耳鸣是指患者自觉其耳内或颅内有声响，但外界没有任何相应的声源或电刺激。噪声、内耳供血障碍、感染（尤其是病毒感染）、创伤、肿瘤、自身免疫性疾病、中毒（尤其是耳毒性药物）、情绪激动、睡眠不足及衰老等都可能会导致耳鸣耳聋。绝大多数学者认为，在耳鸣的各种致病因素之中，内耳供血障碍是最重要的原因。内耳的血液供应大部分来自内耳动脉，内耳动脉又来自于椎动脉（vertebral A）和基底动脉（basilar A）。当颈椎病变累及椎动脉时，可使椎动脉血运受阻，基底动脉供血不足，影响内耳的血液供应，从而产生眩晕等症状，长期持续缺血便可导致颈源性耳鸣。颈源性听力损害是指因颈椎病变导致椎－基底动脉血运受阻、内耳动脉血流量下降，造成内耳血运障碍所产生的症候群。

目的：通过耳鸣患者椎－基底动脉血流异常率的调查，探讨椎－基底动脉血流异常与耳鸣之间的关系。

方法：对 2010 年 3～8 月间以耳鸣为第 1 主诉的 340 例患者的 TCD（经颅多普勒超声）检查结果进行分析，以了解耳鸣患者椎－基底动脉血流速度异常的发生率；统计针刀治疗椎－基底动脉血流速度异常的 106 例耳鸣患者的即时效果及针灸治疗椎－基底动脉血流速度异常的 51 例耳鸣患者的近期效果，分析椎－基底动脉血流速度异常与耳鸣之间的关系。

结果：在 340 例患者中，椎－基底动脉血流速度正常者 53 例，占 15.59%；椎－基底动脉血流速度异常者 287 例，占 84.41%（其中，椎动脉收缩期血流速度减慢者 145 例，占 50.52%；椎动脉收缩期血流速度加快者 129 例，占 44.95%；椎动脉收缩期血流速度变化不均者 13 例，占 4.53%）。在 287 例椎－基底动脉血流速度异常的耳鸣患者中，年龄最小的患者 15 岁，最大的患者 83 岁；19 岁以下的患者 2 例，占 0.7%；20～29 岁的患者 19 例，占 6.62%；30～39 岁的患者 36 例，占 12.54%；40～49 岁的患者 87 例，占 30.31%；50～59 岁的患者 88 例，占 30.66%；60～69 岁的患者 43 例，占 14.98%；70～79 岁的患者 10 例，占 34.84%；80 岁以上的患者 1 例，占 0.35%。针刀治疗耳鸣的疗效统计结果显示：106 例耳鸣患者经过针刀治疗后，症状立即好转（耳鸣消失或显著减轻）的患者为 47 例，占 44.34%。针灸治疗耳鸣的疗效统计结果显示：51 例患者中有 21 例患者获得了耳鸣级别、耳鸣评分、椎－基底动脉血流速度的同步改善，占 41.18%。

结论：①椎－基底动脉血流速度异常是耳鸣产生的原因之一；②针灸（针刀）治疗耳鸣的机制可能是通过改善患者椎－基底动脉血流速度，提高内耳血流量，进而促进耳蜗听觉结构的修复，最终获得对耳鸣的抑制。

主题词：耳鸣 颈源性耳鸣 发病机制 治疗 针刀 针灸 综述

第一部分　文献综述——耳鸣的发病机制

耳鸣为耳神经学症状，指患者自觉其耳内或颅内有声响，但外界没有任何相应的声源或电刺激。耳鸣的声音有很多种形式，可以表现为蝉鸣声、嗡嗡声、铃声、咚咚声、吹哨声、放气声、水流声、嘶嘶声、吱吱声、汽笛声、飞机起飞声、马达轰鸣声等。耳鸣是一种单纯的声响，需与幻听相鉴别。如果患者听到了"说话""咒骂""唱歌"等复杂的声音，此为幻听而非耳鸣，是一种精神症状，需注意区别。

严重耳鸣可以影响人们的睡眠、工作、学习和日常生活，导致烦躁、焦虑甚至抑郁等心理问题和情绪障碍。耳鸣可以在任何年龄段发生，很多全身和局部疾病都可能会引起耳鸣，故其发生率较高，在成人中有 2%～7% 的人有过耳鸣，而在大于 55 岁的人群中其发生率高达 20%～30%。

目前我们对耳鸣的发生机制仍不清楚，科学家们已阐明的机制也不能解释所有的耳鸣现象，原因有以下几点：首先，耳鸣是一种主观性感觉，至今仍然没有一种客观的检查方法，使我们能确定耳鸣的真实存在。其次，耳鸣只是一种症状，许多疾病都会引起耳鸣，这些疾病的发病机理不同，所引发耳鸣的机制也不同。第三，相同疾病的患者中，有人伴有耳鸣，有人没有耳鸣，其病因与耳鸣症状之间难以建立一一对应的关系。第四，耳鸣的动物模型尚不成熟，存在某些局限性，难以解决所有的问题。第五，多数耳鸣患者伴有明显的心理因素，干扰我们对耳鸣产生机制的研究。耳鸣的发生机制已成为耳科学领域备受关注和急待解决的重要研究课题之一。

前人提出过许多关于耳鸣产生机制的理论，目前有两种代表性的假设：第一种观点是 Salvi 在 1983 年提出的耳鸣来源于外周听觉系统的损伤，另一种观点则认为中枢神经系统的可塑性变化在耳鸣的发生中起了重要作用。研究表明，无论是外周听觉系统的损伤导致的耳鸣，还是听觉中枢神经的可塑性产生的耳鸣，都与听觉通路上细胞之间信息传递的异常有关，而 5-羟色胺、GABA、谷氨酸、乙酰胆碱、多巴胺、鸦片肽及强啡肽等在听觉细胞信息的传递过程中起着关键作用。本文将从与耳鸣有关的神经系统的结构与功能及听觉通路的神经递质和受体两大方面进行综述，探讨耳鸣的发病机制。

1. 与耳鸣有关的神经系统的结构与功能

（1）蜗神经后核 经相关实验研究发现，听觉信息、本体感觉和前庭的整合位点是蜗神经后核，蜗神经后核上与三叉神经节之间有神经纤维相连接，若给予三叉神经节电刺激，可活化蜗神经后核，使听神经元产生神经电位，从而导致耳鸣。以上机制适用于当头、颈部的不良信号通过本体感觉系统的传入神经传入，刺激三叉神经节时产生的耳鸣。还有观点认为，如果本体感觉信息和听觉信息的输入不平衡，便会导致中枢神经元的兴奋和抑制失衡，引起耳鸣。噪声可以导致某些特定的外毛细胞损伤，使听觉信息的传入减少；而一些感染或损伤则可能使本体感觉信息的输入增加。

根据以上理论推测，如果切除了实验大鼠双侧的背侧蜗神经后核和背侧听纹，应该可以减轻其耳鸣症状。但实验表明，将耳鸣大鼠双侧的背侧蜗神经后核切除后，并不能减轻其耳鸣；将大鼠耳鸣的同侧背侧蜗神经后核切除后，其耳鸣症状反而会加重。通过这个实验可以推断，在慢性耳鸣发生的过程中，蜗神经后核并不只是起简单的整合作用。下面提供几个假设，可以解释这种现象：①由蜗神经后核触发的，位于听觉传导通路头端的持久性病理生理改变是慢性耳鸣的来源；②声音信号的获取和调谐的关键调节部位是蜗神经后核－蜗神经前核回路，如果切除了蜗神经后核，便会破坏该回路，使声音信号的获取和调谐发生错误，发生耳鸣；③由于在当前的实验技术条件下，我们不能保证对蜗神经后核100%的破坏，所以会留有少量残余的蜗神经后核边缘神经元发挥作用；④我们无法对实验动物的耳鸣程度作出准确的测量，也就无法对蜗神经后核的作用进行有效的验证。

（2）本体感觉系统　据统计，在耳鸣发作时，80%的患者可以通过头颈部肌肉的强烈收缩来调节耳鸣的症状或程度，而60%的耳鸣患者甚至可以通过头颈部肌肉的强烈收缩来引起耳鸣的发作。肌梭是一种特殊的本体感受器，它可以感受肌肉长度的变化和牵拉刺激，是肌紧张和腱反射的主要感受器。有研究表明，肌梭在感受肌紧张和腱反射引起神经活动的同时，可以调整蜗神经后核的活动，以致影响中枢听觉传导通路，有时可引发耳鸣。由以上统计和研究结果可以推断，听觉系统和本体感觉系统在中枢神经系统内的相互作用是导致耳鸣产生的机制之一。临床上我们经常可以看到，许多耳鸣患者有颈椎病、颈椎加速伸展所致损伤、头部损伤、牙齿和下颌骨疾病，这些疾病都会引起本体感觉系统的异常活动，这就有力地证实了我们的推断。

在解剖学方面，听觉系统和本体感觉系统也有密切的联系：①本体感觉系统的三叉神经节、三叉神经核和脊柱核发出的神经纤维分布到听觉系统的耳蜗神经核、上橄榄复合体与下丘四叠体；②本体感觉系统的三叉神经节发出眼神经和下颌神经，各自发出分支支配听觉系统的蜗神经后核大细胞性区域和颗粒细胞性区域的活动；③本体感觉系统的下颌神经的一些分支参与听觉系统的中耳反射回路的构成。这些结构间的相互联系为听觉系统和本体感觉系统功能的相互作用提供了解剖学基础。

（3）听皮层神经的可塑性　神经系统可塑性的生理学定义：由于突触输入信号发生改变，导致神经的兴奋性或敏感性发生短期或长期的继发性改变。可塑性的改变包括三个方面：一是神经元的细胞膜性质发生改变，如离子通道的开放和关闭；二是突触释放、摄取和结合神经递质发生改变；三是神经的敏感性和分布范围发生改变。动物实验证实，听力缺失可以引起突触输入信号改变，使听觉系统产生超敏反应，如果听觉中枢错将自发性的放电活动误解为声音，就产生了耳鸣。若长期暴露在高强度声音环境下，可能造成听觉系统不可恢复的永久的过度活动、瞬时整合及功能改变，继而产生神经系统可塑性递质的表达。

神经的可塑性转变可以分为早期转变和后期转变。早期可塑性转变是由于静止突触的暴露、抑制作用的减少及通过轴突的萌发而产生的新连接等引起信息改变，使听觉中枢无法正常接受听觉信息。此时如果通过适当的声音刺激和耳鸣的再训练治疗就可以逆转功能。后期可塑性转变发生在听觉通路结构中的张力感受区域，包括听觉皮层、耳蜗背核和下丘等结构的重塑过程，可以通过刺激视觉系统和躯体感觉系统来对患者的耳鸣进行调节。

慢性耳鸣与某种形式的慢性疼痛之间具有很多相似性和共同点：第一，高强度声音能使耳鸣加重，而轻触身体某些特殊部位皮肤也可以诱发疼痛。第二，某些耳鸣患者伴有听觉过敏，即使很弱很小的声音也会导致耳朵不适、疼痛和耳鸣加重。这一点很像慢性疼痛的痛觉过敏，比如带状疱疹后遗神经痛的患者疼痛部位的皮肤也有感觉过敏的现象，任何触碰都会引起不适和疼痛加重。第三，慢性耳鸣和慢性疼痛都具有不耐受现象，严重耳鸣患者接触高强度声音刺激后会感到耳内疼痛。若患者长期反复接触这种强声刺激，会使其对任何强度的响声痛阈都降低。第四，慢性耳鸣与慢性疼痛都具有残余抑制现象。对一些耳鸣的患者应用特殊声响刺激可以缓解耳鸣，当刺激停止后效果仍可以维持很长一段时间；对一些慢性疼痛的患者给予电疗刺激皮肤神经纤维，可以达到缓解疼痛的目的，停止刺激后疼痛仍可以缓解很长一段时间。我们已经知道自主神经系统的可塑性改变会导致其对刺激的高敏感性和感知方式改变，而上述残余抑制现象所激活的听觉神经系统和痛觉系统的可塑性改变，与自主神经系统的可塑性改变机制类似。

（4）边缘系统和耳鸣的神经心理模式　耳鸣的形成过程从心理声学的角度可以分为三个阶段：①发生：由于各种不同的发病机制及其相互作用，产生一系列的异常听觉信号而导致患者出现耳鸣感；②觉察：这一过程发生于皮层下，指从神经自发活动背景中发觉与耳鸣有关的信号，此过程与模式识别原理有关，对具有信息编码作用的神经系统和神经网络的可塑性意义较大；③感受和评价：数个皮层区和边缘系统参与了这一过程，皮层区的参与使此阶段的耳鸣与听觉记忆的模式有关，边缘系统的参与又使耳鸣与情绪状态产生某些关联。

心理因素会给耳鸣患者带来非常大的影响，它可以使耳鸣在患者的中枢神经系统内留下极强的印象，甚至产生强烈恐惧感。这就可以解释临床上有些患者尽管耳鸣的发生部位已被抑制，而耳鸣的症状却无变化。譬如有的患者耳鸣的病因为耳蜗或听神经病变，即使切除了听神经，其耳鸣的症状仍然没有好转。如果单纯用神经电生理的原理是很难对这些现象作出合理解释的。Oliveira 等进行了一项病理学对比研究，包括耳蜗神经元、毛细胞、血管纹、盖膜、内淋巴容积、内外淋巴液染色和沉积物等，发现耳鸣患者与无耳鸣者间并无明显差异，这也说明耳鸣不只是一个简单的病理生理过程，心理因素也扮演了重要的角色。

Jastreboff 等提出的耳鸣的神经心理模式，以神经生理学与心理学原理为基础，为我们认识耳鸣的发生机制提供了新的思路。耳鸣发生的基本部位包括听觉通路、边缘系统和植物神经系统，其中边缘系统与情绪有关，发生在边缘系统的不同平面会产生不同程度的耳鸣，并决定了对耳鸣的厌烦程度。耳蜗损害等引起听觉系统内神经元活动发生病变，一旦被听觉皮层下中枢察觉，即传入大脑皮层，作为一个重要的"声音"信号而加强对它的感知，然后再由中枢进行评价。随后大脑边缘系统和植物神经系统参与进来，产生消极的认识和负面的情绪，进一步加强了皮层对耳鸣的关注，随时注意耳鸣的相关发展变化，使耳鸣者产生烦躁、失眠、紧张和害怕的不良情绪，而不良情绪又会再次诱发皮层对耳鸣的感知，导致耳鸣和不良情绪间的恶性循环。因为大脑的边缘系统是控制情绪表达与行为的主要部位，对人的心理状态起着决定性作用，所以边缘系统也是与耳鸣有关的心理反应发生的主要部位。

2. 听觉通路神经递质及受体

（1）谷氨酸受体　谷氨酸是耳蜗传入神经突触的主要递质，也是中枢神经系统重要的兴奋性神经递质。谷氨酸有两种不同的受体亚型存在于传入神经元树突的突触前膜，分别为非 NMDA(N-melhyl-D-aspartate，NMDA）受体和 NMDA 受体，其中非 NMDA 受体又包括海人酸受体和 AMPA(α-amino-3-hydroxy-5-methylisoxazole-4-propionic acid，AMPA）受体两种亚型。非 NMDA 受体主要参加快反应神经活动，而 NMDA 受体主要参加慢反应神经活动。非 NMDA 受体和 NMDA 受体的去极化模式维持着听觉神经元突触功能的平衡。如果耳蜗突触功能的平衡紊乱，就有可能导致耳鸣、突聋、噪声性耳聋及老年性耳聋等临床疾病和症状，此时可以应用特异性神经递质受体阻断剂重新恢复耳蜗突触功能的平衡状态，以达到治疗内耳疾病的目的。Potashner 等研究发现，当破坏了单侧耳蜗后，耳蜗核、橄榄耳蜗束及中脑等组织中的谷氨酸能神经释放递质增加，证明谷氨酸能神经活动的活跃与耳鸣及听力损失有关。突触后膜的谷氨酸受体亚型有介导内毛细胞和传入神经元兴奋传递的功能。Ehrenberger 于 1983 年采用微离子电渗法研究发现，镁离子和卡罗维林作为 NMDA 受体阻断剂，在耳鸣和噪声性耳聋的发生中对耳蜗神经元具有明显的保护作用。

（2）GABA（γ-aminobutyric acid，GABA）及受体　谷氨酸是中枢神经系统重要的兴奋性神经递质，而 GABA 是听皮层、耳蜗、耳蜗核和下丘主要的抑制性神经递质。下丘的药理学研究发现，在单一声和复杂声刺激塑型反应中，GABA 发挥了重要的作用。Milbrandt 等进行的一项研究发现，在高强度噪声暴露后 0 和 24 小时，噪声暴露组与对照组动物相比，其下丘神经元膜结构中谷氨酸脱羧酶的免疫组织化学染色有明显降低；在噪声暴露 30 天后，定量观察显示其下丘 GABA-A 受体结合显著增强。此研究表明，在噪声暴露后，动物下丘 GABA 神经递质的传递发生了明显变化，可以推断 GABA 与噪声后耳鸣耳聋等有关。Suneja 等把成年大鼠单侧中耳听小骨和耳蜗摘除后，发现其听觉脑干核团的 GABA 释放量发生了变化，对侧下丘中央核的 GABA 释放呈升高趋势；摘除听小骨 5 天后，双侧下丘内侧核的 GABA 释放持续减少；摘除听小骨 145 天后，对侧下丘内侧核释放水平恢复并持续升高。这些结果说明 GABA 的释放与耳鸣症状的产生和复聪等密切相关。Szczepaniak 研究发现，在 104dB 的噪声中暴露 30 分钟，可使下丘声诱发电位的幅度增加，产生这种增加的机制是由 GABA-A 介导的下丘抑制功能神经元活动降低。给予氯苯氨丁酸（GABA-A 受体阻断剂）后，从下丘可以记录到声诱发电位的剂量 - 幅度效应，证明下丘神经元活动的增强与耳鸣的产生有关。Bauer 等经实验发现，给大鼠缓慢注射水杨酸钠，出现听觉通路上各级神经元 GABA-A 结合位点数量显著降低，下丘谷氨酸脱羧酶水平显著升高，经过行为学模型证实，这些大鼠全部存在耳鸣。这个实验表明慢性注射水杨酸钠可以改变 GABA—A 受体的结合特性，并影响谷氨酸脱羧酶的表达，而这些可塑性变化应该与耳鸣的发生有关。

（3）5- 羟色胺（serotonin，5-HT）及受体　虽然 5-HT 能神经元的胞体一般位于听觉系统以外，但在耳蜗核、下丘、外侧丘系核和上橄榄复合体等中枢神经系统听觉核团中，广泛存在着 5-HT 能神经纤维末梢，因而 5-HT 能神经纤维可以觉察声音并进行调控。实验研究发现，在大鼠的感觉神经元中，5-HT 系统的激活随年龄的增加而增加，这可能是为感觉信号传入和处理的失调提供代偿，因此中枢神经系统中 5-HT 系统的功能失调很可能成为耳鸣产生的原因。Simpson 等认为，鉴于破坏或改变 5-HT 的功能会产生听觉滤过作用和耳鸣习服降低，所以 5-HT 在耳鸣的发生中起着重要的作用。如果可以证实持续性耳鸣有 5-HT 的参与，将会为耳鸣的 5-HT 能药物介入治疗提供有力的证据。Sachanska 等研究发现，在比较耳鸣患者血中 5-HT 水平与前庭功能紊乱患者前庭激发试验前后血中 5-HT 水平后发现，耳鸣患者血中 5-HT 水平明显升高。大脑功能和代谢相关的生化变化可以利用高效液相 - 微透析技术来监测，Liu 研究发现，在清醒状态下，给大鼠注射水杨酸钠，其听觉皮层和下丘的葡萄糖和乳酸显著升高，提示水杨酸钠可使相关部位神经元的活动增加；在给药后 2 ～ 3 个小时，听皮层和下丘的 5-HT 水平明显升高，暗示听皮层和下丘 5-HT 含量增加是耳鸣发生过程中的一个环节，而 5-HT 受体应该参与了耳鸣的产生。目前临床应用的舒马曲坦（Sumatriptan）和佐米曲坦（Zolmitriptan）等药物就是通过调节 5-HT 受体的功能而达到治疗耳鸣的目的，其药理作用应该是通过作用于 5-HT 受体来实现的。5-HT1B 受体兴奋剂一般用于偏头痛的预防和治疗，与此同时，通过作用于 5-HT1B 受体强烈抑制 5-HT 的释放，也可以对耳鸣起到治疗作用。由些推断，5-HT 受体在耳鸣的产生中起到了一定的作用。

（4）多巴胺及受体　多巴胺能神经元的主要作用是调节注意力、情感、压力、学习、记忆和提高兴奋性等神经活动，耳鸣的产生、加重与多巴胺能神经元的活动有关。多巴胺能神经元主要分布于额叶、颞叶皮层、边缘系统和颞顶相关区域，而在耳鸣的神经生物学模型的研究中发现，耳鸣的产生与上述区域密切相关。有关临床研究结果证实，耳鸣的感知程度可以通过服用多巴胺能神经元的阻断剂、拮抗剂来减轻。临床常用的舒比利就是 D2 型多巴胺受体（dopamine D2 receptor）的拮抗剂，它可以通过降低听觉 - 边缘系统中的多巴胺能神经的兴奋性，来实现减轻耳鸣症状的目的。

（5）乙酰胆碱及受体　乙酰胆碱可以增强外毛细胞的活动性，减轻外毛细胞的僵硬度，其作用与GABA 类似。外毛细胞对宽频声音和噪声环境下声音信号的处理由调节听觉传出系统和橄榄 - 耳蜗束来调节，而乙酰胆碱 N 受体（nico-tinic acetylcholine receptor，N-AChR）在听觉传出系统和橄榄 - 耳蜗束通路上起了关键作用。研究表明，乙酰胆碱 N 受体的 a9 和 a10 亚型能够通过突触中的钙库和第 2 信使信号传导系统等对听觉传出系统的功能进行调控，说明乙酰胆碱 N 受体可以对耳鸣、噪声性聋及眩晕的产生和治疗发挥作用。而研究证明，耳蜗核突触的乙酰胆碱 M 受体（muscarine acetylcholinereceptor，M-AChR）参与调控神经元的自发电活动。当耳蜗遭到破坏后，耳蜗核乙酰胆碱 M 受体的表达增强，同时听觉中枢的神经元发生可塑性变化。此结果表明，当外周听觉系统受到损伤后，中枢听觉系统也会发生功能改变，导致听觉过敏或耳鸣的产生。

（6）糖皮质激素和神经甾体　治疗免疫源性疾病引起的耳鸣。在中枢神经系统生成的神经甾体释放后具有焦虑、抗惊厥、麻醉、行为、记忆和神经保护等广泛的效应。耳鸣、梅尼埃病和突发性感音神经性聋等耳蜗和前庭器官疾病在临床上可以应用神经甾体来治疗。

糖皮质激素是皮质类固醇激素治疗自发免疫性或突发性聋的治疗靶点，如皮质类固醇激素可以用于治疗自发性免疫源性感音神经性聋，并且此过程可以被螺内酯阻断。在内耳的螺旋神经元、Corti 器和螺旋缘广泛存在着糖皮质激素和盐皮质激素受体，若能根据不同的激素受体选择相应的药物，将会取得更为理想的治疗效果。耳蜗中的神经甾体起保护传出神经和类神经递质的作用，如甲泼尼龙可以改善因桥小脑角听神经干压迫所导致的听神经变性。与维持耳蜗内淋巴液平衡态相关的神经递质受体也与神经甾体密切相关，神经甾体可以通过能分泌钾离子进入淋巴囊的血管纹发挥作用。有观点认为泼尼松和地塞米松具有潜在的保护耳蜗神经的作用，它们可以直接抑制螺旋神经元谷氨酸受体和GABA受体的功能，进而阻止部分耳鸣的产生。

（7）鸦片肽和强啡肽　压力是指任何非快速性致病的不利环境或刺激，包括听觉、化学、病理或生理情感等方面。对于一些耳鸣患者而言，许多加重压力的变化都会成为耳鸣即刻发生的诱因。我们的机体在应对压力时会释放内生性神经活性肽来控制整体性反应，而压力相关的神经调控子来自于三种不同的前体激素，其中的两种就是前脑啡肽和强啡肽。在传入耳蜗橄榄的外侧系和内侧系有脑啡肽和强啡肽，而强啡肽原很有可能只由传入耳蜗橄榄外侧系神经元产生。Ahsehuler RA（1986年）发现，强啡肽存在于耳蜗外侧传入神经终端。研究表明，传入耳蜗橄榄外侧系神经元轴突降支单一终止于一型初级听觉纤维树突，以支配耳蜗内毛细胞，提示此降支具有调控听神经敏感性和自发性电活动的重要作用。据Dobie和Sullvian于1993年分别统计显示，抑郁症伴严重耳鸣患者的强啡肽水平比单纯耳鸣患者下降60%～80%。听觉过敏指对声音的耐受力明显降低，是耳鸣和外周听觉系统疾病所常见的一种伴随症状。Schleuning等（1991年）研究发现，生理疲劳和病理压力常伴随着听觉过敏，或因为听觉过敏使疲劳和压力加重。在严重的焦虑或压力状态下，机体会产生大量的内生性鸦片肽和强啡肽，从而产生大范围的生理和行为学效应。在遭受物理和精神压力后，中枢神经系统会生成并释放强啡肽，来调节机体的全身性生物反应。在声刺激或安静时内毛细胞可自发性生成兴奋性神经递质谷氨酸，在强啡肽协同作用下，谷氨酸可兴奋NMDA受体，使NMDA引起的螺旋神经元和中枢听觉神经元电活动增强，但目前并无直接证据证明强啡肽本身对NMDA受体的增强作用。

（8）P物质　幻痛感受是指由各种不同损伤所引发的一种主观感觉，难以定量表述。幻痛至今没有一种合理的机制可解释，很难治愈。幻痛和耳鸣之间有很多共同点，也有很多关于幻痛和耳鸣之间相似性关系的推论。Moiler认为，发生在急性损伤后的幻痛与耳鸣都具有外周源性及中枢持续性两大特点。幻痛大都为外周损伤后出现，但外周损伤并非持续性的，长期的幻痛源于中枢神经系统的可塑性变化，此机制与中枢性耳鸣产生的机制十分相似，中枢性耳鸣的产生机制也为外周听觉功能障碍后导致的听觉中枢神经系统的可塑性变化。P物质是一种广泛表达于外周和中枢神经系统的痛觉相关肽类物质。中枢神经系统中的P物质具有促进谷氨酸释放的作用，与癫痫大发作及海马的兴奋性密切相关。

Nowak（1986年）把小鼠敲除神经激肽（neurokinin1，NK1）受体基因后发现，P物质在介导阿片制剂激发性和中枢感受伤害等方面有着特殊的作用。神经激肽阻断剂还可用于偏头痛、关节炎、牙痛和神经痛等。Hafidi等研究表明，听觉系统的耳蜗和前庭器官中也存在P物质，包括毛细胞、螺旋神经细胞及耳蜗血管均有P物质表达。Nariot提出，P物质可以通过NK1受体来调节耳蜗的功能。甲基P物质酯类是P物质受体阻断剂，通过外淋巴液灌流可以增加复合动作电位，外淋巴液灌流P物质阻断剂也可以取得同样的效果，这证明P物质是通过NK1受体来调控I型螺旋神经元的。听神经活性增强是耳鸣发生的可能机制之一，而螺旋神经元中P物质激动剂和阻断剂的改变都会引起听神经活动性增强。P物质与耳鸣、听力障碍及眩晕的发生密切相关，鉴于幻痛与耳鸣的相似性，可以推断P物质及其受体是耳鸣发生的可能机制之一。

由于耳鸣的主观性特征，有关耳鸣的形成机制和治疗方法尚未获得根本性的突破。中枢在耳鸣的产生、加重、存在及其心理因素的参与过程中起着决定性作用，同时听觉通路上的相关神经递质和受体对耳鸣的产生也有重要意义。我们在今后的研究中，应该注重于对耳鸣客观诊断标准的探索，运用更先进的实验方法探询其发病机制，制定更好的治疗方案，为最终攻克耳鸣这一世界难题打下良好的基础。

第二部分　临床研究

耳鸣是指患者自觉其耳内或颅内有声响，但外界没有任何相应的声源或电刺激。噪声、内耳供血障碍、感染（尤其是病毒感染）、创伤、肿瘤、自身免疫性疾病、中毒（尤其是耳毒性药物）、情绪激动、睡眠不足及衰老等都可能会导致耳鸣、耳聋。绝大多数学者认为，在耳鸣的各种致病因素之中，内耳供血障碍是最重要的原因。内耳的血液供应大部分来自内耳动脉，内耳动脉又来自于椎动脉（vertebral A）和基底动脉（basilar A）。当颈椎病变累及椎动脉时，可使椎动脉血运受阻，基底动脉供血不足，影响内耳的血液供应，从而产生眩晕等症状，长期持续缺血便可导致颈源性耳鸣。

颈源性耳鸣是指因颈椎病变导致椎-基底动脉血运受阻、内耳动脉血流量下降，造成内耳血运障碍所产生的耳鸣。虽然以前国内外学者对耳鸣做过大量的研究报道，但均未足够重视颈椎病与耳鸣之间的密切关系，也没有对颈源性耳鸣提出针对性的治疗方案。笔者认为，颈源性耳鸣的原因包括内耳缺血和颈部交感神经节刺激，可以通过改善耳鸣患者椎-基底动脉的血流运行，来改善其内耳的血液供应，同时降低颈部交感神经节的兴奋性，最终达到治疗耳鸣的效果。为了证实这一理论的可行性，笔者对340例耳鸣患者椎-基底动脉的血流运行情况做了详细的调查，并对椎-基底动脉血流异常的患者采取了针刀或针灸的对症治疗，以期验证这一理论的可行性。

一、340例耳鸣患者椎基底动脉血流异常率调查

（一）病例来源

全部病例均来自中日友好医院针灸科门诊，均以耳鸣为第1主诉（除外客观性耳鸣），时间为2010年3～8月，共340例，就诊时检查TCD（经颅多普勒超声）。

经颅多普勒超声简称TCD，是利用超声多普勒效应来检测颅内脑底动脉环上各个主要动脉血流动力学及各血流生理参数的一项无创伤性血管疾病检查方法。耳鸣门诊的患者只检测双侧椎动脉（VA）及基底动脉（BA）血流速度。

（二）数据参照标准

1. 中国成人颅内动脉血流速度检测按年龄分组正常参考值（表1-4-3）

表1-4-3 颅内动脉血容速度正常值（cm/s）（国内参考标准）

动脉	40岁以下		40～49岁		450～59岁		59岁以上	
	V_s	V_d	V_s	V_d	V_s	V_d	V_s	V_d
VA	54±8	26±5	53±6	26±6	51±6	23±5	50±9	21±5
BA	64±9	29±6	63±8	28±7	60±8	26±10	57±9	24±3

2. 颅内动脉平均血流速度正常值（Aaslid，1982年）（表1-4-4）

表1-4-4 颅内动脉平均血流速度正常值

动脉	声窗	深度（mm）	血流方向	平均血流速度（cm/s）
VA	枕窗	60～80	负向	38±10
BA	枕窗	80～110	负向	41±10

3. 检查结果（表 1-4-5、表 1-4-6、表 1-4-20、表 1-4-23）

采用德国 EME 公司生产的 TC-2000 型 TCD 仪，选用频率 2mHz 的探头。患者坐立低头位，自枕窗探测基底动脉、双侧椎动脉。BA 检测深度 80mm，VA 检测深度 58mm。血管搏动指数 $PI=(V_s-V_d)/V_m$，血管阻力指数 $RI=(V_s-V_d)/V_s$，PI 和 RI 是评价颅内动脉弹性和血管阻力及脑血流灌注状态高低的指标，正常颅内动脉 PI 值为 0.65～1.10。采用统计软件 SPSS17.0 对 145 例椎 - 基底动脉血流速度减慢的患者和 129 例椎 - 基底动脉血流速度增快的患者检查结果进行单样本 T 检验。

表 1-4-5　145 例椎 - 基底动脉血流速度减慢患者的统计结果（cm/s）

项目	VAL	VAR	BA
平均值 V_m	25.35±5.45	25.53±5.57	33.75±7.29
收缩期 V_s	37.14±7.71	37.03±7.93	49.60±10.33
舒张期 V_d	17.53±4.52	17.63±4.22	23.37±5.53
搏动指数 PI	0.79±0.16	0.76±0.20	0.78±0.15
阻力指数 RI	0.53±0.07	0.52±0.07	0.53±0.06

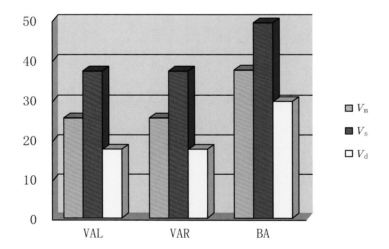

图 1-4-20　145 例椎 - 基底动脉血流速度减慢患者的椎 - 基底动脉血流速度（cm/s）

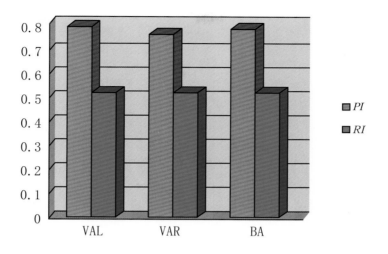

图 1-4-21 145 例椎 - 基底动脉血流速度减慢患者的椎 - 基底动脉血流搏动指数和阻力指数

表 1-4-6 129 例椎 - 基底动脉血流速度增快患者的统计结果（cm/s）

项目	VAL	VAR	BA
平均值 V_m	40.32±9.74	38.91±9.17	52.05±10.74
收缩期 V_5	58.47±14.40	56.78±13.29	76.01±15.24
舒张期 V_d	27.49±6.90	26.19±6.77	35.29±8.08
搏动指数 PI	0.77±0.15	0.79±0.14	0.79±0.15
阻力指数 RI	0.53±0.06	0.54±0.07	0.53±0.06

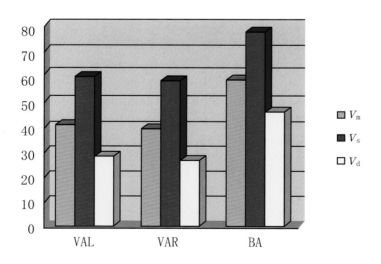

图 1-4-22 129 例椎 - 基底动脉血流速度增快患者的椎 - 基底动脉血流速度（cm/s）

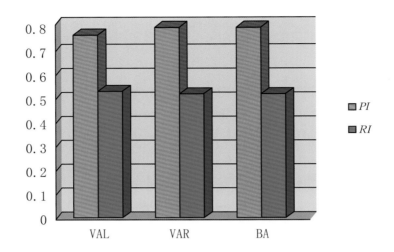

图 1-4-23　129 例椎 - 基底动脉血流速度增快患者的椎 - 基底动脉
血流搏动指数和阻力指数

4. 统计结果（表 1-4-7 ～表 1-4-10，图 1-4-24 ～图 1-4-26）

（1）椎 - 基底动脉血流速度统计　340 例患者中，椎 - 基底动脉血流速度　正常的患者 53 例，占 15.59%；椎 - 基底动脉血流速度异常的患者 287 例，占 84.41%。

表 1-4-7　340 例耳鸣患者椎 - 基底动脉血流速度异常率统计

患者	例数	比例
TCD 正常	53	15.59%
TCD 异常	287	84.41%
合计	340	100%

（2）性别统计　340 例患者中，女性患者 149 例，占 43.82%；男性患者 191 例，占 56.18%。53 例椎 - 基底动脉血流速度正常的患者中，女性患者 24 例，占 45.28%；男性患者 29 例，占 54.72%。287 例椎 - 基底动脉血流速度异常的患者中，女性患者 125 例，占 43.55%；男性患者 162 例，占 56.45%。

表 1-4-8　患者性别分布统计

患者	总例数	女性	女性比例	男性	男性比例
TCD 正常	53	24	45.28%	29	54.72%
TCD 异常	287	125	43.55%	162	56.45%
合计	340	149	43.82%	191	56.18%

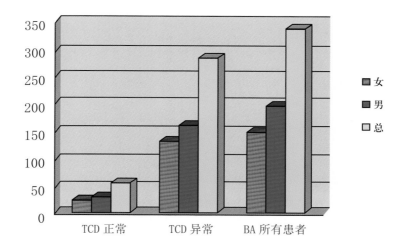

图 1-4-24　椎 - 基底动脉血流速度异常患者性别分布

（3）椎 - 基底动脉血流速度异常率统计　287 例椎 - 基底动脉血流速度异常的患者中，血流速度减慢者 145 例，占 50.52%；血流速度增快者 129 例，占 44.95%；血流速度快慢不均者 13 例，占 4.53%。

145 例血流速度减慢的患者中，女性 35 例，占 24.14%；男性 110 例，占 75.86%。129 例血流速度增快的患者中，女性 82 例，占 63.57%；男性 47 例，占 36.43%。

13 例血流速度快慢不均的患者中，女性 8 例，占 61.54%；男性 5 例，占 38.46%。

在椎 - 基底动脉血流速度减慢的患者中，女性约占 1/4，男性约占 3/4，男性多于女性。而在椎 - 基底动脉血流速度增快的患者和椎 - 基底动脉血流速度快慢不均的患者中，女性患者约占 2/3，男性患者约占 1/3，女性多于男性。

（4）椎 - 基底动脉血流速度异常患者年龄统计　125 例椎 - 基底动脉血流速度异常的女性患者中，年龄最小的 15 岁，最大的 73 岁；19 岁以下 1 例，占 0.8%；20 ～ 29 岁 7 例，占 5.6%；30 ～ 39 岁 13 例，占 10.4%；40 ～ 49 岁 42 例，占 33.6%；50 ～ 59 岁 39 例，占 31.2%；60 ～ 69 岁 19 例，占 15.2%；70 ～ 79 岁 4 例，占 3.2%；80 岁以上 0 例，占 0%。

162 例椎 - 基底动脉血流速度异常的男性患者中，年龄最小的 17 岁，最大的 83 岁；19 岁以下 1 例，占 0.62%；20 ～ 29 岁 12 例，占 7.41%；30 ～ 39 岁 23 例，占 14.2%；40 ～ 49 岁 45 例，占 36%；50 ～ 59 岁 49 例，占 30.25%；60 ～ 69 岁 24 例，占 14.81%；70 ～ 79 岁 6 例，占 3.7%；80 岁以上 0 例，占 0%。

表 1-4-9　椎 - 基底动脉血流速度异常患者性别统计

TCD 分类	例数	比例	女性	女性比例	男性	男性比例
TCD 减慢	145	50.52%	35	24.14%	110	75.86%
TCD 增快	129	44.95%	82	63.57%	47	36.43%
TCD 快慢不均	13	4.53%	8	61.54%	5	38.46%
TCD 异常	287	100%	125	43.55%	162	56.45%

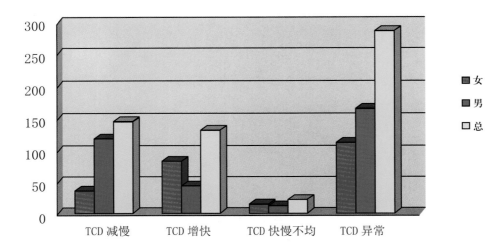

图 1-4-25　椎-基底动脉血流速度异常患者性别分布图（cm/s）

表 1-4-10　椎-基底动脉血流速度异常患者年龄统计

年龄组（岁数）	女性	女性比例	男性	男性比例	合计	合计比例
＜19	1	0.8%	1	0.62%	2	0.7%
20～29	7	5.6%	12	7.41%	19	6.62%
30～39	13	10.4%	23	14.2%	36	12.54%
40～49	42	33.6%	45	36%	87	30.31%
50～59	39	31.2%	49	30.25%	88	30.66%
60～69	19	15.2%	24	14.81%	43	14.98%
70～79	4	3.2%	6	3.7%	10	3.48%
＞80	0	0%	1	0.62%	1	0.35%
合计	125		162		287	

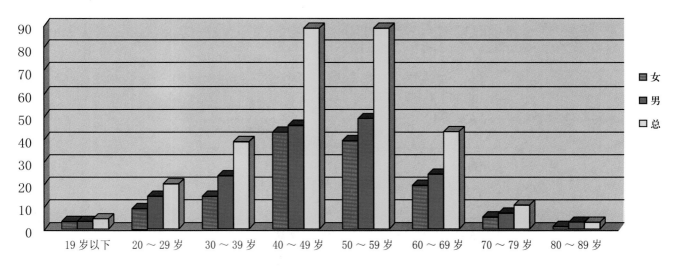

图 1-4-26　椎-基底动脉血流速度异常患者年龄分布（cm/s）

287 例椎－基底动脉血流速度异常的患者中，年龄最小的 15 岁，最大的 83 岁；19 岁以下 2 例，占 0.7%；20 ～ 29 岁 19 例，占 6.62%；30 ～ 39 岁 36 例，占 12.54%；40 ～ 49 岁 87 例，占 30.31%；50 ～ 59 岁 88 例，占 30.66%；60 ～ 69 岁 43 例，占 14.98%；70 ～ 79 岁 10 例，占 3.48%；80 岁以上 1 例，占 0.35%。

由上图可以看出，椎－基底动脉血流速度异常患者的年龄分布女性跟男性大致相同，在 40 ～ 59 岁的患者最多，达到 60.97%，提示 40 ～ 59 岁为颈源性耳鸣的高发年龄段，这一年龄段同时也是颈椎病的高发年龄。

二、颈源性耳鸣的针刀治疗及疗效

我们对 2010 年 3 ～ 8 月间以耳鸣为第 1 主诉且椎－基底动脉血流速度异常的 106 例患者进行了针刀治疗并当场记录了患者治疗后的耳鸣变化。

（一）针刀治疗方法

1. 定点

针刀具有疏通粘连、松解瘢痕、解除卡压、消除异常高应力等作用。针刀操作定点的基本原则是有效性与安全性相结合、压痛与解剖相结合。

（1）患者取坐位或俯卧位，充分暴露后颈部。

（2）颈源性耳鸣的针刀治疗是在枕下三角，一侧取 4 点，双侧共取 8 点：①枢椎棘突（头后大直肌起点、头下斜肌起点）；②下项线中、内 1/3 交点（头后大直肌止点）；③寰椎横突（头上斜肌起点、头下斜肌止点）；④下项线中、外 1/3 交点（头上斜肌止点）。下项线是从枕外隆凸与枕骨大孔边缘连线的中点起斜向外下方至颈静脉突外缘的弓状线。

2. 消毒

按照针刀操作规程消毒，铺无菌洞巾。

3. 局部麻醉

取 2% 利多卡因 10mL 加 10mL 生理盐水配成 1% 利多卡因注射液 20mL，等量注入上述所取 8 个点，每个点 2.5mL。在寰椎横突进针时，要分段多次回吸，严防药物误入椎动脉及颈外静脉。注药时应先注入少量试验量，观察无不良反应后再分次缓慢注射。

寰椎横突距颈内静脉只有 0.6cm，颈内静脉直径约为 1cm，注射时要注意避开颈内静脉。

4. 行针

以 4 号针刀在定点处行点状切割及纵行剥离。横向切割与纵向剥离的次数一般在 3 ～ 5 次。

5. 止血

按压针眼 5 分钟，外敷创可贴。

6. 注意事项

（1）部分患者在针刀操作中会出现放电感，这是针刀触及神经的表现，此时需提起刀锋，偏离少许再进针松解。

（2）若患者疼痛感明显，一般是触及血管，此时不能反复提插切割，避免对血管更多的损伤。

（3）若患者出现较明显的头痛、汗出、面色苍白等"晕针"样反应，应停止进针，让患者平卧休息，一般 10 分钟后会自行缓解。

（4）行椎旁注射时，勿进针太深，否则可能阻滞交感神经节，出现交感神经阻滞症状，如霍纳综合征（单侧性缩瞳、眼睑下垂及眼球内陷）。

（5）治疗病例均未出现严重不良反应及并发症，说明本治疗方案是安全的。但为防止意外的发生，治疗室配备吸氧设备、急救药品是必要的。

（二）针刀入路解剖层次

颈源性耳鸣的针刀治疗目的在于松解椎动脉枕段的肌肉和软组织压迫，涉及的解剖结构主要为枕下三角（suboccipital triangle）及相关的浅层肌肉和筋膜。为了使针刀治疗更加安全和有效，就需要对针刀的定点及入路解剖做更加深入的了解。为此，我们于 2011 年 3 ～ 5 月在北京大学医学部解剖学系进行了近两个月的尸体解剖研究，并记录了针刀入路的体表定点和解剖层次。尸体由北京大学医学部解剖学系提供，尸体为自愿捐献，男性，72 岁。

1. 针刀松解头后大直肌起点入路解剖层次

定点：枢椎棘突。①枢椎棘突距皮肤表面的深度约 3cm。②枢椎棘突距枕外隆凸的纵向距离约 1.7cm。

2. 针刀松解头后大直肌止点入路解剖层次

定点：枕外隆凸下方 2cm、旁开 2cm 处。①皮肤、浅筋膜。②斜方肌、头半棘肌。③头后大直肌止点（下项线中、内 1/3 交点）。

3. 寰椎横突针刀入路解剖层次

定点：乳突下突起。①皮肤及浅筋膜。②胸锁乳突肌。③头夹肌外侧缘。④寰椎横突：头上斜肌起点。

4. 针刀松解头上斜肌止点入路解剖层次

定点：枕外隆凸与乳突连线中、外 1/3 交点。①皮肤、浅筋膜。②斜方肌、胸锁乳突肌。③头夹肌。④头最长肌。⑤头上斜肌止点（下项线中、外 1/3 交点）。

（三）针刀治疗结果

106 例患者中，47 例在针刀治疗结束后耳鸣立即消失（或显著减轻），占 44.34%。

三、颈源性耳鸣的电针治疗及疗效

我们对 2010 年 3 ～ 8 月间以耳鸣为第 1 主诉且椎 - 基底动脉血流速度异常的患者选择性地进行针灸治疗，其中资料齐全者 51 例。51 例患者中，椎 - 基底动脉血流速度减慢者 31 例（40 ～ 49 岁年龄段 12 例）。

（一）针灸治疗方法

1. 针对颈椎的针灸治疗

（1）取穴　下项线压痛点、C_2 棘突体表投影点（压痛点）、C_1 横突体表投影点（压痛点）、风池、天柱、颈部（类）夹脊穴。

（2）针刺方法　使用较粗的针灸针（直径 0.40 ～ 0.50mm）。下项线压痛点、C_2 棘突体表投影点（压痛点）、C_1 横突体表投影点（压痛点）均需使针尖达骨面；风池针尖微朝下，向鼻尖方向或下颌方向直刺 0.5 ～ 0.8 寸；天柱直刺或斜刺 0.5 ～ 0.8 寸，不可向内上方深刺，以免伤及延髓；颈部（类）夹脊穴可刺入 1.5 寸左右。

（3）电针　使用电针仪连接 C_2 棘突体表投影点（压痛点）与 C_1 横突体表投影点（压痛点）针体（刺激头下斜肌起止点），或下项线压痛点与 C_2 棘突体表投影点（压痛点）针体（刺激头后大直肌起止点）。

2. 针对病耳的针灸治疗

（1）取穴　主穴取耳门、听宫或听会（取其一）、翳风、神庭、百会、聪耳 1 ～ 3（为自定穴，取法：3 穴均位于耳郭与头侧面皮肤交界处凹陷中，耳郭纵轴上端为聪耳 1，将聪耳 1 与翳风之间的连线分为 3 等份，自上而下的两个等分点分别为聪耳 2、聪耳 3）。

（2）针刺方法　耳门或听宫或听会。选用直径为 0.20mm、长度为 40mm 的毫针（1.5 寸），张口取穴，进针约 25mm，平补平泻；翳风：针具同上，进针约 25 mm，平补平泻。聪耳 1 ～ 3：选用直径为 0.20mm、长度为 25mm（1 寸）的毫针，进针深度约 13mm。

（3）电针　使用电针仪连接耳门或听宫或听会 - 翳风、神庭 - 百会，通电 20 分钟，频率为 10Hz。

3. 疗程

针灸治疗每次留针 20 分钟，隔日 1 次，每周 3 次，连续治疗 20 次为 1 个疗程。

（二）观察指标

1. 不同耳鸣级别病例数

耳鸣分级评估方法见本章正文——耳鸣程度的判定。

2. 耳鸣评分

耳鸣评分见本章正文——耳鸣程度的判定。

（三）结果（表1-4-11～表1-4-17，图1-4-27～图1-4-28）

1. 临床疗效统计

我们对51例患者电针治疗前后耳鸣级别及耳鸣问卷进行了评估，结果如下：32例患者耳鸣级别降低，占62.75%；41例患者耳鸣问卷评分降低，占80.39%；31例患者椎－基底动脉血流速度明显改善，占60.78%；21例患者耳鸣级别、耳鸣评分、椎－基底动脉血流速度同步改善，占41.18%。

根据临床资料特点，采用统计软件SPSS17.0对耳鸣级别和耳鸣评分治疗前后数据分别进行单样本K-S检验，得知耳鸣级别和耳鸣评分均不符合正态分布，故采用独立样本T检验计算平均值，并用Wilcoxon带符号秩检验（Wilcoxon sign-rank test）。当总体为非正态分布时，用来检验配对数据的差值是否来自具有相同分布的总体，计算P值，研究患者在针灸治疗前后的评估指标的平均值有无统计学差异。经处理分析：耳鸣级别治疗前平均值为3.9级，治疗后平均值为2.73级，治疗前后平均值下降1.18级，$P < 0.01$，说明治疗后明显优于治疗前；耳鸣问卷评分治疗前平均值为35.63分，治疗后平均值为20.49分，治疗前后平均值下降15.14分，$P < 0.01$，说明治疗后明显优于治疗前。

表1-4-11 颈源性耳鸣患者指标改善病例数统计

年龄组（岁）	总例数	改善例数分类统计		
		耳鸣级别	耳鸣评分	TCD
20～29	3	2	2	3
30～39	11	9	9	6
40～49	11	6	8	7
50～59	8	6	7	3
60～69	16	7	13	10
70～79	2	2	2	2
总计	51	32	41	31
百分比	100%	62.75%	80.39%	60.78%

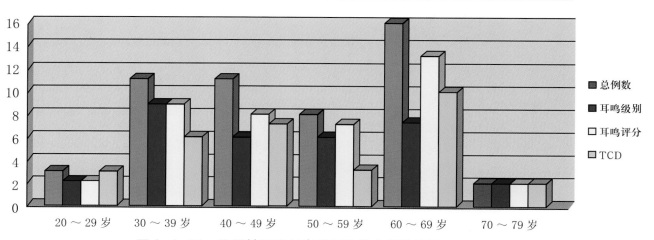

图1-4-27 颈源性耳鸣患者指标改善病例数统计

表 1-4-12　颈源性耳鸣患者耳鸣级别及评分统计学分析表

统计项目	评估方法	
	耳鸣级别（级）	耳鸣问卷（分）
治疗前	3.90±1.30	35.63±27.37
治疗后	2.73±1.43	20.49±22.43
均值差	1.18	15.14
P 值	＜0.01	＜0.01

2. 电针治疗前后椎－基底动脉血流速度的变化

（1）电针治疗前后动脉血流速度的变化　对 31 例椎－基底动脉血流速度减慢的耳鸣患者进行电针治疗后，对治疗前后椎动脉血流速度进行单样本 $K\text{-}S$ 检验，得知其为非正态分布，故采用独立样本 T 检验和 Wilcoxon 带符号秩检验，统计分析结果显示，其左侧椎动脉收缩期血流速度治疗前平均值为 37.49cm/s，治疗后平均值为 41.50cm/s，治疗前后平均值升高 4.01cm/s，$P＜0.01$；左侧椎动脉舒张期血流速度治疗前平均值为 16.25cm/s，治疗后平均值为 16.30cm/s，治疗前后平均值升高 0.05cm/s。$P＞0.05$；其右侧椎动脉收缩期血流速度治疗前平均值为 38.08cm/s，治疗后平均值为 42.18cm/s，治疗前后平均值升高 4.10cm/s，$0.01＜P＜0.05$；右侧椎动脉舒张期血流速度治疗前平均值为 17.24cm/s，治疗后平均值为 19.67cm/s，治疗前后平均值升高 2.43cm/s，$P＞0.05$。这一结果提示：电针治疗对改善椎动脉收缩期血流速度的峰值效果显著，有显著的统计学意义，而对舒张期血流速度的影响则不明显。

表 1-4-13　电针治疗前后椎动脉血流速度对比（cm/s）

统计项目	左侧椎动脉血流		右侧椎动脉血流	
	收缩期	舒张期	收缩期	舒张期
治疗前	37.49±7.41	16.25±4.70	38.08±11.09	17.24±1.12
治疗后	41.50±8.98	16.30±4.57	42.18±12.10	19.67±10.17
均值差	4.01	0.05	4.10	2.43
P 值	＜0.01	＞0.05	$0.01＜P＜0.05$	＞0.05

（2）电针治疗前后基底动脉血流速度的变化　对 31 例椎－基底动脉血流速度减慢的耳鸣患者进行电针治疗后，对治疗前后基底动脉血流速度进行单样本 $K\text{-}S$ 检验，得知其为非正态分布，故采用独立样本 T 检验和 Wilcoxon 带符号秩检验，统计分析结果显示，其基底动脉收缩期血流速度治疗前平均值为 39.50cm/s，治疗后平均值为 45.21cm/s，治疗前后平均值升高 5.71cm/s，$P＜0.01$，有显著的统计学意义；其舒张期血流速度治疗前平均值为 16.82cm/s，治疗后平均值为 18.80cm/s，治疗前后平均值升高 1.98cm/s，$P＞0.05$。说明电针治疗对基底动脉的影响也主要是明显改善其收缩期血流速度，而对其舒张期影响不明显。

表 1-4-14　电针治疗前后基底动脉血流速度对比（cm/s）

统计项目	收缩期	舒张期
治疗前	39.50±8.91	16.82±6.59
治疗后	45.21±10.97	18.80±6.20
均值差	5.71	1.98
P 值	< 0.01	> 0.05

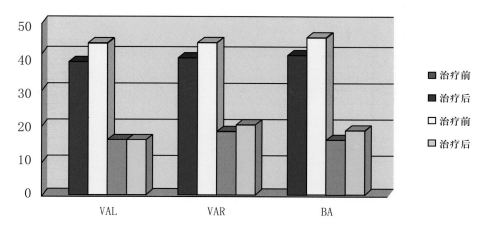

图 1-4-28　电针治疗前后椎－基底动脉血流速度的变化（cm/s）

　　对本组 31 例患者的耳鸣级别和耳鸣问卷评分进行单样本 K-S 检验，得知其为非正态分布，故采用独立样本 T 检验和 Wilcoxon 带符号秩检验。统计分析结果显示：治疗前平均值为 3.71 级，治疗后平均值为 2.61 级，治疗前后平均值下降 1.10 级，P < 0.01。耳鸣问卷评分治疗前平均值为 33.84 分，治疗后平均值为 19.68 分，治疗前后平均值下降 14.16 分，P < 0.01。结合本组患者椎－基底动脉血流速度在治疗前后的变化情况，提示电针治疗可以使患者的耳鸣症状和其椎动脉、基底动脉收缩期血流速度获得同步改善，这一结果初步说明椎动脉及基底动脉血流速度的下降可能是颈源性耳鸣的重要发病原因。

表 1-4-15　电针治疗前后椎－基底动脉血流速度减慢者耳鸣级别与评分统计

统计项目	评估方法	
	耳鸣级别	耳鸣问卷
治疗前	3.71±1.24	33.84±26.63
治疗后	2.61±1.33	19.68±18.66
均值差	1.10	14.16
P 值	< 0.01	> 0.01

3. 限定年龄段的分析结果（表 1-4-15 ～ 表 1-4-17，图 1-4-59）

为了最大限度地减少统计偏倚，我们对现有临床资料进行了限定年龄段的统计分析，统计对象为 40 ～ 49 岁的椎 - 基底动脉血流速度减慢的耳鸣患者（12 例），分别对电针治疗前后本组患者的椎动脉血流速度、基底动脉血流速度及耳鸣级别和耳鸣问卷评分进行统计。

（1）椎动脉血流速度统计结果　对治疗前后椎动脉血流速度进行单样本 K-S 检验，得知其为非正态分布，故采用独立样本 T 检验和 Wilcoxon 带符号秩检验。统计分析结果显示：本组患者电针治疗后，其左侧椎动脉收缩期血流速度治疗前平均值为 37.05cm/s，治疗后平均值为 39.53cm/s，治疗前后平均值升高 2.48cm/s，$P > 0.05$；舒张期血流速度治疗前平均值为 16.27cm/s，治疗后平均值为 16.97cm/s，治疗前后平均值升高 0.70cm/s，$P > 0.05$。右侧椎动脉收缩期血流速度治疗前平均值为 35.46cm/s，治疗后平均值为 40.39cm/s，治疗前后平均值升高 4.93cm/s，$P > 0.05$；舒张期血流速度治疗前平均值为 17.37cm/s，治疗后平均值为 18.35cm/s，治疗前后平均值升高 0.98cm/s，$P > 0.05$。说明虽然电针治疗对该组患者椎动脉血流速度的改善具有一定意义，但其差异均无统计学意义，其原因可能系样本数太少所致。

表 1-4-16　40 ～ 49 岁年龄段椎动脉血流速度减慢者治疗前后对比（cm/s）

统计项目	左侧椎动脉血流		右侧椎动脉血流	
	收缩期	舒张期	收缩期	舒张期
治疗前	37.05±9.25	16.27±6.11	35.46±9.18	17.37±7.99
治疗后	39.53±9.68	16.97±5.65	40.39±9.07	18.35±5.76
均值差	2.48	0.70	4.93	0.98
P 值	> 0.05	> 0.05	> 0.05	> 0.05

（2）基底动脉血流速度统计结果

对治疗前后基底动脉血流速度进行单样本 K-S 检验，得知其为非正态分布，故采用独立样本 T 检验和 Wilcoxon 带符号秩检验，统计分析结果显示：本组患者基底动脉收缩期血流速度治疗前平均值为 38.17，治疗后平均值为 42.54cm/s，治疗前后平均值升高 4.37cm/s，$0.01 < P < 0.05$；而其舒张期血流速度治疗前平均值为 18.23，治疗后平均值为 19.11cm/s，治疗前后平均值升高 0.88cm/s，$P > 0.05$。说明电针治疗后其基底动脉收缩期血流速度获得明显改善，其差异具有显著的统计学意义，而电针治疗对其舒张期血流速度则无明显影响。这一结论与未限定年龄段的治疗组统计结果一致，说明电针能够明显改善颈源性耳鸣患者的基底动脉收缩期血流速度是普遍存在的现象。

表 1-4-17　40 ～ 49 岁年龄段基底动脉血流速度减慢者电针治疗前后对比（cm/s）

统计项目	收缩期	舒张期
治疗前	38.17±9.12	18.23±6.54
治疗后	42.54±10.13	19.11±6.24
均值差	4.37	0.88
P 值	$0.01 < P < 0.05$	> 0.05

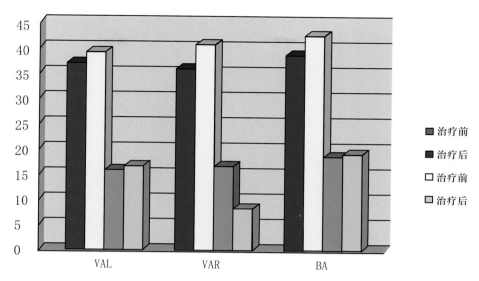

图 1-4-29　40 ～ 49 岁年龄段基底动脉血流速度减慢者电针治疗前后对比（cm/s）

（3）本组患者耳鸣级别和耳鸣问卷评分统计结果　对本组患者的耳鸣级别和耳鸣问卷评分进行单样本 K-S 检验，得知其为非正态分布，故采用独立样本 T 检验和 Wilcoxon 带符号秩检验，统计分析结果显示：本组患者经电针治疗后，耳鸣级别治疗前平均值为 3.33 级，治疗后平均值为 2.41 分，治疗前后平均值下降 0.92 级，$0.01 < P < 0.05$；耳鸣问卷评分治疗前平均值为 28.58 分，治疗后平均值为 16.83 分，治疗前后平均值下降 13.75 分，$0.01 < P < 0.05$。均具有显著的统计学差异，这与未限定年龄段的治疗组统计结果一致，说明电针能够明显改善颈源性耳鸣患者的临床症状与年龄因素关系不大。

表 1-4-18　40 ～ 49 岁年龄段椎 - 基底动脉血流速度减慢者临床症状治疗前后对比

统计项目	耳鸣级别	耳鸣问卷
治疗前	3.33±0.78	28.58±18.94
治疗后	2.41±1.31	16.83±11.26
均值差	0.92	13.75
P 值	$0.01 < P < 0.05$	$0.01 < P < 0.05$

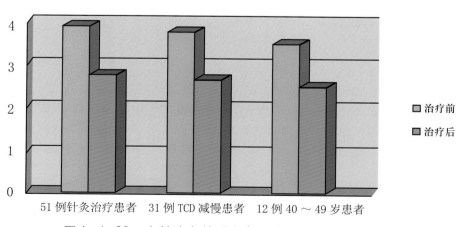

图 1-4-30　电针治疗前后患者耳鸣级别对比

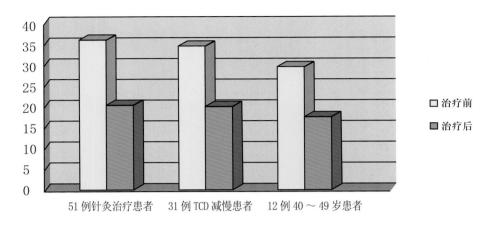

图 1-4-31　电针治疗前后患者耳鸣评分对比

四、讨论（表 1-4-18，图 1-4-30，图 1-4-31）

（一）经颅多普勒超声（TCD）及其与耳鸣的关系

经颅多普勒超声的血流速度是反映管腔大小最敏感、最直接的指标，根据血流速度的快慢和频谱所反映的正常层流的消失、涡流的出现，以及两侧血流速度的不对称，可以诊断出管径减少大于 50% 的颅内血管狭窄。TCD 检查可以测出两侧同名动脉血流速度的对称性变化，这是临床上一个非常有价值的判断指标。有人证实，当动脉闭塞时，则该动脉相应区的血流速度信号消失；当血流量一定时，血流速度与血管横截面积成反比例，其管径狭窄程度与流速变化密切相关。管径狭窄小于 25%，流速正常；轻度狭窄（25%～49%），狭窄处流速可超过正常高限或正常；中度狭窄（50%～89%），狭窄处峰值血流速度加快，频谱为湍流，狭窄下游血流速度减慢，频谱波峰圆钝；当管腔严重狭窄（90%）或完全梗阻时，血流速度下降；中重度狭窄 TCD 检测时可发现异常。正常人椎动脉管径为（3.8±0.47）mm，当动脉缩窄时，从血流量计算公式 [脑血流量 = 平均血流速度 × 管径横截面积 (S)，$S=3\pi(D/2)2$，（S 为面积，D 为直径）] 可以看出，当血管管径降低 1/2 时，其面积只为原来的 1/4，尽管血流速度增快，血流量仍低于正常水平。

本研究对 340 例耳鸣患者椎-基底动脉血流速度异常率的调查显示：椎-基底动脉血流速度正常者为 53 例，占 15.59%；椎-基底动脉血流速度异常者为 287 例，占 84.41%。说明椎-基底动脉血流速度异常这一因素与耳鸣的发病之间有着客观的联系。

在 162 例椎-基底动脉血流速度异常的男性患者中，椎-基底动脉血流速度减慢者约占 2/3（67.9%）；而在 125 例女性患者中，椎-基底动脉血流速度增快者约占 2/3（65.6%）。由于在血管狭窄处流速明显增加，在血管狭窄处远侧的流速下降，所以笔者推测出现上述结果的原因是部分男性患者的狭窄部位比女性患者的狭窄部位要低一些。

由于椎动脉生理变化极大，两侧椎动脉相差可以达 20 倍，椎动脉有时终止于小脑后下动脉。这些生理和病理的变化混杂在一起，造成对管腔变细和血流减慢的临床分析困难。椎动脉血流加快可能是狭窄改变，也可能是其他血管闭塞后引起的代偿性血流增加；椎动脉血流减慢可能是血管闭塞的结果，也可能是生理正常变异。所以在临床中我们应该结合对侧椎动脉改变综合分析，各种参数也应与临床结合综合判断。彩色多普勒对颅外段椎动脉观察比较清楚，可以观察血管的管径大小、内膜的改变及血流的方向和速度，具有直观性，对椎动脉狭窄的诊断很有帮助；而 TCD 虽缺乏直观性，但其穿透力强，对颅内血管有很好的显示率，我们的检查就是以 TCD 为主。因此，以后可以考虑把彩色多普勒与 TCD 相互补充，对椎动脉颅内段、颅外段全面检查，能够更准确地发现椎动脉的病变部位，分析病因，为临床提供更可靠的诊断依据。

（二）针灸治疗颈源性耳鸣的临床疗效

颈源性听力损害的治疗分为两个方面：一方面是针对颈椎的治疗，方法包括针刀闭合性手术、手法治疗、针灸治疗、牵引等；另一方面是针对病耳的治疗，主要是针灸疗法。据表 1-4-3 的统计结果来看，84.41% 的耳鸣患者伴随双侧椎动脉及基底动脉血流速度异常。在对其中的 106 位患者进行了颈部针刀闭合松解术后，近半数患者在治疗后耳鸣明显减轻，说明本文所述针对颈椎的治疗方法可以改善颈项部软组织的病理状态，改善颈椎生物力学状态，从而可以改善椎-基底动脉的局部环境，因而可能增加内耳的供血，改善内耳的慢性缺血状态，有利于听力损害的康复。这方面的治疗应该视为"治本"的方法。针灸临床证明，针刺对耳鸣及感音神经性耳聋有一定的有效率；动物实验也证实，耳蜗神经细胞能够得到再生。因此，在理论上，内耳病变是可逆的，所以我们采用颈椎治疗和病耳治疗相结合的方法，取得了较好的疗效。

针灸治疗后椎-基底动脉血流统计结果分析：

（1）31 例 TCD 减慢的患者疗效讨论　椎-基底动脉供血不足的 TCD 诊断中，凡是椎-基底动脉系统血管中有一支或多支血管的收缩期血流速度降低，不论其 TCD 频谱形态正常与否，均可结合临床考虑为椎-基底动脉供血不足。我们临床所治疗的 TCD 减慢的患者，其椎-基底动脉的收缩期血流速度都有明显降低，且椎动脉血流速度常为双侧性降低，而舒张末期血流速度大多数为正常或轻度降低，PI、RI、S/D 也基本保持在正常范围。

由表 1-4-13 和表 1-4-14 的统计结果可知：在接受针灸治疗后，31 例 TCD 减慢的患者椎-基底动脉收缩期血流速度有明显升高，舒张期血流速度改善不明显，在收缩期血流速度得到改善后，其耳鸣症状（表13）也有明显好转，这也从临床的角度验证了收缩期血流速度的减慢是判断椎-基底动脉供血不足的重要指标。

（2）12 例 40～49 岁 TCD 减慢患者疗效讨论　由表 1-4-16、表 1-4-17 和表 1-4-18 可知，我们统计的 12 例患者针灸治疗后椎动脉收缩期和舒张期血流速度及基底动脉舒张期血流速度在治疗前后并无显著性差异（$P > 0.05$），而其基底动脉收缩期血流速度和耳鸣症状有明显好转（$0.01 < P < 0.05$），这与 31 例 TCD 减慢的患者的统计结果有些不同，出现这种情况的原因可能是：① 12 例患者样本量较小，受个体差异的影响较大。②有些患者只有一侧椎动脉血流速度减慢，而另一侧正常，他们仍然被归于椎动脉血流速度减慢的患者之列。在我们的统计中，有 3 例患者一侧椎动脉血流速度在正常范围 47～59cm/s 之间，另有 3 例患者一侧血流速度在 45～47cm/s 之间，针灸治疗对正常或接近正常的椎动脉血流速度的改善还是有限的，这也客观上影响了统计结果。

虽然统计学显示针灸治疗后椎动脉血流速度改善无显著性差异，但 12 例患者的左、右侧椎动脉收缩期血流速度分别平均升高 2.48cm/s 和 4.93cm/s（表 1-4-16），而且患者的基底动脉收缩期血流速度和耳鸣症状有明显好转，说明针灸对改善其椎-基底动脉血流和耳鸣症状有很好的作用。

（三）针刀治疗颈源性耳鸣的机制

颈部维护关节稳定的椎旁软组织（肌肉、韧带等）急慢性损伤后动态平衡失调以及由此而造成的颈椎生物力学平衡失调是颈椎病发病的根本原因之一。临床上，椎管内外软组织病变如肌肉、韧带、关节囊的痉挛及小关节错位和椎体生物力学平衡受到破坏等均可引起椎动脉或基底动脉的刺激和导致交感神经受激惹，从而引起动脉痉挛。肌肉、筋膜的挛缩、痉挛是临床常见的导致椎-基底动脉血流异常的因素之一，颈部长期保持不良姿势，可致筋膜肌肉、韧带等的积累性损伤，压迫或刺激椎动脉、基底动脉，改变了椎动脉和基底动脉的血流动力学，影响椎动脉或基底动脉的供血，从而导致头痛、恶心、呕吐、眩晕、耳鸣、听力减退等一系列症状，严重者还可因突发晕厥而致意外伤害。椎动脉上颈段紧贴于头上斜肌的深面走行，当枕下三角肌损伤导致张力异常增高时，会直接压迫椎动脉。由于颈上交感神经节、颈中交感神经节及星状神经节都在椎动脉枕段有交感神经分布，所以枕下三角肌对椎动脉的压迫会直接增强交感神经的兴奋性，引起椎动脉痉挛，进而加重了椎动脉供血不足。

针刀疗法是根据生物力学观点，将中医针灸的"针"和西医手术的"刀"融为一体的产物。一方面利用针的作用，刺激局部穴位，调节整体治疗疾病；另一方面又可发挥外科手术刀的作用，对局部粘连的筋膜、肌肉、韧带等进行切割、松解，加上适当的手法辅助治疗，可剥离粘连、松解肌肉，纠正骨与关节的轻微移位，使局部血液循环重新恢复，降低局部致病物质（如缓激肽、5-HT）的含量。而且利用针与刀作用的结合，既能去除病因又能恢复颈椎的正常解剖关系，解除对神经、血管的刺激和压迫，恢复骨与关节的稳定性，能从根本上消除对椎动脉的刺激和压迫，使椎-基底动脉供血适度改善。针刀治疗可增强椎动脉和基底动脉血管顺应性、降低血管阻力、使血流速度恢复正常，并进一步验证了筋膜、肌肉、韧带痉挛、挛缩是椎-基底动脉供血不足发病的常见原因之一。本研究的针刀治疗是从枕下三角入手，松解压迫椎动脉枕段的头上斜肌、头下斜肌和头后大直肌，且在针刀入路过程中，松解了斜方肌、胸锁乳突肌、头夹肌、头半棘肌、头最长肌等肌肉，以及浅、深筋膜和项韧带，这些治疗有助于减轻或解除椎动脉和交感神经的刺激和压迫。

（四）针灸治疗颈源性耳鸣的机制

1. 针灸作用机理

颈源性耳鸣的机制之一为内耳的微循环障碍。内耳的血液供应为单一的内耳动脉，属终末支，无侧支循环，在到达各感觉器之前都呈袢状或螺旋状走行，容易产生微循环障碍，使听觉毛细胞缺氧而出现听力损伤等一系列病理改变。近年研究结果表明，耳鸣患者血液黏滞性和黏稠性明显升高，提示内耳在微循环障碍的情况下存在血流减慢或瘀滞，容易形成微血栓，使受阻的毛细血管临界半径加大，进而在较粗的毛细血管中也发生逆转现象，加重微循环障碍。微循环障碍必然影响内耳位听器官的营养供给，特别是脆弱的听毛细胞易因缺氧而变性，临床出现听力下降或伴耳鸣。针刺对机体微循环的促进作用是其重要途径之一。有关针刺对微血管自律运动影响的研究表明，针刺穴位局部微血管自律运动的频率基本不变，但振幅可增加60%以上；同时发现，即便是针刺停止之后，微血管节律性血流量继续增加，针刺30分钟后，微动脉、微静脉的最大口径分别达到舒张水平最初值的150%、200%和250%。针刺对微循环血流动力学的研究结果显示：针刺可以显著增加微循环血流速度，并在针刺后20分钟达到高峰。其中，微动脉流速可比针刺前增加30%，微静脉流速可比针刺前增加25%。所取聪耳1～3为笔者的经验穴，穴位设定思路为"位邻其近，其气相通"，这是针灸治疗学的共同规律，也是历代医家的共识。

如上所述，近代有关的针灸研究也证实了针刺对局部组织的某些影响（如微循环、电活动等）。针刺可通过神经体液调节，使病变脊椎、关节、肌肉、韧带等组织结构及神经血管等邻近组织产生良性反应，改善脊柱内外环境，使之趋于平衡，从而改善椎-基底动脉系统血流。针刺风池穴对脑血管有解痉、扩张和收缩的双重作用，针刺听宫等穴位能改善动物耳蜗微循环及细胞营养供应，减少毛细胞坏死。传统经穴中，手少阳三焦经角孙、颅息、瘈脉三穴位于耳周，但此三穴距耳根部仍有10mm左右的距离，难以满足对耳病的治疗需要。本研究参照此三穴的部位，在耳根部重新定位，命名为聪耳1～3，治疗时要求将毫针刺入耳郭软骨与颅骨之间的缝隙之中，实践证明在聪耳1～3处针刺能取得明显疗效。

另外，耳鸣的产生还涉及中枢神经系统的参与，如何设法利用针刺及脉冲刺激对中枢神经系统施加某种影响也成为研究者必须考虑的问题。经络学上，足太阳膀胱经与督脉均走行于巅顶，并有分支"入络脑"；西医学临床上，脑电图检查在头顶部皮肤引导并记录脑电活动早已成为常规，说明在头顶部进行针刺治疗可能是影响中枢电活动的有效途径。本研究即是根据这一思路设定取位于头顶部的穴位（头维、神庭、百会、后顶）。

2. 电针作用机理

颈源性耳鸣的临床治疗难度很大，针灸治疗尽管有一定疗效，但实践证明仅靠单纯针刺手段疗效不高。笔者体会，在临床上通过对不同种类的刺激方式进行有机组合，对提高疗效具有重要意义。针刺属于机械性刺激，它所产生的效应不可能取代电刺激和其他刺激所产生的效应，因此，在针刺的基础上，适当增加电刺激就显得相当重要。内耳微循环除直接受椎-基底动脉血供影响以外，还受自主神经及内耳局部调控机制影响，来自颈、胸神经节（尤其是双侧星状神经节、同侧颈上神经节）的交感节后纤维沿颈内动脉、椎-基底动脉系统的周围神经丛、鼓丛神经和第Ⅵ、Ⅶ、Ⅹ脑神经耳支进入内耳后，分布到迷路动脉。这些神经存在丰富的肾上腺能、神经肽能纤维，共同参与调节内耳微循环，某些神经肽物质和激素（如P物质、心钠素等）经自分泌、旁分泌途径，不仅使血管舒张恢复其血液灌注，而且可能对维持内淋巴 Ca^{2+} 平衡和淋巴液生成、内耳信号转换和传导有重要意义。电针不仅可能通过调节椎 - 基底动脉血流改善内耳微循环，而且可能通过自主神经和内耳局部微循环调节机制，恢复内耳血供。

（五）利多卡因对颈源性耳鸣的作用

使用利多卡因在颈部进行局部麻醉，不但可减轻针刀操作过程中引起的疼痛，而且可对椎动脉壁上的交感神经的兴奋起到一定的抑制作用，比星状神经节阻滞更加安全。另外，利多卡因本身对耳鸣也有一定治疗作用。1937 年 Lawy 对利多卡因局麻药静脉注射治疗耳鸣进行了研究，可见用利多卡因治疗耳鸣的历史悠久。利多卡因治疗耳鸣的作用机制，有以下几个方面：首先，利多卡因能抑制钠离子通道，阻滞传入冲动，从而衰减或消除耳蜗或前庭的病理性刺激，使耳鸣和眩晕症状减轻或消失。其次，利多卡因尚有扩血管作用，可改善耳蜗及中枢神经系统血液循环，从而改善螺旋神经节及毛细胞缺氧情况。第三，利多卡因具有消除内耳毛细胞异常兴奋恶性循环的作用，它可使耳蜗 Corti 器的外毛细胞生物电位趋于正常稳定，使内耳的异常兴奋消除，放电活动改变，最终达到治疗目的。第四，利多卡因抑制耳鸣的作用部位也包括听中枢，可以用来抑制大脑皮层中枢引起的耳鸣。

第五章　寰枕间隙狭窄

在以往的文献中，"寰枕间隙狭窄"作为病名并不存在，但寰枕间隙狭窄作为一种临床病理改变及其所引起的临床现象确实客观存在，因此本书将这种病理变化作专节论述。本病的临床表现与枕大神经痛相似，主要症状是顽固的头痛，部分患者伴有头晕、耳鸣、听力下降等，针刀治疗该病具有一定的效果。有些针刀医学文献以"寰枕筋膜挛缩型颈椎病"或"寰枕后肌筋膜挛缩型颈椎病"来命名该病，尚存在争议。

第一节　病因病理

关于寰枕间隙狭窄的发病机制，目前并无统一看法。笔者认为，从解剖结构分析，连接寰椎与枕后部之间的软组织张力的持续高张力状态应该是最重要的因素，这些因素主要有以下两个方面：

一、项韧带张力增高（图 1-5-1、图 1-5-2）

项韧带（ligament nuchae）主要由弹性纤维构成，它连接于枕外隆凸及枕外嵴与寰椎后结节之间，颈部长期的持续受力容易造成项韧带的高张力状态，而持续的高张力状态可能引起项韧带的病损（包括挛缩、钙化等）。由于项韧带与枕外隆凸、寰椎后结节、第 2 ～ 7 颈椎棘突广泛相连，因此项韧带及相关部位棘上韧带的病变（尤其是挛缩）极有可能造成寰枕间的距离因受到持续牵拉而变短，这是造成寰枕间隙狭窄的重要原因。临床上，寰枕间隙狭窄的患者可在其过屈位的颈椎 X 光片上看到不同部位的项韧带钙化表现，这可以视为项韧带高张力的证据。

二、椎枕肌张力增高

椎枕肌（suboccipital muscles）所涵盖的四组小肌在防止头部过度前屈及在头部旋转运动中发挥着重要作用。在长期低头或伏案工作的人群中，尤其是中老年人，由于椎枕肌长时间处于紧张状态，容易造成积累性损伤，即通常所说的劳损。因椎枕肌长期受累，可能导致慢性无菌性炎症，进而引起肌肉痉挛、硬化和粘连，可能导致其张力增高。由于椎枕肌是连接枕骨与寰椎之间的重要结构（头后小直肌、头上斜肌），因此，其张力的增高可能造成寰枕间隙狭窄。

三、寰枕间隙狭窄与头痛的关系

基于寰枕间隙处的神经解剖关系，寰枕间隙狭窄可能与头痛存在密切联系。

椎枕肌由第 1 颈神经后支（即枕下神经）的分支支配。枕下神经穿过寰椎后弓与椎动脉之间进入枕下三角，分支支配头后大直肌、头后小直肌、头上斜肌和头下斜肌。第 2 颈神经后支较粗大，于寰椎后弓与枢椎椎板之间，头下斜肌的下侧穿出，分别发出细支与第 1 和第 3 颈神经后支交通，分为较小的外侧支和较大的内侧支。外侧支支配头最长肌、夹肌、头半棘肌；内侧支即枕大神经。枕大神经斜向后上，先后穿过头半棘肌和斜方肌腱膜，伴行椎动、静脉及其分支，布于上项线以上至颅顶部的皮肤。

鉴于这种解剖学联系，寰枕间隙狭窄可能会造成穿行其间的枕下神经受到压迫，进而通过其与枕大神经之间的交通支表现为枕神经痛。

四、寰枕间隙狭窄与头晕的关系

头后大直肌、头上斜肌、头下斜肌围成一个三角形区域，称为枕下三角，枕下三角的底是寰椎后弓和

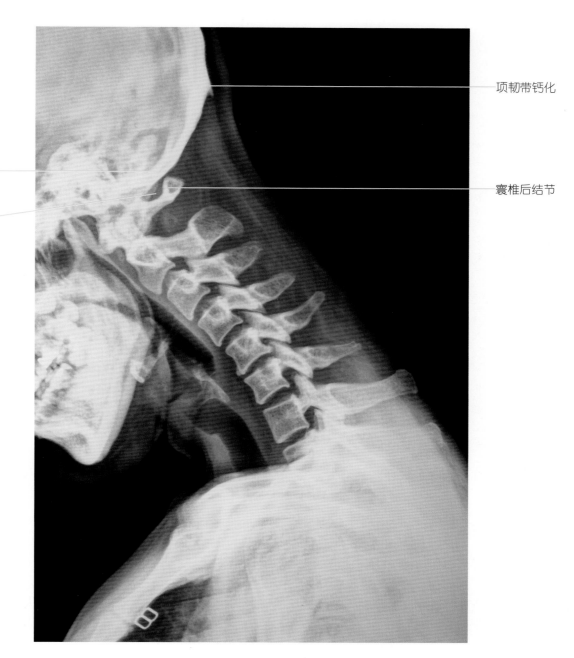

颅骨

寰枕间隙

项韧带钙化

寰椎后结节

图 1-5-1　项韧带在枕外隆凸处的附着点钙化，形成"骨刺"

颅骨

寰枕间隙

寰椎后结节

项韧带钙化

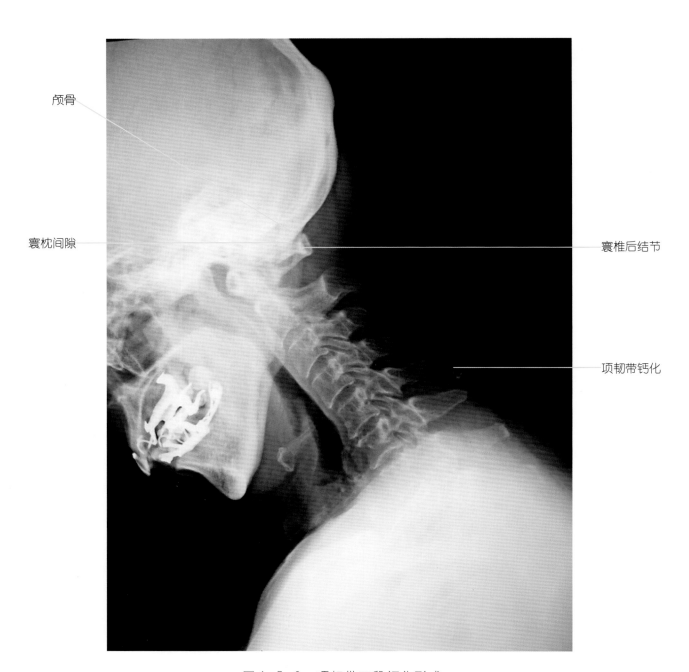

图 1-5-2　项韧带下段钙化形成

寰枕后膜的一部分。椎动脉向上穿出寰椎的横突孔后，行向内侧进入枕下三角，经过寰椎后弓上面的椎动脉沟，穿过寰枕后膜，再经枕骨大孔入颅腔。

当头上斜肌和头后大直肌痉挛发生时，除可造成寰枕间隙变窄外，还会直接压迫从枕下三角中通过的椎动脉，可直接影响椎动脉供血，出现耳鸣、头昏、头痛等症状。

如联系枕颈部的头后小直肌、头半棘肌（起于颈椎棘突和上胸椎横突，止于枕骨上、下项线）、头夹肌（起于 $C_3 \sim T_7$ 棘突、项韧带和 $T_1 \sim T_3$ 棘突，止于上项线外侧和乳突）、头最长肌（起于 $C_3 \sim T_6$ 横突，止于乳突）等损伤变性，继发肌痉挛，也可使寰枕间隙变窄，间接压迫从中通过的椎动脉，亦可影响椎动脉供血，出现耳鸣、头晕、头痛等症状。

第二节　临床表现

一、症状

本病主要表现为顽固的头痛，且以一侧偏头痛为主，头痛可表现为后头部、头顶或颞部、额部甚至眼球深部疼痛。此外，部分患者还有头晕、耳鸣等症状。

二、体征

压痛点位于下项线（内 1/3 及外 1/3 处尤其明显）、枕外隆凸与 C_2 棘突之间、C_2 棘突（两个分叉点）、C_1 横突（两侧）、乳突与 C_2 棘突连线中点及 $C_2 \sim T_7$ 棘突之间等处。

三、辅助检查

颈椎 X 线摄片（过屈位）可见寰枕间隙消失或狭窄（图 1-5-4）。

第三节　针刀治疗及其他

一、针刀治疗（图 1-5-5、图 1-5-6）

（一）体位

患者取俯卧位，胸下垫枕，头部尽量前屈，充分伸展颈后部。

（二）定点与消毒

在下项线（内 1/3 及外 1/3 处）、枕外隆凸与 C_2 棘突之间、C_2 棘突（两个分叉点）、C_1 横突（两侧）、乳突与 C_2 棘突连线中点等处寻找压痛点并予以标记。压痛点的分布在不同患者不尽一致。以碘酊消毒 3 遍，75% 酒精脱碘 3 遍，然后铺无菌洞巾。

（三）麻醉

将利多卡因浓度稀释为 0.5%，在各压痛点处快速进针，针尖分别达下项线枕骨骨面、C_2 棘突骨面、C_1 横突骨面，回抽无回血，注射 0.5% 利多卡因 1mL 左右。

（四）针刀操作

1. 下项线

选择 Ⅰ 型 4 号针刀，使刀口线与躯干纵轴平行，术者持针手的中指与无名指抵在定点处皮肤表面以控制进针速度和深度，垂直进针，使针尖快速穿过皮肤，针尖面向枕骨缓慢探索进针，保持针体与皮肤表面垂直，当针尖触及骨面时术者持针手可有明显感觉。提针刀至皮下，再切至骨面，反复纵向切割 2 ~ 3 次。然后调转刀口线 90º，横向切割 1 次（达骨面）。目的是松解头后小直肌、头后大直肌、头上斜肌的下项

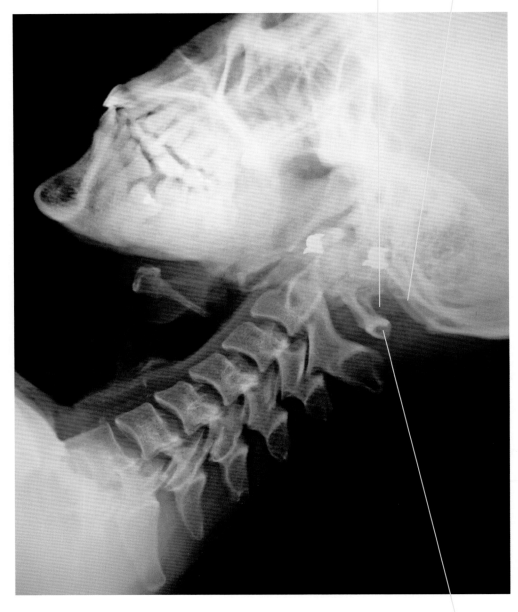

枕骨

寰枕间隙

寰椎后结节

图 1-5-3 正常的寰枕间隙

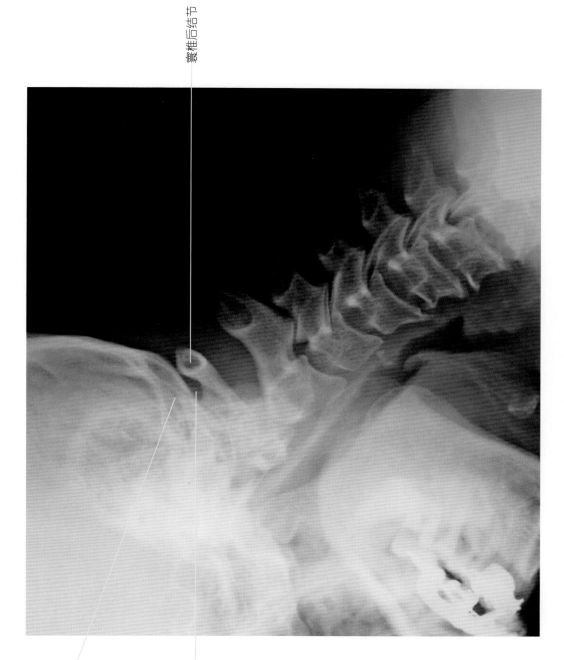

寰椎后结节

颅骨

寰枕间隙

图 1-5-4 寰枕间隙狭窄

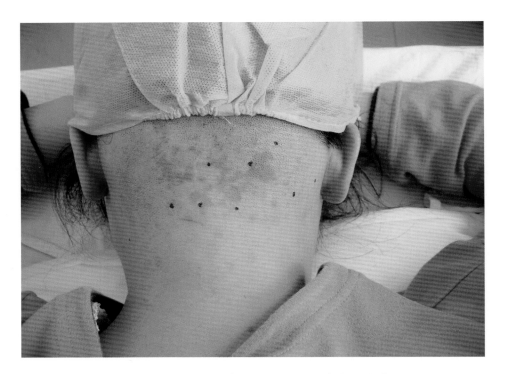

图 1-5-5 寰枕间隙狭窄针刀治疗体位与定点（1）

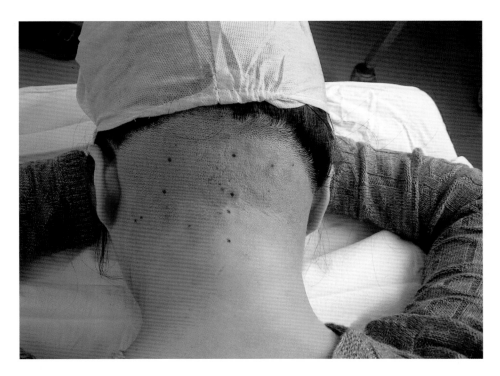

图 1-5-6 寰枕间隙狭窄针刀治疗体位与定点（2）

线止点。操作过程中不断询问患者有无触电感或剧痛感，如有应立即调整针刀位置，以避免伤及枕部神经。

2．C₁横突

术者左手拇指用力抵住 C₁ 横突尖部，右手持 Ⅰ 型 4 号针刀，使刀口线与躯干纵轴平行，持针手的中指与无名指抵在定点处皮肤表面以控制进针速度和深度，垂直进针，使针尖快速穿过皮肤，缓慢探索进针，保持针体与皮肤表面垂直，当针尖触及骨面时术者持针手可有明显感觉。轻提针刀 2 ～ 3mm，再切至骨面，反复纵向切割 2 ～ 3 次以松解头上斜肌及头下斜肌的 C₁ 横突止点。

3．C₂棘突

术者左手拇指用力抵住 C₂ 棘突的两个分叉末端尖部，右手持 Ⅰ 型 4 号针刀，使刀口线与躯干纵轴平行，持针手的中指与无名指抵在定点处皮肤表面以控制进针速度和深度，垂直进针，缓慢探索进针达 C₂ 棘突骨面（左右分叉处）。轻提针刀 2 ～ 3mm，再切至骨面，反复纵向切割 2 ～ 3 次以松解头下斜肌及头后大直肌的 C₂ 棘突止点。

4．枕外隆凸与 C₂ 棘突之间

选择 Ⅰ 型 4 号针刀，使刀口线与躯干纵轴平行，术者持针手的中指与无名指抵在定点处皮肤表面以控制进针速度和深度，垂直进针，使针尖快速穿过皮肤，针尖面向枕骨缓慢探索进针，保持针体与皮肤表面垂直，当针下有明显阻力感时即说明已达项韧带层次，不能追求到达骨面。在此层次反复纵向切割 2 ～ 3 次，幅度≤5mm。然后调转刀口线 90º，横向切割 1 ～ 2 刀（不达骨面），目的是松解项韧带。操作过程中不断询问患者有无触电感或剧痛感，如有应立即调整针刀位置，以避免伤及枕部神经。

5．C₂ ～ C₇ 棘突间

在 C₂ ～ C₂₇ 棘突间定点处进针刀（Ⅰ 型 4 号），使刀口线与躯干纵轴平行，术者持针手的中指与无名指抵在定点处皮肤表面以控制进针速度和深度，垂直进针，缓慢探索进针达相应棘突骨面，沿棘突间部滑动针刀至棘突间位置，纵向切割 2 ～ 3 刀，再调转刀口线 90º，横向切割 1 ～ 2 刀。

二、体会与说明

（一）松解寰枕后膜是否必要

既往有学者认为寰枕间隙狭窄的原因是寰枕后膜挛缩所致，因此认为针刀治疗时，要"在枕骨大孔边缘正中选取一点作为进针点"，"当刀锋刺达骨面后小心移动刀锋，下移至枕骨大孔下缘"，"横行切寰枕筋膜 1 ～ 2 刀，切割时刀锋应始终不离枕骨大孔边缘"。

笔者认为这种操作风险很大，而且，从临床实践来看，切割寰枕筋膜可能并无必要。笔者曾在患者过屈位颈椎 X 光片上测量其第 3 颈椎棘突至体表的直线距离，体型较瘦者约为 30mm（图 1-5-7）。据此推论，枕骨大孔下缘至体表的距离至少在 5cm 以上，必须使用 Ⅰ 型 3 号针刀，操作危险性很大。寰枕后膜仅为一薄膜，且位置深在，其深面就是延髓，如果一味强调针刀松解"到位"，倘若力度掌握不好，很容易损伤延髓，导致患者死亡，酿成重大医疗事故。

从解剖学结构分析，寰枕后膜只是一层十分薄弱的致密结缔组织（图 1-5-8），本身并不具备收缩能力，而且其位置十分深在，损伤机会很少，况且其宽度只有 10mm 左右，即便因某种原因出现挛缩改变，也不足以造成寰枕间隙狭窄。因此，对于有寰枕间隙狭窄的患者，松解寰枕后膜在理论上难以立足。而临床实践证实，在下项线、枕外隆凸下缘、枢椎棘突、寰椎横突等位置进行有效松解可以达到缓解寰枕间张力、恢复寰枕间隙的目的。

（二）针刀治疗前后患者症状变化与颈椎 X 光片的表现

病例 1

姓名：杨某，女，38 岁，家庭妇女。

主诉：头痛头晕 6 年。

现病史：患者 6 年前开始出现发作性头痛，伴头晕，外院诊为头痛，给予止痛药物长期服用，痛时即服，可减轻疼痛，但发作频率逐渐增加，疼痛程度逐渐加重，且发作无规律。

治疗情况：2007 年 7 月 3 日行针刀治疗。治疗前颈椎过屈位片示寰枕间隙消失（图 1-5-10）。针刀治疗加手法复位后，寰枕间隙重新出现（图 1-5-11），头痛显著减轻但未消失。10 天后行第 2 次手术，症状完全消失，随访 1 年未复发。

病例 2

姓名：吴某，女，35 岁，记者。

主诉：头痛 20 年。

现病史：患者 20 年前开始头痛，有时与月经来潮有关，近 10 年发作无规律。外院诊为神经性头痛，长期服止痛药物。2008 年 4 月 3 日来中日医院针灸科就诊，诊为枕神经痛。

治疗情况：针刀治疗 1 次。治疗前颈椎过屈位片示寰枕间隙狭窄（图 1-5-12）。针刀治疗加手法复位后，寰枕间隙明显加大（图 1-5-13），头痛消失，随访半年未复发。

三、术后手法

为了提高松解效果，并寻求寰枕间隙恢复，针刀松解术后应行手法治疗。具体做法如下：

1. 松解点侧推

术者双手拇指重叠，按于松解点周围，横向侧推局部软组织，以提高针刀松解效果。

2. 对抗牵引（图 1-5-14）

令患者头部探出治疗床头，下颌置于床边（颌下垫软垫），头呈过屈位。术者左手置于患者下颌与软垫之间，右手置于患者枕部，助手站在患者足端，双手握住患者双足，与术者形成对抗牵引。术者右手持续用力下压患者头部，使其头部处于过屈极限位 10～15 秒，然后右手突然用力向下弹压患者头部 1 下（部分患者可出现弹响声）。重复此操作 2～3 次。

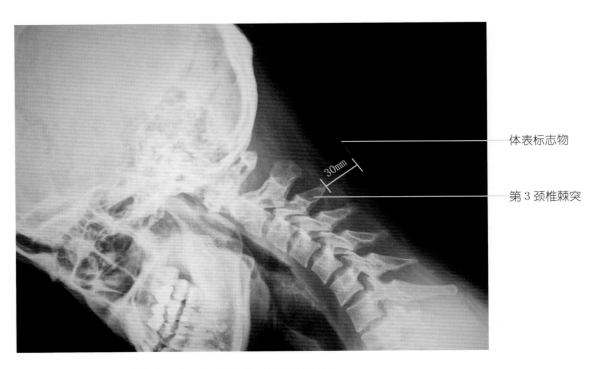

体表标志物

第 3 颈椎棘突

30mm

图 1-5-7　体表至 C₃ 棘突的深度

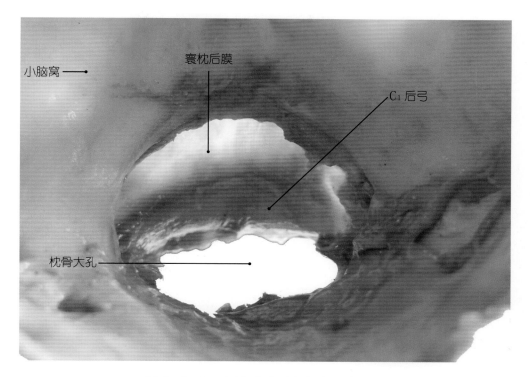

图 1-5-8 寰枕后膜（自颅内观察）

小脑窝

寰枕后膜

C₁后弓

枕骨大孔

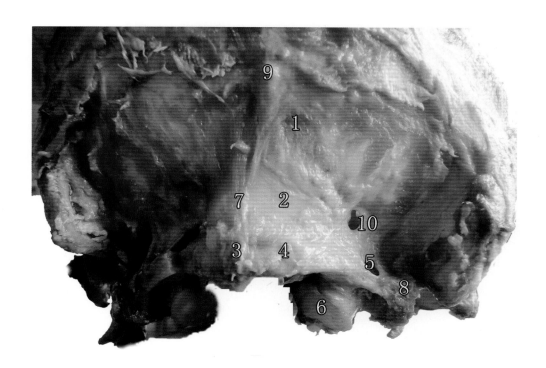

图 1-5-9 寰枕后膜（自颅后方观察）

1. 枕骨　2. 寰枕后膜　3. 寰椎后结节　4. 寰椎后弓　5. 椎动脉沟　6. 寰枕下关节面
7. 头后小直肌　8. C₁横突　9. 枕外隆凸　10. 导静脉

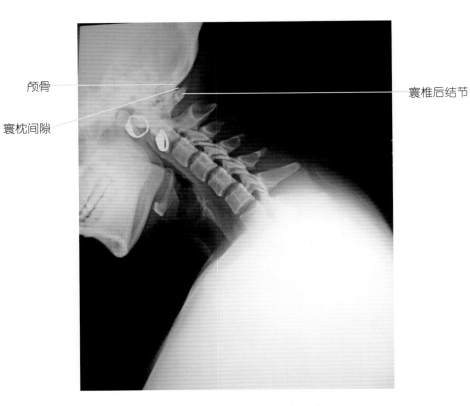

颅骨

寰枕间隙

寰椎后结节

图 1-5-10　术前寰枕间隙消失

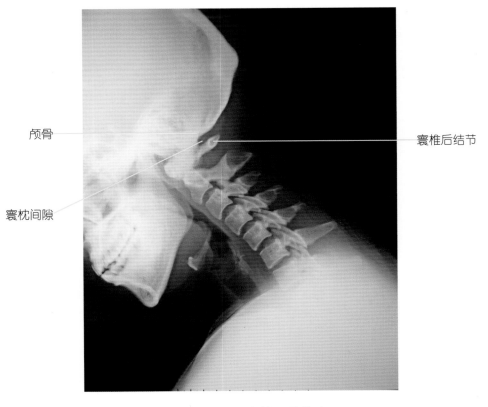

颅骨

寰椎后结节

寰枕间隙

图 1-5-11　术后寰枕间隙恢复

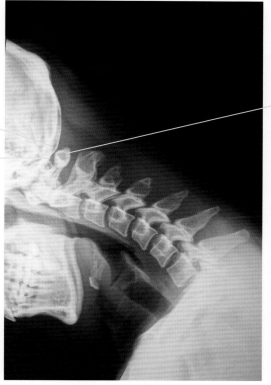

颅骨

寰枕间隙

寰椎后结节

图 1-5-12　术前寰枕间隙狭窄

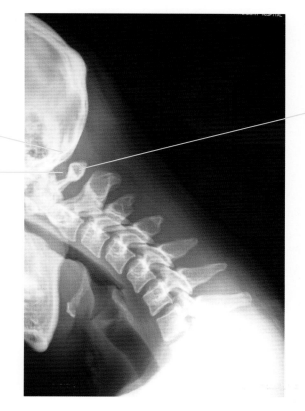

颅骨

寰枕间隙

寰椎后结节

图 1-5-13　术后寰枕间隙恢复

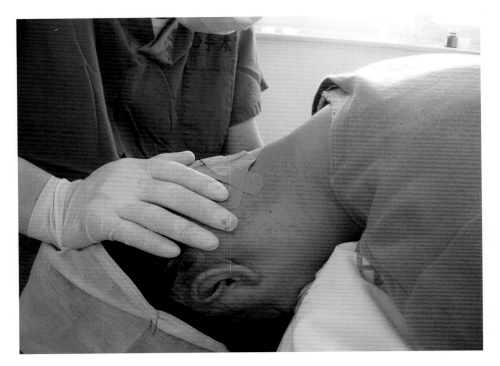

图 1-5-14 术后手法

附 星状神经节阻滞术

星状神经节（stellate ganglion，SG）是由第6、7颈部神经节构成的颈部节和第1胸神经节融合而成，有时还包括了第2胸神经节和颈中神经节，其节后纤维广泛分布于 $C_3 \sim T_{12}$ 节段的皮肤区域。在功能上属于交感神经节。星状神经节阻滞术（stellate ganglion block，SGB）是一种微创治疗方法，是将局部麻醉药注射在含有星状神经节的疏松结缔组织内而阻滞支配头面颈部、上肢及上胸部交感神经的方法。

1883年Liverpool 和 Alexander在结扎椎动脉治疗癌症时，误伤了交感神经，却得到了明显的治疗效果。此后许多年中一直采用外科手术切断颈部交感神经。1920年开始推广非手术经皮的星状神经节阻滞疗法，很快成为一种用途广泛的治疗方法。

星状神经节阻滞术作为疼痛疾病的治疗手段在临床的应用日益增多，特别对治疗偏头疼和雷诺综合征（Raynaud's syndrome）有明显的疗效。但由于SG位置较深且毗邻结构复杂，临床实施阻滞术易导致并发症，如膈神经、喉返神经麻痹，结构损伤，血肿形成及吞咽不适等。因此，熟悉SG的解剖位置特征，明确星状神经节的位置、穿刺方法，对于临床提高SG阻滞的成功率、减少并发症，都具有重要的临床应用价值。

第一节 解剖学基础

SG的中心位置位于胸膜顶第1肋骨颈水平，是由颈下神经节和 T_1 神经节融合而形成，故又名颈胸神经节。星状神经节的前侧是锁骨下动脉的第1段及椎动脉的起始部，星状神经节的前外侧方有颈动脉鞘（内有颈总动脉、颈内静脉、迷走神经）、椎动脉、椎静脉等。迷走神经、膈神经（右侧）、右淋巴导管、胸导管（左侧）等结构也都在星状神经节的前侧。入喉前左、右侧喉返神经均经过环甲关节后方，星状神经节的内侧。星状神经节的后内侧为椎间孔。食管在环状软骨下缘平面续于咽，星状神经节的内侧为食管

作为一个外周神经结构，星状神经节的体积相对较大，一般是长2cm，宽1cm，前后的厚度大约0.5cm。SG位于两侧胸交感神经链的头端，该特殊位置使其成为一个重要的生理结构：支配头部和上肢的所有交感神经必须经过星状神经节才能至臂丛和颈交感干。另外，星状神经节还将胸交感神经链延续至颈部。

SG的位置及体表投影可依据第6、7颈椎横突，颈动脉结节，胸锁乳突肌，胸锁关节，颈静脉切迹等骨性或肌性标志确定，其中距第7颈椎横突最近，是确定SG体表投影的最佳标志。对于星状神经节神经阻滞术实施者而言，由于穿刺部位周围结构复杂，所以需要对穿刺所经过的层次十分熟悉。

第二节 作用机制

目前认为星状神经节阻滞术（SGB）的作用机制有中枢作用和周围作用两方面：其中枢作用通过调理下丘脑来维护内环境稳定，从而使机体的植物神经功能、内分泌功能和免疫功能保持正常；其周围作用是由于阻滞部位的交感神经节前和节后纤维功能受到抑制，从而使其支配区域的血管运动、腺体分泌、肌肉紧张、支气管收缩及痛觉传导受到抑制。

一、SGB对植物神经的影响

交感神经的主要作用是使心跳加快加强，收缩腹腔内脏血管、皮肤血管及分布于唾液腺与外生殖器官的血管，收缩或舒张肌肉血管，舒张支气管平滑肌，以及抑制胃肠活动、促进括约肌收缩、抑制胆囊活动等。SGB可抑制中枢和外周交感神经活动，将处于病理性亢进状态的交感活动调节至正常水平并维持其稳态。在疼痛治疗中，SGB阻断脊髓反射通路，降低交感神经兴奋性，使肌肉的反射性挛缩及血管收缩消失，

改善局部组织缺血、缺氧和代谢异常，并能通过促进局部血液循环，带走引起疼痛的炎症介质，从而阻断产生疼痛反应的恶性循环，达到治疗的目的。

二、SGB 对组织器官血供的影响

SGB 可以改善异常的血液流变学指标，包括降低全血高黏度及红细胞压积等而加快血液循环，还可以产生与静脉注射前列腺素 E_1 一样的扩血管、增加血流的作用，SGB 后腹主动脉的血流量及血管横截面积均增加，肠系膜上动脉血管横截面积增大，大脑前、中、后动脉，椎动脉，颈动脉，臂动脉的血流速度、血流量、血管直径均增加，血管阻力下降，且小动脉管径增加更明显。这一结论同时也在动物实验中得到了验证。

三、SGB 对内分泌系统的影响

SGB 使脑血流增加的作用超过任何药物，下丘脑血流的增加能起到维持垂体激素平衡的作用。与交感神经兴奋引起的血压升高、心率加快相对应，丘脑下部腺垂体肾上腺皮质功能增强的表现为皮质醇、催乳素等增多，胰岛素减少。临床实验还表明 SGB 可明显降低疼痛患者血中皮质醇、醛固酮、血管紧张素 II、5-HT、P 物质的含量。由此可以看出，SGB 可调节异常变化的内分泌系统对免疫系统的影响。SGB 通过抑制交感神经活性，相对增加迷走神经活性，从而增强 T 细胞的活性。

四、SGB 对免疫系统的影响

SGB 后，机体的细胞免疫和体液免疫功能均得到提高，表现为 B 细胞、T 细胞计数增加，T 细胞活性增强，CD4 细胞计数增加，CD8 细胞计数降低，自然杀伤细胞活性受到抑制。近年来发现内因性抗生素即天然性抗生素是白细胞内的微小蛋白，此物质在循环不佳时不能发挥作用，而交感神经阻滞可增加血流量，从而增加内因性抗生素，故使治疗作用增强。

五、SGB 对心血管系统的影响

组织器官在血供减少到一定程度时会造成组织明显缺氧，缺氧又可进一步引起一系列病理生理改变，如血黏度增加、红细胞变形能力减弱、红细胞聚集性增强、血管壁增厚、管腔变窄等加重组织缺血，形成恶性循环。SGB 可扩张血管，增加血流动力学的稳定性。在观察 SGB 对心肌缺血再灌注心律失常的实验中发现，通过阻滞左侧星状神经节，心律失常的发生率明显降低，提示其机制可能是通过阻滞左侧星状神经节，减少心脏神经肽 Y 和去甲肾上腺素的分泌，从而改善冠状血管床的扩张能力和边缘区的灌注。

第三节　操作入路

SGB 有多种入路，临床上主要有前入路法、侧入路法及辅助引导穿刺法等，以前入路法使用为多。多采用单侧阻滞，少数也采用双侧阻滞。

阻滞成功的标志为注射药物侧出现霍纳综合征，表现为瞳孔缩小、眼睑下垂、眼球下陷、鼻塞、眼结膜充血、面微红、无汗、温暖感。

一、前入路法

（一）气管旁入路法

患者取仰卧位，肩下垫一薄枕。于患侧胸锁关节上 2.5cm、中线旁开 1.5cm 处做一标记，此处相当于

第7颈椎横突前结节。以此处为穿刺点，常规消毒，术者用左手食、中指将胸锁乳突肌及其深面的颈动静脉鞘推向外侧与气管分开，右手持6.5号针头垂直刺入，触及骨质即退针2mm，将针体固定，反复回抽无血液、脑脊液或气体时缓慢注药。早期应用此法较多，但因第7颈椎横突不易触及，且靠近胸膜顶，气胸发生概率较大，易损伤椎动脉，目前已较少使用。

（二）改良气管旁入路法

患者取仰卧位，肩部垫一薄枕，取胸锁关节上两横指（食指和中指）处（约30mm）作为进针点并予以标记。

当选择左侧进针时，术者立于患者身体左侧，左手中指、食指指尖掐按于定点两侧，沿胸锁乳突肌前缘压向深部并向外侧拨拉以将其深面的颈动静脉鞘拨向外侧，使之与气管分开并保持按压位置不变，此时在气管旁可见一条明显的气管旁沟（图1-F-1），沿此沟平环状软骨处可触及第6颈椎横突，穿刺点即位于该横突向尾侧15mm处。进针时右手持6.5号针头（总长约3cm）于中指、食指尖之间（相当于第6颈椎横突水平）垂直刺入，当进针15～25mm时可触及骨性结构（C$_6$横突），此时针尾与气管前皮肤表面约处于同一水平，回抽无血液、气体、脑脊液时缓慢注入药液。

当选择右侧进针时，术者需站立于患者头部一侧，其他操作同左侧进针。

此法成功率不逊于气管旁入路法，但并发症明显低于气管旁入路法。

我们对改良气管旁入路法进行了逐层解剖，显示了穿刺针所经过的组织结构。根据解剖所见，穿刺针所经过的层次依次是皮肤、浅筋膜、颈阔肌、胸锁乳突肌、封套筋膜、胸骨甲状肌、星状神经节。现逐层叙述如下：

1. 体表定点：穿刺点位于胸锁关节上两横指（图1-F-1），锁骨头上方约30mm处（图1-F-2、图1-F-3）。
2. 皮肤下为浅筋膜和颈阔肌层（图1-F-4）。
3. 穿过颈阔肌层后为胸锁乳突肌层（图1-F-5）。
4. 胸锁乳突肌下为封套筋膜层（图1-F-6）。
5. 封套筋膜下为胸骨舌骨肌层（图1-F-7、图1-F-8、图1-F-9）。
6. 胸骨舌骨肌下为胸骨甲状肌（图1-F-10、图1-F-11）。

（三）第6颈椎横突前结节阻滞法（交感神经干阻滞法）

该法是将针尖触及第6颈椎横突前结节或横突基部，退针少许，并在此注药，主要阻断交感神经干。因第6颈椎横突位置相当于环状软骨水平，相对距体表较浅，是在颈椎横突中最易扪及的标志，且第6颈椎横突前结节面积较大，穿刺易定位，阻滞成功率高，并发症相对较小。此法被临床广泛应用，第7颈椎横突前结节阻滞法逐渐被此法代替。

（四）斜角肌前沟阻滞法

在胸锁乳突肌后缘与颈外静脉交叉处，相当于环状软骨水平，即第6颈椎横突水平，在第6颈椎横突前结节附近注药。此法安全性在于不伤及临近重要血管，麻醉药物不浸入重要组织，安全性高，成功率高。

二、侧入路法

（一）胸锁乳突肌后缘侧入法（高位侧入法）

患者取仰卧位，头转向健侧，于患侧胸锁乳突肌后缘与环状软骨水平延长线交叉处定点，术者左手指可触及第6颈椎横突，常规消毒，用6.5号针头垂直刺入，针尖触及第6颈椎横突后，退针少许，针尾向头倾斜45°再进针，向第7颈椎横突推进0.5～1.0cm，回抽无血及脑脊液或气体后缓慢注药。由于第6颈椎横突面积小，周围结构复杂，进针偏后易损伤椎动脉及神经根，进针偏前易损伤膈神经，甚至从椎间孔到硬脊膜及蛛网膜下腔。

（二）肌间沟侧入法

穿刺点选在前中斜角肌之间的肌间沟与环状软骨平行线相交处，此平行线相当于第6颈椎横突，术者

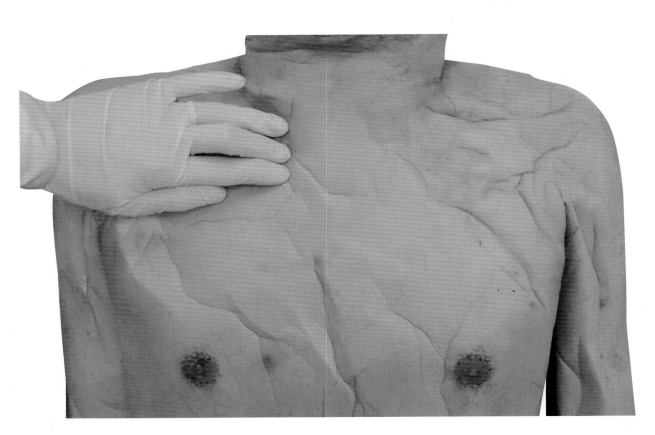

图 1-F-1 星状神经节阻滞穿刺点体表定位

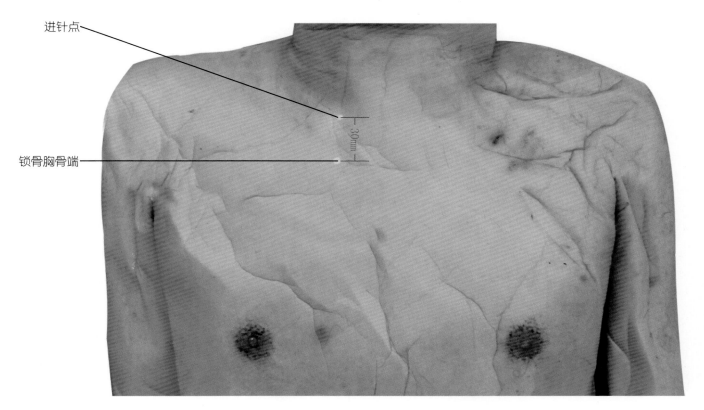

进针点

锁骨胸骨端

30mm

图 1-F-2　进针点位于胸骨端上方约 30mm

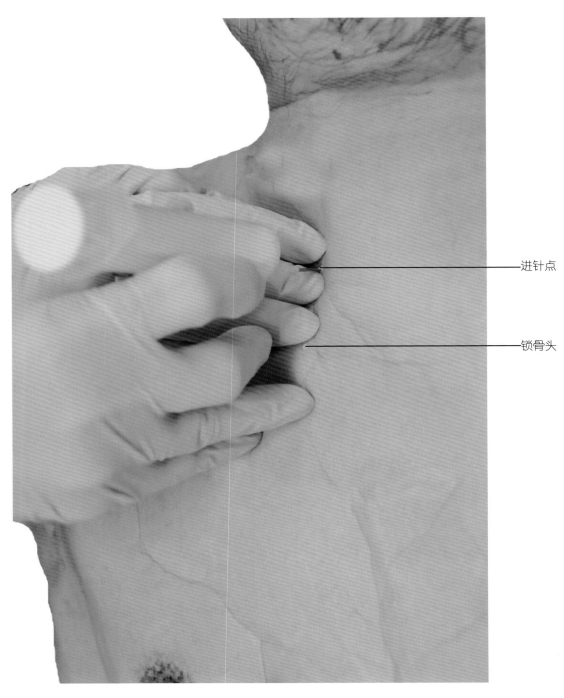

进针点

锁骨头

图 1-F-3　穿刺针自胸锁关节上两横指处刺入

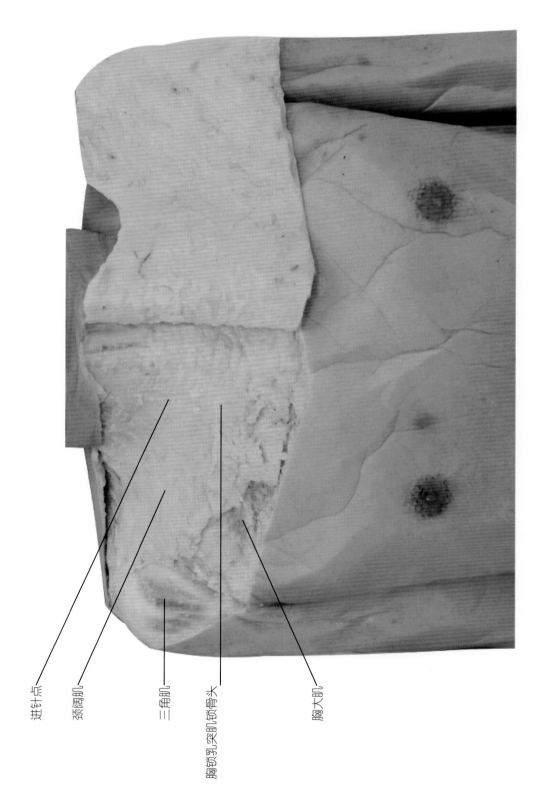

进针点

颈阔肌

三角肌

胸锁乳突肌锁骨头

胸大肌

图 1-F-4 穿刺点之浅筋膜和颈阔肌层

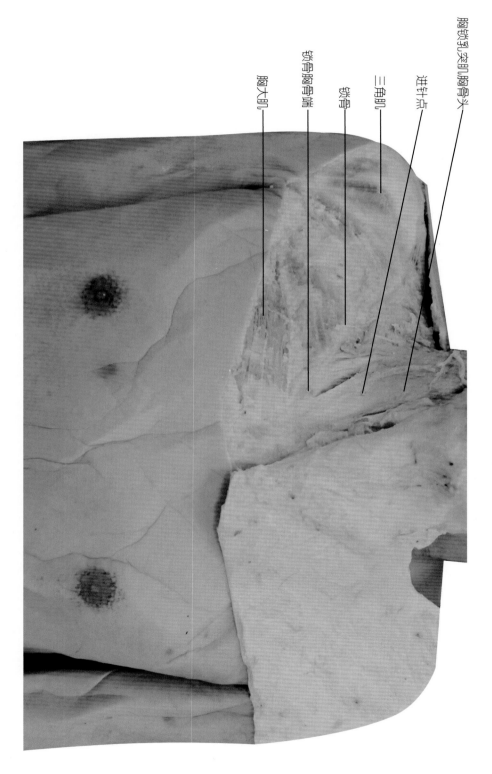

图 1-F-5 穿刺点之胸锁乳突肌层

胸锁乳突肌胸骨头

进针点

三角肌

锁骨

锁骨胸骨端

胸大肌

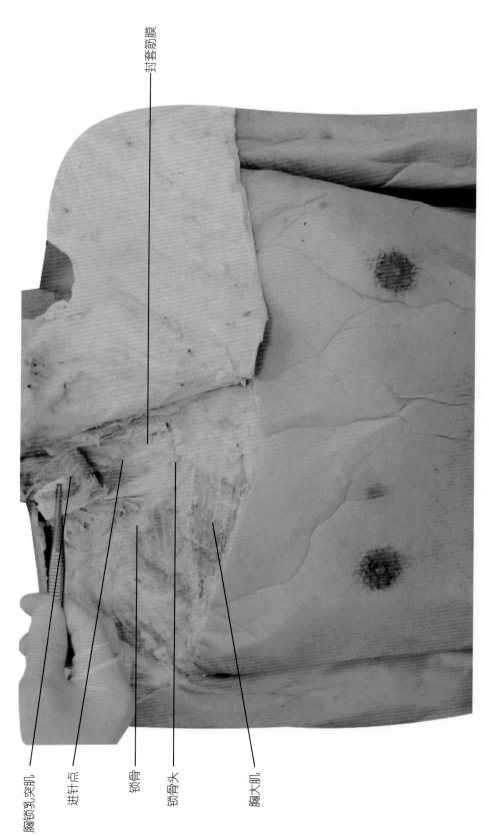

封套筋膜

胸锁乳突肌

进针点

锁骨

锁骨头

胸大肌

图 1-F-6 穿刺点之封套筋膜层

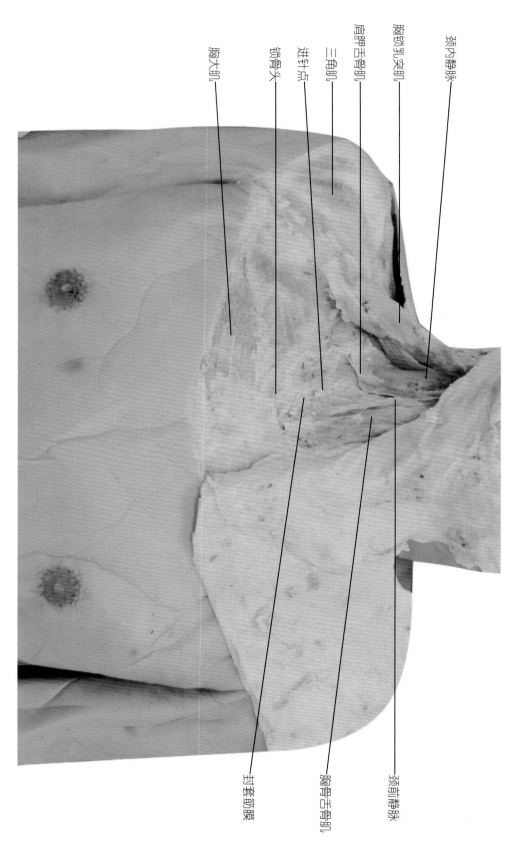

图 1-F-7　穿刺点位于封套筋膜层，之下为胸骨舌骨肌层

颈内静脉

胸锁乳突肌

肩胛舌骨肌

三角肌

进针点

锁骨头

胸大肌

封套筋膜

胸骨舌骨肌

颈前静脉

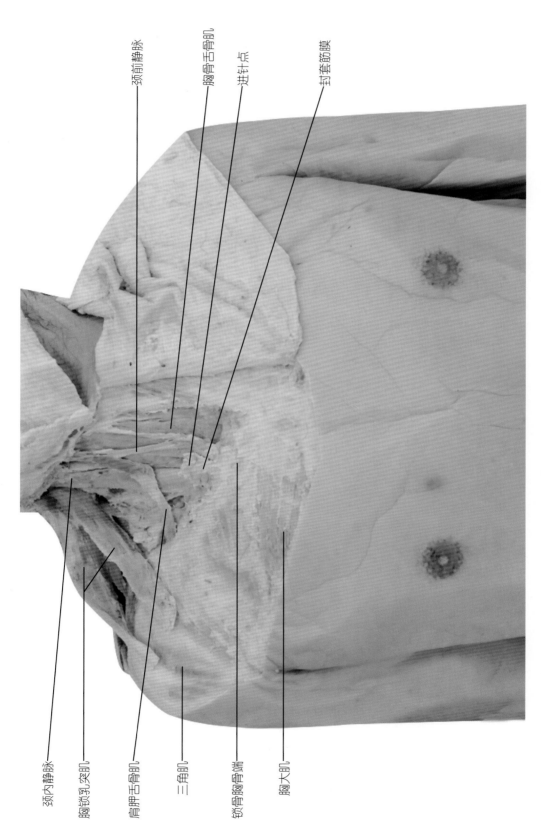

颈前静脉
胸骨舌骨肌
进针点
封套筋膜

颈内静脉
胸锁乳突肌
肩胛舌骨肌
三角肌
锁骨胸骨端
胸大肌

图 1-F-8 穿刺点位于封套筋膜层，之下为胸骨舌骨肌层

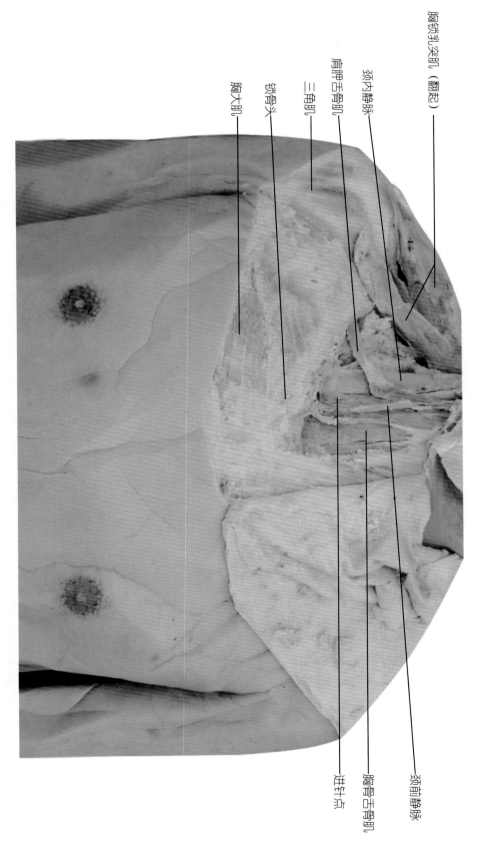

图 1-F-9　穿刺点位于胸骨舌骨肌层

胸锁乳突肌（翻起）

颈内静脉

肩胛舌骨肌

三角肌

锁骨头

胸大肌

进针点

胸骨舌骨肌

颈前静脉

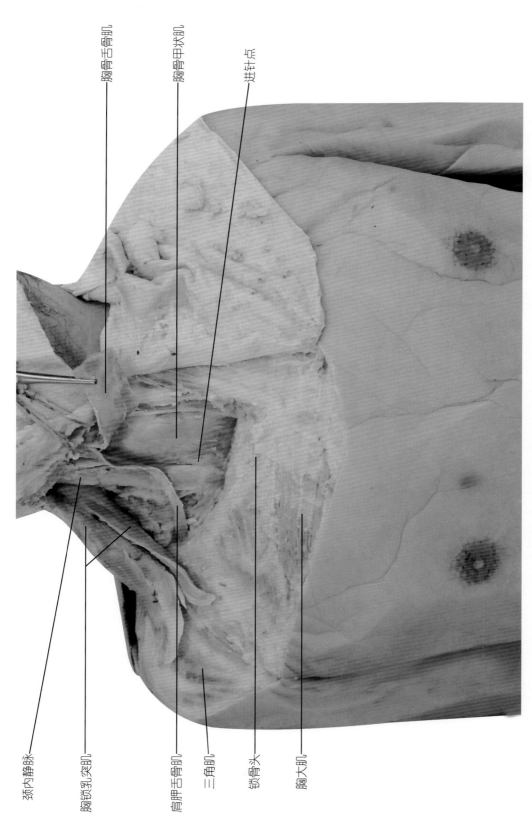

颈内静脉

胸锁乳突肌

肩胛舌骨肌

三角肌

锁骨头

胸大肌

胸骨舌骨肌

胸骨甲状肌

进针点

图 1-F-10 穿刺点位于胸骨甲状肌层

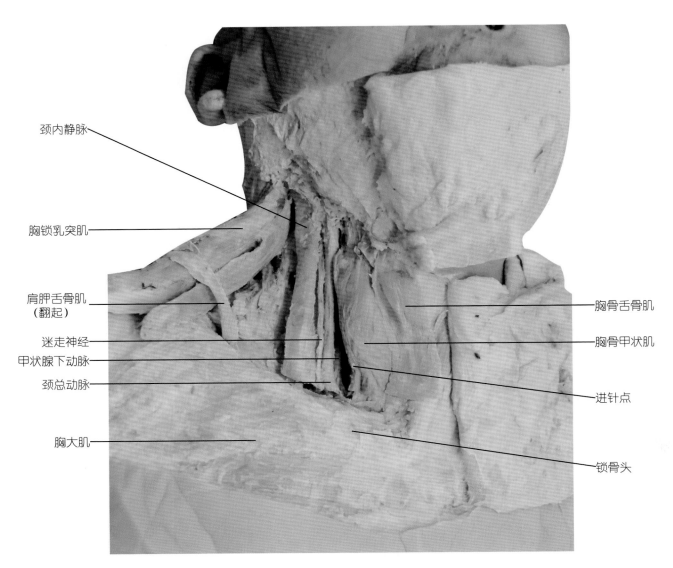

颈内静脉

胸锁乳突肌

肩胛舌骨肌
（翻起）

迷走神经

甲状腺下动脉

颈总动脉

胸大肌

胸骨舌骨肌

胸骨甲状肌

进针点

锁骨头

图 1-F-11　穿刺点位于胸骨甲状肌层及其与神经血管的位置关系

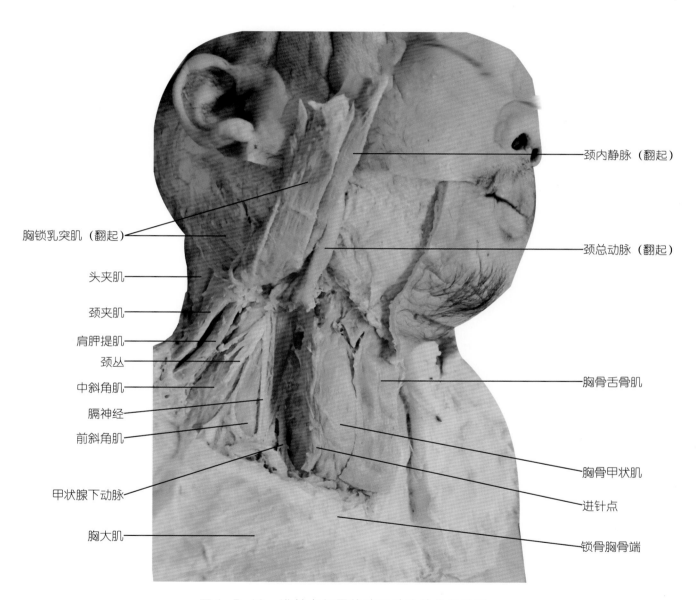

颈内静脉（翻起）

颈总动脉（翻起）

胸锁乳突肌（翻起）

头夹肌

颈夹肌

肩胛提肌

颈丛

中斜角肌

膈神经

前斜角肌

甲状腺下动脉

胸大肌

胸骨舌骨肌

胸骨甲状肌

进针点

锁骨胸骨端

图 1-F-12　进针点与甲状腺下动脉的位置关系

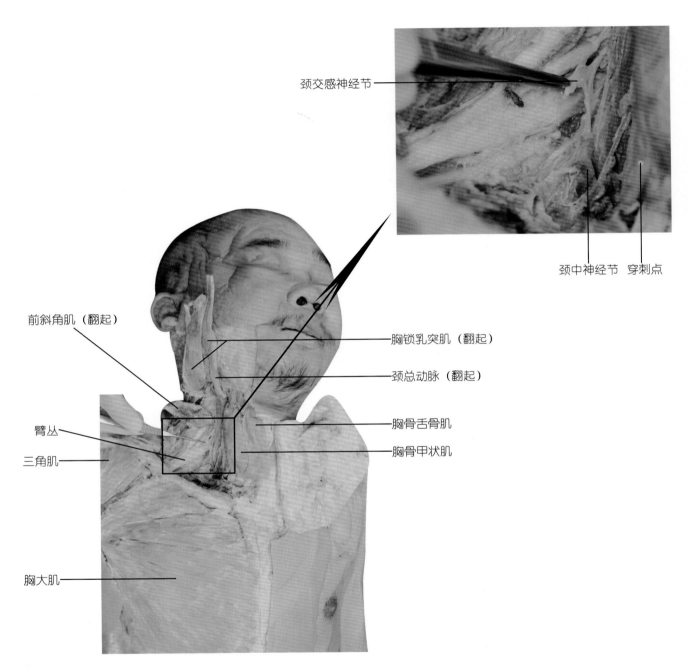

颈交感神经节

颈中神经节　穿刺点

前斜角肌（翻起）

胸锁乳突肌（翻起）

颈总动脉（翻起）

臂丛

胸骨舌骨肌

三角肌

胸骨甲状肌

胸大肌

图 1-F-13　颈中神经节及其毗邻关系

右手持注射器，左手固定针体，与皮肤呈垂直方向，朝内后下方刺入。触及第 6 颈椎横突后，以此为标记，退针皮下调转方向以与脊柱呈 30° 左右的夹角向第 7 颈椎横突跨越，待针尖触及该横突后固定针体，回抽无血及脑脊液或气体后缓慢注药。第 6 颈椎横突在肌间沟处较表浅，易触及，好定位。因肌间沟远离大血管，此法成功率较高。

三、后入路法

此法并发症较多，已基本不用。一般在第 2、3 胸椎后方入路进行阻滞，常用于神经毁损性治疗。

四、辅助引导穿刺法

此法主要是利用 X 线透视或超声方法进行引导穿刺。借助 X 线透视技术应用于第 6 颈椎气管旁穿刺提高了 SGB 注射部位的准确性，减少了不良反应和风险，提高了疗效。超声因其仪器携带方便，操作简单易行，无放射损伤且能提高注射部位和进针深度的精确性及药物的弥散性，目前受到推举。

第四节　常用药物及剂量

一、利多卡因（lidocaine）

利多卡因因其起效快、作用较强、毒性较低、价廉而作为 SGB 的首选用药。通常使用浓度为 0.5%～1%，单侧单次剂量为 3～10mL，起效时间为 1～3 分钟，作用维持时间为 1～3 小时。由于解剖的个体差异、操作技巧不同等因素，所用剂量也有所区别。穿刺准确者只需 3～5mL 即可出现 Horner 征；如果操作命中 SG 的把握不大，可注入 10mL 浸润，有时也可起到弥补的作用。

二、布比卡因（bupivacaine）

布比卡因常用浓度为 0.25%～0.5%，总量为 3～5mL，起效时间为 5～10 分钟，作用维持时间为 3～6 小时。但引起心血管的不良反应较多。

三、罗哌卡因（ropivacaine）

罗哌卡因因起效快、作用时间长也常应用于临床。常用浓度为 0.2%，剂量为 5～10mL。

星状神经节阻滞治疗和调整疼痛性疾病和其他疾病，多需要长时间、反复阻滞，阻滞频次主要取决于所患疾病，根据病情每日 1 次、隔日 1 次或每周 1～2 次，一般 7～10 次为 1 个疗程。

第五节　适应证

星状神经节的适应证非常广泛，可按部位分类如下：

一、全身性疾病

植物神经功能紊乱、原发性高血压、原发性低血压、甲状腺功能亢进、甲状腺功能低下、厌食症、过食症、体位性血压异常、失眠症、全身多汗症、眩晕、全身性白癜、皮肤瘙痒、脂溢性皮炎、脑卒中后疼痛、多发性硬化、重症肌无力、带状疱疹、单纯性疱疹、传染性单核细胞增多症、慢性疲劳综合征、反射性交感神经萎缩症、幻肢痛、断肢痛、糖尿病。

二、头部疾病

脱毛症、头痛（包括偏头痛、紧张性头痛、群集性头痛、颞动脉炎性头痛）、脑血栓、脑血管痉挛、脑梗死等。

三、面部疾病

周围性面神经麻痹、非典型性面部疼痛、咀嚼肌综合征、下颌关节综合征。

四、眼部疾病

视网膜血管闭塞、视网膜色素变性症、葡萄膜炎、视神经炎、类囊胞黄斑肿胀、角膜溃疡、白内障、瞳孔紧张症、飞蚊症、视觉疲劳、屈光异常。

五、耳鼻喉科疾病

慢性副鼻窦炎、急性副鼻窦炎、过敏性鼻炎、突发性耳聋、渗出性中耳炎、梅尼埃病、良性发作性眩晕、鼻塞、扁桃体炎、耳鸣、咽喉部感觉异常症、嗅觉障碍。

六、口腔疾病

拔牙后疼痛、舌痛症、口内炎、舌炎、口唇炎、口内黏膜干燥症。

七、颈肩及上肢疾病

上肢血液循环障碍性疾病（如雷诺综合征、急性动脉闭塞症、颈肩臂综合征、外伤性颈部综合征、胸廓出口综合征、肩关节周围炎、术后浮肿、乳腺切除术后综合征）、网球肘、腱鞘炎、颈椎病、关节炎、掌多汗症、冻伤、冻疮、甲周围炎、甲纵裂症、腋臭。

八、循环系统疾病

心肌梗死、心绞痛、窦性心动过速、心脏神经官能症。

九、呼吸系统疾病

慢性支气管炎、肺栓塞、肺水肿、过度换气综合征、支气管哮喘。

十、消化系统疾病

过敏性肠炎、溃疡性结肠炎、胃炎、胃溃疡、克罗恩病、消化性溃疡、便秘、腹泻、痔疮等。

十一、妇产科疾病

月经异常、月经前紧张症、月经困难症、更年期综合征、子宫切除后植物神经功能紊乱症、女性不孕症。

十二、泌尿科疾病

神经性尿频、夜尿症、尿失禁、肾盂肾炎、IgA 肾病、游走肾、前列腺炎、男性不育症。

十三、腰及下肢疾病

腰痛症、膝关节痛、足癣、肢端红痛症、鸡眼、冻伤及冻疮。

第六节 并发症

星状神经节阻滞术的并发症包括与局麻药有关的并发症和与操作有关的并发症及其他不良反应，概述如下：

一、与局麻药有关的并发症

药物注入血管会出现局麻药反应，少数对局麻药敏感的反应，尚有在局麻药中加入激素或其他药物，多次注射后可能引起星状神经节的损伤。

二、与操作手法有关的并发症

穿刺针损伤颈部血管引起局部的血肿，应在回吸有回血时，拔出穿刺针并压迫止血。穿刺针刺入蛛网膜下腔甚至注入药物是一种极其严重的合并症。穿刺角度的不适当或穿刺部位过低，可导致气胸或血气胸。无菌操作不严格可引起感染，造成深部脓肿。

只要掌握正确的方法，仔细操作，完全可以避免上述与操作有关的并发症。对于初学者，应由经验丰富的医师给予指导，经验不足的医师应先掌握前侧入路穿刺法。

三、其他不良反应

声音嘶哑：由于喉返神经阻滞所致，虽然未出现呼吸困难现象，也提示不能同时行双侧星状神经节阻滞术；穿刺部位疼痛：多出现在反复多次阻滞或出血的患者，需多次阻滞者应两侧交替进行或隔日进行，同时注意轻柔操作，减少损伤；异物感：多由于反复按压寻找骨性标志及注药容量过大引起，动作轻柔、减少容量可以避免；心律失常：左右星状神经节阻滞术对心脏有不同的调节功能，因此，如有条件，应注意加强心电监护。

第七节 禁忌证与注意事项

一、星状神经节阻滞术的禁忌证

1. 出、凝血时间延长或正在进行抗凝治疗者。
2. 高度恐惧不合作者。
3. 局部炎症、肿瘤、气管造口者。
4. 持续强烈咳嗽不止者。

二、星状神经节阻滞术的注意事项

1. 有出血倾向者应慎用星状神经节阻滞术。
2. 阻滞后应观察 10 ～ 15 分钟，无不良反应者方可离院。
3. 注意不要同时阻滞双侧星状神经节，以防发生心肺意外。

第 二 篇

颜面部疾病

第一章　颞下颌关节功能紊乱病

颞下颌关节（temporomandibular joint，TMJ）又称颞颌关节或颅颌关节，代表颞骨的下颌窝骨板的前部分，为颞颌关节的关节窝。颌，代表下颌骨髁突，简称髁突，为下颌关节的另一组成部分。颞下颌关节位于头部两侧，为对称性关节，又为联动关节。颞下颌关节是颌面部唯一关节，其组织结构复杂，与颅颌系统的整体功能——咀嚼、吞咽、语言均密切相关。

颞下颌关节紊乱病（temporomandibular disorder，TMD）原称颞下颌关节紊乱综合征，属颞下颌关节病，发病率为20%～40%，是口腔科的多发病和常见病。本病好发于中青年，以20～30岁最高，女性多于男性，为（3～4）∶1。

颞下颌关节紊乱病主要表现为咀嚼及张口障碍、局部疼痛和关节弹响，多数患者有自愈倾向，一般不导致关节强直。颞下颌关节紊乱病症状复杂、病程迁延、反复发作、病因不明，随着我国经济水平的发展和文化水平的普遍提高，广大患者对颞下颌关节紊乱病诊治的要求亦日益增加，越来越多的口腔医学专家致力于这一课题的研究，为国内外口腔医学界高度重视的疾病。

第一节　解剖学基础

颞下颌关节由下颌骨的髁突、颞骨的关节窝及介于二者之间关节盘的紧密接触，外周包绕关节囊而构成。它与牙齿咬合、颌面肌功能及中枢神经系统有非常密切的关系，它是颅颌功能系统的重要组成部分。因此了解其解剖结构的特点，必须与颅颌系统的功能相联系，才能认识其生物学意义。

一、颞下颌关节的骨（图 2-1-1）

颞下颌关节的骨结构由下颌骨的髁突与颞骨的下颌窝和关节结节构成。

（一）下颌骨及其髁突

1. 下颌骨（mandible）（图 2-1-2）

下颌骨为15块面颅骨（成对的上颌骨、腭骨、颧骨、鼻骨、泪骨和下鼻甲，不成对的犁骨、下颌骨和舌骨）之一，位于面部的前下份，略呈蹄铁形，分为一体（一个下颌体）两支（两个下颌支）。下颌支是由下颌体伸向后上方的方形骨板，具有2面（外面和内面）、4缘（前缘和后缘）和2突起（冠突和髁突）。

（1）2面　下颌支外面后下份粗糙，为咬肌的附着处，称咬肌粗隆；内面对应部分亦较粗糙，为翼内肌附着处，称为翼肌粗隆。内面约中央处有下颌孔，为下颌管的内口，有下颌神经及血管通过。

（2）4缘　下颌支的后缘伸向下，其与下颌体相交处称为下颌角，前缘较锐利，与下颌体外面的斜线相连续。

（3）2突起　下颌支的末端有两个突起，前方的突起称为冠突（旧称喙突），为颞肌的止点；后方的突起称为髁突（旧称关节突）。两突起之间的凹陷称为下颌切迹（又称乙状切迹）。髁突上端膨大为下颌头，头的下方为下颌颈，通入位于下颌骨内的下颌管。

2. 髁突（mandibular condyle）（图 2-1-3、图 2-1-4）

髁突为下颌支的后突，呈横轴形，其内外径约为前后径的4倍，从内后斜向前外，髁突横轴的延长线相交于枕骨大孔之后，呈145°～160°的交角。此角度有利于两侧联动关节的运动，既有一定灵活度，又有一定制约性，所以，此关节的侧移度是不大的。髁突顶呈一嵴（图 2-1-2），嵴之前呈一约4mm的小斜面，与关节盘之中带接触，与关节凹之前斜面，即关节结节后斜面相对，其间介以关节盘之后带；关节盘之中带最薄，位于髁突前斜面之前缘，为髁突运动的转折处；嵴之后亦呈斜面，但较其前斜面大两倍多，

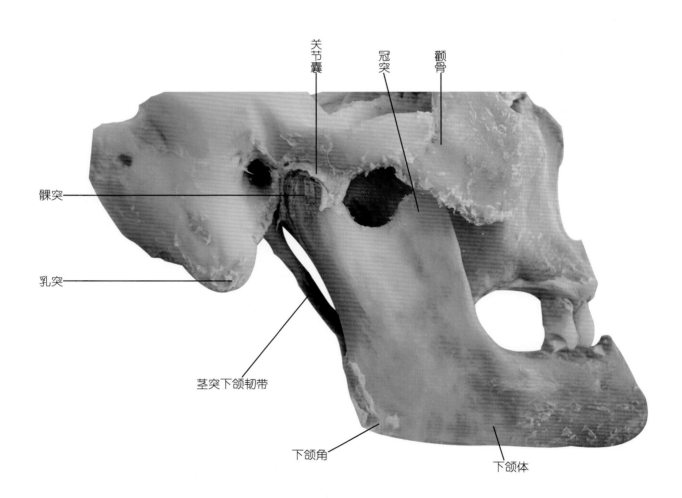

图 2-1-1　颞下颌关节侧面观（右侧）

与关节窝之后半部相对，此后斜面之后端，与鳞骨裂相近，但其间介以关节囊。髁突之顶与下颌关节窝之顶、髁突之前斜面与关节凹之前斜面、髁突之后斜面与关节窝之后斜面是吻合的，前方介以关节盘之后带，后方介以双板区组织，这是颞下颌关节的稳定结构。髁突的前斜面呈下凹形，向下、向中部与乙状切迹相连，为翼外肌下头所附着。

颞下颌关节是一个负重关节，髁突的结构遵循生物力学的原理，轻巧而抗力强大，在咀嚼运动承受压力时，产生的压力与张力由牙颌区经牙力轨道和肌力轨道至髁突关节面，使其骨质得到加强。髁突本身就是下颌支后缘延伸到末端的膨大，这一结构可提供最大的关节头面积，使关节面单位面积承受的压力最小，同时也保证了髁突作为下颌运动中的支点更为稳定，也为翼外肌的附着提供宽阔的基础。

髁突表面覆盖有一层纤维组织和纤维软骨，这种软骨和人体其他滑膜关节覆盖的透明软骨不同：纤维软骨不仅具有抗压力，而且还具有良好的抗剪力，以适应咀嚼食物时下颌的侧方运动。纤维软骨在髁突前斜面负重区较厚，在后侧面非负重区较薄。有学者认为髁突的软骨相当于四肢长骨的骨骺带，其不同之处是四肢长骨骨骺在生长发育停止后完全骨化而不再有生长潜力，而髁突的软骨却终生有生长潜力，以年轻人最为活跃，随着年龄增长而逐渐减弱。这一特征是对牙列、咬合不断改变的适应性改建的需要。

（二）颞骨及其关节面

1. 颞骨（temporal bone）

颞骨介于顶骨、蝶骨和枕骨之间，形状不规则，参与构成颅底与颅腔的侧壁。以外耳门为中心，颞骨可分为位于外耳门前上方的鳞部、前下部的鼓部和内侧的岩部。

2. 颞骨的关节面（articular surface）

颞下颌关节为球窝关节结构。一般的球窝关节或杵臼关节都是由一个凸起的关节头和相应的一个凹面的关节窝组成，而颞下颌关节却不完全如此：它在与关节头相应的凹面由两个部分组成，即一个关节窝和一个关节结节，这两个部分合称颞骨关节面。

（1）关节窝（glenoid fossa）下面观（图 2-1-5）和侧面观（图 2-1-6）　关节窝是颞骨上容纳下颌髁突的凹陷，粗看似横卵圆形，内侧部稍宽于外侧部，实际上其外形似三角形，三角形的底边在前方，为关节结节；外边为颧弓的后续部分，为一窄而低的骨嵴；后内侧边为鼓鳞裂、岩鳞裂和岩鼓裂。岩鳞裂在前内方，岩鼓裂在后内方，两个裂之间为颞骨岩部鼓室盖的下突。类似三角形的关节窝的内外两边相交于一点为三角形的顶点。

从颅骨的侧面观察，髁突与此三角形中央的凹部及周边（内、外、前）都是比较吻合的（图 2-1-1），即形态相同而接触密切，加上关节盘在髁突的前斜面与关节结节的后斜面之间的填充，以及髁突后斜面与关节窝的内斜面形态方向（向下、向内）的吻合，表明颞下颌关节是一个结构比较稳定的关节。至于关节窝在鼓鳞裂之后的部分，已不属于关节的结构，因为关节囊后部的上端附于鼓鳞裂，所以髁突的后退运动会受到关节囊的限制。因此下颌窝的前部、鼓鳞裂之前，才属于关节的本部，而颞下颌关节的矢状 X 线片所显示的后间隙已是关节的后外部分。如果此间隙减小（小于前间隙），表明髁突后退。再者，下颌窝之后部及颞下颌关节窝之后的部分，容纳有纤维、神经、脂肪及部分腮腺组织，髁突如稍有后退便会挤压这些组织而出现不适感。

（2）关节结节（articular tubercle）　关节结节位于关节窝前方的颧弓根部，略呈峰状，有 1 嵴及 2 个斜面。从侧面观察，它是一个骨性突起（图 2-1-6）；从正面观察，其内外向是一个凹面（图 2-1-7），这个凹面和髁突的内外向的一个凸面相适应。关节结节的两个斜面由关节结节嵴顶分开，嵴顶的前方是前斜面，略似三角形，微向前上，有髁突向前运动摩擦而产生的痕迹，是颞下窝的延伸，斜度较小，所以关节结节无明显的前界，最大开口时髁突和关节盘可滑过关节结节嵴顶而到关节结节的前斜面；关节结节嵴顶的后面为后斜面，这里是关节窝的前壁，向前方倾斜，又称髁道，是关节的负重区，也是髁突向前滑动的骨性标志，其倾斜度与髁突的运动、咬合关系等密切相关。

关节结节在婴儿出生时是平的，随着年龄的增长，关节窝逐渐加深，关节结节也日益凸显，成为髁突

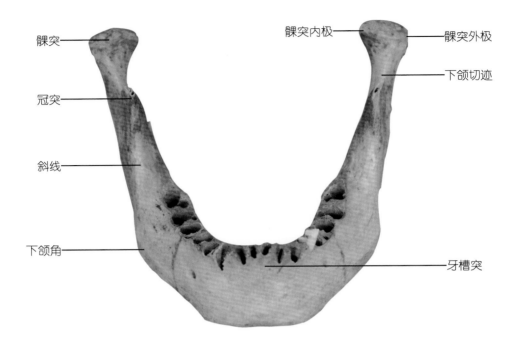

髁突　　　　髁突内极　髁突外极

冠突　　　　　　　　下颌切迹

斜线

下颌角　　　　　　　牙槽突

图 2-1-2　下颌骨前面观

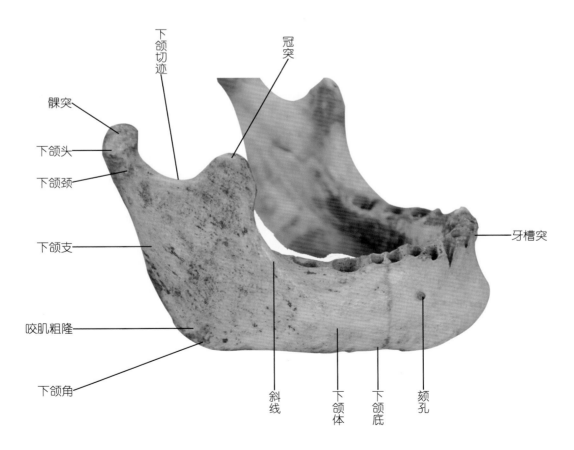

下颌切迹　　冠突

髁突

下颌头

下颌颈

下颌支　　　　　　　　牙槽突

咬肌粗隆

下颌角

斜线　下颌体　下颌底　颏孔

图 2-1-3　下颌骨外侧面观（右侧）

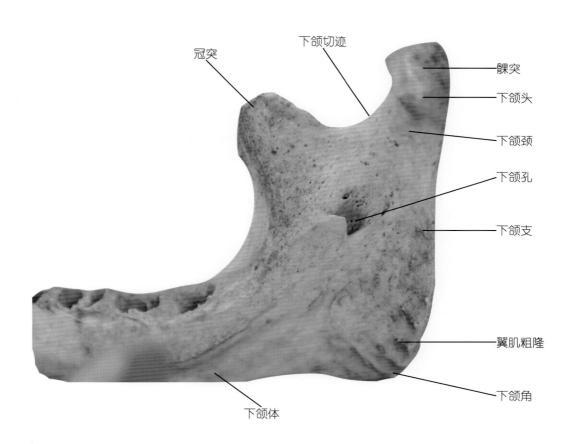

图 2-1-4 下颌骨内侧面观（右侧）

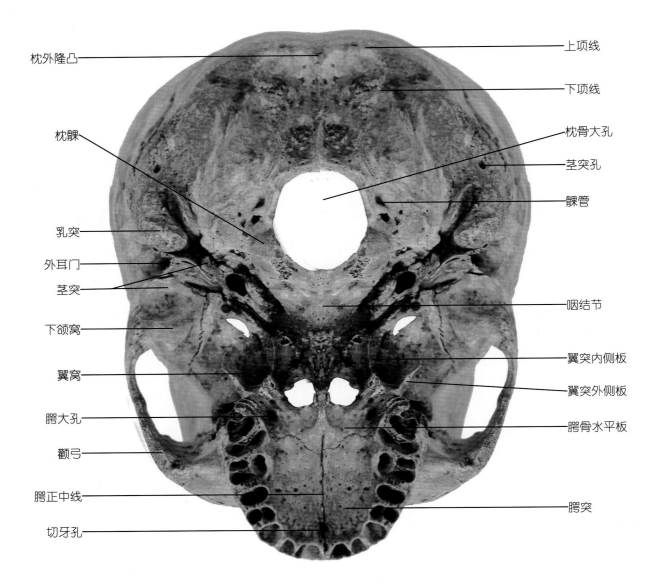

枕外隆凸

上项线

下项线

枕髁

枕骨大孔

茎突孔

髁管

乳突

外耳门

茎突

下颌窝

咽结节

翼窝

翼突内侧板

翼突外侧板

腭大孔

腭骨水平板

颧弓

腭正中线

腭突

切牙孔

图 2-1-5　颅底下面观

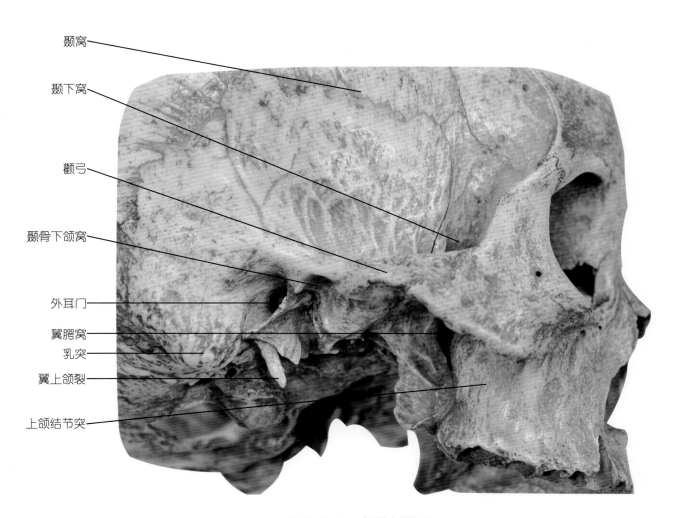

颞窝

颞下窝

颧弓

颞骨下颌窝

外耳门

翼腭窝

乳突

翼上颌裂

上颌结节突

图 2-1-6　颅骨侧面观

在关节窝内保持常位而相对稳定的屏障。例如在口内咀嚼食物的回旋运动中，髁突的运动是被限制在关节窝内的。

纵观颞下颌关节的骨性结构，髁突与关节窝两者的形态和关系，还是相当吻合密切的。髁突与关节窝之间还有关节盘填充，使髁突在关节窝内能够保持稳定的位置，承受一定的咀嚼压力。

关节窝比髁突大，这使得髁突在运动时更为灵活。但关节窝虽大，却又不失髁突在活动时的稳固性，这仅靠关节囊与关节盘调节。由于关节囊后部附着于鼓鳞裂，缩小了关节窝的前后径，其次，在关节窝与髁突之间有关节盘，盘的上面与颞骨的关节窝及关节结节相适应，盘的下面与髁突也完全一致，这就是下颌关节既灵活又稳固的主要因素。

（三）与 TMD 有关的几个骨性标志（图 2-1-6）

1. 颞窝（temporal fossa）

颞窝呈半圆形，为颞肌的附着部，前界为颧骨及额骨颧突，上方及后方以颞线与颅盖为界，下方以颞下嵴与颞下窝相邻，外侧界为颧弓，由额骨、蝶骨大翼、颞骨及顶骨构成。此窝向下通颞下窝。

2. 颞下窝（infratemporal fossa）

颞下窝位于上颌骨的后方及颞窝的下方。上壁为蝶骨大翼的颞下面及颞骨鳞部，前壁为颧骨的上部及上颌骨的颞下面，内侧壁为蝶骨翼突外侧板，外侧壁为颧骨及颧弓。此窝向上与颞窝相通，窝内有颞肌的下部、翼内肌、翼外肌、上颌动脉、翼静脉丛及下颌神经等。

3. 颧弓（zygomatic arch）

颧弓是由颧骨的颞突与颞骨的颧突相互连结而成的弓形骨板，位于面部侧方，颧弓上缘有颞筋膜附着，其下缘有咬肌附着。

4. 颧突（zygomatic process）

颧突是上颌骨的 4 个突起（分别是额突、颧突、牙槽突和腭突）之一，位于上颌骨体的外上部，与颧骨相连。颧突向后与蝶骨翼突的外侧板相连。松解翼外肌止点时，由体表进针后需先探至颧突，然后再向后移动刀锋至蝶骨翼突外侧板，这样可安全而准确地到达翼外肌的附着部。

5. 蝶骨翼状突外侧板之外侧面

蝶骨位于颅底中部、枕骨的前方，形似蝴蝶，由蝶骨体、大翼、小翼及翼突构成。蝶骨的翼突由内、外侧板构成，位于颅底前外侧方。翼突外侧板的外侧面构成颞下窝内侧壁的一部分，为翼外肌的附着部。此处距体表距离较近，无重要神经血管分布，是针刀松解翼外肌止点的安全进针位置。

二、关节盘（articular disc）（图 2-1-8）

（一）关节盘的结构

关节盘位于关节窝与髁突之间，由坚韧的纤维组织构成，不仅抗压能力好，而且具有较好的摩擦力，更能承受和缓冲咀嚼时对关节的挤搓，还能调节关节窝、关节结节和髁突间解剖形态的不一致。关节盘在矢状方向从前向后分为 3 个带，后带最厚，约 3mm，介于髁突顶与关节窝之间；中带最薄，约 1mm，介于髁突前斜面之边缘与关节结节后斜面之间；前带稍厚，约 2mm，位于关节结节后斜面之下。整个关节盘均由胶原纤维组织构成，从后向前，数目相同，连贯分布，只不过在后带区的纤维较稀疏，前带稍密集，中带的纤维则紧密排列。因此不能认为中带是关节盘的最薄弱区。关节盘的形态、结构与其运动更为相关、关节盘的前方上端以纤维附着于关节结节前斜面，称颞前附着；下方以纤维附着于下颌髁突颈部，称下颌前附着。关节盘的后带与髁突的嵴顶平齐，其后端有很多纤维连接，分为上、下两束，各向后上与后下方向，合称双板区。双板区主要是纤维组织，纤维间并有弹性纤维。上板纤维束内含较多弹性纤维，有助于张口运动中髁突的向前运动；下板纤维束内含弹性纤维较少。双板区的弹性纤维组织是髁突能够向前运动越过关节结节而使口张大至 40mm 以上的基础，在上板与下板之间，充满软组织，其中有脂肪、腮腺、纤维组织、

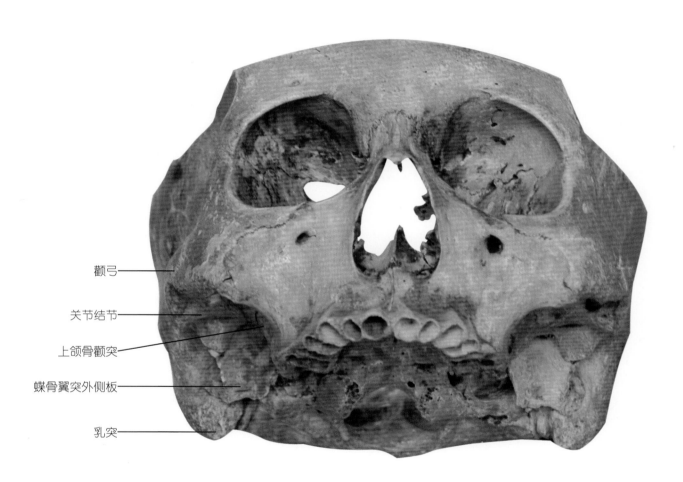

颧弓

关节结节

上颌骨颧突

蝶骨翼突外侧板

乳突

图 2-1-7 颅骨前面观

神经、血管等。如果髁突后移，压迫双板区的软组织，可引起不适或疼痛，此乃髁突因咬合的高度过分减小或后牙缺失、闭合对髁突后压引起不适的原因。

盘突韧带以纤维组织的形式连接关节盘周边与髁突关节面外周，使盘、突成为一体，运动同步，在下颌运动中协调无声，没有疼痛，始终保持盘突的正常关系。如果盘突韧带脱离，关节盘前移，盘突关系不协调，盘突的正常关系在颞下颌关节的运动中不能保持，便可发生弹响。翼外肌上、下头附着在髁突，而盘突关节以韧带连为一体，因此，无论两肌功能是否相同，盘突的运动均为同步，协调无声。只有在关节突分离，两肌功能又不同时，才会发生矛盾，出现弹响。因此关节盘中带与髁突关节面的密切接触，无论是在休息位或运动中，都是颞下颌关节保持正常的解剖生理条件。

从形态上比较，关节窝＞关节盘＞髁突，最明显的是前后径的差别。

（二）关节盘的结构和功能的关系

颅骨关节盘位于颞骨关节面和髁突之间，是人体滑膜关节中结构完整、功能复杂的唯一可运动的关节盘。它与膝关节的半月板不同，该盘为一完整的盘状结构，将上、下关节腔完全分开。关节盘为椭圆形，内外径长约22mm，前后径约12mm，外周缘厚而中央薄，前后部分厚而中间部分薄，内侧部分厚而外侧部分薄。关节盘四周附着在关节囊上，把关节囊分割成互不相通的上下两个关节腔，使颞下颌关节形成盘-颞滑动关节和盘-颌屈成关节组成的屈成状滑动的复合关节。关节盘大部分无血管、神经和淋巴组织，通过滑液获取营养。关节盘周围部有血管，中央则无，后部比前部血管丰富，内侧比外侧血管丰富，有血管的关节盘部位损伤后有一定的修复能力。

关节盘在解剖结构和功能运动中主要有以下作用：

1. 关节盘由纤维软骨组成，主要是致密胶原纤维和少量弹性纤维，因而使关节盘既有韧性又有一定弹性。纤维排列呈矢状，和关节盘承受的应力方向一致，但是关节盘后带纤维排列是多方向的三维交织成补缀状。这种结构适应于关节盘来自各方面的应力，如压力、应力、剪力等。

2. 纤维软骨组成的关节盘富于弹性，可视为一种黏弹式固体基质。在关节负重时，关节盘被挤压变形增大，可减小单位面积的受压力起到两个关节骨面之间的垫子作用，缓冲对骨面的冲击力和吸收对骨面的震荡。

3. 关节盘周围厚、中间薄，形似帽子紧扣在髁突上，对于关节盘在运动中可能发生的分离有生物力学限制作用，可增加和髁突的稳定关系。

4. 从关节盘前后向剖面看，前后部厚，呈双凹形关节盘上下凹面分别对应着稍微突起的关节结节后斜面和髁突前斜面，协调两个突起的关节骨面，避免了两者突对突的接触，使关节运动时既灵活又稳定。

5. 据测量，关节窝大于关节盘，而关节盘又大于髁突，如前所述，颞下颌关节的关节窝是髁突的两倍大。这种球窝关系使髁突在关节窝内活动很灵活。由于关节盘小于关节窝，又大于髁突，使运动灵活又不失稳定，以适应关节运动需要。

6. 从关节盘前后向矢状面看，它是一个可以弯曲的不均质体。它的各部软硬度、厚度和弹性均不同。这一结构巧妙调节着由于髁突从关节窝向前滑动所产生变化的关节间隙，使髁突向前下运动成了可能。

7. 由于关节盘的存在，使髁突做铰链运动时，把两侧髁突的水平轴转变为冠状轴，以利于下颌做开闭口运动。

8. 关节盘的前端附有翼外肌，和关节囊的前部融合在一起，形成盘囊肌复合体，后端附有双板区，双板区上层富有弹性，构成关节盘在运动时前后方向的一对平衡装置，调节髁突运动时所产生的关节盘运动。

9. 关节盘内外侧缘不仅与关节囊融合而且又紧紧附着在髁突的内外极，称内外侧盘韧带。它们属于真性韧带，很坚韧。这一解剖结构使关节盘和髁突形成盘髁突复合体。当髁突向前滑动时，关节盘也随之同步运动。同时为了适应在运动中变化着的关节间隙，在双板区弹性牵引作用下又以关节盘内外侧的盘韧带为运动轴向后方旋转，以完成复杂的髁突的转动和滑动运动。

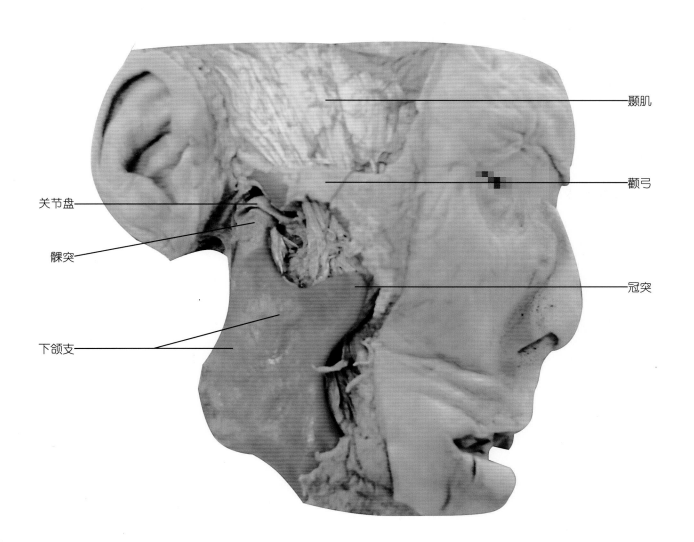

颞肌

颧弓

关节盘

髁突

冠突

下颌支

图 2-1-8　颞肌、关节盘

三、关节囊与关节腔（图 2-1-10）

（一）关节囊 (articular capsule)

关节囊为一纤维组织囊，由纤维结缔组织构成，松而薄，外侧被颞下颌韧带增强。关节囊附着在关节周围，包裹着整个关节，密封关节腔。关节囊的前上方附着在关节结节嵴顶和略前方；后上方附着于鼓鳞裂、岩鳞裂和髁突颈部，紧贴髁突后面，没有多余空隙；外侧附于颧弓下缘、关节窝骨性边缘和关节后结节处；内侧止于蝶骨嵴和髁突颈部。前内方与翼外肌上头相融合；下方附着在髁突颈部。关节盘以盘突韧带附着于髁突，并与关节囊密接，使囊内的关节间隙分为两个关节腔隙，关节上腔大而松，关节下腔小而紧。关节囊和关节盘四周互相交织融合环绕包裹成一个半球状，犹如一个碗容纳着整个关节。

关节囊后部附着的方式和人体其他活动关节完全包裹在关节窝外部不同，颞下颌关节的关节囊没有包裹包括鼓板的骨性关节窝部（即下颌窝），而是止于鼓鳞裂和岩鳞裂，在鼓板和关节囊后壁之间为腮腺、神经、血管和结缔组织、脂肪组织等软组织所充填。这一特殊的解剖结构缩小了下颌窝，使颞下颌关节在运动时既稳定又灵活。

关节囊分内外两层：外层为纤维层，与骨膜、韧带、肌肉相连（前部和翼外肌上头肌腱、关节盘前带的附着相融合，后部和关节盘后带的附着相融合，内外侧和关节盘内外侧韧带相融合）；内层为滑膜层，构成关节腔的侧壁，分泌滑液，润滑和营养纤维软骨和关节盘。滑膜在关节穹隆部形成皱褶，可能调节滑液的产生。

（二）关节腔 (articular cavity)

关节腔是由关节囊包裹关节所形成的腔隙，它被关节盘分为关节上腔和关节下腔。正常情况下，关节腔呈潜在间隙，仅在关节上腔前后末端滑膜反折处存在隐窝和小憩，有滑液积存，这一解剖结构对滑液起润滑作用具有重要意义。如果颞骨关节面和关节盘、关节盘和髁突之间接触面完全吻合，无间隙存在，那么在负重时关节腔内的滑液可以被挤出。在关节负重区内只有非常微量的滑液大分子吸附在关节软骨表面，不能由关节滑液来承受压力，减轻对关节软骨面的压力而起到保护关节软骨的作用。正因为有了隐窝和小憩的滑液，在关节运动中的瞬间挤压和流入，使关节面在承受压力时，滑液于两个关节面之间保存和扩散，很好地保护了关节软骨面。因此，当滑液分泌减少或性质改变时，都可能影响此功能而使关节软骨受损。

关节腔内的压力随腔隙的增大而变小，随腔隙的变小而增大。牙尖交错颌是关节间隙的保持因素，亦即关节内压的维持因素。如缺牙太多或牙齿磨耗严重，颞下颌关节的关节间隙随之变小，关节内压加大，久之，便会因创伤而引发疼痛及关节功能紊乱。

四、颞下颌关节的韧带

颞下颌关节每侧有 5 条韧带，即颞下颌韧带、蝶下颌韧带、茎突下颌韧带、翼下颌韧带和下颌锤骨韧带，它们从内、外、前、后、上、下、左、右等几个相对的部位维护下颌的各种运动在生理范围内，保持稳定和平衡。

（一）颞下颌韧带 (temporomandibular ligament)

颞下颌韧带是颞下颌关节的外侧韧带，呈三角形，上宽下窄，位于关节外侧，分浅层和深层，部分纤维与关节囊相融合。浅层起于颧弓，较宽，斜向下后，止于髁突颈部的外侧和后缘，止端又分散在上、下两个部位，这时从左右两外侧维护颞下颌关节在运动中的稳固性是很有用的。韧带的浅层和深层只容许髁突向前滑动，但却限制其向下、向后运动的范围。再者，颞下颌韧带分布在左右颞下颌关节的外侧，而不是在每一个关节的内侧和外侧。这在关节的功能上，更体现出双侧联动的统一性，在全身的所有关节中也独具特点。颞下颌关节的外侧仅以关节囊和颞下颌韧带包绕，并无骨性的限制，因此，髁突的运动还有一定的外侧滑动，适合于咀嚼时下颌侧移的可能性。

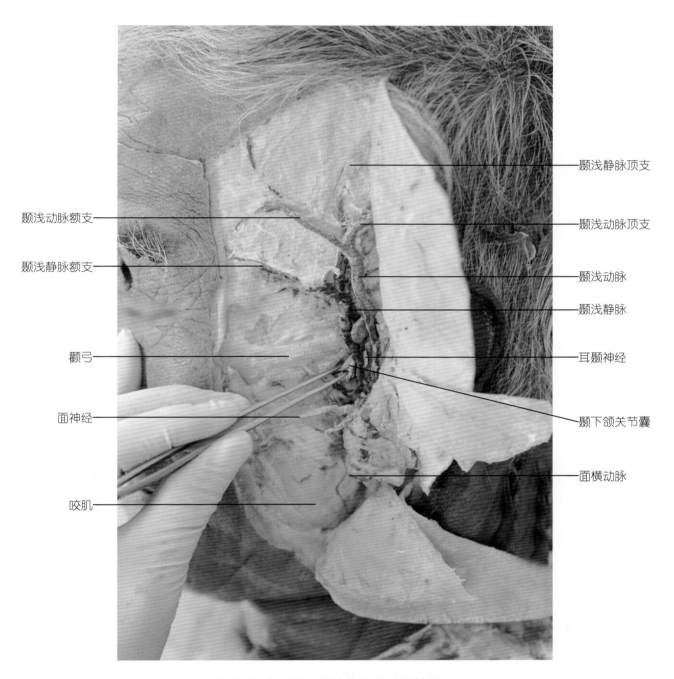

颞浅静脉顶支

颞浅动脉顶支

颞浅动脉额支

颞浅静脉额支

颞浅动脉

颞浅静脉

耳颞神经

颧弓

面神经

颞下颌关节囊

面横动脉

咬肌

图 2-1-9 颞下颌关节及其毗邻结构

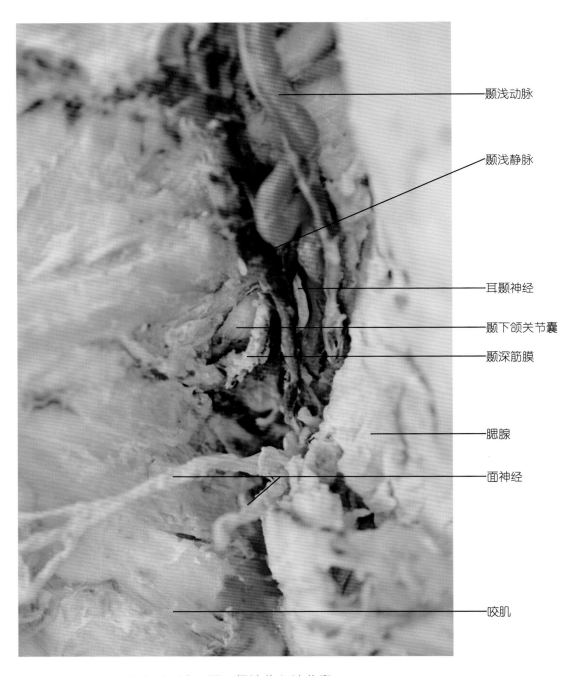

颞浅动脉

颞浅静脉

耳颞神经

颞下颌关节囊

颞深筋膜

腮腺

面神经

咬肌

图 2-1-10　颞下颌关节之关节囊

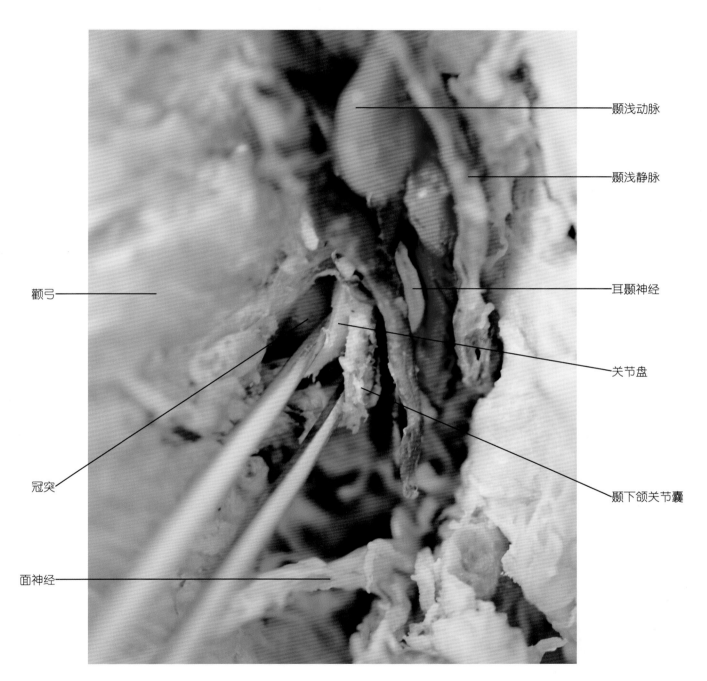

颞浅动脉

颞浅静脉

耳颞神经

关节盘

颧弓

冠突

颞下颌关节囊

面神经

图 2-1-11 颞下颌关节之关节盘

（二）蝶下颌韧带（sphenomandibular ligament）

蝶下颌韧带为颞下颌关节的内侧韧带，起于蝶骨角棘，止于下颌小舌。左右两侧的蝶下颌韧带可限制下颌骨在运动中过分侧移，起保护作用。

（三）茎突下颌韧带（stylomandibular ligament）

茎突下颌韧带位于关节的后方，起于颞骨茎突，止于下颌角和下颌支的后缘，其功能在于限制下颌过于向前的运动。当下颌极度前伸时，此韧带紧张，以固定下颌角，防止其过度迁移。

（四）翼下颌韧带（pterygomandibular ligament）

翼下颌韧带位于关节的内侧，起自蝶骨翼突钩，止于下颌支的前方。它与蝶下颌韧带均具有调节下颌侧方运动和上下运动的作用。当大张口时，颞下颌韧带松弛，蝶下颌韧带有代替其悬吊下颌骨的作用。

（五）下颌锤骨韧带（mandibule-malleus ligament）

下颌锤骨韧带起自锤骨颈及其前突，穿过鳞骨裂，止于颞下颌关节囊的后内上方、关节盘的后内缘和蝶下颌韧带，这些微细的中耳与关节之间的连结，可以解释在颞下颌关节功能紊乱时所出现的中耳不适。Loannides 曾提出，下颌锤骨韧带在下颌关节功能紊乱中可能引起听力丧失。

以上各条韧带从外侧、内侧及后端支持和限制下颌骨的运动，使之保持在正常范围内，不易发生脱位。

五、颞下颌关节表面的软组织

（一）腮腺（parotid gland）

腮腺（图2-1-18）略呈三角形，质软而呈浅黄色，重13～30g，位于外耳道前方、咬肌后缘和下颌后窝内，上极位于颞下颌关节的下方，位置十分接近。腮腺被颈部的深筋膜形成的结缔组织囊所包裹，其前缘发出一腮腺管，长约50mm，位于颧弓下一横指处，在咬肌表面前行至咬肌前缘，然后转向内侧，斜穿颊肌而开口于平对上颌第2磨牙的颊黏膜。

腮腺为腺体组织，遇有较重损伤时可在相应的皮肤表面形成窦道而有液体外溢，因此针刀治疗颞下颌关节紊乱病时应尽量减少对腮腺的损伤。

（二）皮肤（skin）与筋膜（fascia）

颞下颌关节处由浅至深分布着皮肤、浅筋膜、颞筋膜等软组织。

颞浅筋膜（图2-1-12）内富含脂肪组织，筋膜内有血管和神经．耳前的血管和神经有颞浅静脉、颞浅动脉和耳颞神经。颞筋膜覆盖在颞肌表面，呈坚韧的纤维板状，分为3层，即浅层、中层和深层，分别称为颞浅筋膜、颞中筋膜、颞深筋膜。浅层沿颞上线起自骨膜，其浅面在近颧弓处与帽状腱膜愈合，深面与颞筋膜中层粘连甚松，较易撕开；中层为一层半透明的薄膜，起自颞上线的下方，与骨膜相连，浅层与中层多在颧弓上方与深层相混，不易分离；深层起自颞下线，较上述两层发达，向下在颧弓上方，又分为深、浅两层，分别附着于颧弓的内、外两侧缘。

六、颞下颌关节的相关肌肉

（一）咬肌（masseter）（图2-1-13）

起点：有浅、深两层，浅层纤维借强大的肌腱起自颧弓下缘的前2/3，肌纤维斜向下后，覆盖深层，但在颞下颌关节前方，深层未被覆盖，可见一三角形区域；深层纤维以肌性起自颧弓后1/3及其内侧面，深层肌纤维垂直下降。

止点：浅深两层会合后止于下颌支外面的咬肌粗隆，深层纤维附着于浅层附着处的上方。

作用：两侧同时收缩上提下颌骨，参与咀嚼动作。

神经支配：受下颌神经的咬肌神经支配。

咬肌十分发达，其肌纤维厚度约为18mm（图2-1-14），其作用是使口颌系统全面受力。当咬肌用力

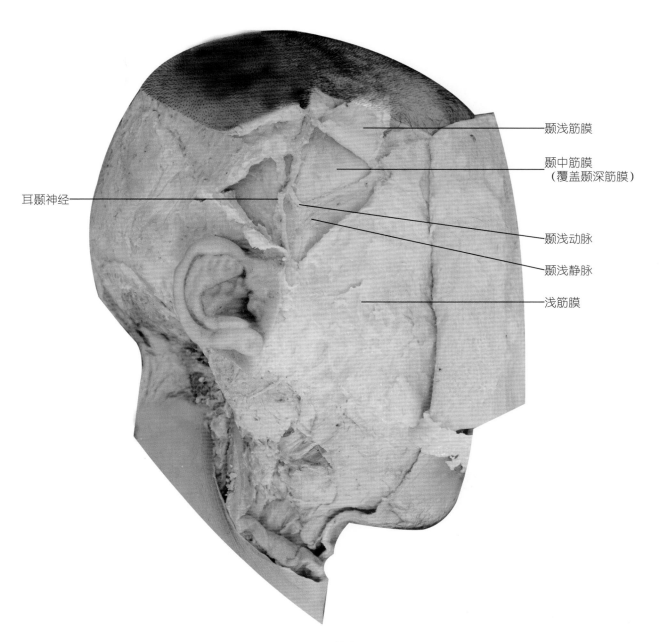

颞浅筋膜

颞中筋膜
（覆盖颞深筋膜）

耳颞神经

颞浅动脉

颞浅静脉

浅筋膜

图 2-1-12　颞下颌关节表面软组织

时便会使颌力增加，牙周组织受力加大，颞下颌关节间隙缩小，关节内压增加，关节组织磨损创伤、疼痛、磨耗加重，垂直距离缩短，循环往复，给口颌系统以极大破坏。

（二）颞肌（temporal muscle）（图 2-1-15、图 2-1-8）

起点：起自颞窝的深面。

止点：止于下颌骨冠突的尖端及内侧面。

作用：收缩时前部纤维上提下颌骨，后部纤维向后拉下颌骨，使下颌关节做前移及后退运动。后部纤维是翼外肌的对抗肌。

神经支配：受下颌神经的颞深神经支配。

颞肌起于颞骨两侧的颞下窝骨面，厚度约 13mm，肌纤维从下向上外方呈扇形分布，前部纤维上下方向近乎垂直，后下部纤维则渐呈水平方向，总管下颌骨的牙尖交错位。因此，在牙尖交错位紧咬时，用手指触及颞肌前缘，可觉出颞肌前缘肌纤维强烈收缩，亦可观察出肌纤维收缩的紧张表现。颞肌以宽阔的分布，向下集中呈束，止于喙突，使下颌从张口位向上、后，回复到下颌姿势位或牙尖交错位。

（三）翼内肌（medial pterygoid）（图 2-1-16）

起点：最内面的纤维起自翼突外侧板的内面，下部纤维起自腭骨锥突的外下面及上颌结节。

止点：肌纤维斜向后外下方，止于下颌骨内侧面的翼肌粗隆。

作用：单侧收缩时使下颌骨向对侧移动；两侧同时收缩时上提下颌骨并使其向前移动。

神经支配：受下颌神经的翼内神经支配。

翼内肌是咀嚼肌中最深的一块，位于下颌支内侧，上端被翼外肌遮盖，在形态上与咬肌极为相似，但比咬肌力量弱。翼内肌的外侧面是下颌支的内侧面，两者之间的上部有翼外肌、蝶下颌韧带、上颌动脉、下牙槽神经血管、舌神经及腮腺的一个突起，内侧面是腭帆张肌、分隔咽上缩肌与翼内肌的茎突咽肌和茎突舌肌。

（四）翼外肌（lateral pterygoid）（图 2-1-17）

起点：有两个头，较大的下头起自翼突外侧板的外面，较小的上头起自蝶骨大翼的颞下面。上头纤维几乎水平行向后外；下头的上部纤维也多呈水平位，下部纤维斜向上。两头在起点处被一大小不定的裂隙分隔，但在颞下颌关节的前面相互衔接。

止点：止于下颌骨关节突内侧翼肌凹、下颌关节囊及关节盘的前缘。

作用：单侧收缩时使下颌骨向对侧移动；双侧收缩时使下颌骨向前移动。

神经支配：受下颌神经的翼外神经支配。

翻开颞肌，其下为脂肪层（图 2-1-16），厚 3～4mm；翻开脂肪层可见其下为翼内肌。暴露翼外肌及翼内肌后，可见上颌动脉自外下至内上紧贴翼外肌表面走行，舌神经与下牙槽神经均自外上至内下方紧贴翼内肌表面走行，前者位于后者的上方（图 2-1-17）。

翼外肌与翼内肌均属于深层咀嚼肌，与颞下颌关节直接联系，咬肌的部分纤维与颞下颌关节紧邻，应予特别注意。

翼外肌因有上、下两头，又有人称其为上翼外肌及下翼外肌，因其两头的功能有所不同，而不是功能相同的一块肌的两头。主张如此称谓者，以其在下颌运动中闭口咬紧时，翼外肌上头收缩强烈，明显大于下头；张口及下颌前伸运动中，翼外肌下头收缩强烈，明显大于上头。

对于翼外肌上、下头的功能，到目前为止，有 3 种不同的认识：一是以解剖为主要依据，张口时，翼外肌上头牵引关节盘向前，翼外肌下头牵引髁突向前下；一是在下颌运动中，以肌功能电位活动的变化为依据，认为在下颌闭合运动中，翼外肌上头的电位大于下头，在下颌的张口及前伸运动中，翼外肌下头的电位活动又大于上头；另一研究中，学者发现大张口时，颞下颌关节的核磁影像上显示翼外肌上头也随髁突向前运动的位置而改变，因此认为翼外肌上头仍属于开口肌。

咀嚼肌是下颌运动的动力，没有肌的作用力，就没有骨及关节的相应运动。

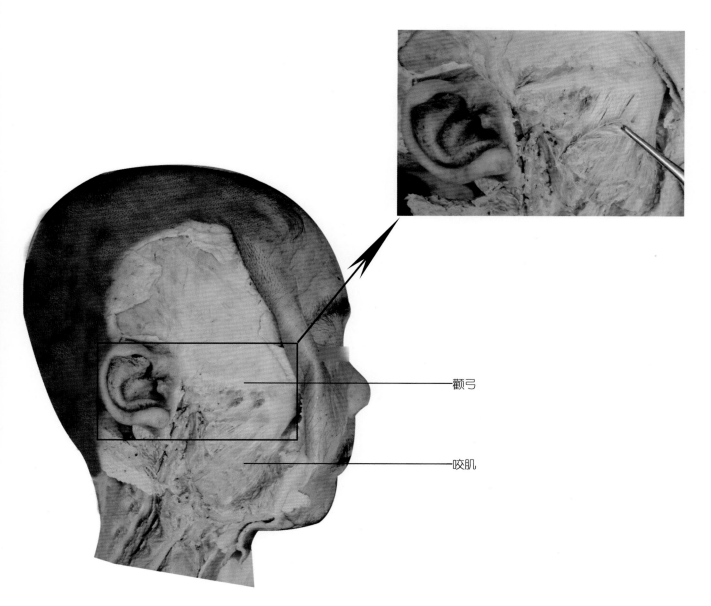

颧弓

咬肌

图 2-1-13　咬肌

咬肌 ——————————

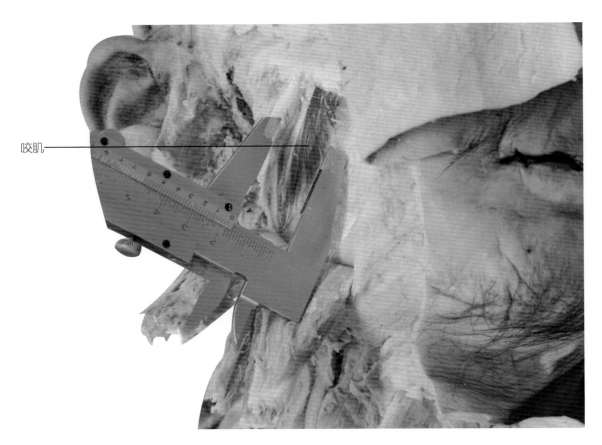

图 2-1-14　咬肌厚度

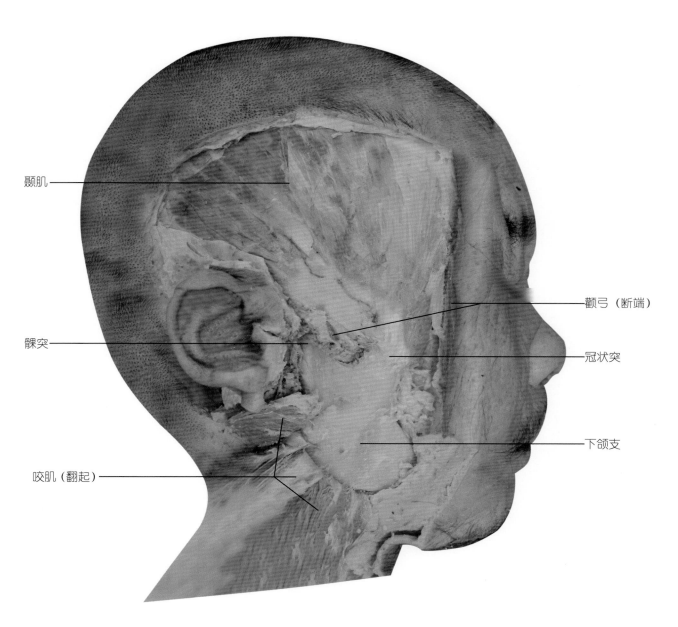

颞肌

颧弓（断端）

髁突

冠状突

下颌支

咬肌（翻起）

图 2-1-15 颞肌

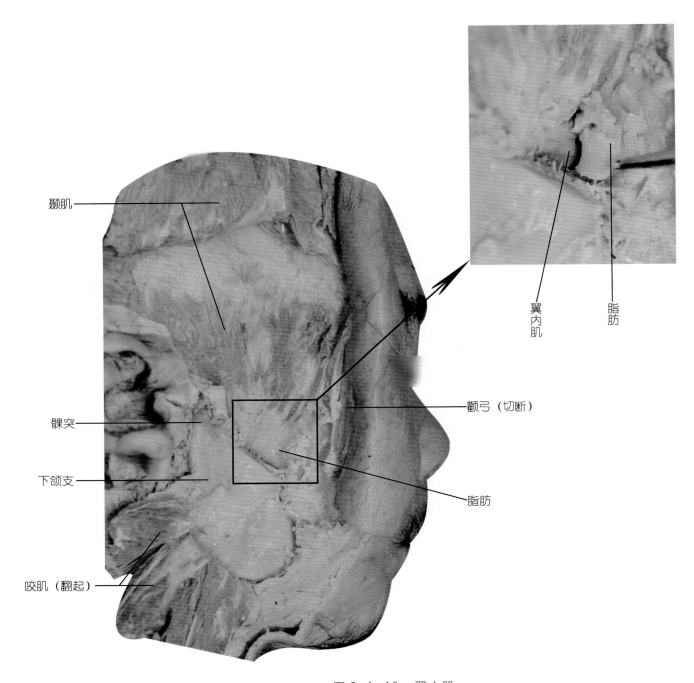

颞肌

髁突

下颌支

咬肌（翻起）

翼内肌

脂肪

颧弓（切断）

脂肪

图 2-1-16 翼内肌

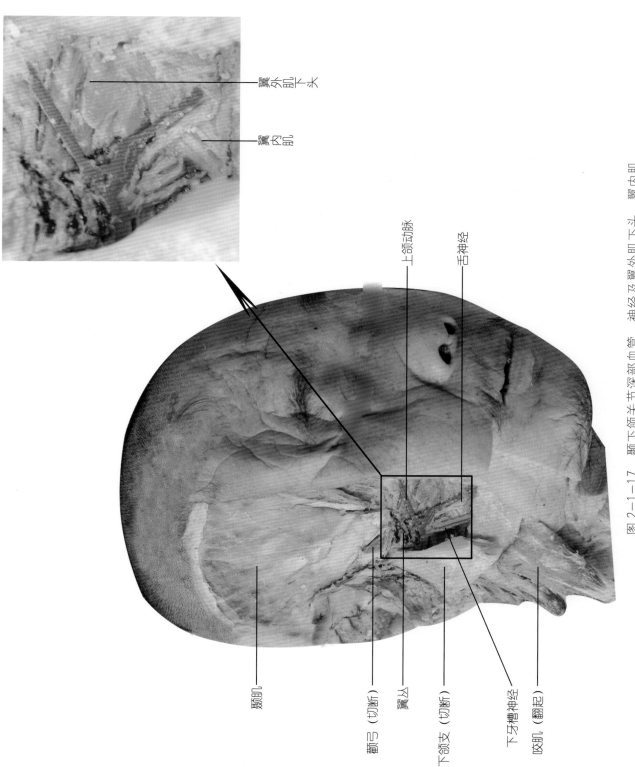

翼外肌下头

翼内肌

上颌动脉

舌神经

颞肌

颧弓（切断）

翼丛

下颌支（切断）

下牙槽神经

咬肌（翻起）

图 2-1-17 颞下颌关节深部血管、神经及翼外肌下头、翼内肌

下颌骨的各种运动，依靠附着于其上的各肌，从其起、止的部位及其纤维的走向观察，均是互相配合、彼此协调，才构成一个有效的功能系统，从而保持该系统的正常功能。从临床颞下颌关节紊乱病的多发性来看，除去颌牙异常之外，咀嚼肌功能的紊乱可能是更为重要的一个因素，而此因素常被忽视，而且肌功能紊乱还有一个重要来源，即来自中枢神经系统，有其精神因素，也需引起足够重视。

七、颞下颌关节的血管与神经

（一）颞下颌关节的血供

颞下颌关节的动脉分布和走行变异较大，最主要的是来自颞浅动脉和上颌动脉的分支。此外，眶动脉、颈外动脉分支也参与其中，在关节的外面其各分支动脉互相吻合形成血管网。

1. 颞浅动脉（superficial temporal artery）（图 2-1-18）

颞浅动脉是颈外动脉的一个粗大分支，起自下颌颈后方，在腮腺的深面、耳颞神经的前方上行，在颧弓上方 20～30mm 处分为额支和顶支，分布全头 57% 的面积。它在面部有 7 个分支，分别是腮腺支、额支、顶支、耳前支、面横动脉、颞中动脉、颧眶动脉。从颞浅动脉与颞下颌关节的关系看，其主干紧贴颞下颌关节后缘向上走行（图 2-1-9、图 2-1-10、图 2-1-11），因此针刀松解颞下颌关节时应从其前方进针，从而避开颞浅动脉。

面横动脉位置表浅，在面部呈横向走行，针刀进针时应注意避开。该动脉自腮腺内分出后，向前穿经腮腺实质，继而横过咬肌表面，有面神经的分支与之伴行。

2. 上颌动脉（maxillary artery）（图 2-1-19）

上颌动脉也是颈外动脉的终末分支之一，其位置深在，约在下颌颈处与颞浅动脉呈直角发出，经下颌颈与蝶下颌韧带之间进入颞下窝，继而走行于颞肌与其下脂肪层之间，暴露翼外肌及翼内肌后，可见上颌动脉自外下至内上紧贴翼外肌下头的表面走行（图 2-1-19）。

上颌动脉全程可分为三段，分别为下颌段、翼肌段和翼腭段，每段均有很多分支。翼肌部的分支之一颞深后动脉在乙状切迹下方走行，位于咬肌与颞肌之间，走行方向为自外下至内上；翼肌段的另一分支咬肌动脉也位于乙状切迹区域，它的位置在乙状切迹表面、咬肌深面，随咬肌神经穿过乙状切迹分布于咬肌。

有关关节各部的血液供应情况，有人曾经进行了微血管造影观察，发现关节囊的纤维层血管稀疏细小，与关节囊的纤维方向走形一致。滑膜层内血管极为丰富，呈网状包绕关节腔，越接近关节盘，分支越多。关节盘中部无血管分布，由此可见，关节盘的营养完全依靠周缘血管和滑膜液，因此中间营养较差。附着于关节周围的滑膜囊的微血管网由关节窝周围扩展到窝的中央附近，关节窝的中央缺乏血管，可能是下颌运动时的受压之处。

（二）颞下颌关节的神经支配

关节的神经来自耳颞神经、咬肌神经和颞深神经，它们都是三叉神经下颌支的分支。

1. 耳颞神经（auriculotemporal nerve）（图 2-1-9）

耳颞神经由三叉神经的下颌支于颞下窝分出，在腮腺上端穿至面部，然后跨过颧弓根部，沿耳郭前方颞浅动脉的后侧上行，主要分布于耳郭上部、外耳道、鼓膜前部、颞区及头侧部的皮肤。耳颞神经有关节支、外耳道支、腮腺支、耳前支、颞浅支等几个分支。其中，关节支在耳颞神经经过下颌关节的关节囊内侧时发出，分布至下颌关节。

2. 颞深神经（deep temproal nerve）

颞深神经来自三叉神经下颌支的前干，一般有前、后两支，即颞深前神经和颞深后神经，分布于颞肌的深部。

3. 咬肌神经（masseteric nerve）

咬肌神经常与颞深后神经共干，两者分开后，咬肌神经向外侧走行，经翼外肌上缘与咬肌动脉伴行，

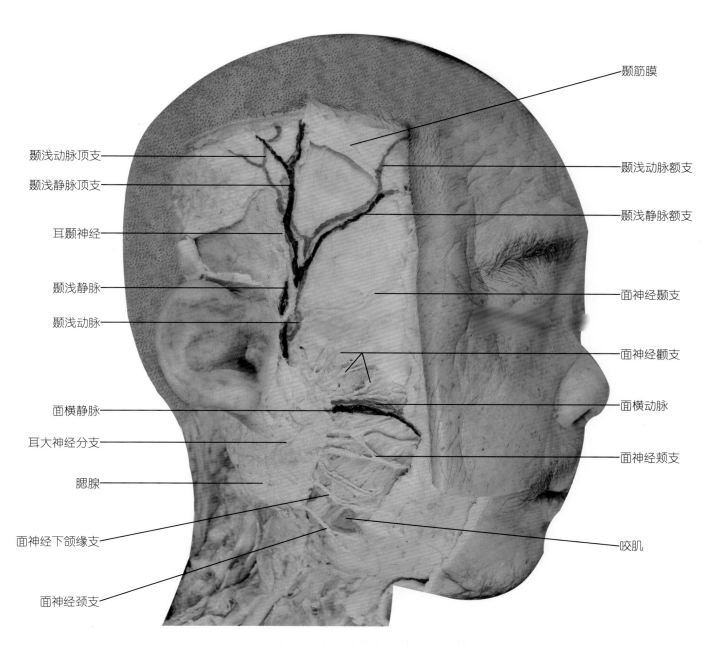

颞筋膜

颞浅动脉顶支

颞浅静脉顶支

耳颞神经

颞浅静脉

颞浅动脉

面横静脉

耳大神经分支

腮腺

面神经下颌缘支

面神经颈支

颞浅动脉额支

颞浅静脉额支

面神经颞支

面神经颧支

面横动脉

面神经颊支

咬肌

图 2-1-18　面部浅层神经、血管

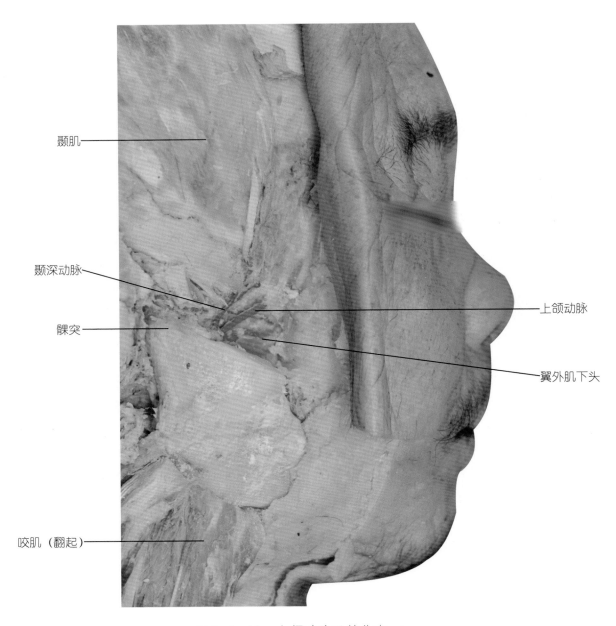

颞肌

颞深动脉

髁突

上颌动脉

翼外肌下头

咬肌（翻起）

图 2-1-19 上颌动脉及其分支

在下颌关节与颞肌之间跨过下颌切迹，分布于咬肌。当它至翼外肌上缘时，发细支至下颌关节。

（三）在颞下颌关节区域走行的其他血管与神经

在颞下颌关节区域，除了有起支配作用的神经和血管分布以外，还有很多其他神经和血管经由此处通过，实施颞下颌关节的有创治疗（包括针刀治疗）时应注意避开。

1. 在颞下颌关节区域走行的其他神经

在颞下颌关节区域，还分布着耳颞神经、面神经、舌神经、下牙槽神经等。其中，前两者走行于颞下颌关节表面，而后两者则在乙状切迹及下颌支的深面走行，了解各支神经的分布与走行对于保证医疗安全十分重要。

（1）面神经（facial nerve）（图2-1-18）　面神经为第Ⅶ对脑神经，起自颅内神经核团（面神经核、脑桥泌涎核等），自小脑中脚下缘出脑后进入内耳，经面神经管由茎乳孔出颅。其主干穿出茎乳孔后在腮腺后内侧面进入腮腺，在腮腺内向前方走行，在腮腺内分为上下两干、5个（颞、颧、颊、下颌缘、颈）分支，然后从腮腺浅部的上缘、前缘和下端穿出，呈扇形分布至面部的相应区域，支配表情肌。以下分述其分支穿出腮腺后的走行：

①颞支：经下颌骨髁突浅面或前缘，在耳屏前方10～15mm处穿出腮腺上缘，在皮下紧贴骨膜表面，越颧弓向前上斜行至颞区，分布于额肌、皱眉肌、耳上肌、耳前肌及眼轮匝肌上部，并有吻合支与上颌神经的颧颞神经、下颌神经的耳颞神经、眼神经的眶上神经及泪腺神经顶相交通。

②颧支：有1～4支，自腮腺的上、前缘发出，上部分较细，走向前上方，越颧骨表面到上、下眼轮匝肌；下部分较粗，沿颧弓下方向前至颧肌和提上唇肌的深面，分布至此二肌。

③颊支：有2～6支，自腮腺前缘穿出后紧贴咬肌筋膜分支至颧大肌、笑肌、颊肌、尖牙肌、降口角肌、提上唇肌、鼻肌、口轮匝肌、切牙肌及降下唇肌。

④下颌缘支：有1～3支，自腮腺前下缘穿出后分布至降口角肌、降下唇肌与颏肌。

⑤颈支：自腮腺下缘穿出后在颈阔肌深面、下颌角后约10mm处走向前下方，至下颌角，沿途分数条细支至颈阔肌。

了解面神经的走行与分布十分重要，这有助于术者在行颞下颌关节松解术时避免伤及面神经。

（2）舌神经（lingual nerve）和下牙槽神经（inferior alveolar nerve）（图2-1-17）　舌神经和下牙槽神经均位于下颌支的深面，部分舌神经走行于乙状切迹深面。两者均自外上至内下方紧贴翼内肌表面走行，前者位于后者的上方。

舌神经是下颌神经的分支，分出后下行于翼外肌的深面并从其下缘穿出，向前下沿翼内肌的表面进入下颌支与翼内肌之间的翼颌间隙，继而进入口腔。

下牙槽神经与舌神经一起在翼外肌深面下行并穿出翼外肌下缘，继续向外下行，经下颌神经沟，自下颌孔进入下颌管。

2. 在颞下颌关节区域走行的其他血管

（1）颞浅静脉（superficial temporal veins）（图2-1-18）　该静脉及其属支均与颞浅动脉伴行，在颞下颌关节处，其位置在颞浅动脉之前，几乎在颞下颌关节后缘表面，针刀治疗时需注意避开。

（2）静脉丛（pterygoid venous plexus）（图2-1-20、图2-1-17）　翼静脉丛位于颞下窝内，又称翼肌静脉丛或翼丛，是位于翼内肌、翼外肌与颞肌之间的静脉丛，它收纳与上颌动脉各分支相伴行静脉的血液，这些静脉有颞深静脉、蝶腭静脉、翼肌静脉、颊肌静脉、咬肌静脉、下牙槽静脉和脑膜中静脉等。

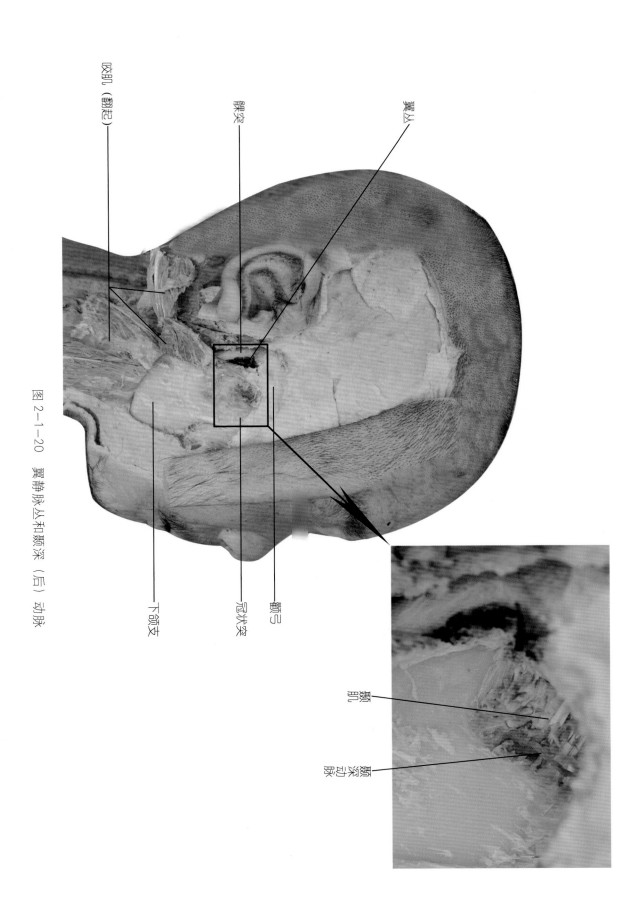

图 2-1-20 翼静脉丛和颞深（后）动脉

咬肌（翻起）

髁突

翼丛

下颌支

冠状突

颧弓

颞肌

颞深动脉

八、颞下颌关节的影像解剖

（一）颞下颌关节 X 线片

1. 颞下颌关节侧斜位 X 片（图 2-1-21）

此片也称许勒位（Schüller position）片或颞下颌关节经颅侧斜位片。在这一体位片上，颞骨岩部投影于髁突下方，可以同时显示关节窝、关节结节、髁突及关节间隙。两侧颞下颌关节的形态一般是对称的。

（1）髁突　其小头形状可为圆柱形、椭圆形或双斜形。成年人的髁突有连续不断、整齐、致密而又较薄的密质骨边缘，其下方骨纹理结构均匀。儿童髁突表面无密质骨，仅为一钙化层覆盖，15 岁以后才逐渐形成完整的密质骨，因此 X 线片上儿童髁突密质骨常不清晰，易被误认为是病理改变。髁突运动正常时，在开口时一般应位于关节结节顶点后方 5mm 至关节结节顶点前方 10mm 之间。

（2）关节间隙　关节间隙主要为关节盘所占据，正常成年人关节上间隙最宽，后间隙次之，前间隙最窄。在许勒位片上，关节上间隙为 2.80mm，后间隙为 2.30mm，前间隙为 2.06mm，两侧关节间隙对称。

（3）关节结节　关节结节高度为 7mm 左右，斜度约为 54°，但关节结节的曲度和高度可有很大变化。关节结节后斜面为功能面，两侧关节形态大致对称，关节结节一般为弧形突起，曲线圆滑。

（4）关节窝　关节窝底亦有密质骨边缘与关节结节相连续，但也有的关节窝密质骨边缘不清晰，可能是由于解剖上的关节窝外侧骨缘较为圆钝呈坡形所致。

2. 颞下颌关节矫正侧斜位 X 线片

该体位又称矫正许勒位或矫正颞下颌关节经颅侧斜位片。这种体位片可准确显示关节外侧 1/3 间隙及关节骨性结构情况，其 X 线特点基本上与标准许勒位片相同，但髁突前斜面经矫正投照后呈与水平面基本垂直的影像，而且髁颈前缘与翼肌窝之间的夹角较小。

3. 颞下颌关节的髁突经咽侧位 X 线片

此片可清楚显示髁突前后斜侧位影像，在这一体位片上，正常髁突表面圆滑，有一薄层均匀、连续、致密的密质骨边缘，但 15 岁以下的儿童密质骨常不清晰。

4. 颞下颌关节侧位体层 X 线片

此片可显示经关节窝中部的关节侧位体层影像。在这一体位片上，髁突表面光滑，有均匀、致密的密质骨板。关节结节为圆弧形突起，曲线光滑。关节上间隙稍大于后间隙，关节后间隙稍大于前间隙。关节上间隙约为 3.65mm，后间隙约为 2.75mm，前间隙为 2.70mm。

5. 矫正颞下颌关节侧位体层 X 线片

此片可准确显示关节矢状面不同层面的体层影像，其图像特点与标准关节侧位体层摄影相同，只是其在显示关节间隙、关节窝和髁突形态时更为准确、真实。在正常成人中，正中𬌗位时髁突在关节窝中的位置有较大变异，但平均位置为基本中性，并有轻度后移倾向。

6. 颞下颌关节曲面体层 X 线片（图 2-1-22）

全口牙位曲面体层片可以在一张胶片上显示双侧上下颌骨、上颌窦、颞下颌关节及全口牙齿等，常用于观察上述部位及病变。下颌骨位曲面体层片则主要用于观察下颌病变，显示髁突也更为满意。

（二）颞下颌关节造影片

1. 普通颞下颌关节造影片

（1）关节上腔典型正常碘水造影图像

①侧位体层闭口位片：可见关节上腔充以致密的造影剂，显示为"S"形，中段造影剂影像较窄。其前方造影剂所显示的影像为关节上腔前上隐窝，其后方造影剂所显示的影像为关节上腔后上隐窝。前上隐窝前端在关节结节稍前方，后上隐窝后界在外耳道前壁的前方。前、后隐窝造影剂分布均匀。造影剂下缘即为关节盘本体部及其颞前、后附着的上缘影像，自前向后依次为颞前附着、关节盘本体部及颞后附着。关节盘本体部上缘呈中间凹陷而前后上凸的形态；中间凹陷部位为关节盘中带，其前、后上凸部分分别为关节盘前带和后带。关节盘本体部位于关节结节后斜面和髁突前斜面之间，关节盘后带位于髁突横嵴之上。

②侧位体层开口位片：于最大开口位时，髁突位于关节结节顶下方或稍超过关节结节顶部，在此位置上，可见前上隐窝造影剂基本消失，后上隐窝明显扩张，为造影剂所充填，占据关节窝全部空间。造影剂下缘前部清楚地显示关节盘本体部的影像，三带分界比侧位体层闭口位片更为清晰、明确。髁突恰位于关节结节顶下方者，关节盘略呈扁平的中间凹陷状态，关节盘中带恰对髁突横嵴部。在髁突位于关节结节稍前下方者，关节盘本体部上缘中间凹陷及其前、后方的上凸颇为明显，符合关节盘前、中、后三带的结构；关节盘本体部位于髁突后上方，髁突横嵴可达关节盘前带部位，关节盘颞后附着的形态为圆弧形或斜线形。

③许勒位片：上腔造影剂亦显示为"S"形，为关节上腔外部造影剂的影像，中间较窄。关节上腔中部和内侧的造影剂形成半月形影像遮盖部分髁突影像。前上隐窝和后上隐窝造影剂分布均匀。"S"形造影剂与髁突之间低密度影像主要为关节盘所占据，相当于髁突横嵴上部。此影像带最宽，为关节盘后带所处的位置。

④前后位体层片：可见造影剂充满上腔，呈圆弧形，内侧造影剂多于外侧。造影剂与髁突之间低密度阴影主要为关节盘所占据的空间，外侧较窄，中部及内侧较宽。

（2）关节下腔典型正常碘水造影图像　关节下腔造影侧位体层闭口位片可见髁突表面为造影剂所覆盖。髁突前方造影剂所显示的影像为关节下腔的前下隐窝；髁突后方造影剂所显示的影像为关节下腔的后下隐窝。髁突凸面处造影剂甚薄。关节窝与造影剂上缘之间的空隙主要为关节盘所占据。开口时，随髁突向前运动，造影剂自前下隐窝流入后下隐窝，使后下隐窝的形态类似半个心脏。在大开口时，造影剂流入后下隐窝而使前下隐窝影像基本消失。在造影剂与髁突密质骨之间常可见一低密度、均匀的线条影像，为髁突表面软骨覆盖的影像。

2. 数字减影颞下颌关节造影片

该片与普通关节造影许勒位图像基本相同，只是数字减影造影图像由于消除了颅骨影像的干扰而使造影图像更为清晰。通过拍摄不同减影阶段的照片，可以观察造影剂连续充盈过程，更有利于图像分析。

（三）颞下颌关节 CT 片

1. 颞下颌关节三维重建图像（图 2-1-23、图 2-1-24、图 2-1-25）

CT 三维重建图像可以显示人体各部位的立体图像，对于颞下颌关节的结构具有显著优势。该图像可清楚显示关节窝、髁突等各部位结构。

2. 颞下颌关节平扫图像

（1）横断面（图 2-1-26）　可显示关节不同横断面的影像，以过基线的横断面扫描图像最为清晰；可同时清楚地显示双侧髁突、关节结节、关节后结节的横断面及关节前后间隙。

（2）冠状面（图 2-1-27）　可显示关节冠状位不同层面的影像，以过关节中部冠状面显示关节结构最为清晰，可见髁突、关节窝及关节上间隙。

正常关节横断面、冠状面所显示的髁突及关节结节或关节窝均有均匀、致密的密质骨板覆盖，表面光滑。

（四）颞下颌关节磁共振成像片

1. 颞下颌关节矢状面正常图像

闭口位时可见关节盘本体部呈双凹形，其影像信号明显低于周围软组织。关节盘双板区信号相对较高。在关节盘双板区和后带之间可见明显的分界（盘分界线），关节盘后带位于髁突顶部，盘分界线与髁突12点位垂线形成的夹角（盘分界线角）在前后10º之内。正常开口位图像可见关节盘本体部形态更为清晰，前、中、后三带易于分辨。关节盘双板区轮廓亦更为清楚，并可见其影像明显增宽、拉长。髁突、关节窝及关节结节的密质骨均显示为低信号的线条影像，髁突骨髓及关节结节内的骨髓均显示为高信号影像。在关节中部矢状面上可清楚显示翼外肌的上下头影像。

2. 颞下颌关节冠状面正常图像

该片可见髁突内外径向的影像，骨髓质信号较高，表面有一层均匀的黑色线条围绕，为髁突表面的密

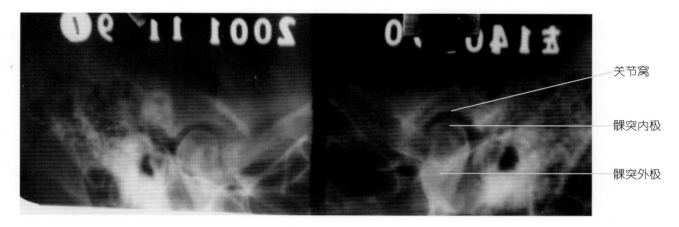

关节窝

髁突内极

髁突外极

图 2-1-21 正常颞下颌关节——许勒位片

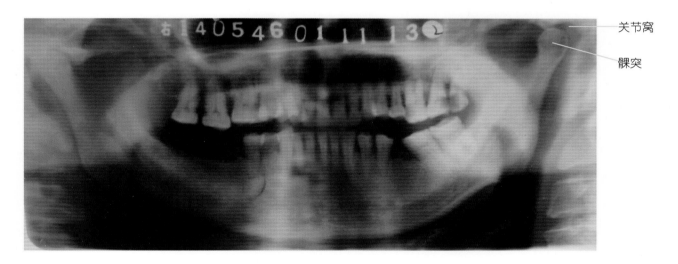

关节窝

髁突

图 2-1-22 正常颞下颌关节——曲面断层片

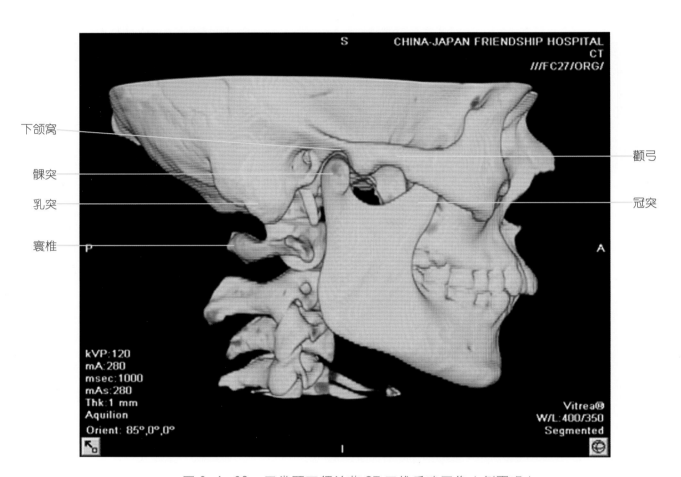

下颌窝

髁突

乳突

寰椎

颧弓

冠突

图 2-1-23 正常颞下颌关节 CT 三维重建图像（侧面观）

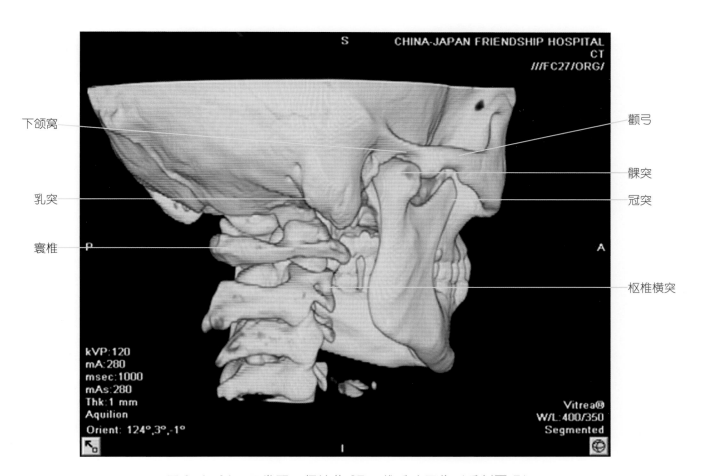

下颌窝

颧弓

乳突

髁突

冠突

寰椎

枢椎横突

图 2-1-24　正常颞下颌关节 CT 三维重建图像（后侧面观）

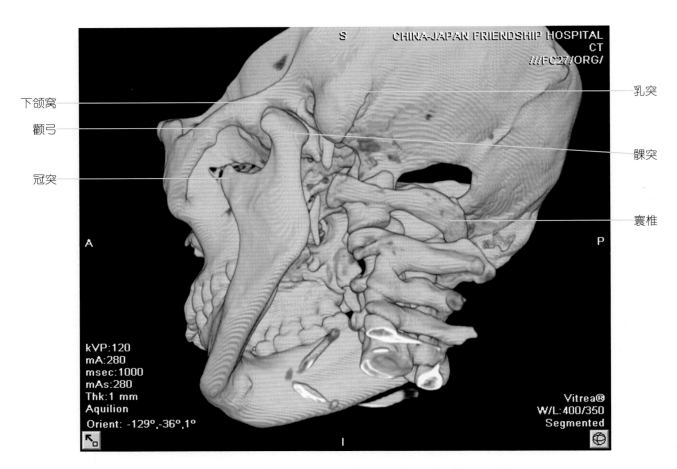

下颌窝

颧弓

冠突

乳突

髁突

寰椎

kVP:120
mA:280
msec:1000
mAs:280
Thk:1 mm
Aquilion
Orient: -129°,-36°,1°

CHINA-JAPAN FRIENDSHIP HOSPITAL
CT
///FC27/ORG/

Vitrea®
W/L:400/350
Segmented

图 2-1-25　正常成人颞下颌关节 CT 三维重建图像（下面观）

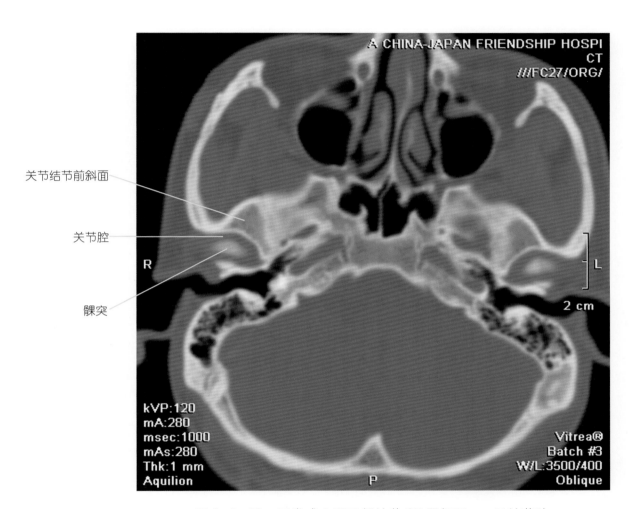

关节结节前斜面

关节腔

髁突

图 2-1-26 正常成人颞下颌关节 CT 平扫图——示关节腔

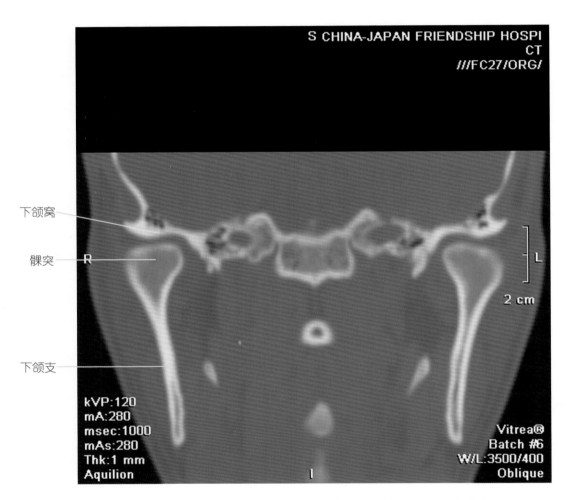

图 2-1-27　正常成人颞下颌关节 CT 平扫图——示关节窝

质骨，在髁突顶部可见一信号偏低的窄条状关节盘影像，内外端分别附着于髁突内、外极。同时还可见翼外肌、翼内肌、咬肌及颞肌的影像。

九、颞下颌关节的性质与运动

颞下颌关节为铰链状滑动关节，其在关节下腔的运动是铰链式，即旋转运动，而在关节上腔的运动是滑动（近年来也有人认为其在关节上腔的运动也是铰链式运动）。

下颌在下颌关节内所能形成的运动有下降（降颌）、上升（提颌）、前伸、后缩和左右磨动。参与降颌的肌肉有颈阔肌、下颌舌骨肌、二腹肌前腹；参与提颌的肌肉有咬肌、翼内肌、颞肌；参与使下颌前伸的肌肉有翼外肌、翼内肌及咬肌之浅纤维；参与使下颌后缩的肌肉有颞外肌之后纤维、咬肌之深纤维；下颌关节的磨动由左、右各肌轮换松弛和收缩而实现。

咀嚼肌不仅功能上与颞下颌关节的关系密切，在位置上也是如此，如咬肌的后缘紧邻关节的前部，并有小部分肌纤维与关节囊难以分清，颞肌跨过颧弓后紧贴关节前缘，翼外肌更为密切，附着于关节盘及下颌颈。因此，当肌肉有异常情况，如收缩过分、用力过大，甚至紧张痉挛时均可影响关节。所以咀嚼肌功能失调和肌群负荷量加大，可作为颞下颌关节功能紊乱病的一种类型。

第二节　病因病理

颞下颌关节在头部两侧，它参与了人体最复杂最频繁而又重要的生理功能——摄食、咀嚼、说话和唱歌等。颞下颌关节的活动非常复杂，它不仅要配合人体的基本生理功能——摄食、咀嚼等，而且还与精神状态密切相关。因此，多种因素均可能影响颞下颌关节的功能。而颞下颌关节功能异常最主要的体现是颌肌（咀嚼肌、颞肌等）功能的紊乱，尤其是咀嚼肌的功能紊乱，在颞下颌关节功能紊乱病的发病中占有极为重要的位置。肌功能的紊乱主要表现为肌张力增大，甚至出现肌痉挛或肌僵直，这种颌肌功能的紊乱可导致牙体组织磨耗过多，或导致牙槽骨广泛出现骨结节，或导致牙周病的发生。

一、发病原因

一百多年来，世界范围内的众多学者对该病的发病原因进行了一系列的研究，发现了很多有价值的线索，但仍然难以取得一致的结论。关于其发病原因，曾经有机械移位学说、关节囊薄弱理论、𬌗-神经肌肉因素学说、肌肉学说、精神生理学说、心理病因学说、关节内微小创伤理论等多种学说。

机械移位学说和𬌗因素学说由Prentiss（1918年）等首先提出，这种学说认为：TMD是后牙缺失后引起髁突后上移位压迫耳颞神经和咽鼓管造成的。在治疗上主张修复牙列，恢复垂直距离，TMD曾经基于该学说而被命名为Costen综合征，这种学说实际上是从解剖形态学观点出发的𬌗因素理论，亦即下颌移位理论。Barbenel（1974年）从理论上研究了颞下颌关节功能运动时的应力分析，认为该关节也属于负重关节，当后牙缺失时，颞下颌关节受力增加而直接导致关节组织的破坏，尤其是当应力不集中在关节盘中央时，关节的损伤更为严重。

关节囊薄弱理论由Schultz于1937年提出。该理论认为，关节囊薄弱及随之发生的关节过度活动是造成弹响的主要原因，然后才产生疼痛和开口受限。

𬌗-神经肌肉因素学说由Ramfjord（1961年）和Olsson及Krogh-Poulsen（1966年）提出，他们基于临床上大多TMD患者具有𬌗和颞下颌关节功能的不协调表现，从而提出任何一种类型的𬌗干扰均可导致口颌系统的副功能运动（如紧咬牙和夜磨牙），加上应激事件、抑郁或焦虑等精神因素的影响，便可引起咀嚼肌的痉挛从而引发TMD。这一观点被Christensen（1971年）所证实：TMD患者的肌电图检查显示，咬合障碍、肌肉痉挛和颞下颌关节功能紊乱之间存在着有机联系。相关研究表明：𬌗、口腔黏膜、咀嚼肌、颞下颌关节及中枢神经系统之间存在一种复杂的激活－抑制机制，病理𬌗通过牙周膜的本体感受器反射性地引起咀嚼肌的功能紊乱和痉挛，继而出现"疼痛－肌痉挛－疼痛"的恶性循环，肌痉挛反过来又加剧了病理𬌗，形成恶性反馈循环。𬌗－神经肌肉因素学说至今仍被多数口腔科医师所接受，但这一学说不能解释为什么有些𬌗障碍患者并没有 TMD 症状出现。

肌肉学说由 Kraus（1963 年）首先提出，这种学说称 TMD 为"肌肉运动不良性疾病"，强调了头、颈和颌骨肌在 TMD 发病中的作用，认为肌肉缺乏适当的锻炼或过度活动是造成 TMD 的主要原因；肌肉持续紧张可导致痛性肌痉挛发生，这种肌肉的过度活动可导致咀嚼肌系统和关节的疼痛和功能紊乱。然而，流行病学调查并不支持这一学说。

精神生理学说及心理病因学说：Moulton（1955 年）、Franks（1965 年）、Laskin（1969 年）等学者都认为 TMD 是一种功能性精神生理性疾病，他们认为心理因素在 TMD 的发病中起着重要的作用，认为情感、行为和个性特征是颞下颌关节疼痛和功能紊乱的主要原因，提出与全身紧张和心理问题有关联的肌肉疲劳是 TMD 首要的致病因素，是心理源性的咀嚼肌痉挛导致了颌骨和关节髁突位置的改变，从而引起了咬合障碍，而咀嚼肌痉挛是由于肌肉的过度牵拉、过度收缩或肌疲劳所致。

关节内微小创伤理论由马绪臣等（1983 年）提出，该理论认为关节内的微小创伤性运动是导致关节退行性改变的直接因素。研究表明：在可复性盘前移位病例中，在发生开闭口初、中、末期弹响时，均存在髁突和关节盘的不协调运动，并发生髁突对关节盘不同部位的撞击；不可复性盘前移位病例，在关节各种运动中，关节盘始终不能恢复其正常位置，并在髁突向前运动时可观察到关节盘明显受压变形；在单纯不可复性盘前移位病例中，髁突向前运动时必然发生对关节盘双板区的撞击；在上下腔穿通伴不可复性盘前移位的病例中，髁突向前运动时不仅撞击关节盘双板区，而且经关节盘穿孔处直接撞击关节结节后斜面；关节器质性改变严重的病例，在关节运动时，被破坏的关节结构之间发生持续性磨损。该理论认为：关节内的微小创伤常与𬌗创伤、关节负荷过重及关节周围咀嚼肌功能紊乱有密切关系，这可能是颞下颌关节骨关节病发病年龄通常要比其他关节骨关节病早得多的原因。

综合历史文献与研究进展，我们可以认为，以上这些学说虽强调的重点不同，但都不能全面解释 TMD 的发病，可能各涉及了 TMD 发病因素的某些方面，比如𬌗因素、心理因素等，除此之外，代谢因素、免疫因素、过度负荷因素、创伤及劳损因素、环境因素、医源性因素等在 TMD 的发病中也起着十分重要的作用，TMD 的发病可能是多因素综合作用的结果。

（一）𬌗因素（occlusal factors）

如上所述，𬌗因素与 TMD 发病的关系最早是口腔医学学者开始重视的。

𬌗是口腔医学中特有的一个字，是咬合的意思。咬合是颞下颌关节的最基本功能，而牙尖交错位（intercuspal position，ICP）则是颞下颌关节最稳定的解剖生理位置，称为牙尖交错𬌗（intercuspal occlusion，ICO）。

颞下颌关节依靠自身组织（韧带、关节盘、关节窝及髁突）及其相互关联的组织结构保持着一个比较恒定的位置，即下颌韧带位。如果缺牙，特别是缺后牙、游离端缺牙，则咬合时髁突的位置便会后移而压迫关节囊及其后部的软组织而出现不适或疼痛，牙体、牙周所承受的力便会不同程度低落到颞下颌关节的软组织上，而颞下颌关节的内压也会随其变化而变化。如果牙体组织磨耗严重，咬合垂直距离降低，那么髁突的位置也会随之后移从而引起髁部的压痛，久之就会出现盘突韧带剥离，髁突运动与关节盘不协调从而引发弹响，关节腔间隙也会减小，关节内压升高，运动中摩擦增大而出现疼痛。

人体的适应能力使得颞下颌关节终生不断改建，在适当的范围内，改建是对新的咬合关系的功能性适应，超出这个范围，就可能产生病理性变化。国内外的临床实验均证明：咬合障碍可以导致咀嚼肌功能出现紊乱。但是，咬合障碍与 TMD 之间孰为因孰为果的问题至今尚未得到解决，因此𬌗因素是否会导致 TMD 发病可能还要取决于是否存在其他诱发因素，咬合功能障碍可能仅是 TMD 的易感因素。

（二）**心理因素**（psychological factors）

心理因素在 TMD 发病中的重要性自 20 世纪 50 年代起即已受到重视。经过半个多世纪的研究，学者发现心理因素与 TMD 的发生、发展及预后均有着十分密切的关系。

研究发现，多数 TMD 患者除了颞下颌关节的相关症状外，还伴有广泛的身体不适、情绪障碍、行为异常及其他心理社会问题，因此将 TMD 定性为纯躯体性疾病显然是不恰当的。有研究表明，TMD 患者症状的加重和复发常与某种心理因素（例如生活事件或情绪转换反应）有关，TMD 的发生与神经质样的异常个性也有密切关系。

TMD 患者的疼痛症状具有心身疾病的一些特点：① TMD 的疼痛类似于其他慢性疼痛症，例如头痛、背痛。两者在疼痛的强度、频度、持续时间及疼痛所造成的生活和工作能力的丧失等方面非常相似，而且其抑郁症的发生率也接近；② TMD 患者存在社会心理问题，如生活或工作能力不同程度地丧失、缺课或不能参加家务劳动；③ TMD 患者与慢性疼痛患者一样均存在将精神经验躯体化的现象，如易向医生倾诉许多非特异的症状（除了诉说疼痛以外，还常诉说心跳、出汗、颤抖、胃肠不适等）、频繁求医、情感障碍等。

另外，心理因素还常影响 TMD 患者疼痛症状的发展与治疗结果。一般来说，TMD 患者的疼痛和功能紊乱属于一种自限性或非进展性疾患，对于大多数患者而言，这些症状不会发展为不可逆的病理状态，但是疼痛和躯体症状的持久存在可能对一些个体产生不良的精神影响，如沮丧和心理障碍。有研究表明，60% 的 TMD 患者在治疗 3 年后还存在不同程度的疼痛症状，而疼痛症状的改善程度与开口度和关节弹响的改善程度不成正比，也就是说，心理因素对 TMD 疼痛的转归起到了十分重要的作用，而且，心理因素的持续存在可能导致 TMD 的病程迁延并且使治疗棘手。

（三）**过度负荷因素**（over load factors）

咬合负荷过度包括夜磨牙、紧咬牙、偏侧咀嚼及不良口腔习惯（如嚼口香糖、偏好硬食等）。咬合负荷过度一方面可直接引起咀嚼肌疼痛和肌疲劳，另一方面又可作用于颞下颌关节使之发生适应性的形态变化，这种变化一旦超过了关节组织本身的生理承受能力，则可能导致关节内部结构的紊乱，或软骨基质降解所引起的器质性改变。长期单侧咀嚼不仅影响颌骨及咀嚼肌群在发育上的对称，也可造成关节运动的不平衡而致病。

（四）**创伤及劳损因素**（trauma and strain factors）

创伤包括颌面部外伤、咀嚼过程中突然出现硬的异物、过度大张口、长时间的牙科治疗等，这些因素都可能对咀嚼肌、关节囊、关节韧带或关节盘甚至关节软骨造成损伤。

劳损常源自于特殊相关职业或不良的习惯姿势：例如教师讲课说话过多、职业的吹奏乐演员吹奏乐器时间过长、歌唱家练习演唱时长时间地出现张大口型及练唱时间过长、在某种需要长时间集中精力操作的工作中常常不自主地紧张等都会引起肌功能的紊乱；学生听课时用手支撑下颌的不良习惯、长时间的伏案工作及使用电脑造成的腰背部或头颈部肌肉的功能紊乱等。

（五）**环境因素**（environmental factors）

头面部突然受到寒冷刺激或较长时间的寒冷刺激往往可引起头面部肌肉收缩，产生肌痉挛和疼痛，寒冷还会使全身肌肉收缩，产生发抖、打战、牙不自主地频繁叩击等肌功能的紊乱。

（六）**医源性因素**（Iatrogenic factors）

不正确的正畸治疗导致新的咬合障碍、不良修复体造成的咬合不平衡等，也可以引发 TMD。

（七）**先天因素**（congenital factors）

研究证实，关节韧带的先天性发育薄弱也与本病的发生有一定关系。

二、病理变化

（一）**咀嚼肌肌张力的变化及其对相关结构的影响**

1. 咀嚼肌肌张力增高

咀嚼肌功能紊乱是 TMD 的主要病变之一，表现为肌张力增高甚至出现肌痉挛。

当 TMD 患者存在异常的咬合因素时，咀嚼肌为了适应这种异常咬合就会被迫延长工作时间并加大工作量，且要改变作用方向，以重建因咬合障碍而遭到破坏的各肌之间的平衡。久而久之，这种重建可能超过机体的适应能力而出现肌功能的紊乱，并且，随着病程的进展而逐渐加重。尤其翼外肌是咀嚼肌群的重要组成部分，其功能负担十分繁重，因此易遭受各种急慢性损伤，导致关节运动失衡。

肌张力是以肌的牵张反射为基础的，颌面肌群的正常张力有赖于颌面神经肌肉的正常反射，而口颌系统的牵张反射又受到局部因素（如咬合）的影响，同时也受精神、心理因素的影响，所以口颌肌群张力发生变化的机会较多，张力轻度增高时并不被察觉，张力严重增高时便可出现肌肉僵硬、疼痛及功能障碍。咬合障碍的存在（或精神、心理问题所导致的高级神经中枢的异常兴奋）可以促使颌面肌群牵张反射的持续兴奋而引起其肌张力增高，长时间的肌张力增高可以导致肌痉挛。临床实践证明，很多患者发病前有精神紧张、过度劳累史，而女性较男性更易出现精神紧张，这符合本病发病率女性高于男性的特点。长期的肌张力增高必然会损害颞下颌关节，发生关节的结构性紊乱及组织退变，同时，肌与颞下颌关节的功能紊乱反过来又会影响高级神经中枢，促使肌张力进一步增高，形成恶性循环。这种自身加强的机制使肌张力不断增加，是磨牙症发生的基础。

针对 TMD 患者颌面部肌肉的肌电图检查表明：其颞肌、翼外肌及咬肌均表现为肌张力增高。

2．肌张力增高对颞下颌关节的影响

颞下颌关节的正常结构是该关节功能正常（运动正常、无痛、无弹响）的基础，髁突与关节盘、关节盘与关节窝密切接触，髁突关节面、关节盘中带、关节窝前壁三者的密切接触是颞下颌关节功能正常的生物学基础。除去解剖因素以外，这些生理位置的保持更多是靠口颌肌群（颞肌、咬肌、翼内肌、翼外肌）的正常张力：在下颌姿势位，正常的肌张力恰好对抗下颌骨的重量，并借此保持正常的关节内压；如果在下颌姿势位时肌张力过大（或过小），髁突关节面、关节盘中带、关节窝前壁三者之间就不能维持正常的压力，肌张力过大可以引起组织的磨损、吸收或退变。在运动中，如果翼外肌功能紊乱，闭口时上翼外肌收缩过度可将关节盘过分向前牵拉，可导致关节盘前移；开口时下翼外肌收缩过度可牵拉髁突向前移位从而脱离关节盘前缘而撞击关节结节，发出弹响；咀嚼运动中如果上、下翼外肌出现同步（而不是交替）收缩，则为严重的肌功能紊乱，必然严重影响颞下颌关节的功能。如果升颌肌（咬肌）张力过大，出现持续收缩甚至痉挛，则可使髁突关节面、关节盘中带、关节窝前壁三者之间的接触过紧，关节内压增大，关节负荷过重，可以损伤关节组织。在关节内压增大的情况下，关节盘不能随髁突正常运动，彼此间产生摩擦，损伤关节组织，可发生颞下颌关节的器质性病变，这是颞下颌关节微小创伤的原因之一。

3．肌张力增高对牙体组织的影响

在正常的咀嚼活动中，由于口颌肌群的张力正常，𬌗力较小（一般为数千克至十余千克），为咀嚼肌群总肌力很小的一部分（百分之几），仅可供嚼细食物之用，虽然也会产生牙体组织一定的磨耗，但这种磨耗是逐渐发生而且是微小的；如果咀嚼肌出现功能紊乱，肌张力过大甚至出现持续用力时，必然会产生过大的𬌗力（即咬合力），随之出现牙体组织的磨耗过度，尤其是它可以导致上下颌牙𬌗面（咬合面）的直接接触摩擦，因此所引起的牙齿磨耗是非常严重的。至于这种异常肌张力对牙周组织会造成何种影响，则要看机体的适应能力。如果机体适应能力很强，则牙槽骨会出现骨化而出现广泛的骨结节；如果机体适应能力不强，则可出现牙周组织的严重破坏，发生牙周病症。

4．肌张力增高对牙尖交错𬌗（ICO）的影响

临床研究显示，口颌系统的肌功能紊乱可以改变牙尖交错位（ICP）关系。在 TMD 患者，由于长期的肌功能异常可以导致牙的磨耗，其牙尖交错位也会随之改变，牙齿的严重磨损会使牙尖交错𬌗（ICO）的高度（咬合垂直距离）明显降低，咬合时髁突的位置便会后移而压迫关节囊及其后部的软组织，从而引起疼痛。

总之，口颌系统的肌功能紊乱对牙体、咬合、牙周组织、颞下颌关节等均有不同程度的影响，这种程

度因肌功能紊乱的严重程度而异。肌功能紊乱是口颌系统功能紊乱的重要环节，无论其原因是咬合障碍还是中枢神经系统的功能异常，肌功能紊乱都是不可忽视的检查和治疗目标，因此缓解口颌肌群的紧张度是治疗 TMD 的起点，而直接松解肌及其连接组织从而降低肌张力恰是针刀治疗的优势所在。

（二）关节囊及滑膜的病变

滑膜为关节囊的内层结构（其外层为纤维层），构成关节腔的侧壁。TMD 的滑膜病变主要位于关节盘的双板区，可见滑膜增厚、少数变薄或消失。在滑膜增厚的部位，滑膜细胞减少，滑膜下层结缔组织水肿，玻璃样变性，血管减少，血管壁增厚，管腔狭窄或闭锁，滑膜的绒毛可发生坏死并脱落于关节腔内。有的部位滑膜细胞增生，表面细胞呈梭形，细胞核深染呈椭圆形，近深部细胞呈多边形，为 $5 \sim 8$ 层细胞，似上皮细胞。结缔组织内血管数量增多，扩张充血，并可见出血，慢性炎症细胞浸润，以淋巴细胞为主，其次为浆细胞和巨噬细胞，炎症主要在结缔组织浅层。免疫组织化学反应在病变区滑膜衬里层级滑膜细胞增生区的组织相容性抗原 -DR（HLA-DR）阳性细胞明显增多，表明有局部细胞因子的过度产生，可能与局部免疫反应的发生有关。

超微结构变化：滑膜表面覆盖一层中电子密度的物质，呈颗粒状或细丝状，深部可见变形的滑膜细胞和溶解的纤维组织。A 型细胞和 B 型细胞的胞浆内均含有原纤维丝，但 A 型细胞含量较丰富。两型细胞的细胞器均减少，线粒体水肿，细胞核固缩或消失，可见 A 型细胞出现于滑膜表面。一些细胞的胞浆内仅存少量原纤维丝和细胞器，胞浆突减少，很难鉴别细胞的类型。在滑膜细胞和胶原纤维之间也可见许多中电子密度的溶解变性物质，其间并可见许多钙化的晶体。

（三）关节盘的病变

关节盘可出现移位，一般认为其原因为关节盘在髁突上的附着撕裂所致，移位方式有可复性盘前移位、不可复性盘前移位、旋转移位及侧方移位、盘后移位等，其中，前两者最常见，而盘后移位则很少见。

肉眼可见关节盘穿孔多在双板区，而关节盘局部变薄多发生于后带。光镜下表现在穿孔部位或关节盘变薄处，关节盘的胶原纤维玻璃样变性或溶解断裂，出现裂隙，部分胶原纤维嗜碱性变。关节盘的前带和中带胶原纤维排列紊乱，走行无定向；中带和后带出现大量软骨细胞，软骨细胞较大，单个或成双存在。关节盘变薄处甲苯胺蓝染色异染性明显降低，表明局部区域的软骨基质成分降解，后带有许多新生的毛细血管长入。双板区纤维细胞增多，出现纤维化，血管成分减少，形成许多大小不等、形态不规则的钙化团块，并可见弹性纤维断裂。

超微结构变化：病变在双板区表现尤为明显，部分区域胶原纤维走行紊乱，并有扭曲、断裂或不规则增粗。胶原纤维横纹模糊不清，形成大片中电子密度的均质物，出现蚓状小体。关节盘内成纤维细胞的细胞核固缩，染色质凝集，核膜消失，胞浆内细胞器减少，出现大量空泡。双板区的细胞破裂崩解，细胞膜消失，细胞间质中仅见残存的细胞器，胶原纤维溶解变性，形成片状钙化，在钙化的团块内隐约可见细丝状结构。

（四）髁突的病变

髁突病变包括软骨和骨质的病变，在病变性质上与骨关节病一致。

1. **髁突软骨的病变**

光镜下可见髁突软骨变薄，表面带的胶原纤维之间水肿，组织松解，形成纵行裂隙和横行裂隙，胶原纤维可从横裂部位剥离，脱落于关节腔内，使关节面凹凸不平。有时胶原纤维变性，组织结构丧失，呈现弥漫的无结构的均质样物质。增值带消失或不明显，在肥大带中可出现裂隙。髁突软骨钙化带增宽，软骨基质变性、溶解，表现为嗜碱性颗粒状，软骨与髁突之间可出现较大的裂隙。随着病变的进一步发展可使髁突骨质表面的软骨全部剥脱，使髁突的骨质暴露。

超微结构变化：扫描电镜显示髁突表面高低不平并出现宽窄不等、深浅不一的裂隙，或形成小的缺损，表面可有凝胶样物质聚集呈条索状或团块状，或此种物质完全消失，胶原纤维比较松散，排列紊乱。透射电镜下，成纤维细胞和软骨细胞的胞浆内粗面内质网扩张，线粒体肿胀，线粒体嵴变形或消失，双层膜结构变模糊，线粒体基质内偶见高电子密度的基质颗粒。有的软骨细胞的细胞膜模糊，胞浆内出现大量的微丝，围绕在细胞核的周围。有的胞浆膜折叠，胞浆内还可见大小不等的空泡状包涵体及"髓样体"，细胞核皱缩，染色质凝集，核膜消失。有的软骨细胞崩解，仅有残存的细胞器遗留在软骨陷窝内。软骨陷窝可发生破坏，有胶原纤维长入，软骨基质内可出现成堆的钙化团块，大小不等，形状不规则。在关节表面带和深层可见蚓状小体（vermiformbodies），以深层钙化带处较多见。此小体的纵切面为弯曲的形态，形似蚯蚓，可见许多微细的纵行条纹；横切面为圆形。Toller认为这种结构是一种压力导致弹性纤维的变性，与关节面的过度负荷有关。

2. 髁突骨质的病变

光镜下，关节软骨下方的骨密质和骨小梁中的骨细胞核固缩，部分骨细胞消失，骨陷窝空虚，骨小梁纹理结构粗糙，并出现许多微裂。关节面软骨组织破坏后，骨密质吸收变薄，骨密质断裂，部分骨小梁被吸收，周围纤维组织增生并有血管长入，肉芽组织代替了骨髓组织。骨基质呈现颗粒状，嗜碱性，最后溶解消失，剩余的胶原纤维呈网状。由于骨质的断裂，坏死的碎骨片脱落形成假性囊腔。遗留的骨小梁增粗，骨髓组织为纤维组织所代替，骨密质增厚突出于骨面形成骨赘。

超微结构变化：当关节表面出现不规则缺损时，深部的胶原纤维束暴露于关节表面，在纤维束间存在无结构的斑块，可能是由于胶原纤维变性溶解的结果。斑块间散布着无定向的原纤维，纤维较纤细，纤维间的基质消失，近表面的细胞胞浆突消失，仅见变性固缩的细胞核，周围胶原纤维消失，为变性的无结构组织所代替。

尽管关于TMD骨与关节软骨出现破坏的机制目前还不十分明确，但相关研究仍然发现了一些重要线索。

代谢因素：TMD的病理实质是关节组织的退行性改变，器质性改变的早期发生软骨表面原纤维性变，之后胶原纤维溶解断裂、关节盘和关节软骨基质的蛋白多糖分解丢失，最后可发生软骨崩解，甚至软骨下骨改变。有研究发现，TMD患者颞下颌关节的关节液中蛋白多糖分解产物——硫酸角质素等含量升高，细胞因子IL-1、TNF和IL-6的活性均增强。动物实验也证实，对家兔和羊给予颞下颌关节腔注射IL-1、TNF或胶原酶等均可导致明确的软骨崩解。这些研究表明：TMD关节局部代谢的失衡破坏了细胞因子、蛋白酶和蛋白酶抑制物三者之间的精细调节机制，使关节基质过度降解，从而导致了软骨的崩解。一旦软骨破坏发生，即进入一种不可逆的恶性循环的病理过程，因而使TMD呈持续的进行性发展。

免疫因素：正常关节的软骨表层是致密的胶原纤维网状结构，最表面尚有一层1～3μm的凝胶样物质覆盖，具有阻止大分子物质进出软骨的功能，起到免疫屏障作用，加上软骨血液供应很差，使得软骨细胞得以埋藏于基质中，远离免疫系统的监视。当软骨表面由于某种原因（如创伤、感染等）发生破损时，软骨基质被降解后，软骨各成分即暴露在免疫系统面前，引起免疫反应。这种免疫反应可引起进一步的软骨破坏，使得更多的软骨抗原被暴露，从而更强烈地刺激免疫系统。这种正反馈性、自我放大的破坏过程可能正是各种慢性关节炎产生、发展和持续存在的机制。长期以来，研究者观察到了这样的现象：完全切除软骨或在骨关节炎患者的终末期其关节软骨被全部破坏时，关节腔内的炎症会奇迹般地消失。近年来，又发现OA、RA等关节炎患者均存在针对软骨各成分的抗体及细胞免疫现象，而且得到了用II型胶原、蛋白多糖及佐剂（adjuvant）免疫动物所致的慢性多关节炎模型。所有这些都有力地证明了软骨的免疫活性在各种关节炎发病机制中的重要作用。另外，肿瘤坏死因子在免疫反应和炎症反应中也起着重要作用，该因子参与了大关节骨关节炎的病理过程，而颞下颌关节功能紊乱患者的关节液中也被证实有不同浓度的肿瘤坏死因子存在，其浓度与骨质破坏、局部疼痛、张口障碍成正比，因此颞下颌关节功能紊乱综合征被认为是自身免疫疾病。谷志远等（1988年）用免疫荧光和免疫金银染色法研究TMD时，观察到髁突软骨内有免疫复合物沉积，免疫金银染色显示这些免疫复合物主要沉积在软骨细胞表面及软骨陷窝周围和胶原纤维之间，表明自身免疫因素确实对该病的发生具有一定的影响。

第三节 临床表现

TMD 在病变程度上分为三个阶段：早期功能紊乱，中期关节结构紊乱，后期关节器质性破坏。每一阶段不能截然分开，有时初期和中期并存，有时中间缓解后自愈，或在致病因素再度发生时又起病，多数患者经治疗或自我治疗后症状消失。

一、症状

1. 张口受限

正常成年人的张口度在 37mm，张口时呈垂直下降，TMD 患者由于病侧咀嚼肌群中某一肌的炎性痉挛，致使该侧髁突活动受限，从而使降颌运动发生障碍，张口受限或张口时呈偏斜或 S 形运动。此症状有时清晨严重，关节经适当活动后可改善，但随着关节运动的增加又可加重。关节盘移位或破裂穿孔时可直接阻碍髁突的滑动，出现关节绞索症状，但张口受限症状从不达到牙关紧闭程度，也未见有颞下颌关节强直发生。

张口受限与不可复性盘前移位有关。所谓不可复性盘前移位，是指在开、闭口过程中，当髁突滑动时，始终保持关节盘 - 髁突移位的结构关系，即关节盘始终恒定地位于髁突横嵴的前下方而不能恢复正常的位置。由于移位关节盘的干扰或粘连固定而形成一种机械性障碍，导致患者出现张口受限。患者在患病初期多曾有关节弹响，时间长短不一，表明在这种不可复性的盘前移位出现之前存在可复性盘前移位的病理过程。

2. 颞下颌关节疼痛

颞下颌关节疼痛的程度和特点与关节活动幅度和力度成正比：颞下颌关节在静止状态时疼痛几乎消失，但少数可表现为自发痛。疼痛为钝性，虽影响咀嚼，但不会因而中止进食，此点与三叉神经痛不同。疼痛可放射至耳部及一侧颞区、头部，因此患者可主诉头痛。

3. 颞下颌关节弹响或杂音

由于关节盘移位、破坏、穿孔，患者在张口动作时本人和他人可听到弹响声，轻者本人可听到关节摩擦音。

以关节盘的可复性盘前移位为例：当关节盘自闭口位时的前移位状态在开口及下颌滑动时恢复其与髁突的结构关系时便可产生关节弹响。其特点是在开口时及闭口、牙齿咬合之前均可听到一种往返性发生的响声。一般在开口时声响较大，是移位的关节盘恢复正常位置时发生的；而闭口时声响较小，是关节盘重新发生移位时发生的。

4. 其他

某些患者可有患侧面颊区无痛性轻度水肿、耳症状、眼症状等。

二、体征

1. 髁突压痛。
2. 关节运动时两侧髁突活动不一致，用手指做外耳道前壁触诊时感觉尤为明显。
3. 降颌过程中产生下颌偏斜或 S 形运动。

三、辅助检查

（一）影像学检查

1. TMD 的颞下颌关节 X 线片表现（图 2-1-28）

（1）关节间隙改变　绝大多数 TMD 患者均有关节间隙的改变，这种改变可由肌功能紊乱、关节内结构紊乱，以及髁突与关节结节、关节窝形态的改建、破坏和骨质增生等因素所致。此外，关节盘退行性变性、变薄或局限性增生、合并滑膜炎时关节腔内积液及关节盘穿孔、破裂等也均可造成关节间隙发生相应的变化。

对于关节间隙改变的观察，临床上最常用许勒位片、关节侧位体层片、矫正许勒位片或矫正关节侧位体层片等。常见的关节间隙改变有以下几种：①前间隙增宽，后间隙变窄甚至消失，髁突显示为后移位，这种情况最为常见；②前间隙变窄，后间隙增宽，髁突在关节窝的位置前移；③整个关节间隙变窄，髁突在关节窝中的位置上移；④整个关节间隙增宽，髁突在关节窝中的位置下移。

关节间隙的改变可以是两侧关节对称性发生，也可为不对称性改变。例如，一侧髁突后移位而对侧髁突前移位、双侧髁突后移位程度不等、单侧髁突后移位或前移等。

（2）髁突运动度改变　TMD患者常有髁突运动度的异常，但一般临床检查即可确定，无需拍摄X线片，如有必要可同时拍摄双侧关节许勒位开、闭口片进行比较。

（3）两侧关节形态发育不对称　部分病例可有关节结节高度、斜度，关节窝深度、宽度及髁突大小、形态发育的不对称。拍摄关节侧位体层片或矫正侧位体层片能较真实地显示关节骨性结构影像，必要时可加用下颌开口后前位片或关节后前位体层片以对比观察髁突内外径的情况。

（4）骨质改变　研究表明，12.2%TMD患者的颞下颌关节存在骨关节病改变，其中，仅单侧有骨关节病改变者占74.9%。主要的骨质改变X线征象如下：

①髁突硬化：表现为髁突前斜面密质骨板增厚、密度增高；亦可表现为髁突散在、斑点状的致密硬化。

②髁突前斜面模糊不清：可见髁突前斜面密质骨致密影像消失，边缘模糊、不整齐。

③髁突凹陷缺损：多发生于前斜面，但也可发生于髁突横嵴处及后斜面。表现为小凹陷，周围骨结构不清楚，密度降低。

④髁突前斜面广泛破坏：表现为前斜面密质骨边缘消失，表面不整齐，有较广泛的骨质侵蚀及破坏（图2-1-29）。出现此X线特征时，要结合临床情况及其他检查结果与类风湿性关节炎、关节内肿瘤等疾患相鉴别。

⑤囊性变：可表现为单纯在髁突前斜面密质骨板下有较大的囊性变，其周边有明显、清楚的硬化边界，也可表现为数个散在的小囊性变或髁突后部囊样变。

⑥髁突骨质增生：可表现为髁突边缘唇样增生（图2-1-28），多发生于髁突前斜面。有的病例可形成明显骨赘。髁突经咽侧位片及侧位体层片均可清楚地显示此X线征像。

⑦髁突磨平、变短小：表现为髁突横嵴及前斜面磨平（图2-1-28）、成角，髁突变短。此改变为髁突长期受到创伤、磨耗所致，为本病较晚期的X线征像。有的病例可有新的关节面形成。

⑧关节结节、关节窝硬化：可表现为关节结节及关节窝密质骨板增厚、密度增高。关节结节后斜面最常发生硬化。

2. 颞下颌关节造影检查X线表现

颞下颌关节造影分为上腔造影和下腔造影。按照所使用的造影剂来划分，又可分为单纯碘水造影和双重造影（即同时使用碘水及无菌空气作为造影剂）。造影后可依次拍摄颞下颌关节侧位体层开、闭口位片，许勒位闭口片及后前位体层片4种。也可根据临床需要由外向内拍摄5～6层颞下颌关节外侧影像，对于关节盘旋转移位、外移位、内移位、囊扩张剂盘前后附着松弛均具有重要的诊断价值。侧位体层开、闭口片可更好地显示盘与髁突的前、后位置关系及上下腔穿通等。后前位体层片对关节盘内、外移位及囊内侧扩张显示良好。必要时可根据需要拍摄关节造影矫正侧位体层片和矫正许勒位片，可更准确地显示关节盘的位置和形态。常见的TMD颞下颌关节造影检查X线征象如下：

（1）上、下腔穿通　主要由关节盘穿孔所致。

（2）关节盘穿孔前改变　表现为在关节上腔造影侧位体层开口位片上显示后部有点状造影剂下溢，似与上腔造影剂分为两层，中间有密度低的阴影相隔。手术证实其为关节盘双板区靠近后带处有一直径约

关节窝

髁突

髁突磨损面

髁突边缘
唇样增生

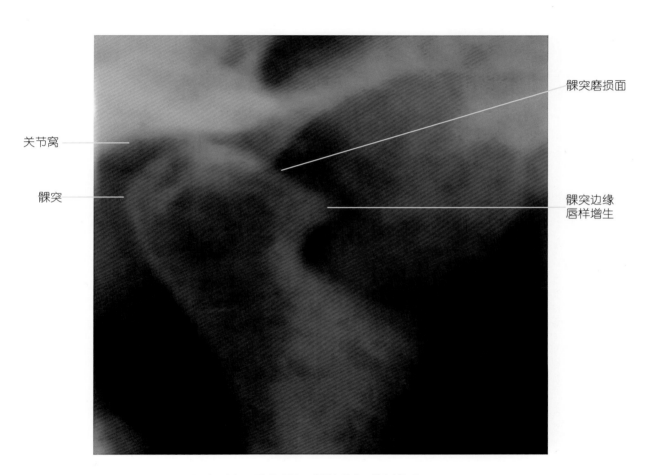

图 2-1-28　TMD 颞下颌关节经咽侧位片

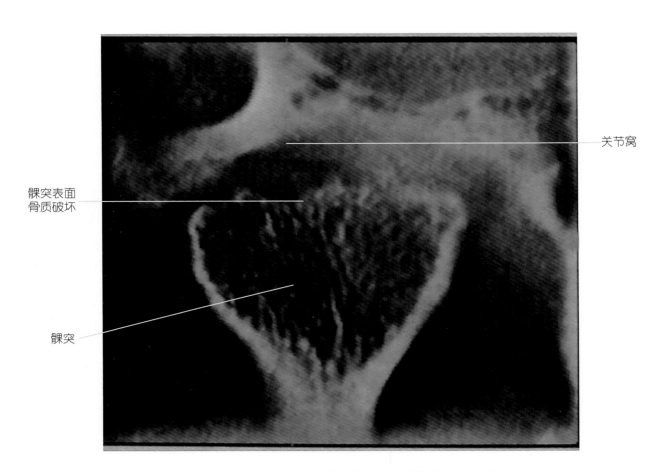

关节窝

髁突表面
骨质破坏

髁突

图 2-1-29　TMD 颞下颌关节 CBCT（锥形束 CT）片

4mm 的凹陷，明显变薄，但尚未穿通，故称为"关节盘穿孔前改变"。

（3）关节盘移位　可见可复性盘前移位、不可复性盘前移位、关节盘外移位、关节盘旋转移位等。可复性盘前移位主要表现为关节弹响，其 X 线特点为：在侧位体层闭口位片上，关节盘后带的后缘位于髁突横嵴的前方，超过正常位置，在髁突向前运动碰到后带发生弹响时，关节盘向后反跳，反跳后恢复正常的盘−髁突位置关系，因而于侧位体层开口位片上表现为基本正常的盘−髁突关系，双重造影显示更为清晰。不可复性盘前移位表现为髁突运动受限，系因前移位的关节盘的阻挡所致，其 X 线特点为：在侧位体层闭口位片上，关节盘本体部明显位于髁突横嵴之前方，比可复性盘前移位更为明显，开口位片显示关节前隐窝造影剂不能完全回到后隐窝内，并常可见关节盘发生变形，这种盘移位导致髁突向前运动碰到关节盘后带后缘时迫使关节盘进一步向前，而关节盘不能向后反跳而越过髁突，前移位之关节盘不能复位，关节盘可随时间的迁延而逐渐被压缩变形，关节盘变形后髁突的运动度可增加，开口度变大。关节盘外移位的 X线特征为：关节上腔外部"S"形造影剂正常形态消失，明显受压变薄或中断。关节盘旋转移位的 X 线特征为：在关节上腔造影许勒位闭口片上显示关节上腔"S"形造影剂前部明显聚集而后部明显变薄甚至完全消失。

（4）关节囊扩张　X 线特征：在关节上腔造影许勒位闭口片上表现为关节盘前、后附着松弛，关节上腔体积明显增大；在造影后前位体层片上常显示为关节囊向内侧明显扩张。关节囊扩张在临床上较为少见。

（5）关节囊撕裂　X 线特征：侧位体层片上可见有造影剂自关节囊前部或后部溢出并向下流注，这种情况也比较少见。

（6）关节盘附着松弛　分为颞前附着松弛、颞后附着松弛、下颌前附着松弛及下颌后附着松弛 4 种。前两种附着松弛可于关节上腔造影侧位体层片及许勒位片上显示，后两种附着松弛可于关节下腔造影侧位体层片及许勒位片上显示。颞前附着松弛表现为关节上腔致密的造影剂影像向前上延伸，前上隐窝最低点与关节结节最低点距离超过正常范围；颞后附着松弛表现为关节上腔致密的造影剂影像后缘向下延长，后上隐窝最低点向下越过外耳道中点，并超出正常范围；下颌前、后附着松弛表现为关节下腔造影闭口许勒位片及体层片显示前下、后下隐窝明显向下延伸、变长，于开口位时前下隐窝造影剂相对较闭口位时变少，但仍表现出向下伸长的征象，后下隐窝则因造影剂充盈较多而扩张，显示明显的上翘影像。

3．TMD 的颞下颌关节 CT 片表现（图 2-1-29）

经过听眶−听鼻线夹角平分线的 CT 横断面图像有利于做双侧对比观察。该层图像还可以显示双侧关节前、后间隙由外至内的全部情况及双侧关节内侧间隙，这是许勒位片及侧位体层片所无法显示的。在关节内、外间隙不均匀时，CT 横断面图像可清晰显示。

4．TMD 的颞下颌关节 MRI 片表现

（1）可复性盘前移位　关节矢状面闭口位磁共振 T_1 加权像可见低信号的关节盘本体部影像位于髁突横嵴的前方，关节盘双板区越过正常位置，并可见关节盘双板区和后带之间的界限较正常图像模糊。开口位图像显示关节盘−髁突位置关系恢复正常，可见关节盘形态无明显异常，均呈双凹形，关节盘双板区与后带的分界较闭口位清晰。

（2）不可复性盘前移位　矢状面闭口位磁共振 T_1 加权像显示低信号的关节盘本体部明显向前超过正常位置，关节盘双板区影像明显拉长，并移位于髁突前方。连续不同程度开口位图像显示关节盘双板区逐渐拉伸、变直，但关节盘本体部仍位于髁突前方，不能复位，并发生明显变形。关节盘双板区与后带之间的分界远不如正常者图像清晰。

（3）关节盘侧方移位　包括关节盘外侧移位和内侧移位两种。此类移位在闭口矢状位图像或斜矢状位图像上无明显关节盘前方移位特征，而在冠状位或斜冠状位图像上表现为关节盘位于髁突外极的外侧，为盘外侧移位，如关节盘位于髁突内极的内侧则为盘内侧移位。

（4）关节盘旋转移位　包括关节盘前内侧旋转移位和前外侧旋转移位两种。其表现为同一侧关节在闭口斜矢状位图像呈现为盘前移位特征，而同时在斜冠状位图像上呈现为盘内侧移位，即为关节盘前内侧

旋转移位，若同时在斜冠状位呈现出盘外侧移位特征则为关节盘前外侧旋转移位。

（5）关节腔内积液　某些 TMD 患者关节腔内可有少量积液存在，表现为在 T_1 加权像上无明显异常信号，但在 T_2 加权像上则在关节腔内出现高信号区。

（6）翼外肌病变　正常翼外肌在 T_1 加权像上呈中等信号强度，信号均匀，周围有呈高信号的脂肪间隔。在 T_2 加权像上肌肉信号稍下降，脂肪信号也下降，肌区及肌间隙处一般应无液体潴留之高信号特征。部分 TMD 患者可有翼外肌水肿，主要表现为在 T_1 加权像上呈中等信号的翼外肌区，在同一层面 T_2 加权像上出现明显的高信号或称弥漫性的信号增强，也可表现为肌间隙处出现液体积聚之高信号。

（7）关节盘穿孔　MRI 检查对关节盘穿孔的发现能力较差，特别是小的关节盘穿孔几乎无法发现。对于较大的关节盘穿孔，在穿孔部位可见关节盘组织连续性中断，而出现所谓的骨 - 骨直接相对征象，即髁突密质骨板低信号的影像与关节窝或关节结节密质骨板低信号影像之间无关节盘组织相分隔。

（二）颞下颌关节镜检查

关节腔表面有明显病理改变，关节腔液中絮状悬浮碎片形成，关节盘表面粗糙，滑膜充血，关节凹和髁突表面的软骨破坏。

（三）肌电图检查

从临床检查的症状与体征分析其与肌功能紊乱的关系，确定是哪块肌肉、在何种下颌运动中做肌电图检查最合适。

1. 在颞肌、咬肌、翼外肌、翼内肌、二腹肌、胸锁乳突肌、颈内肌、斜方肌、头顶等处检查有无压痛点，哪块肌肉有压痛点，就检查哪块肌主要功能的电位活动。如颞肌前腹压痛，即应检查其静息电位是否偏高。

2. 颞下颌关节弹响者可查翼外肌上、下头肌电图，分析其功能是否协调正常。

3. 有咬合干扰者，应检查两侧咬肌、颞肌咬合运动的电位，分析其功能是否协调。

4. 后牙严重磨耗或缺失者，应检查颞肌后束在下颌后退接触位（RCP）时的电位。

四、诊断

依据完善的病史和局部检查，必要时做 X 线颞下颌关节张、闭口位摄片或 CT 摄片。近年来颞下颌关节镜的使用，使进行直观检查和钳取活组织检查更为方便有效。

1. 病史

具有颞下颌活动障碍，咀嚼时关节区疼痛，以及关节区弹响或杂音等本病的三个基本症状。

2. 局部检查

耳屏前髁突压痛，关节运动时两侧髁突活动不一致，此点用手指做外耳道前壁触诊时感觉尤为明显，降颌过程中产生下颌偏斜或 S 形运动。

3. 辅助检查

X 线片或 CT 片显示骨质未见破坏。颞下颌关节上腔碘剂造影中病变前期可见关节盘前移，后期可见穿孔。颞下颌关节镜及肌电图检查具有 TMD 的相应表现。

五、鉴别诊断

（一）类风湿性关节炎（rheumatoid arthritis，RA）

本病常发生于 20 ～ 30 岁，大多数为妇女，也可累及儿童。一般累及多个关节，对称性发作，特别易侵犯指（趾）关节，但大关节也可受侵犯，严重者可见多个关节强直变形，仅侵犯一个关节者少见。类风湿性关节炎累及颞下颌关节时可出现颞下颌关节疼痛、开口受限及关节杂音等与颞下颌关节紊乱病类似的症状。其疼痛一般为深部钝痛，且局限于关节部位，少数病例可有剧烈疼痛，并向颞部和下颌角部放射。有的病例关节局部可以出现肿胀和明显的触痛。在鉴别诊断中，需结合病史及临床检查情况分析。类风湿性关节炎一般都伴有多发性关节炎，反复发作，左右对称；常累及四肢小关节，特别是掌指关节和近端指间关节。类风湿因子试验阳性、血沉增快及血清白蛋白降低、球蛋白升高等，有助于诊断。

（二）感染性关节炎 (infectional arthritis)

本病可发生于任何年龄，儿童最多见。因病菌毒力及个体抵抗力不同而有不同的临床表现。一般发病快，关节区有红肿热痛，开口时下颌偏向患侧，有的可发生严重的开口受限，甚至完全不能开口，多伴有发热、全身不适及白细胞计数升高。此外，因关节腔内积液患者不敢咬合，后牙分离，造成颌关系改变。关节囊内常可抽吸出脓性积液。根据其临床症状特点，一般不难诊断，结合病史进行关节腔内穿刺，有助于鉴别诊断。

（三）髁突发育不全 (condylar hypoplasia)

一般髁突发育障碍时，该侧髁突及下颌升支体部均变短，下颌骨角前切迹明显，面部丰满。对侧下颌骨体延伸，面部呈扁平状，下颌骨向患侧偏斜，牙齿咬合不良。在伴有一侧面肌萎缩时，患侧面颊部可有明显的萎缩畸形。在双侧髁突发育障碍时，则可致双侧对称性的下颌发育不全（小颌畸形）、颏部后缩，双侧下颌均存在较明显的角前切迹。根据其面部发育畸形及下颌曲面体层片所显示的患侧下颌发育不全特点，一般不难明确诊断。

（四）关节肿瘤 (articular tumor)

颞下颌关节骨瘤、骨软骨瘤常无明显自觉关节症状，部分病例可出现患侧关节疼痛、关节内杂音等。但随肿瘤逐渐长大，可出现下颌偏斜畸形、颌关系紊乱等表现。临床上对于颞下颌关节肿瘤的诊断主要依据临床表现和医学影像学检查，最终诊断则往往有赖于病理学检查。关节良性肿瘤生长缓慢，骨瘤、骨软骨瘤常无明显自觉症状，滑膜软骨瘤等则常伴有关节酸胀及反复发作的关节轻度肿痛。而关节恶性肿瘤则多有关节深部疼痛及开口受限、局部肿胀及感觉异常等。但亦有肿瘤早期临床表现并不明显者，必须高度警惕。对于无明显原因的开口受限患者要特别注意关节内肿瘤，必要时应进行 CT、磁共振等医学影像学检查。

（五）强直性脊柱炎 (ankylosing spondylitis)

强直性脊柱炎是一种原因不明的以侵犯躯干关节为主的慢性、多发性关节炎，属结缔组织病的一种，可累及髋关节，但很少累及四肢小关节。其中部分病例可累及颞下颌关节，从而产生关节疼痛、肿胀和运动受限等症状。疼痛性质一般为钝痛，但在咀嚼时明显加剧。一般仅有中度的关节肿胀，但可限制关节运动。X 线表现主要为关节间隙狭窄，关节骨质破坏及运动度减小。骨质破坏最常发生于髁突，或在其前缘，或在其顶部中后 1/3 交界处。有的病例在骨质破坏区周围有不均匀的硬化边缘。

（六）癔病性牙关紧闭 (hysterical lockjaw)

本病多发生于女青年，既往有癔病史，有独特的性格特征。一般在发病前有精神刺激因素，然后突然发生开口困难或牙关紧闭。此病用语言暗示或间接暗示（用其他治疗结合语言暗示）常能奏效。

第四节　针刀治疗及其他

一、定点 （图 2-1-30）

1. 颞下颌关节囊点

定位方法：令患者轻轻活动颞下颌关节，术者以手触摸下颌骨髁突（耳屏切迹前约 21mm），即为关节囊点。

体表标志：髁突。

2. 咬肌之颧弓下缘附着点

定位方法：术者以手触摸患者颧弓下缘，同时令患者做咬牙动作，可明显感觉到咬肌之颧弓下缘附着处肌肉的收缩变化，在肌收缩最明显处定 2 点（对耳屏前 38mm 和 48mm），两点相距 10mm 左右。

体表标志：颧弓与紧张的咬肌。

3．咬肌之下颌角附着点

定位方法：术者以手触摸患者下颌角处，同时令患者做咬牙动作，可明显感觉到咬肌之下颌角附着处肌肉的收缩变化，在肌收缩最明显处定 1 点。

体表标志：下颌角与紧张的咬肌。

4．翼外肌点

定位方法：冠突前缘与颧弓交界点。

体表标志：颧弓与冠突。

5．颞肌之冠突止点

定位方法：令患者张口，在颧弓中点下缘触摸到冠突（耳屏切迹正前方约 48mm 处），此点即为颞肌之冠突止点。

体表标志：冠突尖。

二、消毒、铺洞巾与麻醉

常规皮肤消毒（碘伏或碘酊→酒精），消毒范围为定点周围 30 ～ 40mm 区域，铺无菌洞巾，2% 利多卡因局部麻醉，进针方法同针刀松解。

三、针刀松解（图 2-1-31、图 2-1-32）

1．颞下颌关节囊点（图 2-1-30 ～图 2-1-33）

切割目标：颞下颌关节囊。

术者左手持无菌纱布，右手持 I 型 4 号针刀，刀口线与水平面平行，进针时，令患者保持微张口位，针身由前向后与皮肤呈 45°角且紧贴颧弓下缘进针，刀锋到达骨面（髁突）后，探索进针至髁突上缘（已进入关节囊），然后轻提针刀 2 ～ 3mm 至关节囊外，再将针刀切至髁突骨面，沿髁突上缘呈弧形切割关节囊 4 ～ 5 刀。进针层次：皮肤→颞浅筋膜→颞筋膜→关节囊→髁突骨面上缘。完成操作后出针，压迫止血，无菌辅料包扎。

解剖所见，颞浅静脉、耳颞神经、颞浅动脉由前向后依次排列，覆盖于颞下颌关节表面，这些血管、神经的走行方向为由下向上走行，颞浅动脉的位置在体表可以扪及，为了进针时不伤及血管、神经，进针时需在颞浅静脉前缘由前向后斜向进针到达关节囊部位。

2．咬肌之颧弓下缘附着点（图 2-1-30 ～图 2-1-33）

切割目标：咬肌之颧弓下缘附着点。

术者左手持无菌纱布，右手持 I 型 4 号针刀，刀口线与水平面平行，左手拇指按在颧弓下缘，针身与皮肤表面垂直，在定点处将针刀刺入皮肤直达颧弓下缘骨面，沿颧弓下缘骨面切割 3 ～ 4 下即可出针，两点操作相同。进针层次：皮肤→颞浅筋膜→咬肌→颧弓下缘咬肌附着点。完成操作后压迫止血，无菌辅料包扎。

咬肌颧弓附着区的后缘（线形附着）距颞下颌关节囊前缘的距离是 6mm，在定位咬肌之颧弓下缘附着点时可参照这一数据。

咬肌颧弓附着区的宽度约为 41mm，因此在该区也可定 2 ～ 3 点。由于其后缘距下颌骨髁突前缘为 6mm，而此处咬肌下恰有咬肌神经和动静脉走行，而这些神经、血管系由下颌切迹后上缘紧贴颧弓下缘穿出的，因此第 1 点的位置应距下颌骨髁突前缘大于 6mm，安全的定点应在距髁突 15mm，由此点向前每隔 10mm 左右可再各定 1 点。

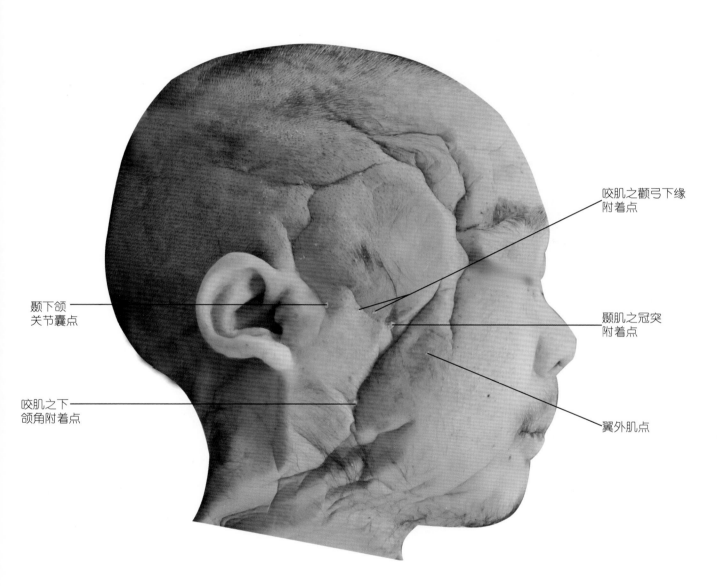

咬肌之颧弓下缘
附着点

颞下颌
关节囊点

颞肌之冠突
附着点

咬肌之下
颌角附着点

翼外肌点

图 2-1-30 针刀治疗颞下颌功能紊乱病体表定点

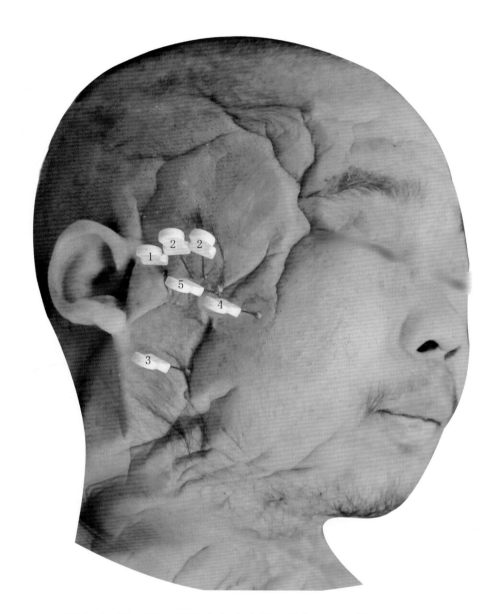

图 2-1-31　颞下颌关节紊乱病针刀松解图——第 1 层

1. 颞下颌关节囊点　2. 咬肌之颧弓下缘附着点　3. 咬肌之下颌角附着点
4. 翼外肌点　5. 颞肌之冠突附着点

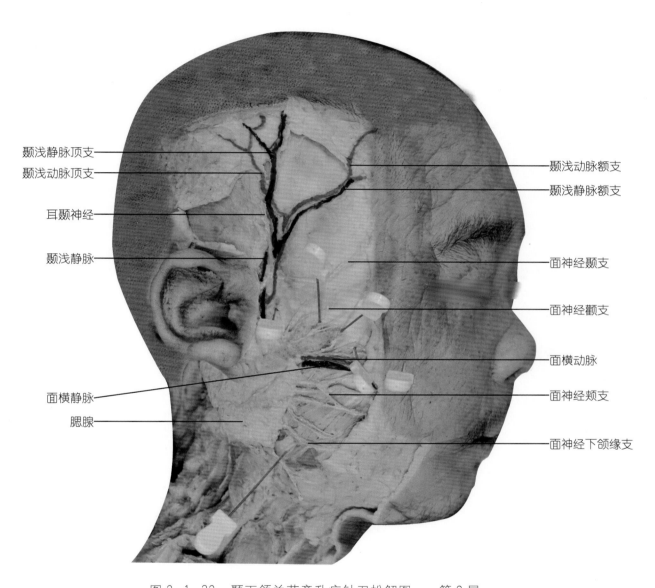

颞浅静脉顶支

颞浅动脉顶支

耳颞神经

颞浅静脉

面横静脉

腮腺

颞浅动脉额支

颞浅静脉额支

面神经颞支

面神经颧支

面横动脉

面神经颊支

面神经下颌缘支

图 2-1-32 颞下颌关节紊乱病针刀松解图——第 2 层

松解时的注意事项：由于咬肌深面（咬肌与颧弓骨面之间）的咬肌神经和动静脉的穿出点有可能存在变异，为防止针刀松解时伤及这些神经和血管，要注意刀锋紧贴颧弓下缘进行点状切割，切割幅度要小于等于 2～3mm，而且松解时动作要轻柔，一旦出现触电感，要立即移动刀锋。咬肌厚约 20mm，十分发达，因此可能需要多次松解才能达到降低其张力的目的。

3．咬肌之下颌角附着点（图 2-1-30～图 2-1-33）

切割目标：咬肌之下颌角附着点。

术者左手持无菌纱布，右手持Ⅰ型 4 号针刀，刀口线与水平面平行（与咬肌肌纤维垂直），针身与皮肤表面垂直，左手拇指按在下颌角内侧咬肌附着点处，在定点处将针刀刺入皮肤直达下颌角骨面。然后轻提针刀 4～5mm 至咬肌表面，再将针刀切至下颌角骨面，重复切割 4～5 下即可出针。进针层次：皮肤→浅筋膜→颈阔肌→咬肌→下颌角骨面。完成操作后压迫止血，无菌辅料包扎。

4．翼外肌点（图 2-1-30～图 2-1-37）

切割目标：翼外肌止点。

术者左手拇指抵住冠突处，令患者反复做小幅度开、闭口动作，明确冠突前缘位置，沿冠突前缘向前、下方压迫，所感知的骨性结构为上颌骨颧突。定点后，左手持无菌纱布，右手持Ⅰ型 4 号针刀，刀口线与水平面平行，针身稍向外侧倾斜，使针尖朝向上颌骨颧突方向并沿颧弓下缘、下颌支冠突前缘刺入（图 2-1-35），探索进针，穿过皮肤、浅筋膜、颧大肌、咬肌直达上颌骨颧突骨面，然后沿颧突向外侧移动刀锋，探至蝶骨翼突外侧板外侧面（图 2-1-34、图 2-1-36），总进针深度为 45～50mm，此处即为翼外肌附着处，轻提针刀 3～4mm（图 2-1-36、图 2-1-37），再切至蝶骨翼突外侧板外侧面骨面（切割翼外肌肌纤维），反复 3～4 下。此处无重要的神经、血管分布，较为安全。操作完毕后出针，压迫止血，无菌辅料包扎。

5．颞肌之冠突附着点（图 2-1-30、图 2-1-31、图 2-1-32、图 2-1-38）

切割目标：颞肌之冠突附着点。

术者左手持无菌纱布，右手持Ⅰ型 4 号针刀，刀口线与冠状面呈平行位。令患者保持张口位，在颧弓中点下缘触摸到冠突，针身与皮肤表面垂直进针直达冠突骨面，移动刀锋至冠突上缘，沿骨缘切割颞肌 2～3 下，出针。进针层次：皮肤→浅筋膜→咬肌→冠状突上缘→颞肌。操作完毕后压迫止血，无菌辅料包扎。

四、注意事项

1．面部的神经和血管绝大多数呈横向走行（图 2-1-32），因此刀口线的方向在浅层（咬肌表面）必须呈水平方向，即与水平面平行，以避免神经、血管的损伤。针刀进入深层后，主要依靠骨性标志（髁突、冠突、乙状切迹、上颌骨颧突等）调整刀口线的方向，调整依据深部刀锋附近位置的神经、血管走向。

2．面部血供极为丰富且互联成网，除较大的动静脉外，还有无处不在的毛细血管网，在其皮肤和浅筋膜中尤为集中。因此在面部实施针刀治疗应特别注意术后的压迫止血，一般应在出针后持续压迫 5 分钟以上，否则极易因皮下出血而形成瘀青，影响外观。

3．面部有密集的神经分布，尤其是面神经的分支涵盖了面部的大部区域。在针刀治疗时，必须谨慎小心，密切关注患者的感觉，一旦出现触电感应立即停止切割操作并移动刀锋，以免伤及神经组织。面神经为运动神经，面部表情肌的活动均由其支配，一旦损伤可能会引起表情肌运动障碍，出现面瘫症状。

4．翼丛大部分位于翼内、外肌表面（图 2-1-17），被咬肌和下颌骨的下颌支所遮盖，也有部分自咬肌与髁突之间的间隙穿出至浅筋膜层（图 2-1-20）。这种结构对于针刀治疗 TMD 的意义在于：针刀在髁突附近进针时尽量靠近髁突尖部，而在颧弓下缘进针松解咬肌时要注意控制进针深度，一般以不穿透咬肌（其厚度约为 18mm，见图 2-1-14）为宜，这样可以最大限度地避免伤及翼丛。

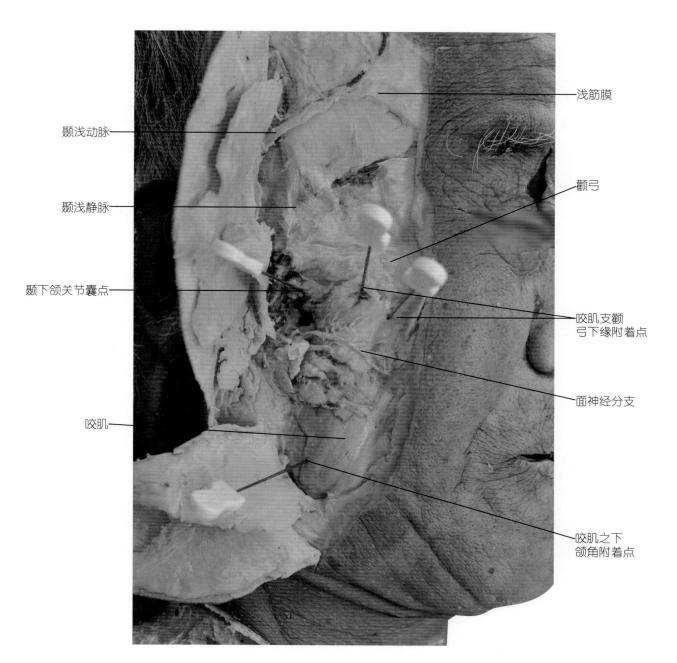

颞浅动脉

颞浅静脉

颞下颌关节囊点

咬肌

浅筋膜

颧弓

咬肌支颧
弓下缘附着点

面神经分支

咬肌之下
颌角附着点

图 2-1-33 颞下颌关节囊、咬肌止点松解

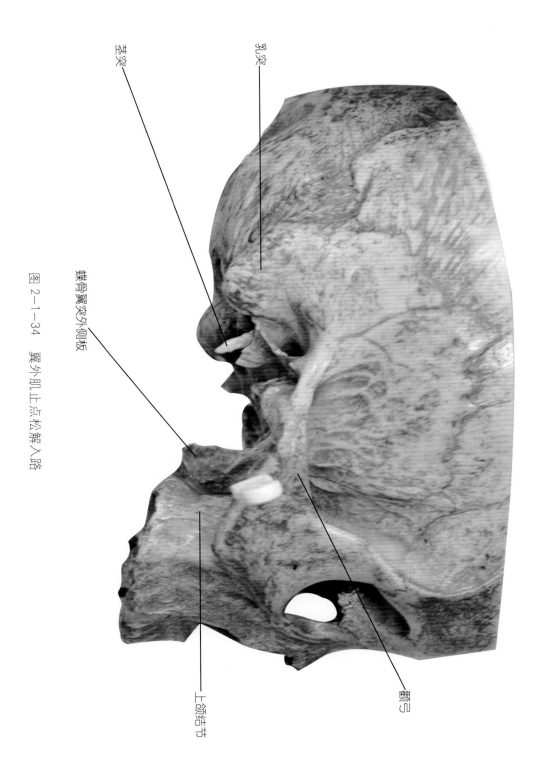

茎突

乳突

蝶骨翼突外侧板

图 2—1—34　翼外肌止点松解入路

上颌结节

颧弓

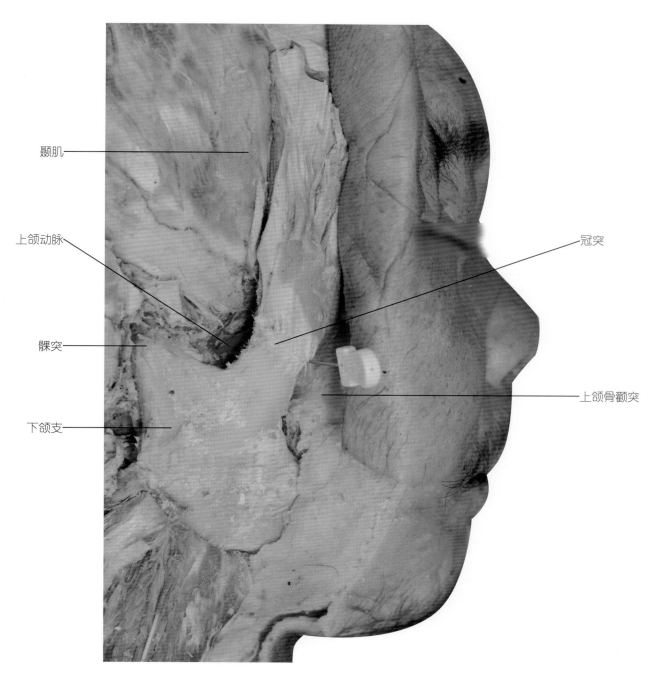

颞肌

上颌动脉

髁突

下颌支

冠突

上颌骨颧突

图 2-1-35 针刀沿下颌支冠突前缘进针

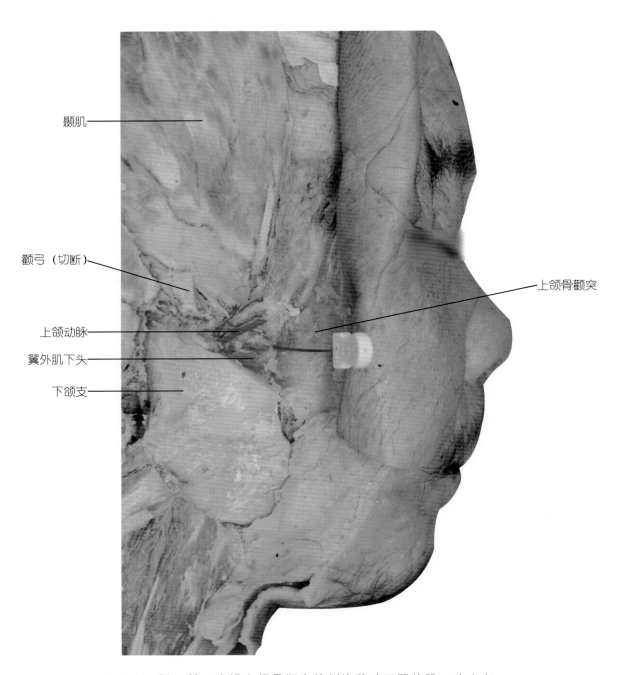

图 2-1-36　针刀在沿上颌骨颧突外侧缘移动至翼外肌下头止点

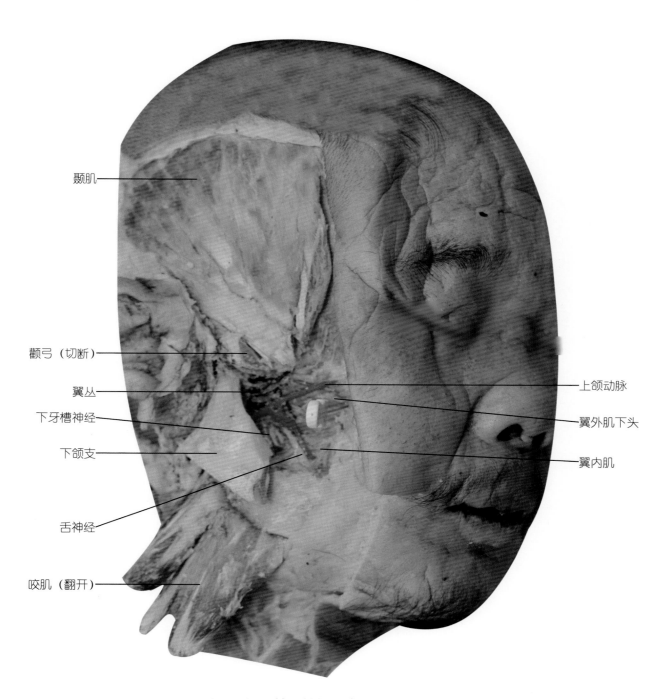

颞肌

颧弓（切断）

翼丛

下牙槽神经

下颌支

舌神经

咬肌（翻开）

上颌动脉

翼外肌下头

翼内肌

图 2-1-37　针刀松解翼外肌之翼突外侧板止点

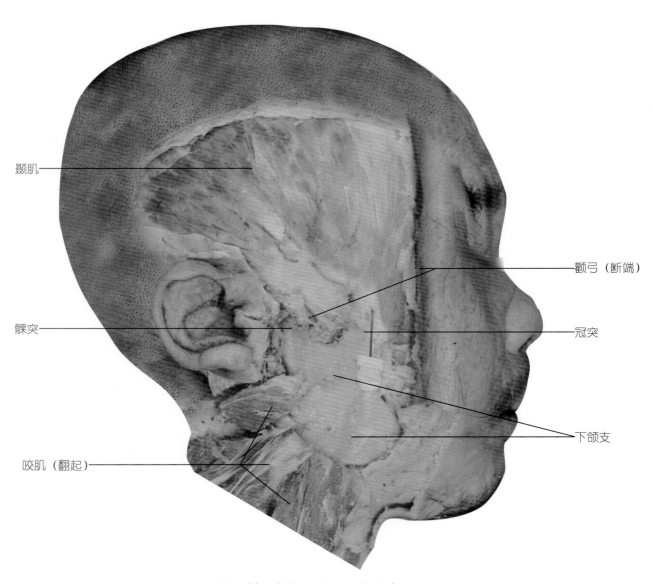

颞肌

颞弓（断端）

髁突

冠突

咬肌（翻起）

下颌支

图 2-1-38　针刀松解颞肌之冠突止点

五、思考与体会

1. 关于进针点的位置，本章提供了一些数据，这些数据仅供参考，临床实践中如出现数据与骨性标志不一致的情况，应主要以体表标志为准。

2. 治疗前应本着分阶段、先易后难、循序渐进的原则制订方案，第 1 阶段先取捏下颌关节囊点、咬肌之颧弓附着点及咬肌之下颌角附着点 3 个较易操作的进针点，治疗 3～5 次后观察患者的症状变化，如果效果不理想，再考虑第 2 阶段即翼外肌的松解。因为翼外肌位置深在，进针及准确松解均有一定难度，因此不必对所有 TMD 患者均实施，只有当患者实施了第 1 阶段治疗效果不佳时再选择实施翼外肌松解。事实上，大部分患者经关节囊、咬肌松解后即可解除大部分症状。

3. 关于翼外肌上、下头的定位方法：马绪臣等为了研究口外入路插入针电极至人翼外肌上下头的方法，曾对 14 具尸体进行头颅上模拟插入针电极至翼外肌上下头的解剖学研究，其研究方法及结果如下：

（1）方法　翼外肌上头定位：距耳屏 30mm，相当于颧弓中点下方约 10mm 处，垂直进针经过乙状切迹，深约 20mm，再向前约 15° 角（与冠状平面），向上约 15° 角（与眶耳平面）继续进针抵达骨面，退针少许（约 5mm），注入 0.1mL 蓝墨水。翼外肌下头定位：在翼外肌上头进针点的后、上方各 5mm 处垂直进针，经过乙状切迹，深约 20mm，再向下约 20° 角（与眶耳平面），向前约 15° 角（与冠状平面），继续进针抵达骨面，退针少许（约 5mm），注入红墨水 0.1mL。上、下头进针深度一般为 45mm 左右，均可在进针时感觉到穿过咬肌和颞肌的突破感。拔针后逐层解剖：沿颧弓做皮肤切口，翻开皮瓣，切断颧弓，并连同咬肌一起向下方翻起，切断冠突，并连同颞肌附着向上方翻起，彻底暴露翼外肌上、下头全貌，寻找墨迹。

（2）结果　28 侧头颅中，准确插入翼外肌上头肌腹内的有 24 侧（85.7%）；对于翼外肌下头则全部准确插入（100%）。28 侧头颅中，将喙突连同颞肌附着向上方翻起后，均观察到颞肌深层纤维，宽约 15mm，厚约 10mm，起于蝶骨大翼的颞下嵴及其稍上方处，止于下颌升支的磨牙后区。该束肌纤维恰位于翼外肌上、下头起始部分的外侧。

有学者根据上述研究结果认为，在上述位置插入电极至翼外肌具有较高的准确性和较好的可重复性，是用肌电图检查法研究翼外肌上、下头功能时放置针电极较可靠的方法。该项研究随后将这一方法用于临床实验，对 5 例（8 侧）健康人进行了口外入路插入针电极至翼外肌并测定其肌电变化的观察，结果显示：开口时翼外肌上、下头均产生同步性的收缩电位，回返至正中颌位时，上、下头均无明显的电位活动。这一结果进一步表明人翼外肌上、下头是协同肌，同时参与开口和下颌前伸运动。临床实验的结果验证了尸体解剖的结论，进一步证明经上述入路至翼外肌上下头的方法是可靠的。

但我们的研究发现，上述进针入路存在较大的安全隐患，原因如下：上述进针点在乙状切迹区域内，我们对该区域内的解剖观察发现，其下方存在着十分丰富的血管及神经：在乙状切迹正中位置之下，由浅入深分别有颞深动脉走行于咬肌与颞肌之间（图 2-1-20）、上颌动脉及其分支走行于颞肌与其下脂肪层之间；而且，在颞肌下方还有名为翼丛（图 2-1-20）的静脉丛分布；暴露翼外肌及翼内肌后，可见上颌动脉自外下至内上紧贴翼外肌表面走行，舌神经与下牙槽神经均自外上至内下方紧贴翼内肌表面走行，前者位于后者的上方。鉴于这些神经、血管均密集分布在乙状切迹下方，因此若选择此处进针很难避免神经、血管的损伤。

根据我们的观察，在颧弓下方的冠突前缘区域内，自浅至深均没有重要的神经、血管分布，而且沿冠突前缘进针可直达翼突外侧板翼外肌附着处，在此处进针既安全又可较容易到达翼外肌止点，因此我们选择冠突与颧弓交界处的前缘作为松解翼外肌的进针点。

附：颞下颌关节强直

颞下颌关节强直（tempromandibular joint ankylosis）分为真性强直及假性强直。真性关节强直的病理粘连发生在关节内，又有骨性强直和纤维性强直之分；而假性强直的病理粘连发生在关节外，也称为颌间瘢痕挛缩。从发病率来看，真性强直远高于假性强直。

颞下颌关节强直的临床表现有开口困难、髁突活动度减小或消失、颜面畸形、殆关系紊乱及呼吸结构紊乱等。其开口困难的程度随纤维性粘连的加重而呈进行性加重，当关节形成骨性强直后则完全不能开口，单侧强直者有时可靠对侧髁突的代偿功能而保持一定的开口度，但开口时下颌明显偏向患侧；颜面畸形主要表现在面下部，单侧颞下颌关节强直者表现为颜面不对称，颏部及整个下颌骨患侧偏斜，患侧面部显得丰满，双侧颞下颌关节强直者面下部短小，上颌显得前突；殆关系紊乱见于儿童期发病者，表现为上、下颌骨发育不足，上、下颌牙弓短小狭窄，牙列拥挤不齐，垂直距离不足，后牙舌向倾斜或萌出不全，有的完全位于上颌后牙的腭侧，前牙呈扇形唇倾。由于长期开口困难，口腔卫生难以维持，常有龋齿、残根、牙周组织疾病或牙齿缺失；呼吸结构紊乱见于幼年发病者，表现为下颌即颏部极度后缩，舌骨低位，舌骨上、下肌群张力失调，舌及舌根后坠，与咽后壁距离缩小，软腭及悬雍垂长度增加。这些结构紊乱虽不影响患者清醒时的呼吸状态，但在其睡眠时由于肌松弛可出现上呼吸道更加狭窄，通气量不足，出现打鼾并有呼吸暂停。

真性颞下颌关节强直多发生于儿童，其主要原因为感染和创伤。髁突骨折、颏部创伤等可导致颞下颌关节囊内出血或髁突损伤，如处理失当则可继发颞下颌关节强直；中耳炎是儿童罹患真性颞下颌关节强直的另一重要原因，因为儿童时期中耳与颞下颌关节之间的鳞骨裂尚未发育成熟，仅为一层膜状组织，中耳的感染可穿过此膜扩散到关节，上颌骨或下颌骨的骨髓炎、化脓性腮腺炎也可扩散到关节。血源性感染如败血症及脓毒血症也可将感染带到颞下颌关节造成化脓性关节炎，继发关节强直。另外，类风湿性关节炎偶尔也可形成颞下颌关节强直。

真性颞下颌关节强直的病理改变为颞下颌关节的纤维软骨（包括髁突、关节窝及关节结节纤维软骨）及骨质逐渐破坏，代以有血管的结缔组织，最后形成纤维性愈着。同时可见关节骨面有不同程度的破坏，纤维组织长入骨髓腔。关节周围可有大量结缔组织增生。纤维组织进一步骨化，使关节窝、关节结节、关节盘和髁突发生骨性愈着，关节形态逐渐消失融合为一致密骨痂，骨痂可不断增大，波及乙状切迹，甚至使下颌升支与颧弓颧骨融合为一体。这些病理改变可导致其 X 线片上出现相应的表现，例如可见颞下颌关节失去正常解剖形态，髁突及关节窝骨质破坏，关节窝间隙模糊不清。严重者可见关节窝及髁突完全融合为一骨球，骨球可不断扩大波及乙状切迹，甚至髁突、冠状突与颧弓融合为一巨大骨球，乙状切迹消失。

对于临床表现为颞下颌关节强直的患者，必须行 X 线摄片检查以确定其性质，如有真性强直表现，则不是针刀治疗的适应证，一般需采用外科手术治疗；而如果无真性强直表现，则可参照 TMD 的针刀治疗方案进行针刀松解治疗。

第二章 鼻 炎

鼻炎（rhinitis）指的是鼻腔黏膜和黏膜下组织的炎症，表现为充血或者水肿，患者经常会出现鼻塞、流清涕、鼻痒、喉部不适、咳嗽等症状。

鼻炎发病的临床症状各异，危害很大，当影响鼻腔的生理功能时，会出现呼吸障碍，引发血氧浓度降低，影响其他组织和器官的功能与代谢，而出现一些如头痛、头晕、记忆力下降、胸痛、胸闷、精神委靡等，甚至会引起肺气肿、肺心病、哮喘等严重并发症。而当鼻炎未能得到及时治疗，影响嗅觉黏膜时，就会出现嗅觉障碍，导致闻不着香臭等气味。当长期反复发作的鼻窦炎未得到及时治疗，炎症就会扩散至邻近器官、组织，而并发如额骨骨髓炎、眶骨壁骨炎及骨膜炎、眶壁骨膜下脓肿、眶内蜂窝织炎、球后视神经炎等。

国内外的最新医学研究证实，全世界 80% 的鼻咽癌发生在中国，而约九成的鼻咽癌是因鼻炎久治不愈恶化所致。在工作学习方面，成年人会因为鼻炎引起头痛，脑子不清醒，昏昏沉沉，使工作效率低下；而青少年则由于鼻炎引发的鼻塞、头痛等症状造成精神不集中，记忆力及学习成绩显著下降。鼻炎所导致的其他并发症还有：因长时间鼻塞不通气，呼吸困难，会引发睡眠呼吸暂停综合征；患者下鼻甲肥大，睡眠时氧气不足，严重情况下可引起脑梗死、高血压、突发心脏病等，个别患者甚至会夜间猝死。因此，鼻炎患者应在出现早期症状时，采取合适的措施进行治疗。

鼻炎分为两大类：一类是鼻腔普通炎症，包括急性鼻炎、慢性鼻炎、萎缩性鼻炎等；另一类是变应性鼻炎，俗称过敏性鼻炎。

第一节 解剖学基础

鼻（nose）由外鼻、鼻腔、鼻窦三部分构成。

一、外鼻

外鼻（external nose）位于面部中央，形如一个基底在下方的三边锥体，由骨、软骨构成支架，外覆软组织和皮肤，主要包括鼻根、鼻尖、鼻梁、鼻翼、鼻前孔、鼻小柱、鼻唇沟等。

外鼻的骨性支架由鼻骨、额骨鼻突、上颌骨额突组成。鼻骨左右成对，中线相接，上接额骨鼻突，两侧与上颌骨额突相连。鼻骨下缘、上颌骨额突内缘及上颌骨腭突游离缘共同构成梨状孔。

外鼻的软骨性支架由鼻中隔软骨、侧鼻软骨及大、小翼软骨等组成。各软骨之间由结缔组织相联系。大翼软骨左右各一，底面呈马蹄形，各有内外两脚，外侧脚构成鼻翼的支架，两内侧脚夹鼻中隔软骨的前下构成鼻小柱的主要支架。

二、鼻腔

鼻腔（nasal cavity）是位于两侧面颅之间的一个顶窄底宽的狭长腔隙，前起于前鼻孔，后止于后鼻孔，与鼻咽部相通。其上、后、旁由左右成对的鼻窦环绕，与颅前凹、颅中凹、口腔和眼眶紧密毗邻，仅由一层薄骨板相互隔开。鼻腔由鼻中隔分隔为左右两腔，每侧鼻腔包括鼻前庭及固有鼻腔两部分。

（一）鼻前庭（nasal vestibule）

鼻前庭位于鼻腔最前部，由皮肤覆盖，富有皮脂腺和汗腺，并长有鼻毛，鼻前庭皮肤与固有鼻腔黏膜交界处称为鼻阈。

（二）固有鼻腔

固有鼻腔通称鼻腔，有内、外、顶、底4壁。

1. 内壁

鼻腔内壁即鼻中隔，由鼻中隔软骨、筛骨垂直板及犁骨组成。

软骨膜及骨膜外覆有黏膜，鼻中隔前下部黏膜内血管丰富，由鼻腭、筛前、上唇及腭大动脉支密切吻合形成毛细血管网称为利特尔区（Little's area）。此处黏膜较薄，血管表浅，黏膜与软骨膜相接紧密，血管破裂后不易收缩，且位置又靠前，易受外界刺激，是鼻出血最易发生的部位。

2. 外壁

鼻腔外壁表现极不规则，有突出于鼻腔的三个骨质鼻甲，分别称上、中、下鼻甲。三个鼻甲依次缩小1/3，呈阶梯状排列，前端的位置又递次后退1/3。下鼻甲为一独立骨片——下鼻甲骨，中、上鼻甲则为筛骨的一部分突起。各鼻甲下方的空隙称为鼻道，即上、中、下鼻道。各鼻甲内侧面和鼻中隔之间的空隙称为总鼻道。上、中两鼻甲与鼻中隔之间的腔隙称嗅裂或嗅沟。

（1）上鼻甲（superior turbinate）　位于鼻腔外壁的后上部，位置最高、最小，有时仅为一黏膜皱襞，因前下方有中鼻甲遮挡，前鼻镜检查不易窥见。上鼻甲后上方为蝶筛隐窝，蝶窦开口于此。

（2）上鼻道（superior meatus）　内有后组筛窦开口。蝶窦开口于蝶筛隐窝。

（3）中鼻甲（middle turbinate）　系筛骨的突出部，中鼻甲中常有筛窦气房生长，使鼻腔上部显著缩窄。中鼻甲前端外上方的鼻腔侧壁有小丘状隆起称为鼻丘，是三叉神经、嗅神经所形成的丰富反射区。中鼻甲后端的后上方近蝶窦底处有一骨孔，称蝶腭孔，向外通翼腭窝，为蝶腭神经及血管出入鼻腔之处。蝶腭神经节位于此窝内。

（4）中鼻道（middle meatus）　外壁上有两个隆起，后上方为筛窦的大气房名筛泡，筛泡前下方有一弧形嵴状隆起，称为钩突，筛泡和钩突之间有一半月形裂隙，称为半月裂孔，其外方一弧形沟称筛漏斗，额窦多开口于半月裂孔的前上部，其后为前组筛窦开口，最后为上颌窦开口。

（5）下鼻甲（inferior turbinate）　为一独立骨片，附着于上颌骨内壁，前端距前鼻孔约2cm，后端距咽鼓管口1～1.5cm，为鼻甲中最大者，约与鼻底同长，故下鼻甲肿大时易致鼻塞，或影响咽鼓管的通气引流引起卡他性中耳炎。

（6）下鼻道（imferior meatus）　前上方有鼻泪管开口，其外段近下鼻甲附着处骨壁较薄，是上颌窦穿刺的最佳进针部位。

3. 顶壁

顶壁呈狭小的穹隆状，前段倾斜上升，由额骨鼻突及鼻骨构成；后段倾斜向下，主要由蝶窦前壁构成；中段水平，是分隔颅前窝与鼻腔的筛骨水平板，此板薄而脆，并有多个细孔，呈筛状，故称筛板，嗅神经经此穿过进入颅前窝。此处薄而脆，易发生骨折，为鼻部手术的危险区。

4. 底壁

底壁即硬腭的鼻腔面，与口腔相隔，前3/4由上颌骨腭突构成，后1/4由腭骨水平部构成，两侧部于中线相接，形成上颌骨鼻嵴，与犁骨下缘相接。

（三）鼻腔黏膜

鼻腔黏膜按组织学构造和生理功能的不同，分为嗅区黏膜和呼吸区黏膜两部分。

1. 嗅区黏膜

该黏膜分布于上鼻甲及部分中鼻甲内侧面及相对应的鼻中隔部分，为假复层无纤毛柱状上皮，由嗅细胞、支持细胞、基底细胞组成。其固有层内含分泌浆液的嗅腺，以溶解有气味物质微粒，产生嗅觉。嗅细胞为双极神经细胞，其中央轴突汇集多数嗅细胞嗅丝，穿过筛板达嗅球，周围轴突突出上皮表面，成为细长的嗅毛。

2．呼吸区黏膜

该黏膜除嗅区外，鼻腔各处均由呼吸区黏膜覆盖。该区黏膜属复层或假复层柱状纤毛上皮，其纤毛的运动主要由前向后朝向鼻咽部。黏膜内含有丰富的浆液腺、黏液腺和杯状细胞，能产生大量分泌物，使黏膜表面覆有一层随纤毛运动不断向后移动的黏液毯。黏膜内有丰富的静脉丛，构成海绵状组织，具有灵活的舒缩性，能迅速改变其充血状态，为调节空气温度与湿度的主要部分。

三、鼻窦

鼻窦（nasal sinuses）为鼻腔周围颅骨中的含气空腔，左右成对，共计4对，按其所在颅骨命名为额窦、筛窦、上颌窦及蝶窦。各鼻窦的发育进度不一致，初生儿只有上颌窦和筛窦，到3岁时额窦和蝶窦才开始出现，各鼻窦形状、大小随着年龄、性别和发育状况而有所不同。

各鼻窦均有窦口与鼻腔相通，临床上按其解剖部位及窦口所在位置，将鼻窦分为前、后两组。前组鼻窦包括上颌窦、前组筛窦和额窦，其窦口均在中鼻道；后组鼻窦包括后组筛窦和蝶窦，后组鼻窦开口于上鼻道，蝶窦开口于蝶筛隐窝。

（一）上颌窦（maxillary sinus）

上颌窦在上颌骨体内，为鼻窦中最大者，容积为15～30mL，形似横置的锥体，锥体之底即上颌窦内侧壁，锥体尖部在上颌骨颧突处，15岁时窦的大小几乎与成人相同。其位置较其他鼻窦低，窦口最高。

顶壁：即眶底，故眶内与窦内疾病可相互影响。顶壁有眶下神经及血管的骨管通过。

前壁：中央最薄并略凹陷，称"尖牙窝"，行上颌窦根治术时经此凿入窦腔。尖牙窝上方有眶下孔，为眶下神经及血管通过之处。

后外壁：与翼腭窝相隔，近翼内肌，上颌窦肿瘤破坏此壁侵入及翼内肌时可引起张口困难。

内壁：为鼻腔外侧壁的一部分，后上方有上颌窦窦口通入中鼻道。

底壁：为牙槽突，常低于鼻腔底部，与上颌第2前磨牙及第1、2磨牙根部以菲薄骨板相隔，有的磨牙的牙根直接埋藏于窦内黏膜下。

（二）筛窦（ethmoid sinus）

筛窦位于鼻腔外上方和眼眶内壁之间的筛骨内，为蜂房状小气房，每侧约10个，气房大小、排列及伸展范围极不规则，两侧常不对称，有筛迷路之称。筛窦以中鼻甲附着缘为界，位于其前下者为前组筛窦，开口于中鼻道。中鼻甲后上者为后组筛窦，开口于上鼻道，实际上前、后组筛窦很难截然分开。筛窦前与上颌骨额突及额窦相接，后与蝶窦相接。

顶壁：位于筛板之外侧，是额窦底壁和颅前窝的一部分。

外壁：菲薄如纸，为眶内侧壁的纸样板。

内壁：为鼻腔外壁的一部分，附有上甲及中甲，下界为筛泡，位于中鼻道内。

底壁：前部是上颌窦上壁的内侧缘，后部是腭骨的眶突。

（三）额窦（frontal sinus）

额窦位于额骨鳞部的下部，出生时尚未形成，一般自3岁开始出现，成年后才告完成，但其大小、形状极不一致，有时可一侧或两侧未发育。

前壁：为额骨外板，较坚厚，内含骨髓。

后壁：为额骨内板，较薄，与额叶硬脑膜相邻，并有血管穿过此壁入硬脑膜下腔，为引起鼻源性颅内并发症途径之一。

底壁：为眶顶及前组筛窦之顶，其内侧相当于眶顶的内上角，骨质甚薄，急性额窦炎时此处可有明显压痛。

内壁：为分隔两侧额窦的额窦中隔，上段常偏曲。

（四）蝶窦（sphenoid sinus）

蝶窦位于鼻腔后上方的蝶骨体内，一般3岁才出现，成年发育完成，形状大小不一。由蝶窦中隔分为左右不相对称的两腔。

顶壁：大多数向下凹陷，构成蝶鞍底部，与颅前窝及颅中窝相隔。

外侧壁：上方有视神经压迹，下方有颈内动脉压迹和三叉神经上颌支压迹。

后壁：为蝶骨体骨质，发育特大的蝶窦其后壁与颅后窝相隔的骨板有时甚薄。

前壁：中央形成喙部，与中隔的筛骨垂直板和犁骨后缘相接。蝶窦的自然开口位于喙部两侧。

下壁：即后鼻孔与鼻咽顶。两侧位于翼突根部处有翼管神经孔。

四、鼻及鼻窦的血管

（一）鼻及鼻窦的动脉

鼻及鼻窦的动脉主要来自颈内动脉的眼动脉（ophthalmic artery）及颈外动脉的上颌动脉（internal maxillary artery），其行径分布如下：

1. 来自颈内动脉的眼动脉在眶内分为两支：①筛前动脉：经筛前孔分布于鼻腔外壁前上部、额窦、前组筛窦；②筛后动脉：经筛后孔分布于鼻腔外壁后上部、鼻中隔后上部、后组筛窦。

2. 来自颈外动脉的上颌动脉在翼腭窝处陆续分为三支：

（1）蝶腭动脉　经蝶孔进入鼻腔后分为两支：①鼻后外侧动脉：分布于鼻腔外壁后下部、鼻腔底、额窦、筛窦、上颌窦；②鼻后中隔动脉：分布于鼻中隔后下部。

（2）眶下动脉　经眶下孔分布于鼻腔外壁前段、上颌窦。

（3）腭大动脉　出腭大孔经硬腭向前入切牙管分布于鼻中隔前下部。

筛前动脉、筛后动脉中隔支、上唇动脉、腭大动脉、鼻腭动脉在鼻中隔前下部构成丰富的动脉丛，为鼻出血的好发部位。

鼻及鼻窦动脉有如下特点：①小动脉，无弹力层，对化学分子刺激非常敏感。②管壁薄，有利于交换。③小动脉、静脉吻合（动脉、静脉直接吻合），故对血管舒缩非常敏感。④有小海绵窦，热时收缩、冷时膨大，使加温面扩大。

（二）鼻及鼻窦的静脉

鼻腔下部静脉汇集成蝶腭静脉，进入上颌静脉，最后汇入颈外静脉。前部静脉导入面前静脉，鼻腔上中静脉则沿筛前和筛后静脉导入眼静脉，最后引流于海绵窦。

五、鼻腔（含鼻窦）的神经

鼻腔（含鼻窦）的神经包括嗅神经、感觉神经和植物神经三部分。

（一）嗅神经（olfactory nerve）

嗅神经由多数嗅丝组成，每侧二十余支，通过筛板的筛孔进入嗅球，在嗅球处更换第2级神经元，经嗅束至嗅三角及前穿质嗅觉皮质下中枢，更换第3级神经元而达颞叶海马回和钩处的大脑皮层嗅觉中枢。嗅神经的鞘膜系硬脑膜的延续部分，其周围间隙与硬脑膜下腔相沟通，故手术损伤嗅区黏膜或继发感染，可循此入颅，引起严重的鼻源性颅内并发症。

（二）感觉神经（sensory nerve）

感觉神经主要来自三叉神经的第1支（眼神经）和第2支（上颌神经）的分支。

1. 来自眼神经者

（1）鼻睫神经的分支

①筛前神经：经筛前孔进入鼻腔，除鼻外支分布于鼻前庭、鼻尖、鼻背外，鼻内支又分为鼻内侧支和

鼻外侧支。鼻内侧支分布于鼻中隔前上部；鼻外侧支分布于鼻腔外壁前上部、下鼻甲前段、筛窦及额窦。

②筛后神经：经筛后孔分布于蝶窦及后组筛窦，以及接近上鼻甲的鼻腔外壁小范围的黏膜和鼻中隔的相应区域。

（2）额神经的分支　有眶上神经的分支分布于额窦。

2. 来自上颌神经者

（1）蝶腭神经　蝶腭神经的感觉神经纤维穿过或绕过蝶腭神经节，通过蝶腭孔入鼻腔又分为：

①鼻后上外侧支：分布于中鼻甲以上的鼻腔外壁后段、后组筛窦、蝶窦。

②鼻后上内侧支：自鼻中隔后上向前下斜行，分布于鼻顶及鼻中隔，其较大分支称鼻腭神经。

③腭前神经：亦称腭大神经。为蝶腭神经的腭神经的分支，在翼腭管内分出鼻后下神经入鼻腔，分布于中鼻道、下鼻甲及下鼻道。腭前神经终支经腭大孔进入口腔，沿硬腭向前经切牙孔与鼻腭神经吻合。

④眶支：分布于后组筛窦及蝶窦。

（2）上颌牙槽后支　分布于上颌窦。

（3）眶下神经　有分支分布于鼻前庭、上颌窦、鼻腔底及下鼻道前段。

（三）自主神经（autonomic nerve）

自主神经主司鼻黏膜的血管舒缩和腺体分泌。交感神经和副交感神经的纤维均经蝶腭神经节入鼻腔。

1. 交感神经

交感神经的节前纤维来自脊髓第 1 和第 2 节的灰质侧角的交感神经节前连接细胞，经颈交感干上行至颈上神经节，在此交换神经元，节后纤维则通过颈内动脉丛、岩深神经和翼管神经到达蝶腭神经节。神经纤维在神经节内不交换神经元，随蝶腭神经及腭前神经入鼻腔，分布于鼻黏膜。

2. 副交感神经

副交感神经细胞位于脑桥的上涎核与泪核，其节前纤维离开脑桥后，在中间神经内随面神经到达膝神经节，再离开面神经而分出岩浅大神经和含有交感神经纤维的岩深神经，在破裂孔处会合，然后共行于翼管中，称翼管神经，通过翼管到达蝶腭神经节。在神经节中交换神经元，其节后纤维随蝶腭神经到达鼻腔黏膜。另一部分节后纤维经三叉神经第 2 支的颧神经之颧颞支和泪腺神经到达泪腺。

蝶腭神经节的位置非常靠近蝶腭孔，仅在鼻黏膜下 1 ～ 2mm，与蝶窦、后组筛窦及鼻腔外壁关系密切，故易受鼻病影响。因其含有感觉、交感和副交感等神经纤维，一旦受累，对神经系统影响较大。

在正常情况下，分布于鼻腔的交感神经和副交感神经的作用保持平衡。交感神经兴奋时，鼻黏膜血管收缩，分泌液减少；副交感神经兴奋时，鼻黏膜血管扩张，腺体分泌增多。

六、鼻及鼻窦的生理

（一）鼻的生理功能

鼻主要有呼吸、嗅觉、共鸣及反射功能。

1. 呼吸功能

鼻腔为呼吸空气的通道，有调节吸入空气的温度、湿度及滤过和清洁作用，以保护下呼吸道黏膜适应生理要求，有利于肺泡内氧和二氧化碳的交换。

（1）通道作用　由于鼻腔解剖结构的特殊性，吸气时气流呈抛物线经中鼻甲内侧之鼻腔顶，再折向下方经后鼻孔入咽腔。呼气时部分气流则以抛物线经前鼻孔呼出，部分则由于后鼻孔大，前鼻孔小，致全部气流不能同时呼出,而在鼻腔内形成旋涡气流渐次呼出使气流在鼻腔增加了与鼻腔鼻窦黏膜接触的机会。

（2）温暖作用　鼻腔黏膜的面积较大，且有丰富的海绵状血管组织，具有敏感的舒缩能力，每日可放出热能约70cal,使吸入的冷空气迅速变暖,调节至30℃～33℃,再经咽、喉调节至与正常体温相近后入肺。

（3）湿润作用　鼻黏膜富于腺体，需要时一昼夜可分泌水分约 1000mL，用以提高空气的湿度，防止呼吸道黏膜干燥，使黏膜的纤毛运动得以维持正常的功能。

（4）滤过清洁作用　鼻前庭的鼻毛对粉尘有阻挡滤过作用。较细微的尘埃和细菌进入鼻腔后，被黏膜表面的黏液毯粘住，黏液中有可溶解细菌的溶菌酶，再经纤毛运动向后送达鼻咽腔，经口腔吐出或咽下。因此，保护纤毛运动对维持鼻腔正常生理功能甚为重要。

2．嗅觉功能

含气味的气体分子随吸入气流到达鼻腔嗅沟处，与嗅黏膜接触，溶解于嗅腺的分泌物中，刺激嗅细胞产生神经冲动，经嗅神经到达嗅球、嗅束，再到达延髓和大脑中枢产生嗅觉。

3．共鸣

鼻腔是重要的共鸣器官，发音在喉，共鸣在鼻，以使声音洪亮而清晰。若鼻腔因炎症肿胀而闭塞时，发音则呈"闭塞性鼻音"。若腭裂或软腭瘫痪时，发音时鼻咽部不能关闭，则呈"开放性鼻音"。

4．反射功能

鼻腔内神经丰富，常出现一些反射现象。如喷嚏即系三叉神经或嗅神经受刺激后而引起先有深吸气、继之强呼气的一阵气流从鼻咽部经鼻腔喷出的动作，可将鼻腔内刺激物清除，为保护性反射。

（二）鼻窦的生理功能

鼻窦在增加吸入鼻腔空气的温度及湿度、增强声音共鸣作用及减轻头颅重量等方面都起着一定的作用。

第二节　病因病理

一、急性鼻炎

急性鼻炎（acute rhinitis）是由病毒感染引起的鼻腔黏膜的急性炎性疾病，又称为"感冒""伤风"。四季均可发病，冬季更为多见，常反复发生。

本病主要致病微生物为各种呼吸道病毒，鼻病毒和冠状病毒最为常见。当机体由于各种诱因导致免疫力下降或鼻黏膜的防御功能遭到破坏时，病毒通过呼吸道侵入机体而引起疾病。发病早期，鼻黏膜血管痉挛，腺体分泌减少；继之，黏膜中的血管和淋巴管迅速扩张，黏膜充血、水肿，腺体及杯状细胞分泌增加，有单核细胞和吞噬细胞浸润，鼻涕初为水样，逐渐变为黏液性；以后黏膜中中性粒细胞逐渐增多，渗出于黏膜表面，加之上皮细胞和纤毛脱落，鼻涕变为黏液脓性；恢复期上皮新生，黏膜逐渐恢复正常。

二、慢性鼻炎

慢性鼻炎（chronic rhinitis）是鼻黏膜及黏膜下层的慢性炎症。其主要特点是炎症持续3个月以上，或反复发作，迁延不愈，间歇期亦不能恢复正常，且无明确的致病微生物，伴有不同程度的鼻塞、分泌物增多、鼻黏膜肿胀或增厚等功能紊乱。

慢性鼻炎的致病因素包括局部因素、全身因素及职业与环境因素3个方面。

1．局部因素

（1）急性鼻炎反复发作或治疗不彻底，鼻黏膜未恢复正常，从而演变成慢性鼻炎。

（2）鼻腔及鼻窦的慢性炎症或临近感染灶的影响，如慢性扁桃体炎、腺样体肥大等，鼻黏膜长期受到脓性分泌物的刺激，从而发生慢性鼻炎。

（3）鼻中隔偏曲、鼻腔狭窄、异物及肿瘤妨碍鼻腔通气引流，使病原体容易在局部存留，以致反复发生炎症。

（4）鼻腔用药不当或全身用药的影响，如长期滴用血管收缩剂引起鼻黏膜舒缩功能障碍，血管扩张，黏膜肿胀。

2. 全身因素

（1）慢性鼻炎常为一些全身性疾病的局部表现，如贫血、结核、糖尿病、风湿病、急性传染病后及慢性心、肝、肾疾病等，均可引起鼻黏膜长期瘀血或反射性充血。

（2）营养不良，如维生素 A、维生素 C 缺乏，可致鼻黏膜肥厚，腺体退化。

（3）内分泌失调，如甲状腺功能低下可引起鼻黏膜水肿；青春期、月经期和妊娠期鼻黏膜即可发生充血、肿胀，少数可引起鼻黏膜肥厚。

（4）烟酒嗜好或长期过度疲劳，可致鼻黏膜血管舒缩功能障碍。

（5）免疫功能障碍，如自身免疫性疾病、艾滋病、脉管炎、囊性纤维化及器官移植或肿瘤患者长期使用免疫抑制剂等。

3. 职业和环境因素

职业或生活环境中长期吸入各种粉尘，如煤、岩石、水泥、面粉、石灰等可损伤鼻黏膜纤毛功能。各种化学物质及刺激性气体（如二氧化硫、甲醛及乙醇等）均可引起慢性鼻炎。另外，环境中温度和湿度的急剧变化也可导致本病。

根据慢性鼻炎的病理和功能紊乱的程度，可分为慢性单纯性鼻炎和慢性肥厚性鼻炎，二者病因相同，且后者多由前者发展、转化而来，在病理组织学上没有绝对界限，常有过渡型存在。慢性单纯性鼻炎表现为鼻腔黏膜深层动脉和静脉慢性扩张，尤以下鼻甲海绵状血窦变化最明显。血管和腺体周围有以淋巴细胞和浆细胞为主的炎性细胞浸润，黏膜腺体功能活跃，分泌增多。鼻甲黏膜肿胀，但黏膜下组织无明显增生性改变。慢性肥厚性鼻炎表现为鼻腔黏膜固有层的动静脉扩张，静脉及淋巴管周围有淋巴细胞和浆细胞浸润。由于静脉及淋巴管回流受阻，静脉的通透性增高，黏膜固有层水肿，继而纤维组织增生、黏膜肥厚，当病变累及骨膜时，产生成骨细胞，从而使下鼻甲骨增生肥大。如病变继续发展，由于纤维组织增生压迫，引起血液循环障碍，可形成局限性水肿，发展成息肉样变。鼻黏膜上皮纤毛蜕变、脱落，变成假复层立方上皮。

三、萎缩性鼻炎

萎缩性鼻炎（atrophic rhinitis）是一种发展缓慢的鼻腔萎缩性炎症，其特点是鼻黏膜干燥、萎缩，鼻腔增大，嗅觉障碍，鼻腔内有大量黄绿色脓痂形成，带臭味者称为臭鼻症。本病多发生于青壮年，女性较男性多见。

萎缩性鼻炎的病因目前仍不明确，可归纳为原发性和继发性两种。

1. 原发性

原发性鼻炎被认为是全身疾病的一种局部表现，可能与缺乏脂类及脂溶性维生素，或与营养障碍、微量元素缺乏或不平衡、遗传因素、胶原性疾病等有关；亦可能与内分泌失调有一定关系，因多发生于女青年，并在月经期症状加重。近年来随着免疫学的发展，发现本病患者大多有免疫功能紊乱，故有人认为，本病可能是一种免疫性疾病。

2. 继发性

继发性鼻炎由局部因素引起，如鼻腔黏膜受到外伤或手术切除过多，或因患特殊传染病如结核、硬结病、麻风、梅毒等所致。慢性肥厚性鼻炎的晚期，或慢性化脓性鼻窦炎的长期脓涕刺激，发生纤维结缔组织过度增殖，致使鼻黏膜的血行受阻、营养障碍而致萎缩。鼻中隔极度偏曲，一侧鼻腔宽大，增强气流的刺激，或因粉尘及有害气体的长期刺激也可致病。曾有人提出，本病是由于特殊细菌的感染，如臭鼻杆菌或类白喉杆菌感染所致。现认为这些细菌不是真正的病原菌，仅为萎缩性鼻炎的继发感染。其主要病理改变为鼻黏膜上皮变性，进行性萎缩；黏膜纤毛脱落，鳞状上皮化；黏膜和骨部血管壁结缔组织增生，有动脉内膜炎和周围炎，血管狭窄和闭塞，血液循环不良，导致黏膜供血不足，腺体萎缩，鼻甲骨质吸收。

四、变应性鼻炎

变应性鼻炎（allergic rhintis）又称过敏性鼻炎，是指特应性个体接触变应原后主要由 IgE 介导的介质（主要是组胺）释放，并有多种免疫活性细胞和细胞因子等参与的鼻黏膜非感染性炎性疾病。其发生的必要条件有3个：①特异性抗原即引起机体免疫反应的物质。②特应性个体即所谓个体差异、过敏体质。③特异性抗原与特应性个体二者相遇。临床上一般分为常年性（perennial）和季节性（seasonal）两型。

变应性鼻炎是一种由基因与环境互相作用而诱发的多因素疾病。危险因素包括：①遗传因素：变应性鼻炎患者具有特应性体质，通常显示出家族聚集性，已有研究发现某些基因与变应性鼻炎相关联。②变应原暴露：变应原是诱导特异性 IgE 抗体并与之发生反应的抗原。它们多来源于动物、植物、昆虫、真菌或职业性物质。其成分是蛋白质或糖蛋白，极少数是多聚糖。变应原主要分为吸入性变应原和食物性变应原。吸入性变应原是变应性鼻炎的主要病因。

变应性鼻炎的基本病理变化为毛细血管扩张、通透性增加和腺体分泌增加及嗜酸性粒细胞浸润等。上述病理改变缓解期可恢复正常，疾病反复发作可引起黏膜上皮层增殖性改变，导致黏膜肥厚及息肉样变。如合并感染，可表现为黏脓涕或脓涕。

第三节　临床表现

一、急性鼻炎

潜伏期为 1～3 天。整个病程可分为 3 期：

1. 前驱期

数小时或 1～2 天。表现为一般性的全身酸困，鼻内有干燥、灼热感或异物感、痒感，少数患者眼结膜亦有异物感，患者畏寒、全身不适。鼻黏膜充血，干燥。

2. 卡他期

2～7 天。此期出现鼻塞，逐渐加重，频频打喷嚏，流清水样鼻涕，伴嗅觉减退，说话时有闭塞性鼻音，还可能出现鼻出血；同时全身症状达高峰，如发烧（大多为低烧）、倦怠、食欲减退及头痛等，如并发急性鼻窦炎则头痛加重。鼻黏膜弥漫性出血、肿胀，鼻道或鼻腔底充满水样或黏液性分泌物。由于大量分泌物刺激和炎性刺激，鼻前庭可发生红肿、皲裂。

3. 恢复期

清鼻涕减少，逐渐变为黏脓性，合并细菌感染时，鼻涕变为脓性，全身症状逐渐减轻。如无并发症，7～10 天后痊愈。

二、慢性鼻炎

1. 慢性单纯性鼻炎

（1）鼻塞：其特点为：①间歇性：白天、夏季、劳动或运动时鼻塞减轻，而夜间、静坐或寒冷时鼻塞加重。②交替性：侧卧时下侧鼻腔阻塞，上侧鼻腔通气较好；当转向另一侧卧位时，另一侧鼻腔又出现鼻塞。

（2）多涕：多为半透明的黏液性鼻涕，继发感染后可有脓涕。鼻涕可向后经后鼻孔流入咽喉部，引起咽喉不适、多"痰"及咳嗽等症状。小儿患者由于鼻涕长期刺激鼻前庭及上唇，可出现鼻前庭炎及湿疹。

（3）由于鼻塞，可有间断嗅觉减退、头痛不适及说话时鼻音等。

2. 慢性肥厚性鼻炎

（1）鼻塞较重，多为持续性。有闭塞性鼻音，嗅觉减退。鼻涕不多，为黏液性或黏脓性，不易擤出。

（2）肥大的下鼻甲后端如压迫咽鼓管咽口，可出现耳鸣及听力下降。

（3）由于长时间的张口呼吸及鼻腔分泌物的刺激，易发生慢性咽喉炎。

（4）多伴有头痛、头昏、失眠及精神委靡等症状。

三、萎缩性鼻炎

1．鼻及鼻咽部干燥感

由于鼻黏膜的腺体萎缩，分泌物减少和长期张口呼吸所致。

2．鼻塞

鼻腔内脓痂堵塞鼻腔，或因鼻黏膜萎缩，神经感觉迟钝，即使去除脓痂，空气通过亦不易觉察，而误认为鼻塞。

3．鼻出血

由于鼻黏膜萎缩变薄和干燥，或因挖鼻和用力擤鼻致毛细血管损伤。一般出血不多。

4．嗅觉障碍

鼻腔内脓痂堆积，空气中的含气味分子无法到达嗅区，或因嗅黏膜萎缩或嗅神经萎缩而导致嗅觉减退或消失。

5．呼气恶臭

呼气带特殊的腐烂气味，因脓痂下细菌繁殖生长，脓痂中的蛋白质腐败分解，产生恶臭气味，称臭鼻症。

6．头痛、头昏

由于鼻黏膜萎缩，鼻腔过度宽大，鼻腔的调温保湿功能减退，鼻黏膜受大量冷空气的刺激，或因鼻腔内大量脓痂压迫鼻黏膜所致，常表现在前额、颞侧和枕部。

四、变应性鼻炎

临床表现可因与刺激因素接触的时间、数量及患者的机体反应状况不同而各异。常年性变应性鼻炎，随时可发作，时轻时重，或每晨起床时发作后而逐渐减轻。一般在冬季容易发病，常同全身其他变应性疾病并存。季节性变应性鼻炎呈季节性发作，多在春、秋季发病，迅速出现症状，发病时间可为数小时、数天至数周不等，发作间歇期完全正常。

典型症状为鼻痒、阵发性喷嚏、大量水样鼻涕和鼻塞，部分伴有嗅觉减退。具体表现如下：

1．鼻痒和连续喷嚏

大多数患者鼻内发痒，花粉症患者可伴眼痒、耳痒和咽痒。喷嚏常每天数次阵发性发作，每次多于3个，多在晨起或夜晚或接触过敏原后立刻发作。

2．清涕

患者多流大量清水样鼻涕，有时可不自觉从鼻孔滴下。但急性反应趋向减弱或消失时，鼻涕可减少或变稠厚，若继发感染可变成黏脓样分泌物。

3．鼻塞

鼻塞程度轻重不一，单侧或双侧，间歇性或持续性，亦可为交替性。

4．嗅觉障碍

由黏膜水肿、鼻塞而引起者，嗅觉障碍多为暂时性。因黏膜持久水肿导致嗅神经萎缩而引起者，嗅觉障碍多为持久性。

第四节　针刀治疗及其他

一、针刀治疗

1. 鼻腔内治疗——针对病变鼻黏膜的直接治疗

患者取仰卧位，针刀由鼻内孔进入，在固有鼻腔的外侧面鼻骨内侧壁刺入针刀，刀口线与外侧壁平行刺入 0.5～1cm，进行局部小范围的先纵行后横行剥离。

2. 鼻根部治疗——迎香穴刺激

患者取仰卧位，取鼻翼外侧旁开约 5mm 处（即迎香穴）为进针点。常规酒精消毒，刀口线与鼻唇沟走行平行，从下向上沿皮快速刺入，达骨面后再将针刀提至皮下，反复切割至骨面 2～3 下，即刻出针，压迫止血。

3. 颈部治疗——通过调整颈部软组织状态进而调整交感或副交感神经的功能

（1）体位　采用俯伏坐位。

（2）定点

①枕部中、浅层肌肉及项韧带止点：共 3 点，分别为：枕外隆凸下缘 1 点，两侧上项线上、枕外隆凸两侧 25mm 各 1 点。

②颈椎棘突点：自枕外隆凸沿后正中线向颈部触摸到的第 1 个骨性突起即为枢椎棘突，沿后正中线向下触摸，依次可扪及第 3～7 颈椎的棘突。

③关节突关节点：

纵向定位：关节突关节的内侧边缘连线距后正中线 15mm，外侧缘连线距后正中线约 25mm，针刀进针点可取在后正中线旁开 20mm。

横向定位：C_1～C_2 关节突关节位于 C_2 棘突上缘水平线，其他的颈椎关节突关节位于相应下位颈椎的棘突水平线（如 C_2～C_3 关节突关节位于 C_3 棘突水平线）。

（3）消毒、麻醉及针刀松解方法　参见第一篇第二章"颈椎病"。

（4）颈部针刀治疗鼻炎的机制　针刀医学认为，过敏性鼻炎的发病除与过敏性体质、吸入敏感物质或粉尘气体等刺激有关外，与颈枕部软组织创伤或劳损也有重要关系。因为颈部有最大的交感神经节——颈上交感神经节，它所发出的交感神经纤维最终将有一部分支配鼻腔黏膜。当上位颈椎（C_1～C_4）周围的肌肉、筋膜、腱膜、韧带等软组织，由于急性损伤或慢性劳损发生上段颈椎错位时，即可导致颈枕部软组织动态平衡失调。某个部位的肌肉筋膜的损伤可引起与损伤部位相连的远端筋膜等组织的牵拉，这样就有可能造成非损伤部位的神经、血管遭受牵拉，进而使颈部的交感神经纤维受到刺激，其所支配的器官（鼻黏膜等）功能发生障碍，从而导致疾病的发生。不少上位颈椎失稳患者往往伴发过敏性病症，尤以过敏性鼻炎多见。当其损伤的肌肉、筋膜、腱膜、韧带等软组织损伤得以治愈，颈椎失稳得以调整，颈部软组织动态平衡得以恢复后，过敏性鼻炎亦可随之而愈。

二、蝶腭神经节刺激术

详见本章后"蝶腭神经节刺激术"。

三、西医治疗

（一）急性鼻炎

急性鼻炎是一种自限性疾病，病程为 7～10 日。目前尚没有可直接治愈的药物，主要以支持治疗和对症治疗为主，并注意预防并发症。

（二）慢性鼻炎

慢性鼻炎的治疗主要包括病因治疗、局部治疗、全身药物治疗和手术治疗。

1. 病因治疗

找出全身、局部和环境等方面的致病原因，积极治疗全身疾病或排除之。对鼻中隔偏曲者进行矫正手术，积极治疗慢性鼻窦炎等。加强锻炼身体，改善营养状况，治疗全身慢性疾病，提高机体免疫力。戒除不良嗜好，注意培养良好的心理卫生习惯，避免过度劳累。对于有免疫缺陷或长期应用免疫抑制剂的患者，应尽量避免出入人群密集的场所，并注意戴口罩。对于"妊娠期鼻炎"的患者忌用减充血剂，局部慎用糖皮质激素鼻喷雾剂，妊娠终止后 2～4 周内鼻炎症状一般会得到缓解。鼻塞严重者可按摩迎香穴和鼻通穴，还可应用淡盐水或海水冲洗鼻腔。

2. 局部治疗

局部糖皮质激素鼻喷雾剂可以在炎症的各个阶段发挥强大的抗炎、抗水肿效应，并能促进损伤的纤毛上皮修复，是目前治疗鼻黏膜炎症性疾病的一线药物。如果持续性治疗没有明显的效果，则可以考虑其他物理或外科方法。只有在慢性鼻炎伴发急性感染时才可使用减充血剂滴鼻，1～2 次 / 天，并且一般应用时间不宜超过 7～10 天，此类药物长期使用可引起药物性鼻炎。儿童可短期应用浓度较低的此类药物。对于鼻腔分泌物过于黏稠者，可用消毒的温生理盐水冲洗鼻腔。

3. 全身药物治疗

如果炎症比较明显并伴有较多的分泌物倒流，可以考虑口服小剂量大环内酯类抗生素，即常规剂量的一半，连续应用 1～3 个月。也可考虑应用霍胆丸、苍耳子等中成药治疗。

4. 手术治疗

对于药物及其他治疗无效并伴有明显的持续性鼻塞的患者，可行手术治疗。目前手术多在鼻窦内窥镜下进行，可提高手术的安全性和准确性。手术治疗主要包括下鼻甲切除术、低温等离子、激光（CO_2 激光、YAG 激光等）、微波下鼻甲手术，下鼻甲骨折外移术。

（三）萎缩性鼻炎

萎缩性鼻炎的治疗原则为清洁鼻腔、排除脓痂、湿润黏膜、禁用血管收缩剂，并加强全身治疗。

1. 清洁鼻腔

用温生理盐水或温盐水 500～1000mL 冲洗鼻腔，去除脓痂，以利于局部用药。

2. 鼻腔用药

常用润滑性滴鼻剂，如复方薄荷油、液体石蜡、50% 蜂蜜、鱼肝油等，可软化干痂，促进腺体分泌，润泽黏膜，减轻鼻内干燥感和臭味；亦可用 1% 链霉素液滴鼻，能抑制杆菌繁殖，减轻炎症性糜烂，有利于上皮生长。此外，亦可选用表皮生长因子喷雾剂，以促进鼻腔黏膜上皮生长。

3. 维生素疗法

常用维生素 A 或维生素 B_2 以保护黏膜上皮，促进组织细胞代谢，增强对感染的抵抗力。

4. 手术疗法

对久治无效者可试行手术治疗。手术治疗的主要目的在于缩小鼻腔，减少空气吸入量，以降低鼻腔水分蒸发，减轻鼻黏膜干燥和结痂形成；并可刺激鼻黏膜使其充血和分泌增加，改善症状。手术方法有鼻腔黏膜下填充术、鼻腔外侧壁内移术、前鼻孔封闭术等。

（四）变应性鼻炎

变应性鼻炎的治疗原则是尽可能避免诱因和消除过敏因素，以达到脱敏、消肿、通气的目的。

1. 药物治疗

口服或鼻用第 2 代或新型 H1 抗组胺药，可有效缓解鼻痒、喷嚏和流涕等症状。适用于轻度间歇性和轻度持续性变应性鼻炎，与鼻用糖皮质激素联合治疗中、重度变应性鼻炎。鼻用糖皮质激素可有效缓解鼻塞、流涕和喷嚏等症状。对其他药物治疗无反应或不能耐受鼻用药物的重症患者，可采用口服糖皮质激素进行短期治疗。抗白三烯药对变应性鼻炎和哮喘有效。色酮类药对缓解鼻部症状有一定效果，滴眼液对缓解眼部症状有效。鼻内减充血剂对鼻充血引起的鼻塞症状有缓解作用，疗程应控制在 7 天以内。鼻内抗胆碱能药物可有效抑制流涕。部分中药对缓解症状有效。

2．免疫治疗

免疫治疗是世界卫生组织推荐的、可能改变疾病进程的疗法。免疫治疗诱导了临床和免疫耐受，具有长期效果，可预防变应性疾病的发展。变应原特异性免疫治疗常用皮下注射和舌下含服。疗程分为剂量累加阶段和剂量维持阶段，总疗程不少于 2 年。

3．手术疗法

手术疗法适用于经药物或免疫治疗鼻塞症状无改善，有明显体征，影响生活质量，鼻腔有明显的解剖学变异，伴有功能障碍，合并慢性鼻－鼻窦炎、鼻息肉，药物治疗无效者，可施行翼管神经切断术或岩大浅神经切断术。

附 蝶腭神经节刺激术

蝶腭神经节刺激术（sphenopalatine ganglion stimulation，SGS）是一种疗效确定、可重复性良好的鼻炎治疗方法，是指以毫针为治疗工具、经体表入路准确刺激蝶腭神经节的技术。该技术由李新吾教授于 20 世纪 60 年代首先提出，临床应用超过 10 万例。据李新吾（2010 年）报道，该疗法治疗各种鼻炎的远期疗效（2 年以上）如下：慢性鼻炎为 90%，变应性鼻炎为 70.4%，慢性化脓性鼻窦炎为 52.4%，成为临床治疗鼻炎的重要方法。然而，由于该方法对术者解剖知识的要求较高，因此虽然技术成熟、疗效确定，但却乏人问津，多年来未能大范围推广应用。临床实践也确实证明，术者如能熟练掌握局部解剖结构，准确刺中蝶腭神经节，则临床疗效较为肯定，否则会导致治疗失败。因此，全面掌握蝶腭神经节局部的解剖结构及经体表的进针入路对于完成蝶腭神经节刺激术至关重要。

第一节 解剖学基础

一、蝶腭神经节的来源与传出纤维的分布

（一）蝶腭神经节的来源

蝶腭神经节（sphenopalatine ganglion）也称翼腭神经节，是位于颅外的一个副交感神经节。该神经节内的神经纤维成分十分复杂，既有副交感神经纤维，也有交感神经纤维。在汇入蝶腭神经节的神经纤维中，分为感觉根、副交感根和交感根。

感觉根为发自上颌神经（三叉神经分支）的神经节支。

副交感根为岩大神经到达蝶腭神经节的纤维，主管分泌。该束纤维起自上泌涎核，走行于面神经内，在面神经膝处分出成为岩大神经，后者穿过颅底的破裂孔经翼管达蝶腭神经节。

交感根的纤维来自颈动脉丛，这些纤维形成岩深神经，与岩大神经合并成翼管神经后到达蝶腭神经节。

（二）蝶腭神经节传出纤维的分布

蝶腭神经节的分支支配泪腺和鼻腔黏膜腺的分泌，至泪腺的副交感纤维在节内换元，节后纤维经神经节支进入上颌神经，然后经颧神经和其交通支至泪腺神经，分布于泪腺。

蝶腭神经节的副交感分泌纤维分别经眶支分布于筛窦小房后群，经鼻外侧支、鼻后支分布于鼻甲，经鼻腭神经（切牙神经）至鼻中隔，并经切牙管至腭前份，经腭神经至硬腭和软腭。

分布于软腭的味觉纤维走行于腭神经和岩大神经内。

二、蝶腭神经节的解剖位置（图 2-F-1～图 2-F-6）

蝶腭神经节左右各一，位于颜面两侧深部的翼腭裂内。翼腭裂为由下列结构构成的镰刀形狭窄间隙：前、后、上为骨性结构（前侧壁为下颌骨颧突的后外侧缘，后侧壁为蝶骨翼状突外侧板的前缘，上壁为蝶骨大翼的颞下面），下壁为翼外肌上缘，内侧面为腭骨垂直部，蝶腭神经节位于腭骨垂直部外侧。翼腭裂的中央偏上最宽处为 3mm 左右，称翼腭窝，膨大成球的蝶腭神经节正好就处在此窝内。翼腭窝的内上方与蝶骨联合，并形成一小孔，称蝶腭孔，通向鼻腔。翼腭窝的下部则形成细小的翼腭管。

如上所述，蝶腭神经节外侧部被下颌骨颧突、蝶骨翼突外侧板、蝶骨大翼等骨组织包裹，自外侧暴露蝶腭神经节十分困难，只有经镰刀形的裂隙可达位于翼腭窝深处的神经节。对翼腭窝深度的测量显示，自翼腭裂入口处至腭骨垂直部骨板的深度约为 28mm。完整地暴露蝶腭神经节须自头部矢状位切面剖开鼻甲软组织、鼻甲骨板及腭骨垂直部骨板。

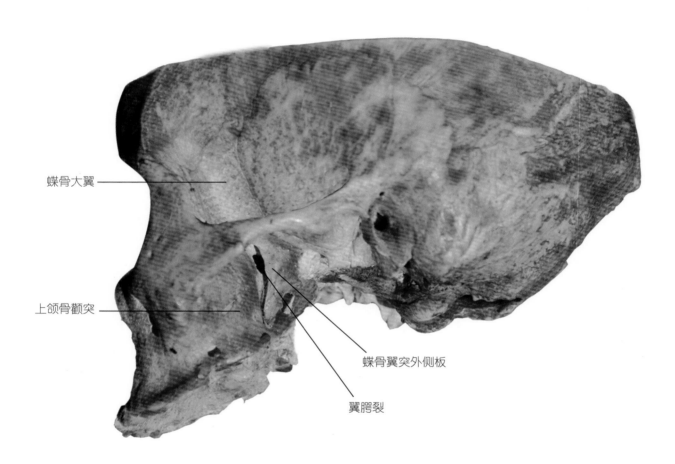

蝶骨大翼

上颌骨颧突

蝶骨翼突外侧板

翼腭裂

图 2-F-1　翼腭裂及其构成骨（不附带下颌骨）

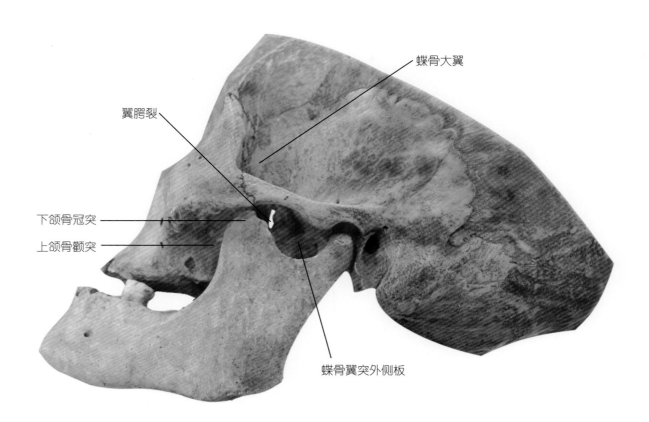

图 2-F-2　翼腭裂及其构成骨（附带下颌骨）

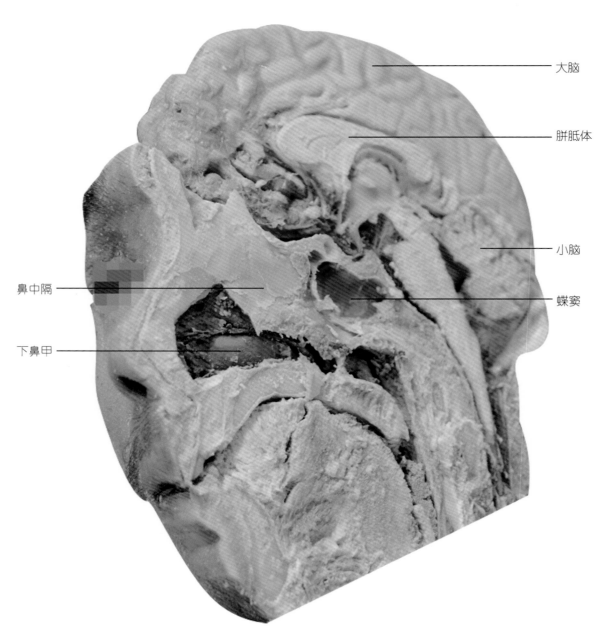

大脑

胼胝体

小脑

蝶窦

鼻中隔

下鼻甲

图 2-F-3　将尸体头部按正中矢状面剖开显示鼻中隔

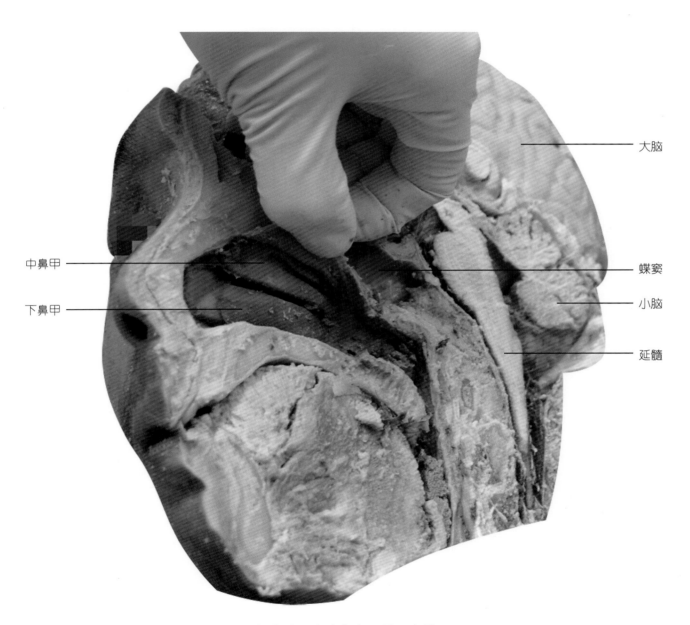

大脑

中鼻甲

下鼻甲

蝶窦

小脑

延髓

图 2-F-4　去除鼻中隔显示鼻甲

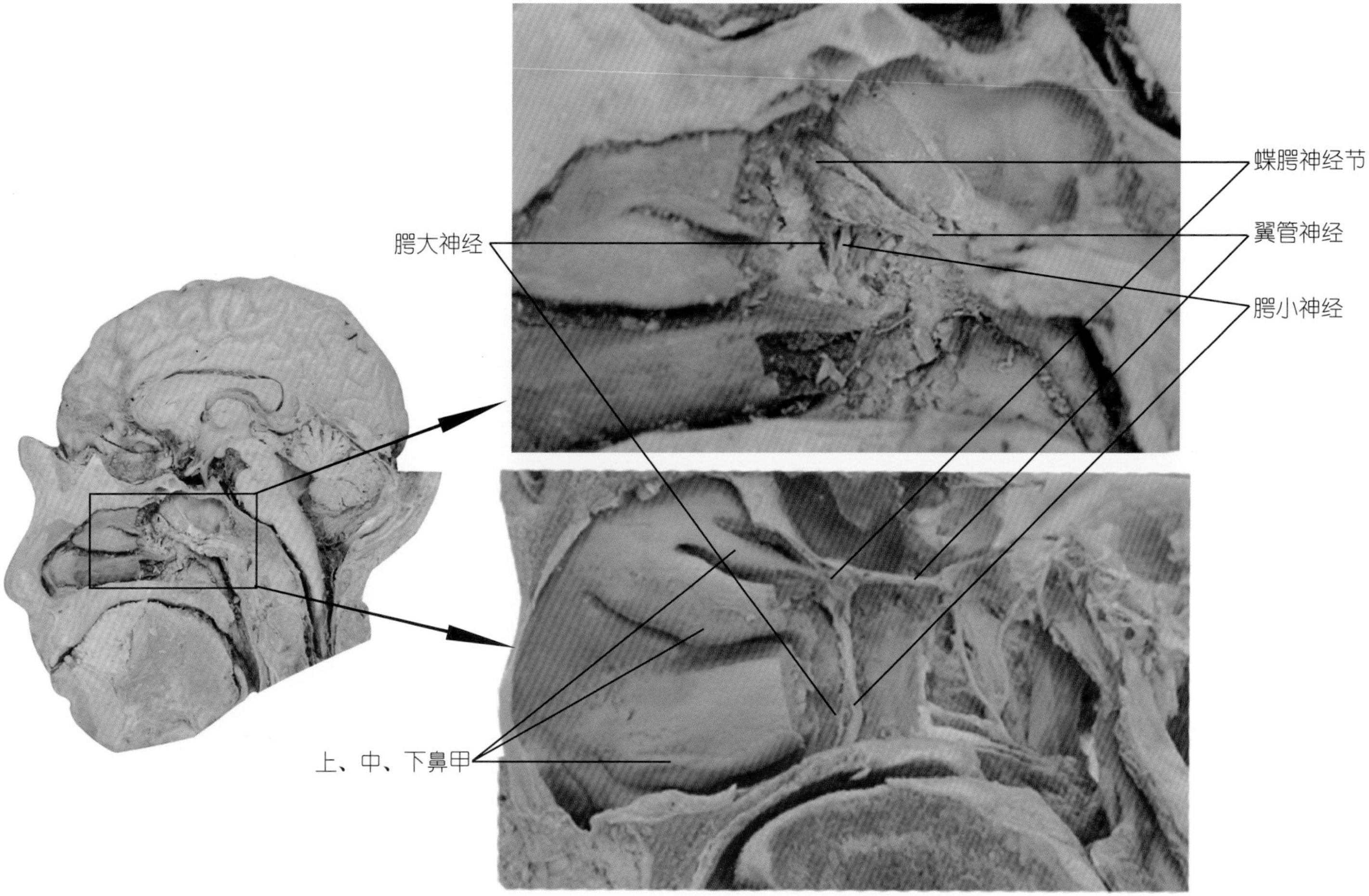

图 2-F-5 蝶腭神经节的位置与形态

上、中、下鼻甲

腭大神经

腭小神经

翼管神经

蝶腭神经节

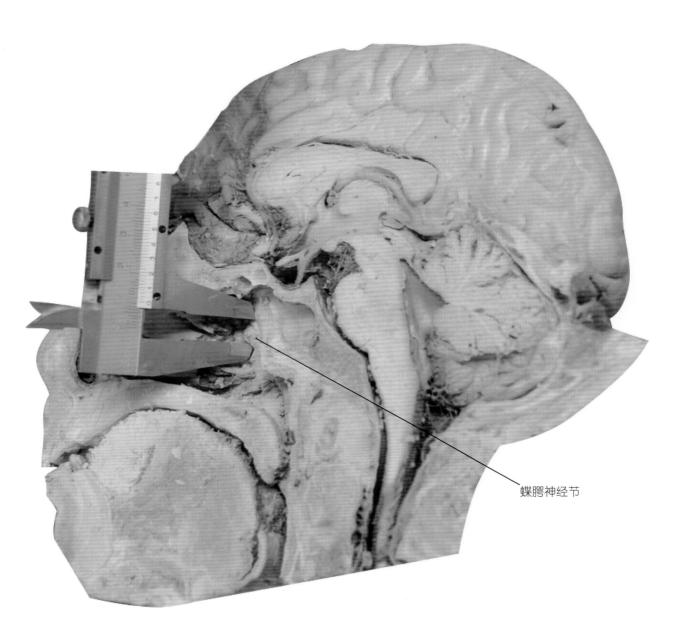

蝶腭神经节

图 2—F—6　蝶腭神经节膨大处的直径（15mm）

三、经颊部表面至蝶腭神经节的组织结构

翼腭裂的外侧面没有骨质包绕，但其表面有粗厚的咀嚼肌群，由内而外的层次是翼内肌（上缘部分）、翼外肌（上缘部分）、颞肌和嚼肌。此外，在接近皮肤的地方，还有颧骨弓和下颌骨升支冠突的遮盖，因此在带有下颌骨的头颅骨上，从侧面平视也不能窥见翼腭裂，只有将头颅骨微偏向另一侧，并稍许后仰，从颧骨弓的下缘与冠突之间的缝隙中才能窥见位于翼腭裂中偏上的翼腭窝。必要时需将冠突下移（即张口位），才能看清其全貌（图2-2-F-2）。

翼腭窝内除蝶腭神经节及其发出的分支外，还有腭上动脉发出的分支及翼腭窝静脉和在翼腭裂外侧散布成网的翼丛（静脉丛）。

第二节　操作方法

一、体位

端坐位或侧卧位。

二、定点

颧弓下缘与下颌骨冠突后缘交界处的体表投影点。

三、针具选择

不锈钢毫针，直径 0.35mm，针身长度为 55mm（需特制）。

四、消毒

进针点皮肤及术者持针手指以 75% 酒精常规皮肤消毒。

五、针刺操作

入路层次：皮肤→浅筋膜→咬肌→颧弓下缘与冠突后缘交界处→颞肌→翼外肌→翼腭裂外口蜂窝组织→翼腭裂腔隙→蝶腭神经节。

针刺目标：蝶腭神经节。

操作方法：术者坐于患者针刺一侧的稍后方，患者头位略高于术者或等高，斜偏另侧，稍许向后仰，指定患者凝视前方某一点，以保持头部固定不动，便于进针。进针方向要根据所触摸到的进针点与深部蝶腭神经节所在的位置来决定。一般来说蝶腭神经节的位置多在所选进针点的内上方，且多偏前，少数在其内上方居中，深达 55mm 处，故针刺之前要预先设定好方向，才能朝着深在而看不见的靶心不偏不倚地将针刺入。

进针时，术者左手食指尖按在下颌骨乙状切迹内（相当于"下关"穴位置），指尖前上缘即为颧弓下缘与下颌骨冠突后缘交界处，亦即进针点。轻轻将该处皮肤向下按压 1～2mm，使其离开颧骨弓下缘，然后，右手拇指、食指持针，将针尖刺入皮肤，再调整针身方向，瞄准前上方蝶腭神经节所在的位置，缓慢进针。

针刺之前，为了进针方向便于准确计算，通过虚拟下述两条等距离、等长度的平行线可预估进针方向及深度：自眶下孔（即"四白"穴）至同侧外耳道孔中央作一横线，称之为外平行线，用以计算毫针经进针点刺入皮肤后应瞄准的方向；另一条平行线称为内平行线，为虚拟线，其起点设在自皮肤表面 55mm 的深部，以蝶腭神经节为中心，向其前后延伸，与外平行线等高、等距、等长，用以确定穴位所在的位置。

假定此两条平行线均长 90mm（因为仅用目测，且因人而异），要刺中深在的蝶腭神经节，只需将针头从外平行线的中央向内平行线也就是前后都为 45mm 的中心刺进，即应命中。但此点于闭口位时恰位于下颌冠突骨面，无法进针（图 2-F-7），而如令患者张口，则又会导致咬肌紧张而阻碍进针，因此临床选定颧弓下缘与下颌骨冠突后缘交界处为进针点，此点已偏离外平行线中心（位于其下、后方）。如果进针点仅落在外平行线的中点下方，理论上只需将针刺进皮肤后斜向内上方逐渐抬高，直奔内平行线的正中央，即易刺中穴位（事实上由于该点为下颌骨冠突体表投影，因此不能实现）。由于存在个体差异，进针点位于外平行线中点后方的距离因人而异，以进针点位于外平行线的下方及后方各 5mm 为例，毫针刺入皮肤后要将针斜着向前、又向上边进边抬高进针以便将 5mm 的差值弥补，进针目标仍为内平行线的中点。其他个体差异以此类推，但针尖始终不能超过内外平行线高度。

为了进针更方便，最简便的方法是在触摸进针点的同时，让患者头向对侧适当倾斜，并稍许向后仰，将穴位、进针点、术者视线三点连成一线，即可使进针点抬高至与蝶腭神经节位置等高，只需向前平行刺进，更易命中。李新吾报道以上述方法进针的成功概率较高，以此种刺法，将长度为 55mm 的毫针针身完全刺入皮内并连续向深部刺动，针尖无任何阻力，患者立感面部麻胀或出现放电感时，证明已刺中蝶腭神经节。

蝶腭神经节的内侧为腭骨垂直部，如果毫针刺穿蝶腭神经节，则会直抵腭骨垂直部骨面，通常不会进入鼻腔或损伤其他重要结构，因此蝶腭神经节刺激术总体来说是相对安全的。

以图 2-F-8、图 2-F-24 示蝶腭神经节的针刺入路（图中针刀仅为演示用，临床不可以针刀替代毫针使用）。

六、刺中蝶腭神经节的反应

是否刺中蝶腭神经节是鼻部病变能否治愈的关键，如果刺中，则患者会感觉面部发麻或有放电样感觉，鼻通气可立即改善，这样才能取得较为满意及持久的疗效。如果刺中蝶腭神经节，不但针感明显，留在体外的针柄应朝向后下（图 2-F-25、图 2-F-26）。

七、针具对治疗的影响

蝶腭神经节位置较深，且面部血管丰富，感觉灵敏，绝不能用麻醉蝶腭神经节的注射针头，而应采用针刺方法，选择细而坚硬稍有弹性的不锈钢毫针，直径 0.35mm，针身长 55mm，正好为皮肤表面到达蝶腭神经节的距离，较为合适，最长也应在 60mm 以内。过长、过细的针，不但软而无力且易在面肌组织内自动偏离方向，刺在骨壁上，无法判断距离，不便于随时调整方向，还可能经翼腭窝穿透蝶腭孔进入鼻咽侧壁，引起鼻出血不止，甚或针尖遇骨质转向上方，刺向球后，发生意外。针头太尖、太细，可扭曲成钩，拔针时可带出肌纤维。针尖太钝，易滞针。如果用 50mm 毫针则太短，针尖达不到蝶腭神经节的深度，起不到刺激作用，所以应根据以上情况来选择或定做专门用针。

第三节 常见问题

一、刺在颧弓下缘骨面

原因：进针位置偏上。
解决方法：不必拔针，仅将左手食指按压皮肤向下约 2mm，即可避开颧弓，在其下缘刺入。

二、滞针

原因：患者皮肤较为粗糙，或过于紧张而面肌紧绷，或针尖过钝，进针过程中极易出现滞针甚或弯针走偏。

解决方法：在针尖刺入皮肤及经颧弓下缘深入后，左手不再按压皮肤，而是以左手拇指、食指固定针身，保持方向，右手不断捻转针柄，即可继续进针。

三、针尖仅进入皮下 1cm 左右，即感阻力较大

原因：嚼肌腱紧张。

解决方法：令患者适当张口放松，即可继续进针。

四、针身进入 15 ～ 20mm 深度时触及硬物

原因：下颌骨的冠突过宽。

解决方法：调整进针位置和角度，使针自下颌骨冠突外侧缘进入。

第四节　注意事项

1. 头面部的动静脉分布十分密集（图 2-F-27），实施任何有创治疗都应注意避免伤及。蝶腭神经节刺激术不同于传统针刺治疗，由于针刺目标深在，毫针穿经的区域密布神经及血管，因此其风险要大于仅在体表针刺的传统针刺治疗。治疗前要先对患者讲明针刺时的感受（如麻胀、放电感，或针后有短暂的咬合不适或面部疼痛）及可能发生的意外（极少数出现面颊部小血肿或皮下瘀血），一般应签署知情同意书。术后反应及血肿、瘀血等一般均能自行消退。

2. 进针后，患者要保持头部姿势及下颌关节的稳定以配合完成治疗。

3. 由于需要一定的意志力及身体自控能力配合治疗，因此蝶腭神经节刺激术不适用于 7 岁以下的儿童，7 岁以上的儿童也应由成人帮助来固定头部，如患儿不合作则应放弃治疗。

4. 毫针一旦刺入过深，不拔出一定长度，仍会刺在原来位置上。拔出太多，偏差又会过大，一般需要经过多例临床实践才能熟练掌握。

5. 蝶腭神经节刺激术虽使用毫针针刺，但一般不需留针，临床效果已得到证实。只有重症萎缩性鼻炎例外，不但要加重捻转提插，也可双侧同刺，还可以留针 10 ～ 15 分钟。改善后要随诊，必要时仍需每月针 1 次以巩固疗效。

6. 有时未达一定深度或刺在骨质上，亦有牙麻感，可能是刺在后上牙槽神经上，应予以纠正。

7. 如针刺后鼻出血，是因针身过长，穿透蝶腭孔，损伤鼻咽侧壁黏膜血管所致。一般能自行停止，必要时也可冷敷头颈部。

8. 由于蝶腭神经节刺激术刺激量较大，少数患者可能会有晕针反应。因此进针后要随时患者反应，遇有心慌、冷汗等反应时立即出针并令患者平卧休息，一般可于数分钟后自行缓解。

9. 针刺时间应有定期性、连续性，每周 1 次，每次一侧即可。拖延时间过长，或断断续续治疗，停停扎扎，会逐渐丧失敏感性，效果不佳甚至失效。季节性变应性鼻炎应在发作期治疗。

10. 对于术者为右利手者而言，患者的左侧更便于治疗，操作时较易命中蝶腭神经节。医患均可由初次治疗的成功而增强信心，有利合作，因此初次治疗者可由左侧开始，第 2 次再针右侧。

11. 面部结构的个体差异较大，有的人颧骨高耸，有的人面部平坦，蝶腭神经节的位置也会有所不同，而且不同年龄、胖瘦和人种的头颅形状也有不同，须全面考虑。

12. 起针后，应立即令患者用棉球压紧针孔 2 ～ 3 分钟，以免局部出血。

第五节　作用机制

一、针刺蝶腭神经节作用机制的分析

　　蝶腭神经节虽主要由感觉神经所支配，但也有部分翼管神经的交感和副交感神经纤维参与，随该神经的节后纤维分布于上、中、下鼻甲及鼻中隔和鼻咽顶等部位。交感神经有使血管收缩的功能，因而能使鼻黏膜及海绵体内血流量变小，腺体分泌减少；而副交感神经则有扩张血管的功能，能使海绵体内过分充血，鼻黏膜膨大，腺体分泌大量增加。因此蝶腭神经节由交感和副交感神经纤维支配，就必然同时具有这两种神经纤维所起的完全相反的作用。在健康状态下它们互相制约，随时调节，以维护两者之间的平衡。由于炎症等病变，蝶腭神经节的平衡关系被打乱，发生交感、副交感功能失衡。最多见的是鼻腔血管充血、扩张，黏膜肿胀，鼻甲肥大，通气受阻，鼻涕大量增多，进而引起鼻窦口的缩小甚或堵塞，排泄不畅，窦腔内长期存储脓液；或由于人体差异，局部对敏感源的反应轻重不一，但多表现为腺体膨大、鼻黏膜苍白水肿、喷嚏不断，以上这些就是鼻炎、鼻窦炎或变应性鼻炎等的一般病理变化，即副交感神经过于兴奋，而交感神经受到抑制。当然病变也可引发黏膜缺血、鼻甲变小、分泌物减少而使鼻腔干燥、结痂，出现萎缩性鼻炎的症状，即交感神经处于强势，而副交感神经处于弱势。以上疾病均可以采用蝶腭神经节刺激术治疗，鼻炎、鼻窦炎和变应性鼻炎患者针刺后即刻显示鼻甲缩小，鼻道变宽，继之分泌物减少，患者自觉通气好转及头痛等症状减轻或消失，这说明是刺激该神经节所分布区的交感神经纤维在发生作用。但对于萎缩性鼻炎患者，同样针刺后，当时鼻甲的反应虽不明显，但几天后复查，可见鼻黏膜逐渐转红、湿润、光滑，结痂减少或脱落，患者亦感轻快舒适，这说明是副交感神经的作用在加强。总体看来，针刺后交感神经起作用快而副交感神经起作用稍慢，这种作用，从许多病例可以看出是持久的而不是暂时的。它与麻黄碱等药液局部作用完全不同，药物的疗效只能是暂时的，而蝶腭神经节刺激却能起治愈作用，因此笔者认为该作用是通过中枢神经的自主控制来调节的。最明显的例证是针刺一侧的蝶腭神经节，可同时引起对侧的鼻黏膜收缩、鼻甲缩小，有时甚至比同侧还明显，因此可以说明针刺后，除蝶腭神经节的节后纤维对同侧的鼻黏膜直接起作用外，肯定也同时将刺激反射至中枢系统，由大脑再发出传导至对侧的神经，才能起到对侧鼻黏膜也立即收缩的作用。另外，肥大性（肥厚性）鼻炎与萎缩性鼻炎的病理变化是完全相反的，但针刺后都是朝着正常方面转化，这一现象可以认为针刺蝶腭神经节肯定有唤起大脑神经系统，通过交感神经与副交感神经重建对局部进行调整的作用，才能使病变不同而针刺部位相同的两类疾病，都能获得疗效。据许多患者反映，多年不愈的疾病经过针刺蝶腭神经节数次可治愈，历经数年甚至十几年而未再复发，这更证明交感与副交感神经在长期失调的情况下，针刺可唤醒中枢恢复对末梢再控制的能力，以保持两者继续维持平衡。有患者反映，一经针刺治愈后，能经得起地区和天气冷热的急剧变化，虽有暂时的感冒，也能迅速痊愈，这也可能是针刺后中枢神经系统调整了全身功能，增加了局部的抵抗力。另外，鼻窦炎能治愈，也有机械方面的因素，即在针刺后鼻黏膜收缩、鼻甲变小、窦口扩大而有利于分泌物的排出，所以鼻窦炎患者针刺后，初期分泌物反而增多，之后逐渐减少（图 2-F-28），鼻窦黏膜才能恢复正常。总之，蝶腭神经节刺激术治疗鼻炎的的作用机制是多方面的。

二、蝶腭神经节刺激术的其他作用（图 2-F-28）

　　如上所述，蝶腭神经节内混合了交感神经和副交感神经纤维，刺激该神经节能够有效调节植物神经功能的失调，因此从理论上分析，凡属植物神经功能失调所导致的疾病均应适用蝶腭神经节刺激术。近年来也确有相关技术证实，对蝶腭神经节实施干预（神经阻滞或射频热凝）可有效地改善丛集性头痛等症状，这提示我们可以将蝶腭神经节刺激术的应用范围扩大至与植物神经功能失调相关的多种疾病（如支气管哮喘、头痛、失眠、耳鸣等），观察疗效，总结方法，不断完善，或许这将成为某些疑难病症治疗的一个有益补充。

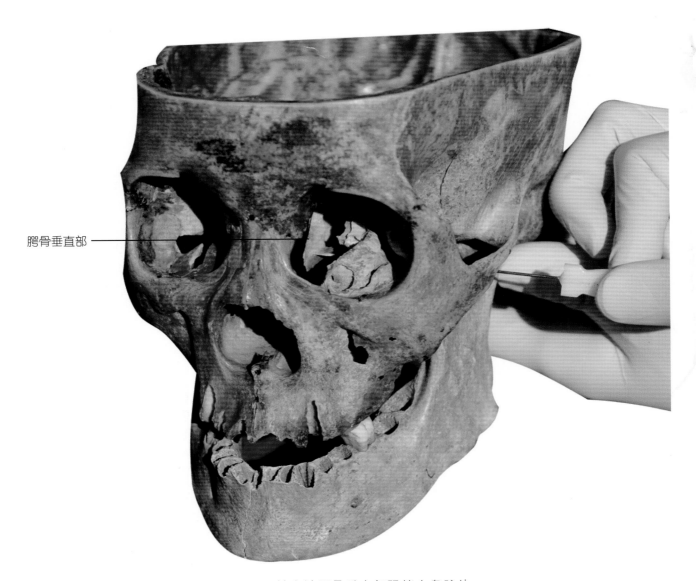

腭骨垂直部

图 2-F-7　示针尖被腭骨垂直部阻挡在鼻腔外

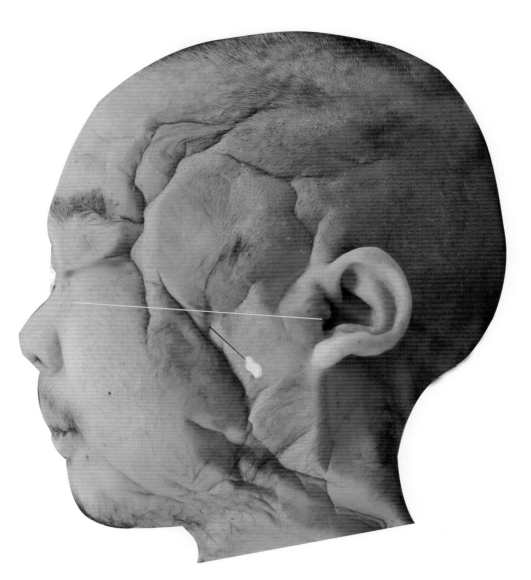

图 2-F-8 针刺蝶腭神经节入路示意图——体表层

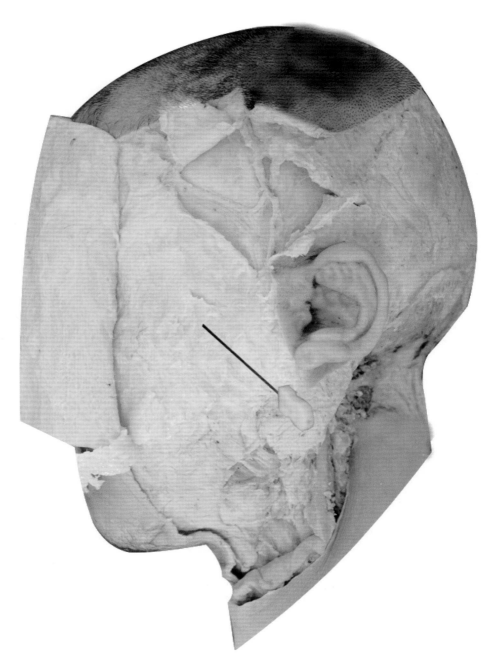

图 2-F-9　针刺蝶腭神经节入路示意图——浅筋膜层（1）

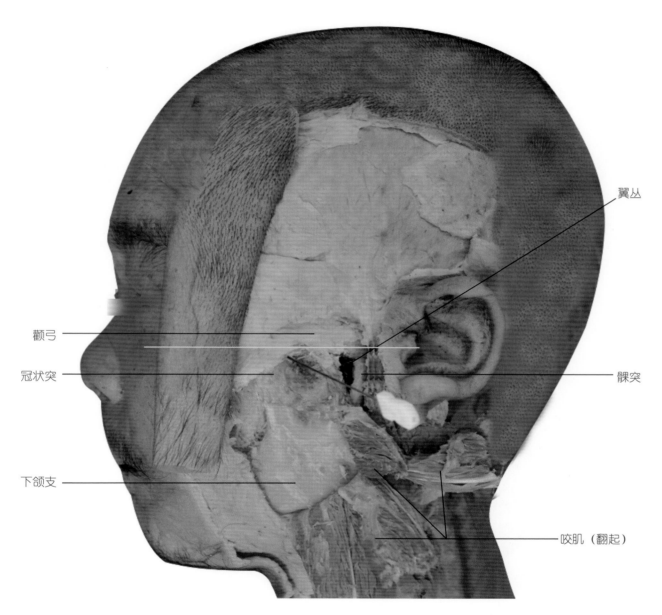

图 2-F-12　针刺蝶腭神经节入路示意图——颧弓下缘与冠突后缘交界处

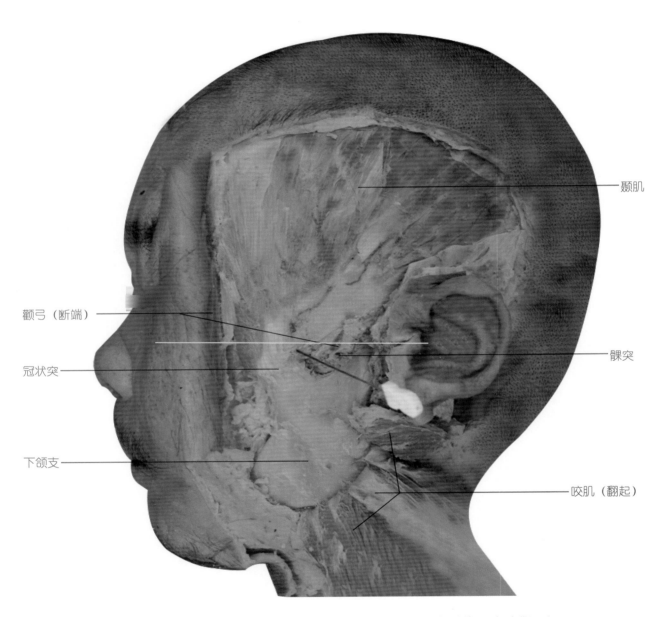

颞肌

颧弓（断端）

冠状突

髁突

下颌支

咬肌（翻起）

图 2-F-13　针刺蝶腭神经节入路示意图——冠突后缘（去除颧弓）

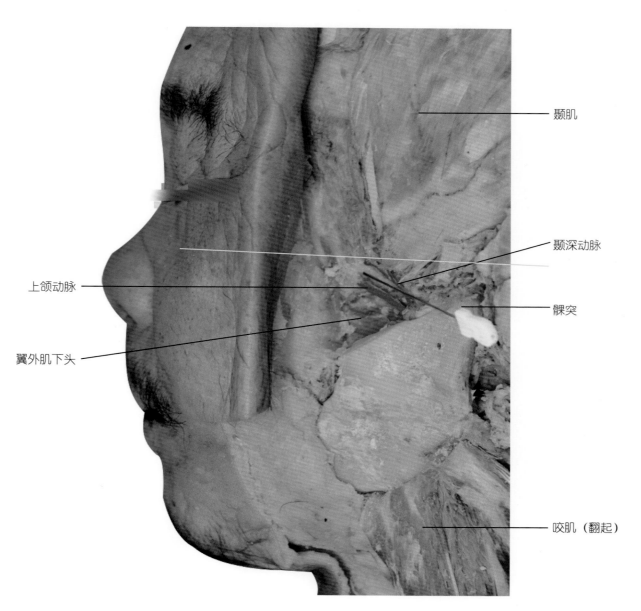

颞肌

颞深动脉

髁突

咬肌（翻起）

上颌动脉

翼外肌下头

图 2-F-14　针刺蝶腭神经节入路示意图——颞肌层

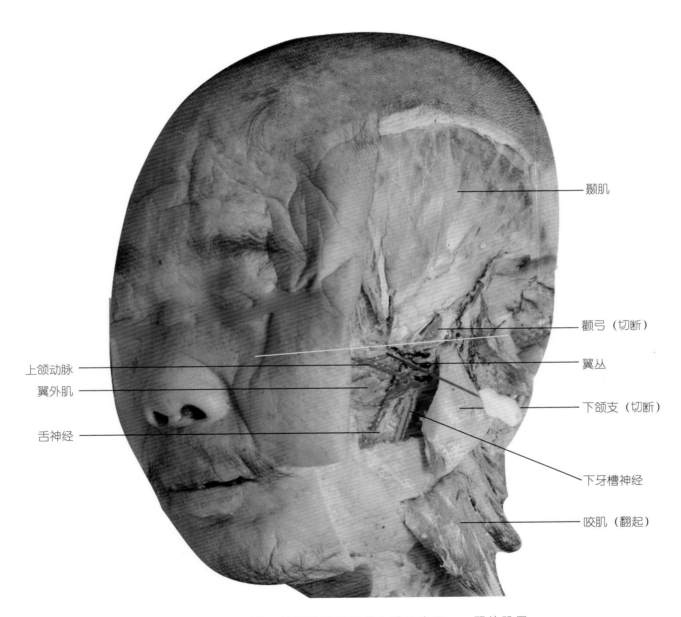

颞肌

颧弓（切断）

翼丛

下颌支（切断）

下牙槽神经

咬肌（翻起）

上颌动脉

翼外肌

舌神经

图 2-F-15   针刺蝶腭神经节入路示意图——翼外肌层

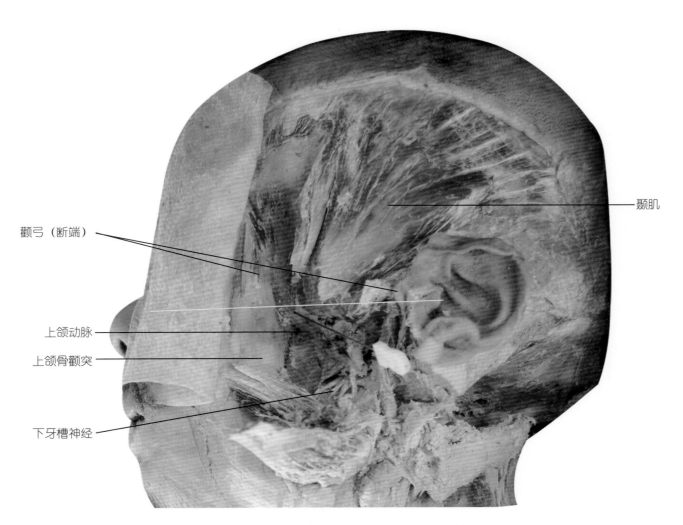

颞肌

颧弓（断端）

上颌动脉

上颌骨颧突

下牙槽神经

图 2-F-16　针刺蝶腭神经节入路示意图——翼腭裂外口蜂窝组织层

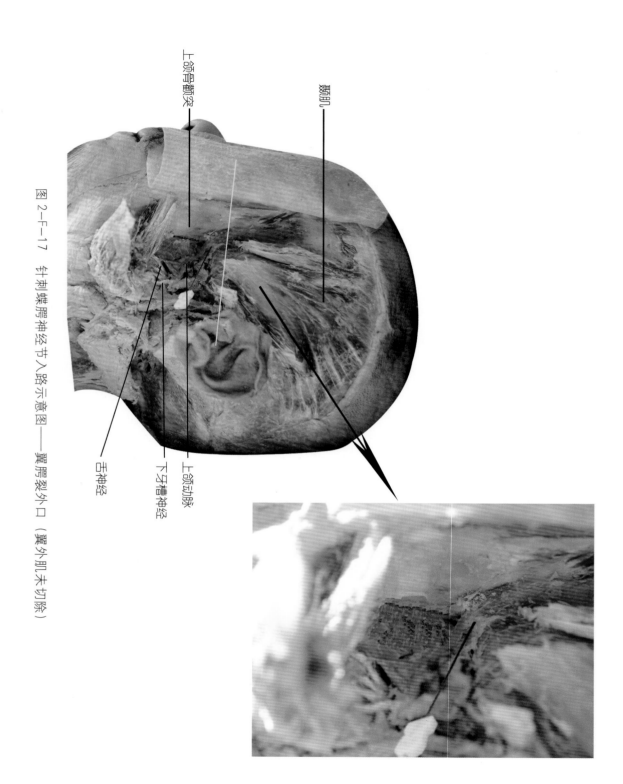

图 2-F-17　针刺蝶腭神经节入路示意图——翼腭裂外口（翼外肌未切除）

上颌骨颧突

颞肌

上颌动脉

下牙槽神经

上颌骨颧突

舌神经

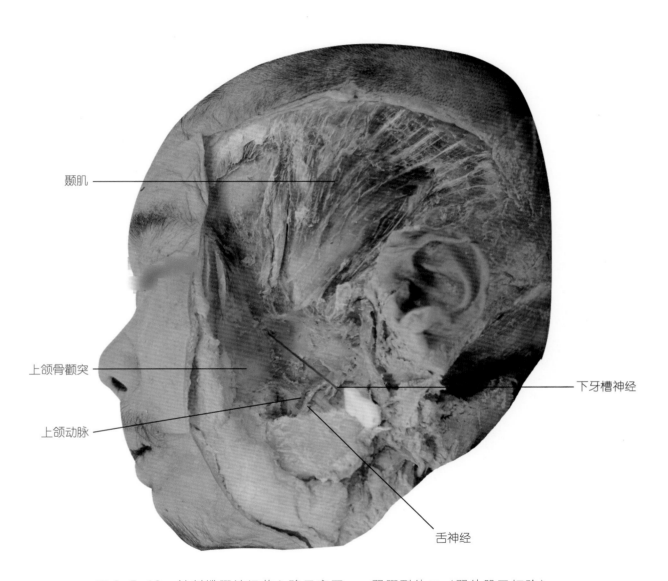

颞肌

上颌骨颧突

上颌动脉

下牙槽神经

舌神经

图 2-F-18　针刺蝶腭神经节入路示意图——翼腭裂外口（翼外肌已切除）

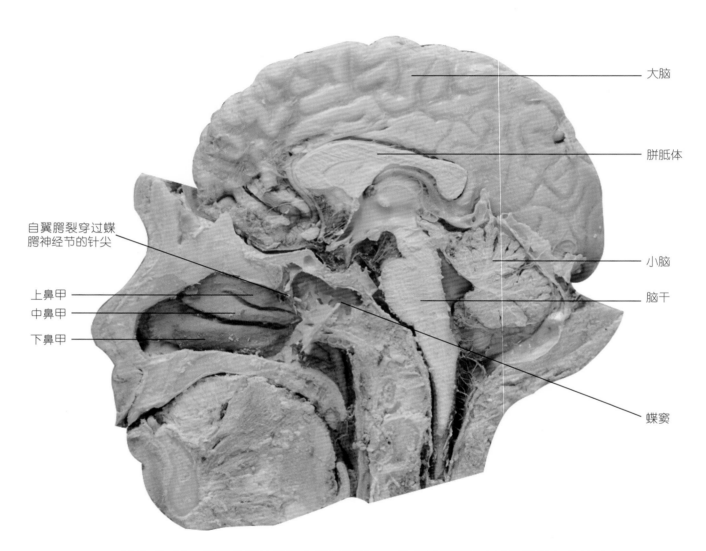

大脑

胼胝体

小脑

脑干

蝶窦

自翼腭裂穿过蝶
腭神经节的针尖

上鼻甲

中鼻甲

下鼻甲

图 2-F-19　针刺蝶腭神经节入路示意图——黄点示翼腭裂穿过蝶腭神经节的针尖

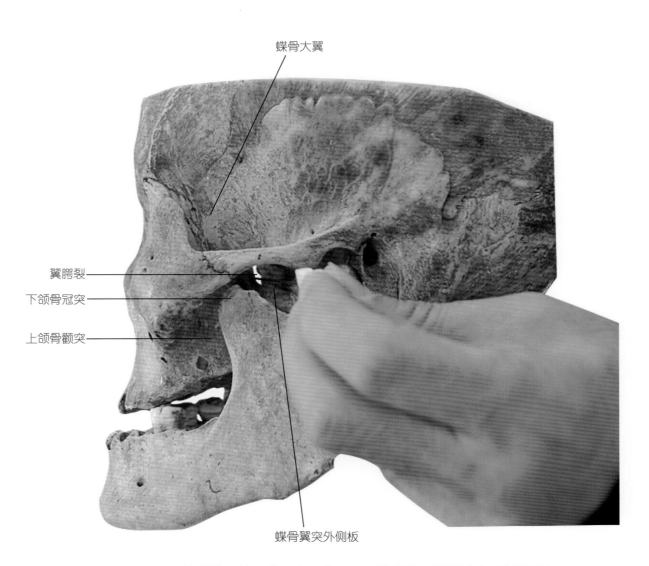

蝶骨大翼

翼腭裂

下颌骨冠突

上颌骨颧突

蝶骨翼突外侧板

图 2-F-20　针刺蝶腭神经节入路示意图——针尖进入翼腭裂内（侧面观）

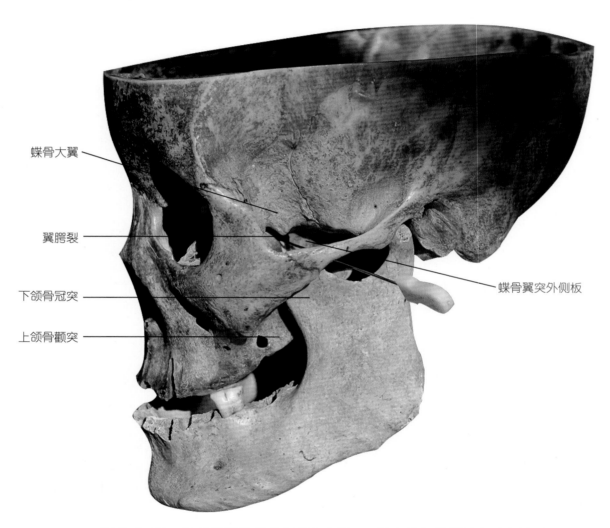

蝶骨大翼

翼腭裂

下颌骨冠突

上颌骨颧突

蝶骨翼突外侧板

图 2-F-21　针刺蝶腭神经节入路示意图——针尖进入翼腭裂内（上斜面观）

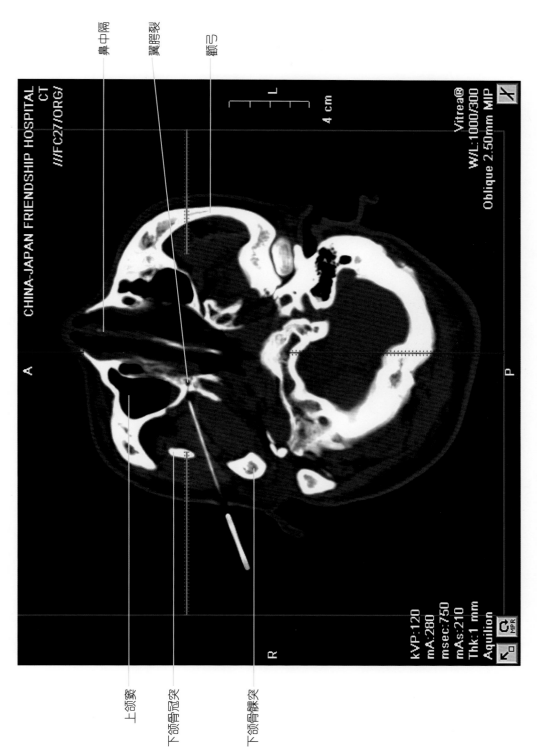

鼻中隔

翼腭裂

颧弓

上颌窦

下颌骨冠突

下颌骨髁突

CHINA-JAPAN FRIENDSHIP HOSPITAL
CT
IIIFC27IORGI

L

4 cm

Vitrea®
W/L:1000/300
Oblique 2.50mm MIP

kVP:120
mA:280
msec:750
mAs:210
Thk:1 mm
Aquilion

图 2-F-22　毫针刺入翼腭裂之 CT 轴位扫描图

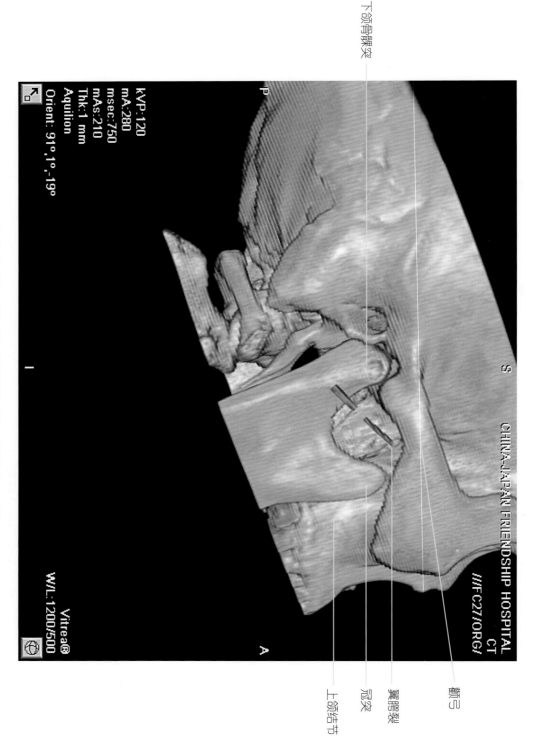

图 2-F-23　毫针刺入翼腭裂之 CT 三维重建图 (1)

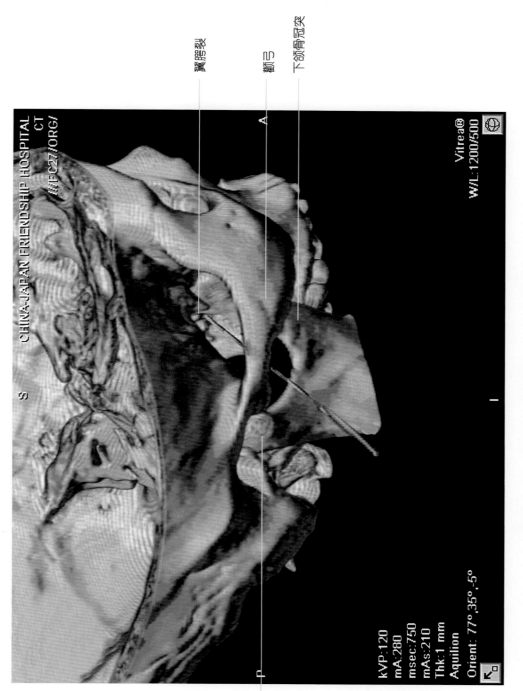

图 2-F-24 毫针刺入翼腭裂之 CT 三维重建图（2）

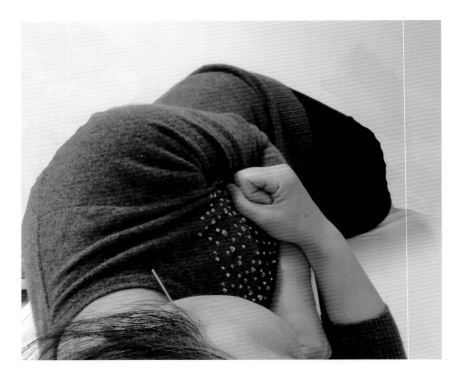

图 2—F—25　毫针成功刺入蝶腭神经节后的针尾方向（上面观）

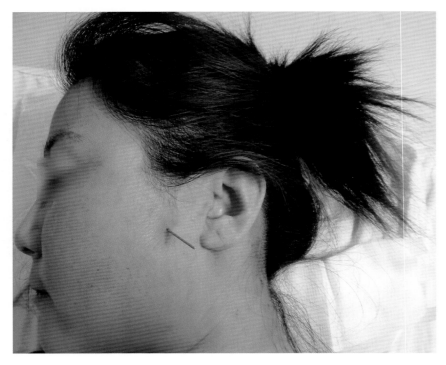

图 2—F—26　毫针成功刺入蝶腭神经节后的针尾方向（侧面观）

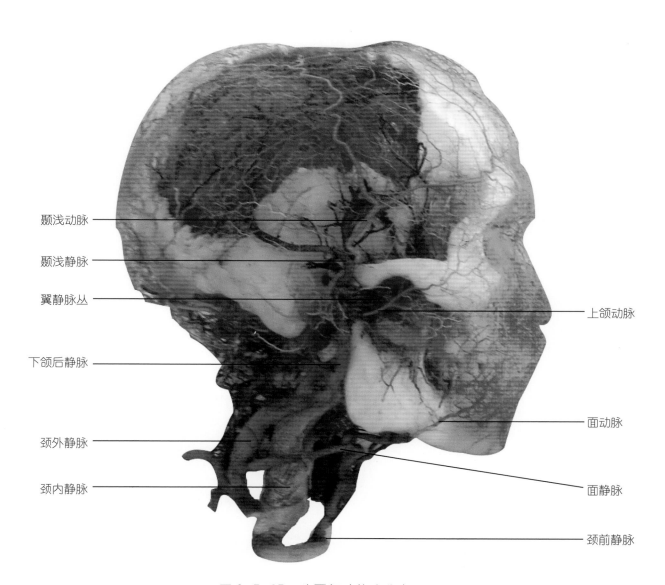

颞浅动脉

颞浅静脉

翼静脉丛

下颌后静脉

颈外静脉

颈内静脉

上颌动脉

面动脉

面静脉

颈前静脉

图 2-F-27　头面部动静脉分布

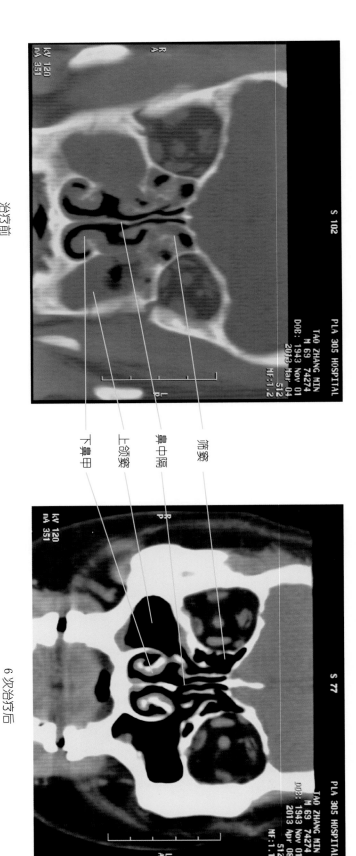

治疗前

6次治疗后

图 2-2-下-28 鼻窦炎患者治疗前后影像学变化

筛窦
鼻中隔
上颌窦
下鼻甲

注：患者男性，鼻窦炎病史 40 余年。治疗前鼻窦 CT 示多发副鼻窦炎，两侧上颌窦、筛窦、额窦及蝶窦内充满积液。6 次治疗后复查鼻窦 CT，可见各副鼻窦腔内的积液已基本消失，副鼻窦腔得以恢复

第 三 篇

肩肘部疾病

第一章　肩胛上神经卡压综合征

肩胛上神经卡压综合征（suprascapular nerve compression syndrome）是指肩胛上神经在肩胛上切迹或冈盂切迹处受到压迫而产生的一系列临床症状和体征。1963年Kopell和Thompson首先报道了该病，国内最早在1989年由朱盛修报道了3例。该病一直被认为是少见或罕见的周围神经卡压性疾病，近年来随着对该病认识的提高，发现及报道有增加的趋势。

第一节　解剖学基础

一、肩胛骨（scapula）（图 3-1-1、图 3-1-2）

肩胛骨属于扁骨，呈不规则三角形，分两面、三缘。前面微凸，与胸后上壁相适应，朝向胸廓的肩胛骨前面有两三条粗糙的肌附着线，为强大的肩胛下肌起始处。

肩胛骨的外侧角有一卵圆形的关节盂，向前、外、下与肱骨头形成盂肱关节，关节盂的上、下方有盂上、下结节，分别为肱二头肌长头腱及肱三头肌腱附着处。

肩胛骨的上缘最薄，也最短，其上有一小而深的半圆形切迹，称为肩胛切迹，切迹多呈"U"字形，其边缘或锐利或钝平，光滑或粗糙。肩胛切迹有很多变异：有人缺如，有人呈小而缩窄的开口，有人呈完全桥接状（3.7%），有人呈部分桥接状（8.1%）。肩胛切迹的变异与肩胛上神经卡压综合征的发病密切相关。

肩胛骨的内侧缘（脊柱缘）最长且弯向脊柱；外侧缘（腋缘）朝向后下方、最厚，有强大的肌肉附着，其上端与肩峰下面相续，根部向外移行于肩胛颈，与关节盂的边缘形成一沟，名为冈盂切迹。由肩胛切迹底的中点经冈盂切迹至冈下窝上方有一转折角，肩胛上神经即在此处由冈上窝折向冈下窝。

肩胛骨的背侧面有肩胛冈，向外并微向上，其外端为肩峰，较为坚固且甚大，朝上的扁平面向外后下倾斜，借一位于内侧缘的长卵圆形肩峰关节面与锁骨相关节。

二、肩胛上横韧带（superior transverse scapular ligament）（图 3-1-3、图 3-1-4、图 3-1-5）

肩胛上横韧带为横跨在肩胛切迹开口处的短而坚韧的韧带，它架于喙突基底部和肩胛切迹内侧端之间，三者之间共同合成一孔，其间通过肩胛上神经。有时肩胛上横韧带可发生骨化而形成一骨桥，从而形成肩胛切迹的桥接。

三、肩胛下横韧带（inferior transverse scapular ligament）（图 3-1-6）

肩胛下横韧带呈薄膜状，连于肩胛冈的外侧缘与关节盂的周缘，与骨面之间围成一孔，肩胛上神经在此处由肩胛上窝折向肩胛下窝，并有肩胛上动脉伴行。

四、冈上肌（supraspinatus）（图 3-1-7）

冈上肌相当厚，呈圆锥形，起于冈上窝骨面的内侧2/3，向外行经肩峰之下，移行为短而扁平的肌腱，止于肱骨大结节最上面。该肌由肩胛上神经支配，在上臂整个外展及屈曲动作中能协助三角肌发挥作用，将肱骨头稳定在关节盂内，并能在上臂外展时使其外旋。冈上肌被包裹于冈上骨性纤维鞘中，该鞘由肩胛骨的冈上窝和附着于其边缘的冈上筋膜构成，在冈上肌的前后均有蜂窝组织，外侧部更为明显。

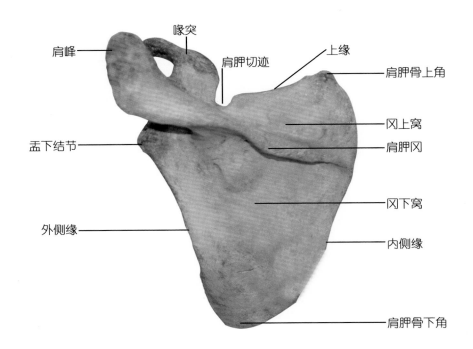

图 3-1-1 肩胛骨背侧面观（左侧）

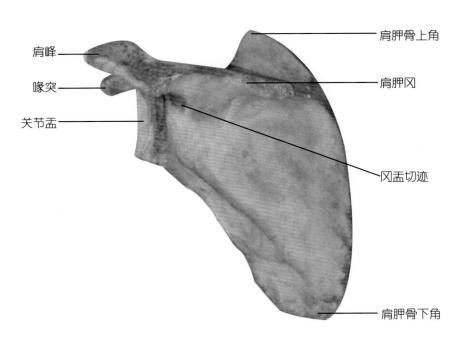

图 3-1-2 肩胛骨背侧面外下方观（左侧）

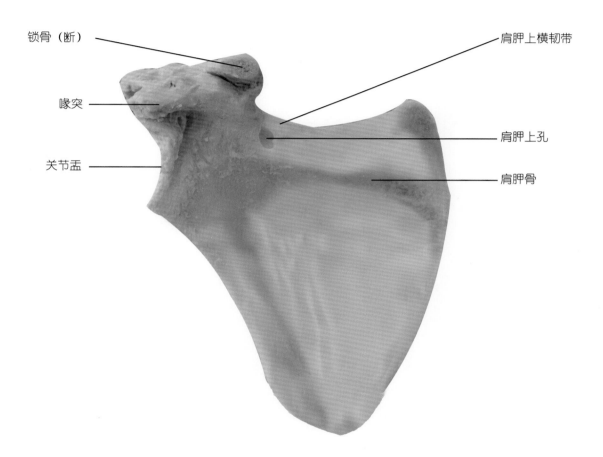

锁骨（断）

喙突

关节盂

肩胛上横韧带

肩胛上孔

肩胛骨

图 3-1-3 肩胛上横韧带前面观（右侧）

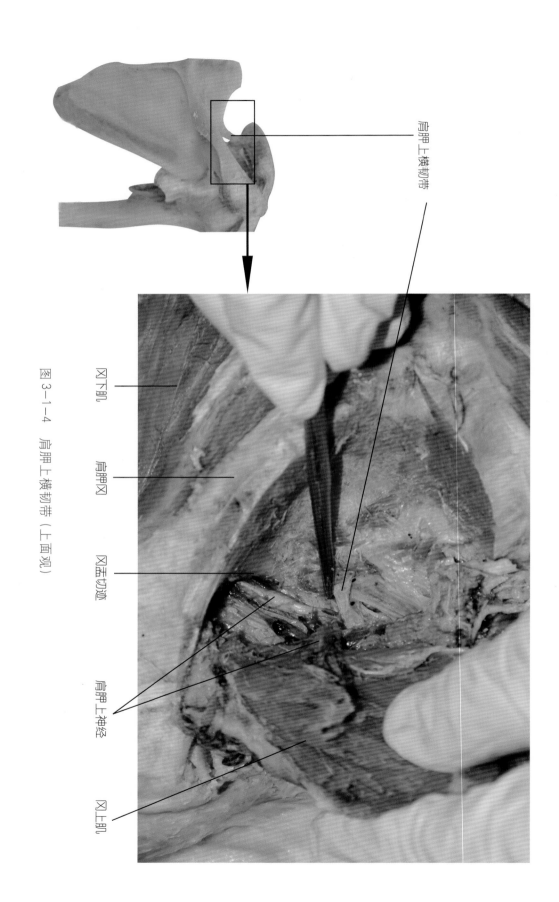

肩胛上横韧带

冈下肌

肩胛冈

冈盂切迹

肩胛上神经

冈上肌

图 3-1-4　肩胛上横韧带（上面观）

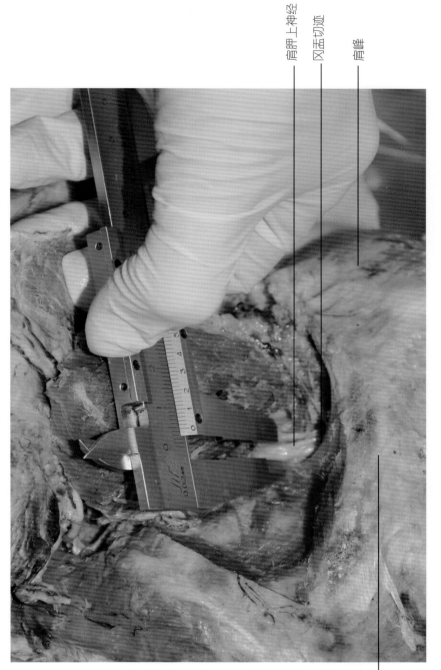

图 3-1-5　肩胛上神经出肩胛上横韧带处（右侧肩胛骨后上面观）

肩胛上神经

冈盂切迹

肩峰

肩胛冈

五、冈下肌（infraspinatus）（图 3-1-7）

冈下肌较厚，起于冈下窝的内侧半，一部分肌纤维固定于冈下筋膜，向上外移行于短而扁平的肌腱，止于肱骨大结节中部。此肌包绕于冈下骨性纤维鞘中，该鞘由肩胛骨冈下窝及附着于其边缘的冈下筋膜构成，远较冈上筋膜为厚。冈下肌亦受肩胛上神经支配，能使下垂的上臂外旋。

六、肩胛下肌（subscapular muscle）

肩胛下肌位于肩胛下窝内，前面与前锯肌相贴，是肩关节内群肌中较为粗壮的一块，呈三角形，其肌纤维起自肩胛骨的前面、肩胛下筋膜和附着于肌线的结缔组织，肌纤维向外上方，移行于扁腱，此腱经肩关节囊前面止于肱骨小结节、肱骨小结节嵴的上部及肩关节囊前壁。肩胛下肌受肩胛下神经（$C_5 \sim C_7$）支配，可使肱骨内旋，当关节运动时向前牵拉肩关节囊。

七、肩胛上神经（suprascapular nerve）与伴行动静脉（图 3-1-4、图 3-1-5、图 3-1-7）

肩胛上神经是运动和感觉的混合神经，其神经纤维起源于 $C_5 \sim C_6$ 神经根，有时 C_4 神经根也可以参与其组成。肩胛上神经由臂丛上干后侧分出，在欧勃点（位于锁骨上的胸锁乳突肌后缘，如刺激可引起许多臂肌收缩）形成，而后沿斜方肌和肩胛舌骨肌深面外侧走行，直至肩胛骨上缘的由肩胛上切迹和肩胛上横韧带组成的肩胛上孔处。在此处，肩胛上动静脉跨过肩胛上横韧带进入肩胛上窝。肩胛上神经在此韧带下穿过进入冈上窝，行于冈上肌的深面，与肩胛上动脉伴行，发出冈上肌支、上关节支，运动支支配冈上肌，感觉支支配喙锁韧带、喙肱韧带、肩锁关节、肩峰下滑囊和肩关节囊的上部和前上部。经测量，肩胛上神经穿经肩胛上横韧带处的直径约为 5mm（图 3-1-5）。

肩胛上神经主干继续在冈上窝内向外侧（即肩峰方向）走行，至冈盂切迹处，穿过由冈盂切迹和肩胛下横韧带组成的呈横置"U"字形的肩胛下孔，绕过冈盂切迹折转至冈下窝上份，分出冈下肌支和下关节支，分成 2 ～ 4 支运动支支配冈下肌，下关节支在冈盂切迹之前起于肩胛上神经主干的外侧或背外侧，行向外或外下方支配肩关节囊的上部和后上部。神经在肩胛下孔转向内侧时，形成与主干 $70° \sim 110°$ 的转角，与肩胛冈形成 $20° \sim 40°$ 的转角。

根据肩胛上神经的行程，可分为颈段、冈上窝段和冈下窝段，颈段的长度平均为 (51.78 ± 1.78)mm，横径为 (2.50 ± 0.07)mm。

有学者观察，肩胛上动脉与神经及肩胛上横韧带的关系可存在不同类型，最常见的是肩胛上动脉及神经分别行经肩胛上横韧带的上、下方，占 $(75.53 \pm 2.56)\%$；其次为肩胛上动脉及神经均行经肩胛上横韧带的下方，占 $(21.64 \pm 2.45)\%$；少见者为肩胛上神经行经肩胛上横韧带的上方；而肩胛上动脉行经肩胛上横韧带的下方，仅占 $(2.83 \pm 0.98)\%$。

第二节　病因病理

肩胛上神经在行径途中可在多处受到卡压，其中肩胛上、下孔最易受压。

肩胛骨骨折、肩部直接外伤所致的局部软组织损伤、肩周围软组织的退行性变等诸多因素，可引起急、慢性局部出血、水肿，组织瘢痕化，致使肩胛上、下横韧带粘连、增生、肥厚，均可使肩胛上、下孔变小，从而压迫肩胛上神经，引起神经卡压而出现一系列的肩部运动、感觉障碍。肿块压迫也是肩胛上神经卡压的另一个原因，其中最常见的是腱鞘囊肿，其他肿块还包括骨囊肿、软骨肉瘤、Ewing 肉瘤、代谢性骨细胞癌等。

肩胛上神经与周围组织的毗邻关系是其易受卡压的解剖学基础。在其不同的走行区域，肩胛上神经与

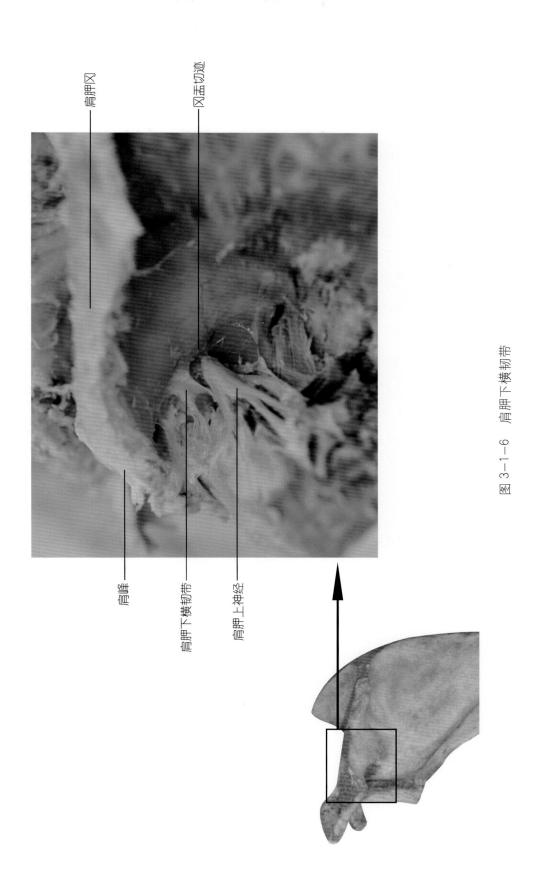

肩胛冈

冈盂切迹

肩峰

肩胛下横韧带

肩胛上神经

图 3－1－6 肩胛下横韧带

斜方肌

冈上肌

肩胛上神经

肩胛上横韧带

肩峰

肩胛冈

肩胛下横韧带

肩胛上神经

冈下窝

冈下肌

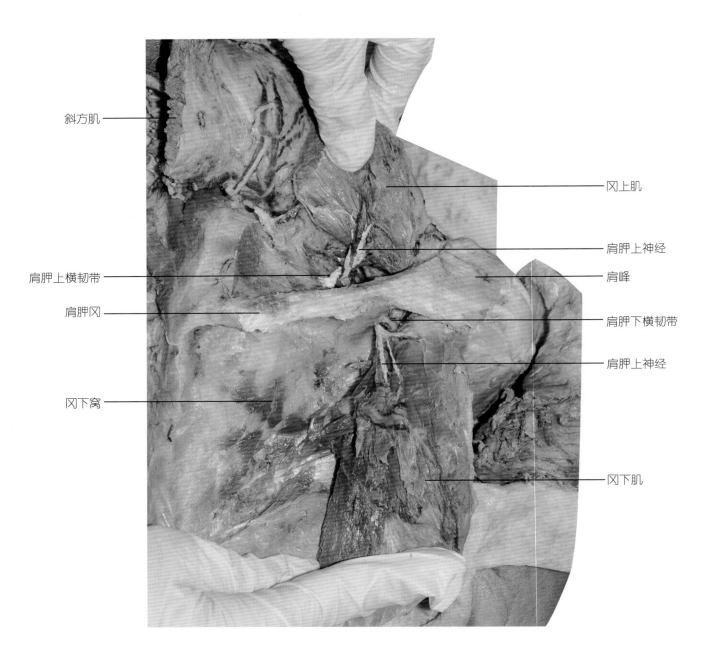

图 3-1-7　肩胛上横韧带与肩胛上神经（右侧肩胛骨后上面观）

周围组织的毗邻关系并不一致。在冈上窝，肩胛上神经紧靠其底面走行，位置相对固定；当它在冈上窝之下的区域走行时，其位置并不固定；肩胛上神经经肩胛切迹在肩胛上横韧带深面走行时，位置也比较固定。由于上臂运动时肩胛骨经常旋转，因此此处肩胛上神经容易遭受摩擦，可引起无菌性炎性反应，出现肿胀及随之出现的神经通道的相对狭窄；当肩胛骨移位时，此神经亦可受到牵拉，因此直接或间接的暴力牵拉均可引起肩胛上神经卡压综合征，出现肩部疼痛、冈上下肌的肌力减弱或肌萎缩、肩外旋运动丧失等临床表现。

关于肩胛上神经出现卡压的位置，目前存在一些争论，比较一致的看法是：由于肩胛上神经在肩胛下孔处由肩胛上窝经冈盂切迹折向冈下窝，转折处存在一个折角，此折角平均约为53°（30°～70°）。当肩、臂运动时，可牵拉肩胛上神经在此处滑动，从而使此处称为一个潜在的卡压点。

至于肩胛上神经是否会在肩胛切迹处出现卡压则存在不同看法，以下因素不支持该神经在肩胛切迹处出现卡压：①肩胛上韧带骨化及其与肩胛切迹围成的孔窄小的百分率很低，韧带骨化仅为 (2.24 ± 0.90)%；②肩胛上神经冈下肌支在经过肩胛切迹时大部分不与骨缘接触；③在肩胛切迹处，肩胛上神经的外径为 2.5mm，肩胛上血管多行于韧带的浅面，只有半数有 1 支静脉行于韧带的深面，因此不至于发生血管挤压神经的现象；④肩胛上神经颈段和冈上窝段走向基本一致，折角很小。

体位变化是造成肩胛上神经卡压的关键因素：上肢后伸是该病的主要诱发姿势。在肩胛切迹处，当上肢后伸时，肩胛上神经即处于紧张状态，如果肩胛上动脉和肩胛上神经均位于肩胛上横韧带之下，彼此呈上下或内外关系，动脉对神经即可形成挤压；在冈盂切迹处，上肢后伸时神经也处于紧张状态，转折角越小则神经与骨面之间的阻力及摩擦力越大，越容易形成神经嵌压。

一、肩胛上神经在肩胛上孔处的卡压机制

肩胛上孔由肩胛上切迹和肩胛上横韧带围成的一个骨纤维管道，是肩胛上神经最易产生卡压的部位。正常情况下，骨纤维管道是横过骨性凹陷的血管、神经的保护性结构，其内径比其中通过的血管、神经大得多，且有疏松结缔组织填充，以保护血管、神经通过时不受挤压。但是构成骨纤维管道的韧带坚韧，缺乏弹性，且肩胛上神经在肩胛上孔处相对固定，各种过量劳动、体育运动、长期频繁使用单一姿势均可造成肩胛骨的不断移位而使切迹处神经段反复受到牵拉和摩擦，出现水肿、渗出、粘连、纤维增厚等病理变化，进而使骨纤维管道变形、缩窄，挤压通过的神经，引起神经病变。其次，由于肩胛上动脉和肩胛上神经可能同处于肩胛上孔内，神经和动脉可以是内外或上下关系，故动脉对神经的挤压也可能是发生卡压的一个因素。此外，肩部直接受到外力的打击、挤压伤后或肩胛骨发生骨折，骨折线通过肩胛上切迹或附近时，肩胛上孔极易发生解剖结构变化，造成肩胛上神经的卡压。再有，肩胛上孔处的骨质增生，使肩胛上孔骨纤维管道狭窄，也是肩胛上神经卡压的原因之一。

二、肩胛上神经在肩胛下孔处的卡压机制

肩胛上孔是肩胛上神经动力性卡压部位。肩胛上神经冈下肌支紧贴冈盂切迹骨面穿过肩胛下孔折转成角入冈下窝，活动度较差。肩关节外旋时，冈下肌支被拉向内侧而紧张，上肢外展、前伸和越体交叉时，肩胛骨外旋、肩胛下孔外移，冈下肌支在下孔处折转角变小，神经在逐渐紧张过程中与骨面发生摩擦，引起神经病变。除此之外，肩胛下横韧带也是一个重要因素，冈下肌神经在肩胛下横韧带与骨面形成的孔内通过，更使冈下神经被限制在局部狭窄区。该神经缓冲范围极小，肩胛上神经转折角角度越小，神经在上肢后伸体位时越易紧张而受压。

三、肩胛上神经在肩胛上、下孔两处的双卡机制

周围神经在近端骨纤维孔道中受卡压后，神经纤维内的轴浆流运动受阻，流速减慢，流量减小，使其

远端对卡压的易感性增加，容易在远端骨纤维孔道中再度受压，形成双卡综合征。肩胛上神经自臂丛上干发出后相继穿经肩胛上、下孔，在肩胛上孔内受卡压后，将更容易在肩胛下孔中再度受压，形成肩胛上神经双卡压综合征。

第三节　临床表现

一、症状

1．多发生于上肢运动较多者，男性多于女性，优势手多见。大多数患者均有直接或间接的肩部外伤史或劳损病史，起病慢且发病年龄较大。

2．后肩胛部疼痛不适，呈酸、胀、钝痛且部位不清，坐卧不宁，可局限在肩胛部，亦可向颈部、肩部及上臂放射，夜间和劳累后加重。

3．肩关节主动活动受限，外展外旋无力、上举困难，被动活动不受影响，上肢外展、伸直、前屈抗阻力可诱发肩部疼痛或使疼痛加剧。

二、体征

1．冈上、下窝有压痛并且同时出现向上肢放散的疼痛或麻木感，压痛范围常常较为广泛，冈上窝压痛点最明显的位置往往在肩锁关节内侧后方（肩胛切迹处）及冈上窝的外上方（肩胛冈内、中 1/3 交界处下方 10 ～ 20mm 处）；冈下窝压痛点最明显的位置多在肩胛冈中外 1/3 交界处下方 20mm 处（即肩胛下孔的体表投影处）。

2．早期肩关节活动可接近正常，晚期可有肩外展外旋无力，肩部其他肌肉的肌力均正常，无皮肤感觉障碍。病情晚期可出现冈上肌和冈下肌不同程度的肌萎缩（尤以冈下肌明显）。

3．上臂交叉试验阳性：双臂伸直前屈 90° 在胸前交叉时肩部疼痛加重，或有明显的牵拉感。

该试验的机制是：当肩胛骨贴近胸壁并向前移位时活动幅度最大，可牵拉受压的肩胛上神经，从而产生肩胛部明显不适。如果同时做肩关节外旋动作可提高该试验的阳性率。因为在这种情况下，冈上、冈下肌处于张力状态，作用于支配它们的运动支上，加剧了神经的卡压。

三、辅助检查

1．电生理学检查

电生理学检查可以证实肩胛上神经卡压的存在和确定损伤的位置。当肩胛上神经卡压发生在肩胛切迹时，在电生理学上同时有冈上、冈下肌的改变。而冈盂切迹处的神经卡压，则只有冈下肌电生理异常。电生理检查包括神经传导速度检查和肌电图检查。神经传导速度检查可表现为肩胛上神经运动纤维传导速度下降；肌电图检查可表现为冈上、冈下肌均有正尖波和纤颤电位而三角肌正常。肌电图异常往往出现在损伤后的 2 ～ 3 周。

2．影像学检查

影像学检查也可作为诊断肩胛上神经卡压的一种辅助方法，可先做颈椎和肩部的 X 光平片，部分患者可发现肩胛上切迹变浅较对侧狭窄，亦可有肩胛切迹附近陈旧性骨折。

四、鉴别诊断

本病在临床上应与肩关节周围炎、颈椎病、C₅ 神经根卡压等疾病相鉴别。

1. 肩关节周围炎

本病多见于 50 岁左右的中年人，主要表现为肩关节酸痛，活动受限，被动活动亦受限，肱二头肌长头肌腱处压痛明显。

2. 颈椎病

本病以臂桡侧麻痛、无力为主，颈部活动与上臂的疼痛有关，叩顶试验阳性，颈部 X 线片、颈部 MRI 有利于鉴别诊断。

3. C_5 神经根卡压

本病疼痛性质与肩胛上神经卡压很相似，但腋神经常同时受累，压痛点主要在颈部胸锁乳突肌后缘的中点。

本病特点在于有神经卡压的症状及体征，当与肩关节病变鉴别诊断有困难时，可于肩胛上切迹或冈盂切迹处注射利多卡因，疼痛可获暂时性消失。

第四节　针刀治疗及其他

一、体位

患者取俯卧位，胸下垫枕，充分暴露肩胛部。

二、定点

1. 肩胛上横韧带点

该点的定位有两种方法（图 3-1-8、图 3-1-9），两种定位方法所定位置基本一致。分述如下：

（1）经肩胛冈中点与肩胛骨下角做一连线，再沿肩胛冈上缘做一切线，自两条线的交点向上 10 ～ 20mm 处位于冈上窝内的点即为肩胛切迹之体表投影点。

（2）经肩胛冈中点做一条后正中线的平行线，该线与肩胛冈相交后形成 4 个交角，选择外上角并做其平分线，该平分线上距交点 15 ～ 20mm 处位于冈上窝内的点即为肩胛上切迹之体表投影点。

2. 肩胛下横韧带点（图 3-1-10）

肩胛冈中外 1/3 交界处下方 20mm 处即为肩胛下孔的体表投影。

3. 冈上窝及冈下窝的其他压痛点

术者以拇指在冈上窝及冈下窝寻找压痛（并向上肢放射）点并进行标记。

三、消毒、铺巾与麻醉

常规皮肤消毒，铺无菌洞巾，以 1% 利多卡因局部麻醉，进针方法同针刀松解，每点注射 2mL。

四、针刀松解

（一）**肩胛上横韧带点**（图 3-1-11、图 3-1-12）

切割目标：肩胛上横韧带。

选用 I 型 4 号针刀，术者以右手拇、食指捏持针柄，左手拇指按压在定点处后方的肩胛冈上缘，刀口线垂直于肩胛冈，紧贴肩胛冈进针至冈上窝底骨面，进针层次：皮肤→浅筋膜→斜方肌→冈上肌→冈上窝骨面。缓慢向前移动刀锋至有落空感，向两侧摆动刀锋至有触电感出现，向反方向移动刀锋 1 ～ 2mm（如向外侧摆动刀锋出现触电感，则向内侧移动刀锋，反之亦然），沿骨缘切割 2 ～ 3 下，切割幅度 5mm，以

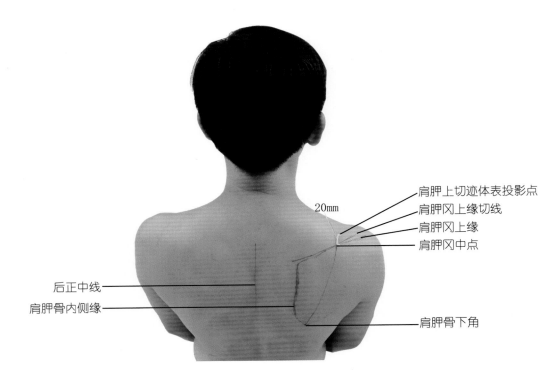

20mm

肩胛上切迹体表投影点
肩胛冈上缘切线
肩胛冈上缘
肩胛冈中点

后正中线

肩胛骨内侧缘

肩胛骨下角

图 3-1-8　肩胛上横韧带点定位方法（1）

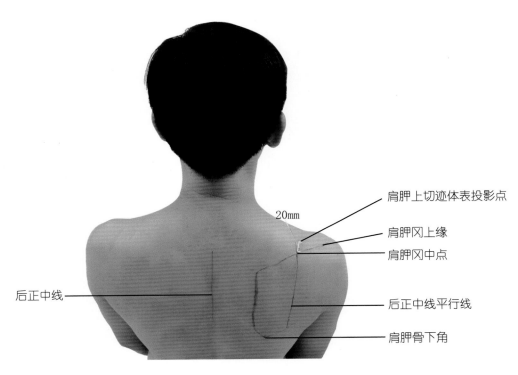

20mm

肩胛上切迹体表投影点

肩胛冈上缘
肩胛冈中点

后正中线

后正中线平行线

肩胛骨下角

图 3-1-9　肩胛上横韧带点定位方法（2）

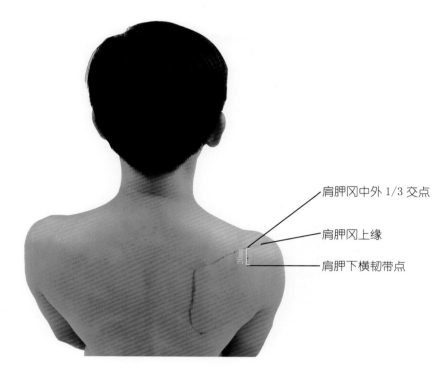

图 3-1-10 肩胛下横韧带点定位方法

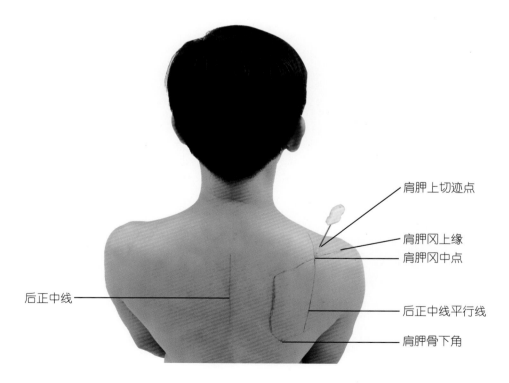

图 3-1-11 针刀松解肩胛上横韧带点——体表层

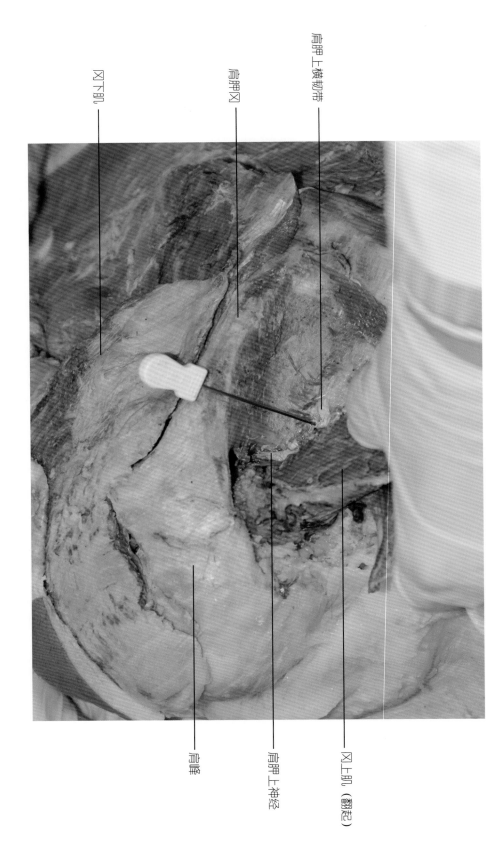

图 3-1-12　肩胛上横韧带的松解——针刀松解肩胛上横韧带的位置

冈下肌

肩胛冈

肩胛上横韧带

肩峰

肩胛上神经

冈上肌（翻起）

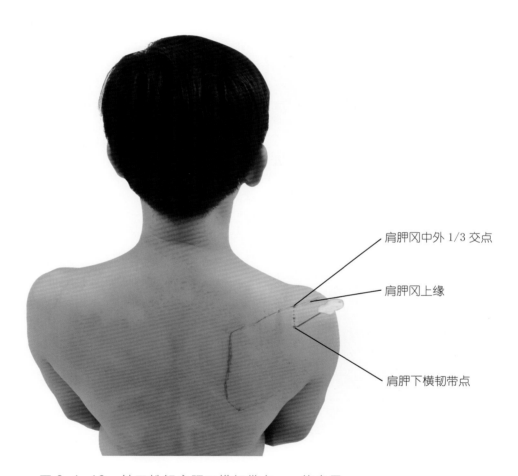

肩胛冈中外 1/3 交点

肩胛冈上缘

肩胛下横韧带点

图 3-1-13　针刀松解肩胛下横韧带点——体表层

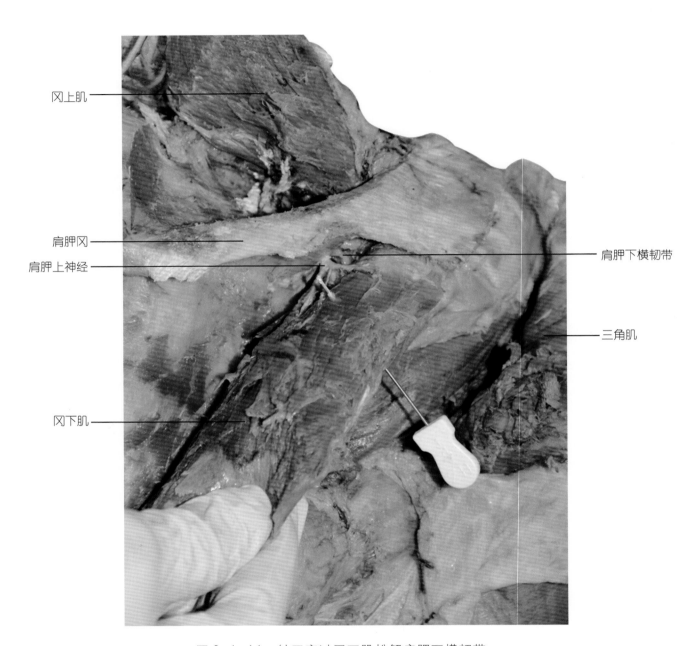

冈上肌

肩胛冈

肩胛上神经

冈下肌

肩胛下横韧带

三角肌

图 3-1-14　针刀穿过冈下肌松解肩胛下横韧带

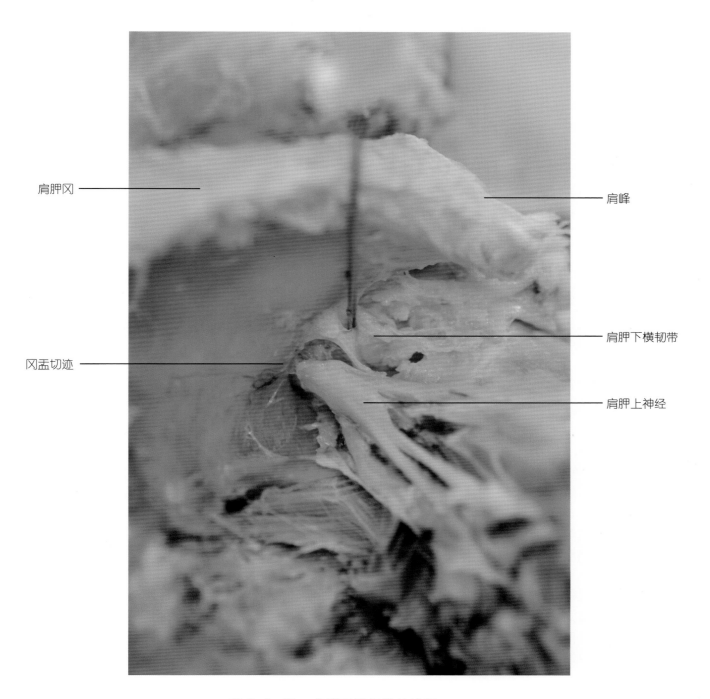

肩胛冈

肩峰

冈盂切迹

肩胛下横韧带

肩胛上神经

图 3-1-15 肩胛下横韧带的松解

松解肩胛上横韧带的部分纤维，解除肩胛上神经在肩胛上孔处的卡压。操作完毕后出针，压迫止血，无菌辅料包扎。

（二）肩胛下横韧带点（图 3-1-13、图 3-1-14）

切割目标：肩胛下横韧带。

选用Ⅰ型 4 号针刀，术者以右手拇、食指捏持针柄，在定点处垂直进针，刀口线平行于肩胛冈，紧贴肩胛冈并稍向内侧倾斜探索进针至冈下窝骨面，进针层次：皮肤→浅筋膜→深筋膜→三角肌后束→冈下肌→冈下窝骨面。到达冈下窝骨面后，调转刀口线方向 90°使之与肩胛冈轴线方向垂直，再将针刀沿骨面缓慢移动至肩胛骨外侧缘冈盂切迹边缘，左右摆动针刀寻找肩胛上神经（出现触电感），然后向外上方移动刀锋 3 ～ 4mm（跨过肩胛上神经）至肩胛下横韧带处，切割 2 ～ 3 刀，切割幅度 5mm（至骨面），以松解肩胛下横韧带的部分纤维，解除肩胛上神经在肩胛下孔处的卡压。术毕出针后局部按压片刻，确认无出血，外敷创可贴包扎。

（三）其他压痛点

对于冈上窝和冈下窝的其他压痛点，可参照上述两点的进针方法。针刀松解时也要求刀锋达骨面，刀口线方向始终与肩胛上神经走行方向平行，松解过程中注意患者有无触电感，如有，则需移动刀锋以避免伤及神经。每点切割 3 ～ 4 下即可出针，在冈上窝的压痛点主要完成对冈上肌（尤其是其在冈上窝的起点）的松解，在冈下窝的压痛点主要完成对冈下肌在冈下窝的起点及深、浅筋膜的松解。

五、术后手法

让患者端坐在无靠背椅上，医生站于其背后，以患者健侧同侧的手，从患者健侧肩上伸至患者胸前，并拉住患者患侧手，医生的另一手固定于患者健侧肩颈部，相对用力推拉，进一步松解肩胛上、下横韧带。

六、体会与说明

1. 肩胛上神经卡压综合征的针刀松解治疗对术者的要求比较高，一定要注意避免针刀进入胸腔，发生气胸，特别是在肩胛上孔处尤其需要谨慎操作。在进行针刀操作时一定要先到达肩胛骨的骨面，然后紧贴骨面移动针刀，针刀的移动幅度不宜过大，切忌针刀离开骨面操作。

2. 从局部解剖来看，在肩胛上孔内，伴随肩胛上神经走行的还有同名动静脉（肩胛上动脉和肩胛上静脉），血管与肩胛上横韧带的位置关系前文已述，尽管血管并不肯定与肩胛上神经同被肩胛上横韧带约束在肩胛上孔内，但血管、神经均紧贴肩胛上横韧带分布，所以，针刀松解肩胛上横韧带不但存在一定的难度，而且在某种程度上也有损伤神经、血管的风险。损伤神经的风险尚不难防范——只要操作时谨慎、缓慢，患者出现局部触电感时及时停止操作并移动刀锋一般便可避免损伤神经。但如何避免动静脉的损伤却有一定难度：一是肩胛上孔位置深在，术者很难准确控制刀锋的位置；二是当刀锋触及动静脉时，患者虽然可能会出现疼痛瞬间加重的感觉，但由于针刀操作过程中本身也会有一定的痛感，所以很难辨别刀锋是否损伤了血管，而一旦伤及肩胛上横韧带临近的血管，其所造成的出血可能会加重肩胛上神经卡压的临床症状，而且对预后也有不利影响。

鉴于以上原因，笔者主张慎行肩胛上横韧带松解。对于初诊患者，可常规进行肩胛下横韧带以及冈上、下窝压痛点的松解，如果不奏效，再谨慎实施肩胛上横韧带松解。

七、术后注意事项

1. 3 天内避免针孔接触水、避免出汗以防止感染。

2. 避免患侧上肢做重体力劳动。

第二章　肩关节周围炎

肩关节周围炎（periarthritis of shoulder）简称肩周炎，是指表现为肩痛伴肩关节运动障碍的一组症候群，它并非是单一组织病变，而是包含了在结构上与肩关节密切相关的多个组织的病变，包括肩峰下滑囊炎、冈上肌腱炎、肩袖破裂、肱二头肌长头肌腱炎及其腱鞘炎、喙突炎、粘连性关节囊炎、肩锁关节病变等。近年来，学术界倾向于对上述疾病分别进行诊断并给予相应治疗，但临床上多数患者表现为多组织、多部位混合发病，而且肩周炎这一病名已成为约定俗成的病名，因此本书仍予以沿用。该病多见于老年人，女性多于男性，发病较慢，由于其发病年龄多在 50 岁左右，故又被称为"五十肩"。

肩关节周围炎这一病名是由 Duplay 于 1872 年提出的，自此之后各国学者对此进行了深入的研究与探索，对其病因的认识也越来越全面。1920 年 Bera 及 Meyer 对肱二头肌长头腱及其周围组织进行解剖学研究与病理观察后提出肱二头肌长头腱及其腱鞘的磨损和炎症是肩周炎的主要病因，这一观点得到了众多支持。之后，Mclaughlin（1951 年）提出肩峰下滑囊炎和冈上肌腱病变是肩周炎的主要病因、Lippmann（1943年）强调肱二头肌长头腱粘连性腱鞘炎对于肩周炎发病的重要性等都支持肩关节周围软组织病变是肩周炎主要病因的观点。

近半个世纪以来，也有一些学者认识到肩周炎可能并不是由单一的肩关节损伤因素所致，某些患者的发病还可能与其他因素有关：例如 Reichauer（1949 年）认为肩周炎的发病与颈椎病有关，Askey（1941 年）认为肩周炎与冠心病有某种关联性，Coventry 提出肩周炎的发病与性格之间存在着某种联系，Mckeever（1958 年）认为肩周炎与全身代谢障碍有关，McNab（1978 年）认为肩周炎是一种自身免疫性疾病等。

理论上，肩周炎属于有自愈倾向的自限性疾病，其自然病程在不同个体差异极大，从数月到数年不等。肩周炎患者由于症状突出，严重影响生活，因此一般就医要求较为强烈。肩周炎的治疗方法很多：西医治疗方法有口服药物（镇静止痛及肌肉松弛性药物）、封闭（利多卡因和皮质激素的混悬液）、神经阻滞（肩胛上神经阻滞和星状神经节阻滞）、康复训练、肩关节腔内加压注射等；中医治疗方法有热敷、针灸、拔火罐、膏药外敷、中药、按摩等。这些治疗方法均有一定效果，但也存在着某些不足。自针刀疗法诞生以来，在治疗肩周炎方面就体现出一定的优势，临床应用越来越广泛。

第一节　解剖学基础

一、肩关节的构成

肩关节又称肩肱关节，由肱骨头和肩胛骨的关节盂构成，属球窝关节，是上肢最大的关节，也是全身运动最灵活的关节。其关节头大，关节窝小（仅为关节头面积的 1/3）。关节盂的周缘附有纤维软骨构成的盂唇加大加深关节盂。

除肩肱关节以外，肩部的活动还与胸锁关节、肩锁关节、肩胛骨与胸壁之间的连结（肩胛胸壁关节）、肩峰下机制（第 2 肩关节）、喙锁机制（喙锁关节）等有密切关系。6 个关节之间彼此协调、相互适应，共同实现肩关节的功能。

（一）**关节盂**（glenoid cavity）

关节盂表面面积为 6cm²，经受对关节产生的 6kPa 的大气压力。上肢重约 6kg。因为肩关节没有强劲的韧带，所以肩关节靠包裹在其周围的肌肉来维护，因而肩关节又被称为"肌肉依赖关节"。

（二）**肱骨头**（caput humeri）（图 3-2-1）

肱骨头呈球形，覆盖其表面的透明软骨起自解剖颈，在结节间沟内稍向下延伸。关节软骨使肱骨头呈

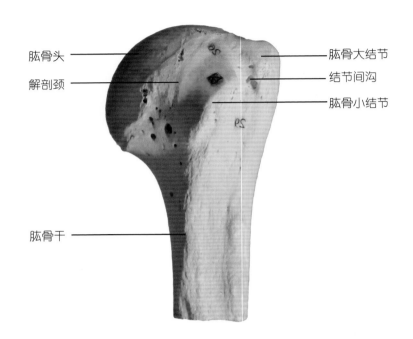

肱骨头

解剖颈

肱骨大结节

结节间沟

肱骨小结节

肱骨干

图 3-2-1　肱骨头（左）

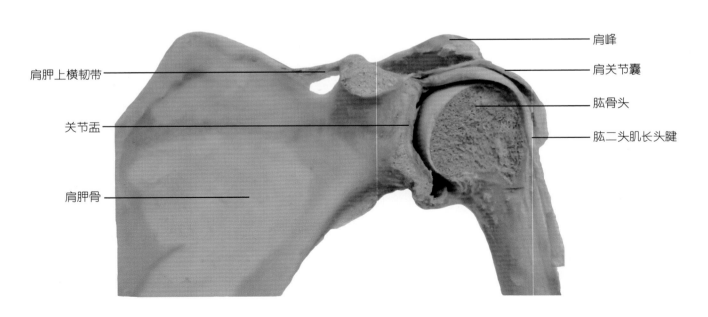

肩胛上横韧带

关节盂

肩胛骨

肩峰

肩关节囊

肱骨头

肱二头肌长头腱

图 3-2-2　左肩关节额状面（肩胛骨前面观）

卵圆形。

（三）肩关节囊（capsula articularis humeri）（图 3-2-2～图 3-2-5）

肩关节囊坚韧而松弛，厚度为 1.5～3mm，由外层的纤维层和内面被覆的滑膜层构成，纤维层则由斜行、纵行及环形纤维构成。关节囊的后下部起于关节盂唇的周缘及相邻关节盂的骨质；其上方在盂唇外面附于关节盂的周缘；前部如无滑膜隐窝则也起于关节盂唇的周缘及邻近骨质。关节囊向下附于肱骨解剖颈，但其内侧份的附着处抵达外科颈。关节囊内有肱二头肌长头腱通过，关节囊的滑膜沿肱二头肌长头腱囊内的部分像口袋一样膨出，在结节间沟内形成滑膜鞘，包绕肌腱。肩关节囊的纤维膜形成一层结缔组织越过结节间沟，与结节间沟共同构成骨纤维管，肩关节囊的上壁有喙肱韧带加强。

在关节的前部，滑膜甚为松弛，约 81.8% 的人滑膜沿肩胛颈的前部延长直至喙突根部，形成滑膜隐窝，突入肩胛下肌腱与关节囊之间，构成肩胛下肌腱下囊（subtendinous bursa of subscapularis）。

关节囊纤维层甚为松弛，其面积较肱骨头大两倍，它被下列肌纤维所构成的肌腱帽（即肩袖）所加强：上、下部分别有冈上肌腱及肱三头肌长头腱；前、后部分别有肩胛下肌腱、冈下肌腱及小圆肌；前下部只有盂肱韧带的中部覆盖，比较薄弱，因此肩关节脱位往往在此处发生。肌腱与关节囊纤维彼此紧密融合，一般甚难分开，特别是在肱骨结节间沟处更是如此，各肌腱的纤维亦彼此相混，肌腱帽可使肱骨头保持于原位。

（四）肩峰（acromion）（图 3-2-1、图 3-1-2、图 3-1-5）

肩峰是肩胛冈向外的直接延续，初朝外，继而向前，突出于肩胛盂之上，形成肩的顶峰，易触摸，是肩关节脱位、测量上肢骨及确定肩宽的标志。肩峰形态扁平，有上、下两面及内、外两缘。上面粗糙凸隆，朝向后上外方，有三角肌附着；下面光滑凹陷；内侧缘较短，前端有一向内上方的卵圆形关节面，称为肩峰关节面，与锁骨的肩峰关节面相接，峰尖有喙肩韧带附着；外侧缘肥厚而凸隆。内外两缘均移行于肩胛冈的游离缘。

（五）喙突（coracoid）（图 3-2-1、图 3-1-2、图 3-1-3、图 3-1-5）

喙突是肩胛骨的一部分，为弯曲的指状突起，自肩胛颈凸向前、外、下，弯曲做环抱肱骨头状，可分为水平部及升部，两部以直角相接。

升部呈前后扁平，朝向内上方，底部宽广。上下两面分别为肩胛下肌和冈上肌的附着部，内侧缘有肩胛上横韧带和椎状韧带附着，外侧缘为喙肱韧带的附着部。

水平部呈上下扁平，朝向前外方。上面为胸小肌与斜方韧带的附着部，下方光滑，内侧缘有胸小肌和喙锁韧带附着。

在喙突与锁骨外 1/3 之间有坚强的喙锁韧带相连。在喙突与肩峰之间有喙肩韧带相连，该韧带内侧起于喙突上面的外侧，也十分坚强，形成喙肩弓。

二、肩关节的韧带

（一）喙肱韧带（coracohuameral ligament）（图 3-2-6、图 3-2-7）

喙肱韧带为一坚韧的纤维束，贴于关节囊上面，其前缘和上缘游离、后缘和下缘与关节囊愈合。该韧带起自喙突的根部（水平部外缘），其纤维呈放射状达关节囊，延伸至大、小结节及其间的肱骨横韧带。喙肱韧带长度约为 24mm，宽度约为 16mm。

作用：喙肱韧带加强关节的上部，好似肱骨头的悬吊韧带，其近侧纤维在外旋时紧张，有约束外旋的作用。肩关节周围炎时可因该韧带挛缩而出现肱骨头处于内旋位，从而限制肩肱关节的外展外旋。

（二）喙肩韧带（coracoacromial ligament）（图 3-2-7）

喙肩韧带连于喙突与肩峰之间，凌驾于肩关节上方，它与喙突、肩峰共同构成喙肩弓。其前后部较厚，宽广的基底起自喙突外缘，以后缩窄，在肩锁关节前止于肩峰尖部的前缘；中部纤维甚薄或缺如，因此形成两个坚强的纤维束，呈分歧状。喙肩韧带长度约为 27mm，宽度约为 13mm，厚度约为 1.5mm。此韧带将

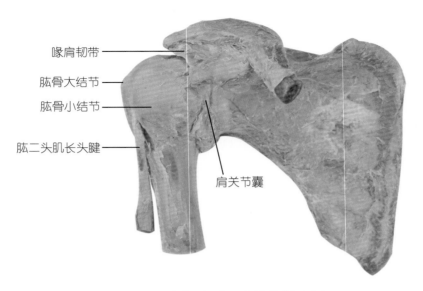

喙肩韧带

肱骨大结节

肱骨小结节

肱二头肌长头腱

肩关节囊

图 3-2-3　肩关节囊（右）

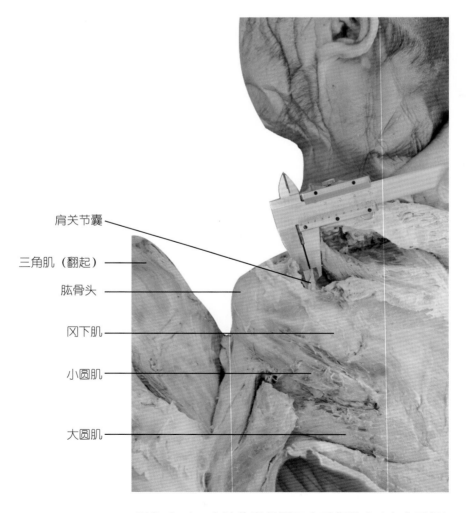

肩关节囊

三角肌（翻起）

肱骨头

冈下肌

小圆肌

大圆肌

图 3-2-4　肩关节囊断面及肩后部肌肉（左肩后部）

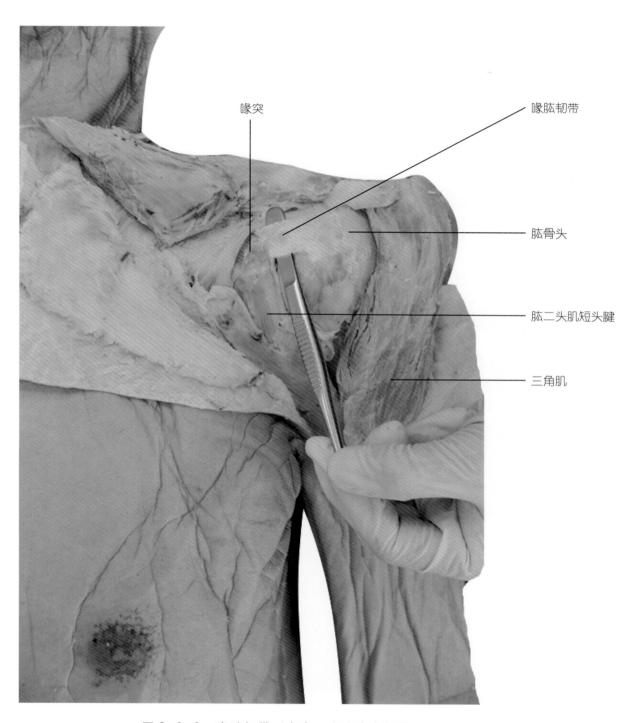

喙突　　　　　　　　　　　喙肱韧带

肱骨头

肱二头肌短头腱

三角肌

图 3-2-6　喙肱韧带（左肩，去除喙肩韧带）

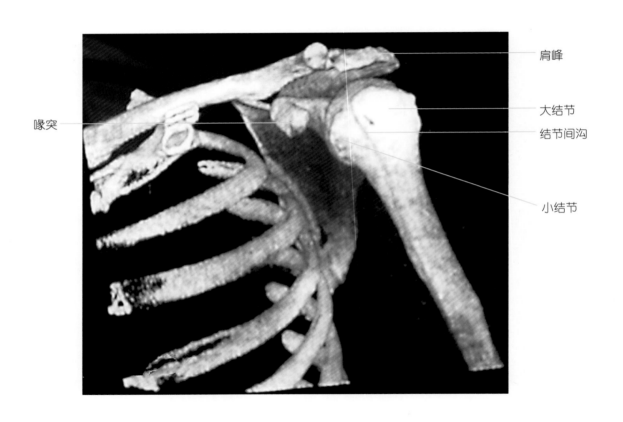

肩峰

大结节

结节间沟

小结节

喙突

图 3-2-5　肩关节（左）CT 影像

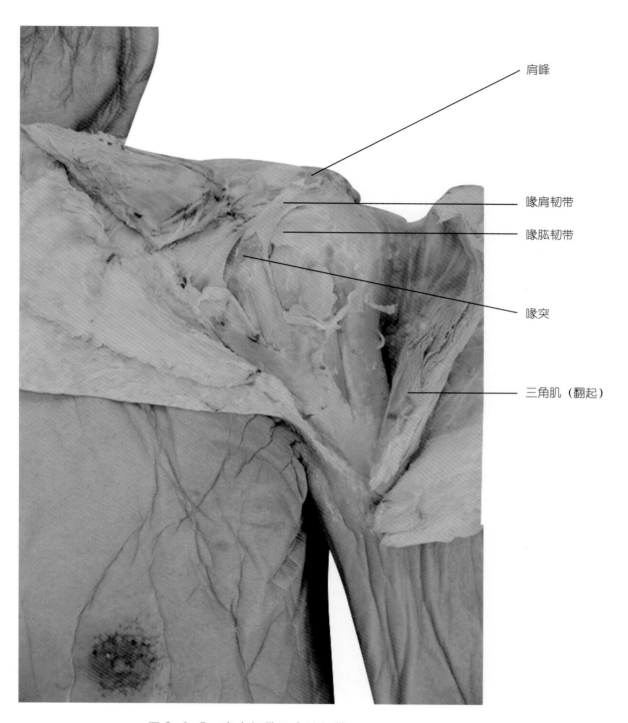

肩峰

喙肩韧带

喙肱韧带

喙突

三角肌（翻起）

图 3-2-7　喙肩韧带及喙肱韧带

肩峰下滑囊自肩锁关节隔开，其下面做成肩峰下滑囊后部之顶。上臂抬起时，肱骨下的滑膜囊及疏松组织便利肩部浅、深层肌肉滑动。

作用：喙肩韧带是肩肱关节上部强有力的屏障，可防止肱骨头向内上方脱位。

（三）盂肱韧带 (glenohumeral ligament)

盂肱韧带位于关节囊前壁的内面，对关节囊前壁起加强作用。该韧带分为上、中、下 3 束，分别称为盂肱上韧带、盂肱中韧带、盂肱下韧带，均随年龄增加而出现增厚变化。这些韧带仅能在关节囊部看到，有约束肩肱关节外旋的作用。

1. 盂肱上韧带 (superior glenohumeral ligament)

该韧带在 3 束盂肱韧带中最常存在，较细，与肱二头肌长头腱平行，上部起自喙突根部的关节盂边缘，斜向外下方，止于肱骨小结节上方的肱骨头小凹。

2. 盂肱中韧带 (middle glenohumeral ligament)

该韧带起于盂唇前部及肩胛颈，在盂肱上韧带之下，附着于小结节，与肩胛下肌腱密切相关。

盂肱中韧带在 3 束盂肱韧带中最为重要，它位于关节囊前下部，在肩胛下肌和肱三头肌长头起始部之间的裂隙中，该处构成腋隐窝。

3. 盂肱下韧带 (inferior glenohumeral ligament)

该韧带呈三角形，尖部起自盂缘，斜向外下方，基底部位于肩胛下肌和肱三头肌长头腱之间，向远侧延伸至外科颈和小结节内侧缘。

（四）肱骨横韧带 (transverse humeral ligament)

肱骨横韧带又简称肱横韧带，为肱骨的固有韧带，厚度约 1mm，横跨在结节间沟的上方，连接大小结节之间，部分纤维与肩关节囊愈合。肱骨横韧带和结节间沟之间形成一骨纤维管，肱二头肌长头肌腱通过此纤维管。肱骨横韧带距小结节突起点 2cm 处开始增厚，增厚部分沿肱骨干向下延伸约 7cm（图 3-2-8），与结节间沟之间构成骨纤维管，肱二头肌长头腱即在管中穿行，肱二头肌长头腱在此处滑动刺激，容易形成肱二头肌长头肌腱炎。

三、肩关节周围的肌

肩关节周围的肌较多，分内、外两层。内层肌有肱二头肌、肩胛下肌、冈上肌、冈下肌、小圆肌等，这些肌共同组成腱帽；外层肌主要是三角肌。

（一）肩关节内层肌群

1. 肩关节前面

（1）肱二头肌 (bicipital muscle of arm)

起止点：肱二头肌有长、短两个头。其长头以长腱起自肩胛骨的盂上结节和关节盂后缘，在肱骨结节间沟内穿过，在结节间韧带的下面穿出肩关节囊；短头与喙肱肌共同起自喙突。长、短头在肱骨中点处互相愈合形成一梭形肌腹，向下移行于肌腱和腱膜（图 4-2-9）。肌腱经过肘关节前面，再经旋后肌和旋前圆肌之间向后，止于桡骨粗隆。

位置及形态：肱二头肌肌腹呈梭形，位于上臂前面皮下，小部分被三角肌和胸大肌遮盖。肱二头肌长头腱在经过结节间沟时，周围被结节间腱鞘所包裹，是肱二头肌长头肌腱炎的好发部位，常见原因是肩袖的退行性变所累及的肱二头肌长头肌腱退行性病变或长头腱与结节间沟的过度摩擦所导致的腱鞘炎症。

功能：屈肘关节，也可屈肩关节，在前臂旋前时有使之旋后的作用。

神经支配：受来源于 $C_5 \sim C_7$ 的肌皮神经支配。

（2）肩胛下肌 (subscapular muscle)

起止点：起自肩胛骨前面、肩胛下筋膜和附着于肌线的结缔组织，肌纤维斜向外上方，移行于扁腱，

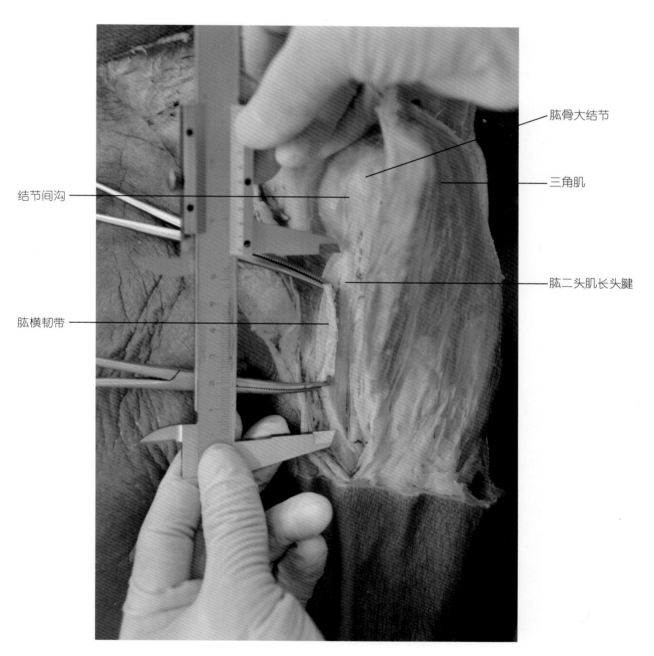

结节间沟

肱横韧带

肱骨大结节

三角肌

肱二头肌长头腱

图 3-2-8 肱二头肌腱、结节间沟与骨纤维管

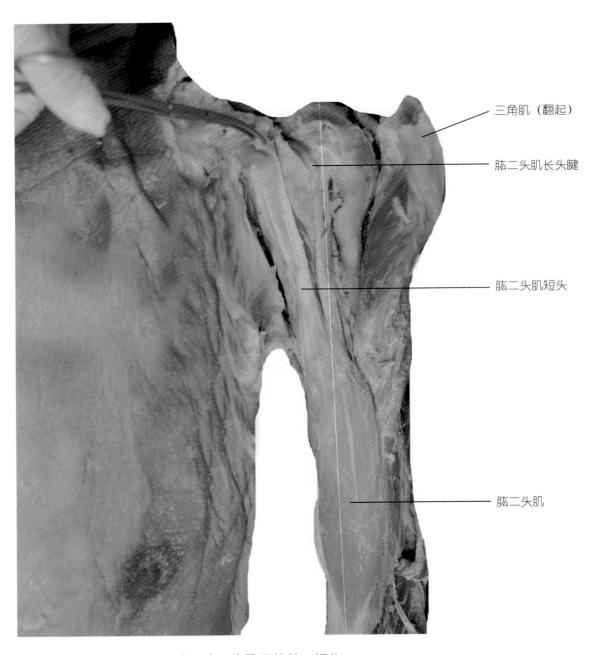

三角肌（翻起）

肱二头肌长头腱

肱二头肌短头

肱二头肌

图 3-2-9　肱二头肌及其长、短头

经肩关节囊前面止于肱骨小结节、肱骨小结节嵴的上部及肩关节囊前壁。

位置及形态：肩胛下肌是肩关节内群肌中较为粗壮的一块，形似三角，位于肩胛下窝内，前面与前锯肌相贴。在其肌腱与肩关节囊之间有一滑液囊，称为肩胛下肌腱下囊，该囊常与肩关节囊交通。

功能：此肌收缩时可使肱骨内旋（肩关节内收及旋内）并向前牵拉肩关节囊。

神经支配：受来源于 $C_5 \sim C_7$ 的肩胛下神经支配。

2. 肩关节上面肌肉——冈上肌 (supraspinatus)（图 3-2-10、图 3-2-11、图 3-2-12）

起止点：起自冈上窝骨面的内侧 2/3 及冈上筋膜，肌束斜向外上方经肩峰及喙肩韧带的深面，止于肱骨大结节最上端的骨面并和肩关节囊愈着。

位置及形态：冈上肌位于冈上窝内、斜方肌的深面，为长三角形的双羽状肌。该肌与肩峰深面之间隔有大小不定的肩峰下滑囊。冈上肌被包裹于冈上骨性纤维鞘中，该纤维鞘由冈上窝和附着于其边缘的冈上筋膜所构成，在冈上肌的前后均有蜂窝组织，外侧部更为明显。

作用：此肌收缩时使肱骨外展，牵拉关节囊，并有使肱骨轻微外旋的作用。

神经支配：受来源于 $C_4 \sim C_6$ 的肩胛上神经支配。

3. 肩关节后下方肌肉——冈下肌 (infraspinatus)（图 3-2-11、图 3-2-12）

起止点：起自冈下窝的内侧半及冈下筋膜，肌纤维向外逐渐集中，经肩关节囊的后面止于肱骨大结节中部和关节囊。冈下肌肌腱与关节囊之间可能有一滑液囊，即冈下肌腱下囊（subtendinous bursa of infraspinatus）。

位置及形态：冈下肌位于肩胛骨背面的冈下窝内，部分被三角肌和斜方肌遮盖，为三角形的扁肌，比冈上肌发达。此肌被包裹在冈下骨性纤维鞘中，该纤维鞘由冈下窝及附着于其边缘的冈下筋膜所构成，远较冈上筋膜为厚。冈下肌前后均有蜂窝组织，其蜂窝组织向上与冈上肌前下蜂窝组织相通。

功能：此肌收缩时可使肱骨旋外并牵拉关节囊。

神经支配：与冈上肌同受来源于 $C_4 \sim C_6$ 的肩胛上神经支配。

4. 肩关节后方肌肉

（1）小圆肌 (teres minor)（图 3-2-11、图 3-2-12）

起止点：起自肩胛骨腋缘的上 2/3 背面，肌束向外移行于扁腱，止于肱骨大结节和肩关节囊。

位置及形态：小圆肌为圆柱形的小肌，位于冈下肌下方，大部分被三角肌所遮盖。该肌被冈下骨性纤维鞘所包裹，但以菲薄的筋膜与冈下肌相隔。

功能：小圆肌收缩可使肱骨后伸、旋外和内收。

神经支配：受来源于 $C_5 \sim C_6$ 的腋神经的分支支配。

（2）大圆肌 (teres major)（图 3-2-12）

起止点：起自肩胛骨腋缘下部和下角的背面及冈下筋膜，肌束向外上方集中，经过肱三头肌长头的前面移行于扁腱，于背阔肌腱的下方止于肱骨小结节嵴。

位置及形态：位于冈下肌和小圆肌的下侧，其下缘为背阔肌上缘所遮盖，整个肌肉呈柱形，比小圆肌强大。在大圆肌腱与背阔肌腱之间有背阔肌囊，在大圆肌腱与肱骨内侧之间有大圆肌腱下囊（subtendinous bursa of teres major）存在。大圆肌上缘形成与腋窝相通的三边孔和四边孔的下界。

功能：大圆肌的作用与背阔肌相似，均可使肱骨后伸、旋内及内收。

神经支配：受来源于 $C_5 \sim C_7$ 的肩胛下神经支配。

5. 肩袖 (rotator cuff)

在盂肱关节周围，冈上肌、冈下肌、小圆肌与肩胛下肌彼此交织形成一半圆形马蹄状的扁宽腱膜，由前、上、后三个方向牢固地附着于关节囊上，不易分离，这一结构即称为肩袖（又称为肌腱帽、旋转袖、肌腱袖、腱板等），肩袖对稳定肩关节具有特殊意义。

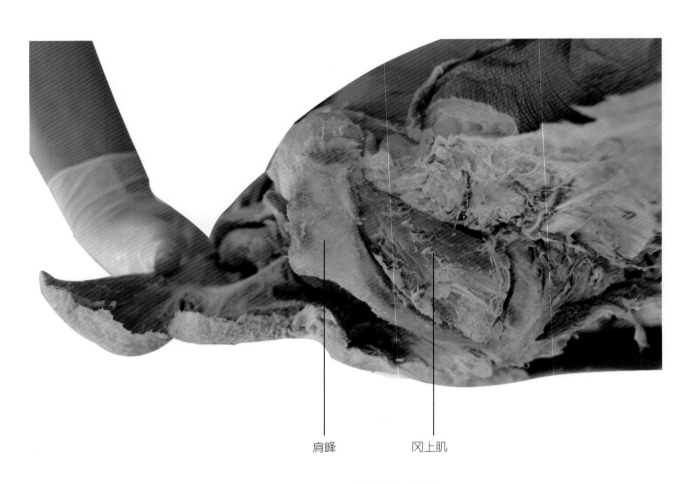

肩峰　　　冈上肌

图 3-2-10　冈上肌（上面观）

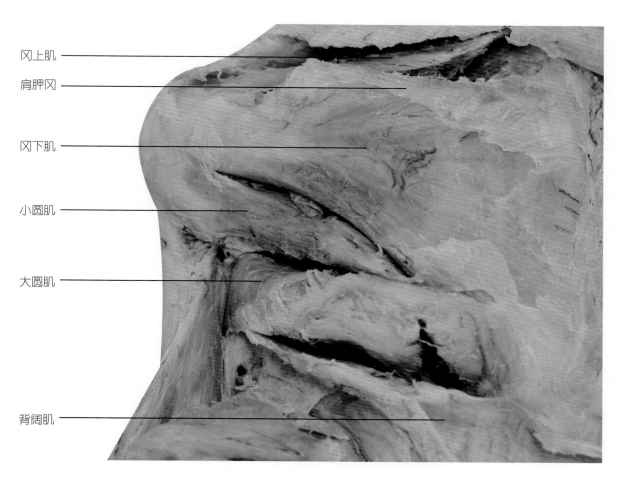

冈上肌
肩胛冈
冈下肌
小圆肌
大圆肌
背阔肌

图 3-2-11　肩关节后面肌肉（1）

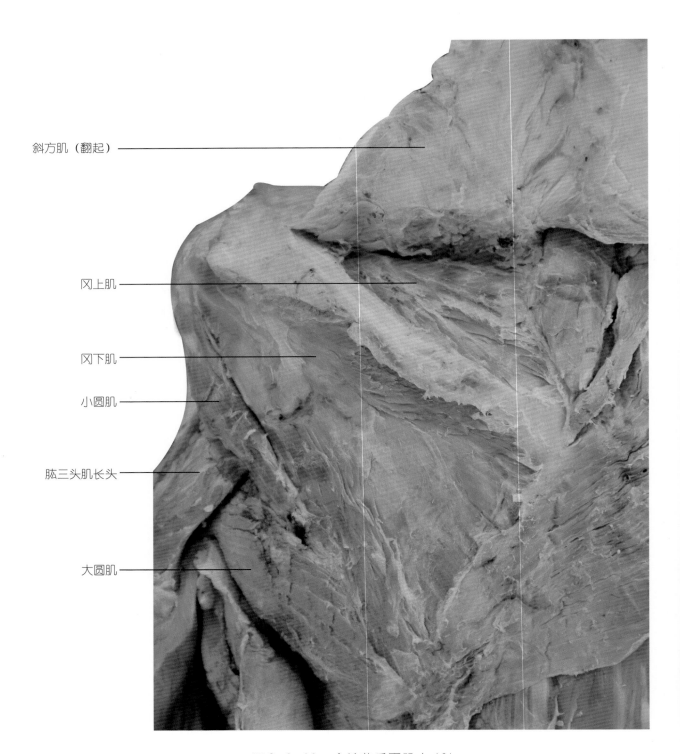

斜方肌（翻起）

冈上肌

冈下肌

小圆肌

肱三头肌长头

大圆肌

图 3-2-12　肩关节后面肌肉（2）

（二）肩关节外层肌群——三角肌（deltoid）（图 3-2-13）

起止点：起自锁骨外 1/3 段前缘、肩峰（尖部及其外侧缘）、肩胛冈下唇及冈下筋膜，包绕肩关节的上、前、后和外面，肌纤维向外下方逐渐集中变窄成肌腱，止于肱骨三角肌粗隆。

位置及形态：三角肌分为前、中、后三部，总体上呈底向上而尖向下的三角形，位于肩部皮下，肩部的膨隆外观即由此肌形成。其前缘借三角胸大肌间沟与胸大肌锁骨部相隔，后缘游离。三角肌下覆盖着以下结构：前有喙突、喙肱肌、肱二头肌、胸小肌与肩胛下肌；外侧部为冈上肌腱、肩峰下囊及喙肩弓；后部有冈上肌、大圆肌、小圆肌、肱三头肌长头、腋神经、旋肱后动脉及桡神经。三角肌深面与肱骨大结节之间有恒定的三角肌下滑囊（subdeltoid bursa）存在，有关这一滑囊的内容见后述。

功能：三角肌收缩可使肩关节外展。若其前部纤维单独收缩则可使肱骨前屈及旋内，后部纤维单独收缩可使肱骨后伸和外旋。

神经支配：受来源于 $C_4 \sim C_6$ 的腋神经支配。

四、肩关节周围的滑囊

在机体的某些部位，为了适应肌的运动，可出现滑膜囊，简称滑囊。滑囊是由该处的结缔组织分化而成的，内含滑液，腔壁无上皮细胞，大多位于肌（或肌腱）与韧带（或骨）之间，以减少摩擦。有的滑膜囊与关节的滑膜腔相通，有的在关节伸面的皮下。

肩部有多个滑囊，分别是三角肌下滑囊、肩峰下滑囊、冈下肌腱下囊、背阔肌腱下囊、大圆肌腱下囊、肩胛下肌腱下囊、胸大肌腱下囊、喙突下囊、前锯肌腱下囊、肩峰皮下囊、结节间滑囊等。对于肩关节这个全身运动最灵活的关节而言，这些滑囊的存在十分重要，它们可使肩关节在做各方向运动时减少摩擦，对于肩关节功能的正常发挥具有重要意义。如果这些滑囊出现炎症、粘连等病变，必然会影响肩关节的活动。

在上述各个滑囊中，三角肌下滑囊和肩峰下滑囊是最大的两个滑囊，其病变也最常见。这两个滑囊均位于肩部侧上方，二者之间互相交通，但与肩肱关节腔不交通。

（一）三角肌下滑囊（subdeltoid bursa）（图 3-2-14）

三角肌下滑囊位于三角肌深面、三角肌筋膜深层与肱骨大结节之间。该滑囊较大而恒定，由此囊膨出许多突起，其中一个突起进入肩峰下方，即为肩峰下滑囊。三角肌下滑囊在 40 岁以后容易发生损伤、变性、渗出、粘连等一系列病理变化，是导致肩周炎的因素之一。

（二）肩峰下滑囊（subacromial bursa）（图 3-2-15）

肩峰下滑囊简称肩峰下囊，位于肩峰与冈上肌腱之间，其上为肩峰，下为冈上肌腱的止点，由于冈上肌腱与关节囊相融合，所以可视作滑膜囊之底。当上臂外展成直角时，肩峰下滑囊几乎消失。

肩峰下滑囊的作用体现在一方面协助骨骼肌运动顺利进行，另一方面保证肱骨大结节顺利通过肩峰进行外展活动。

肩峰下滑囊的底坚固地附着于大结节的上部、外部及肌腱帽上，并越过结节间沟。该滑囊可随年龄的增长而出现退行性变，表现为囊壁增厚、滑膜囊可被厚而平滑的粘连分为数个腔隙。

（三）冈下肌腱下囊（subtendinous bursa of infraspinatus）

该滑囊位于冈下肌肌腱与关节囊之间。

（四）肩胛下肌腱下囊（subtendinous bursa of subscapularis）

该滑囊位于肩胛下肌腱的深面，肩胛骨喙突根部的附近，常与关节腔相通。此囊多开口于盂肱中韧带的上下方。

（五）背阔肌囊（latissimus dorsi bursa）、大圆肌腱下囊（subtendinous bursa of teres major）、胸大肌腱下囊（subtendinous bursa of pectoralis major）

这三个滑囊是背阔肌、大圆肌和胸大肌在肱骨结节间沟两侧止点处的滑囊。

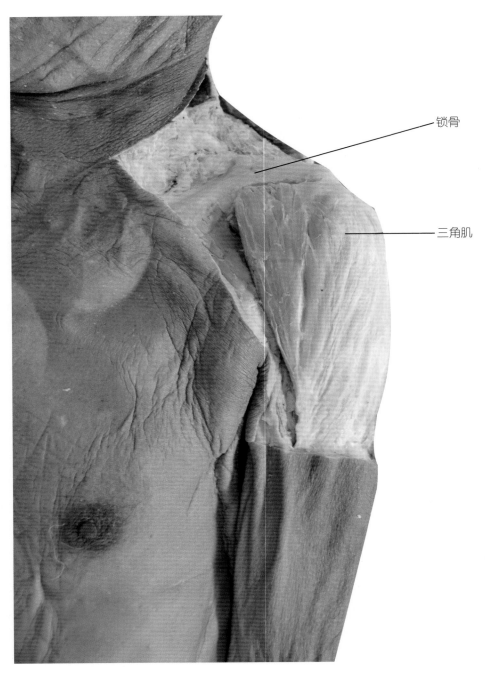

锁骨

三角肌

图 3-2-13　三角肌

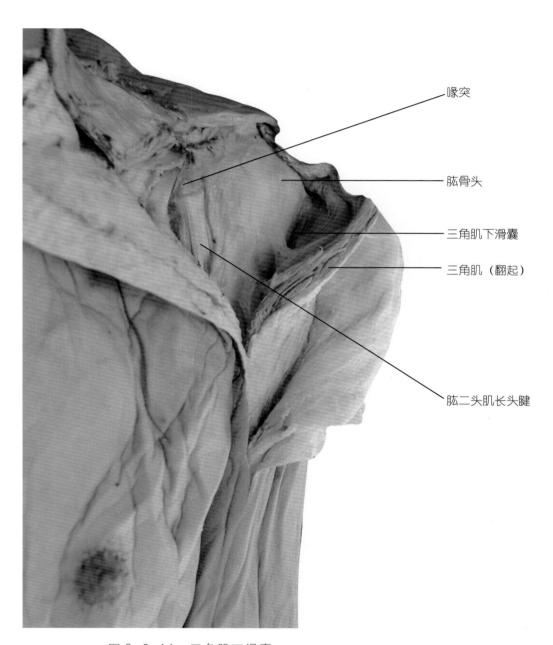

喙突

肱骨头

三角肌下滑囊

三角肌（翻起）

肱二头肌长头腱

图 3-2-14　三角肌下滑囊

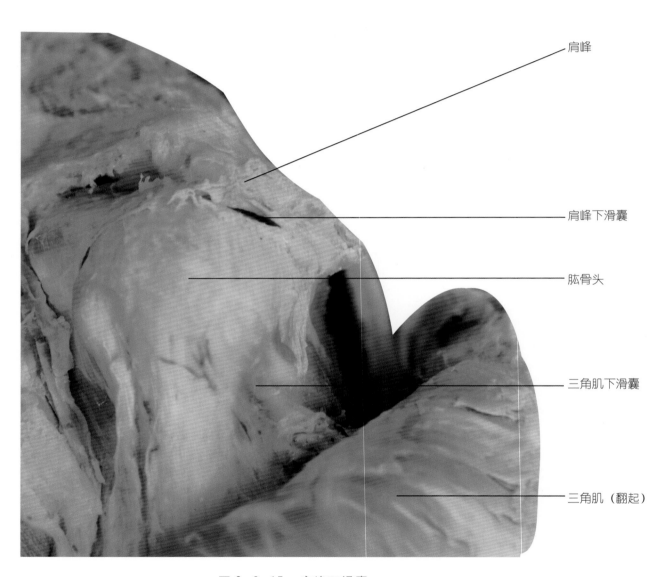

肩峰

肩峰下滑囊

肱骨头

三角肌下滑囊

三角肌（翻起）

图 3-2-15　肩峰下滑囊

（六）喙突下囊（coracoid bursa）

该滑囊位于胸小肌在喙突的止点处，不恒定。

（七）前锯肌腱下囊（subtendinous bursa of serratus anterior）

该滑囊在肩胛下角与胸壁之间。

（八）肩峰皮下囊（subcutaneous acromial bursa）

该滑囊在肩峰背侧及皮肤之间，其基底附着于肩峰。

（九）结节间滑囊（intertubercular bursa）

此处的滑囊实际上是关节的滑膜层在结节间沟处向下的膨出部分，内有肱二头肌长头腱通过并进入关节腔。

第二节　病因病理

一、病因

首先肩关节特殊的解剖结构构成了肩周炎发病的基础，然后再加上某些诱因即有可能引起病变。肩关节是全身各关节中活动范围最大的关节，其关节囊松弛，关节的稳定性大部分要靠肩关节周围的肌肉、肌腱和韧带的力量来维持。因此，肩关节周围的软组织容易发生损伤（包括劳损）。此外，肩关节周围的肌肉、肌腱之间有三角肌下滑囊、肩峰下滑囊等多个滑囊存在，如果这些滑囊发生炎症病变，则肌肉、肌腱活动时得不到必要的润滑，容易产生粘连性改变。尤其是老年人，其滑膜萎缩、变薄，代谢功能减弱，也会导致其肩周的肌肉、肌腱在运动时得不到必要的滑液滋润，在此种情况下若存在肩部的不当运动（如过快、过猛、过度负重等）即容易造成多处肌腱因过度磨损而产生炎症，进而出现肩周软组织的广泛粘连。

由于肌腱本身的血液供应较差，随着年龄的增长也容易发生退行性改变。另外，肩关节在日常工作和生活中活动比较频繁，周围软组织经常受到来自各方面的摩擦、挤压，容易发生慢性劳损（肩关节周围的软组织就像衣服袖子那样包围着整个关节，因此有人把肩关节周围的软组织称为"肩袖"）。变化的肩袖，就像衣服由新到旧一样，稍加外力就会撕裂、损伤，因此，肩袖的变性是产生肩周炎的重要内因。

综合肩周炎的发病原因，有内因与外因两方面的因素，概括而言，应该有"寒""伤""静""老"四个方面。其中，"静""老"属于内因，而"寒""伤"属于外因。

1. 内因

（1）运动不足，肩部软组织劳损　"静"是指静而少动。调查发现，肩部经常受力而得到锻炼的体力劳动者和某些运动员，肩部肌肉发达，肩部的软组织坚韧而富有耐力，协调性好，不易患肩周炎。而脑力劳动者及一些肩部活动少的职业，比如教师、驾驶员、伏案工作的绘图员、文字工作者等由于臂部肌肉缺乏锻炼，周围软组织缺乏耐力，加上长时间一个姿势工作，使肩部经常处于紧张状态，虽然没有重力牵拉，但肩部肌肉的持续紧张也可导致其疲劳的发生，致使局部常有代谢产物积蓄；到老年期，这种累积性的劳损可使肌腱、韧带等组织出现退化、变性，此时，即使偶然的轻微牵拉或挤压等刺激，也有可能诱发肩部软组织的无菌性炎症，产生充血、水肿、渗出等病理变化，刺激神经末梢产生疼痛，进而引起肌肉的痉挛。炎症迁延日久，便可能出现粘连等病理变化。

事实上，只要肩关节不动或少动，久而久之都可能发生此病，脑血管病患者瘫痪后出现的继发性肩周炎也属于这个原因。

（2）年龄因素导致的肩部软组织退变　"老"是指机体各种组织的结构和功能出现的老年性退行性改变。随着年龄的增长，骨骼、肌腱、韧带、腱鞘等一系列机体组织都会不可避免地进入自然退变过程，包括软组织的老化变性及骨质疏松等。但即便是在同一个机体内，其各类组织的退变程度是不同的，各个组织器官的退变程度在个体之间也存在着较大差异。就肩关节而言，目前已知的病变如肱二头肌腱鞘炎、冈上肌腱炎、肩峰下滑囊炎、三角肌下滑囊炎等都与退变因素有关，这些疾病如果治疗不及时，均可逐渐引起肩周炎的发生。因此可以认为，肩周炎与肩部滑液囊的退变有直接关系，由于个体差异和组织器官退变程度差异及其他因素的影响，因此患者的发病年龄、病变程度等均可有所不同。

（3）颈椎因素　在有颈椎病史者，其肩周炎的发病与颈椎病可能存在一定的内在联系。尤其是神经根型颈椎病患者，由于其神经根受压可引起肩臂疼痛、肌肉痉挛，进而可导致肩关节活动受限。初期肩关节的被动活动可不受限，但如果长时间疼痛不缓解，上肢长期处于固定位，则会引起局部血运障碍，产生无菌性炎症，出现组织水肿、渗出，继而广泛粘连而发生肩周炎，这一病理过程在老年人尤为明显。

（4）内分泌因素　有人认为肩周炎的发病与内分泌失调也有一定关系，这种说法主要是根据女性肩周炎的发病年龄和自然病程特征做出的推测，尚缺乏确切的临床及实验依据。50 岁左右是人类生命周期由壮年向老年退化的阶段，在此阶段，植物神经系统和内分泌系统功能失调，性腺功能明显衰退，由此极易产生生理上和心理上的不适应，出现所谓的"更年期综合征"。主张内分泌失调与肩周炎发病有关的学者认为：肩周炎的发病年龄多在 50 岁左右，传统文献报道显示以女性为主，而 50 岁左右的女性正值更年期，其内分泌系统正处于由生育期（月经、排卵、妊娠、泌乳）向自然绝育期（闭经、无排卵、无妊娠、泌乳等）过度，内分泌系统处于一种紊乱状态。当该年龄的女性肩周炎患者内分泌系统完全过渡到老年期、新的平衡得以建立之后，其肩周炎也会不治自愈。

肩关节周围的血液循环并不丰富，进入老年期后，由于骨质疏松、肌肉松弛无力，体力活动及肩部运动量一般均减少，增加了肩周炎的发病机会；同时，由于更年期植物神经系统和内分泌系统功能紊乱的影响，进一步使血液循环减慢，大部分毛细血管网关闭，血液供应状态下降，这些病理变化在肩部可导致软组织中的代谢产物蓄积增加，在即使是较弱的刺激下也容易出现无菌性炎症或组织变性。

（5）蛋白多糖代谢变化　蛋白多糖是结缔组织的基质及滑液的主要成分，具有润滑、保护、抗粘连等作用。蛋白多糖的代谢变化与年龄关系密切。肩周炎好发于 50 岁左右，而有关的研究表明：蛋白多糖各组织成分比值的改变在 40～50 岁最为明显，而 60 岁以后蛋白多糖的量及比值又会处于一种新的平衡状态。从年龄特征来看，肩周炎的发生恰处于人体蛋白多糖各成分比值变化最大的时期，两者之间可能存在着必然联系。由于蛋白多糖的含量及其组成成分比值的改变均会引起组织学的变化，如组织脱水、纤维化、关节僵硬及各种结缔组织病变等，因此可以推测：当蛋白多糖随年龄递增而其量及比值发生改变时，肩关节囊，以及肩周的滑液囊、肩关节的韧带、肌腱、筋膜等软组织都有可能出现上述病理变化从而产生粘连、瘢痕等病变，进而导致或促进肩周炎的发生。

2．外因

（1）受凉　中医理论认为，寒冷及潮湿侵袭人体，留滞经络关节，使筋脉拘挛，肢体屈伸不利，寒凝血滞，气血受阻，不通则痛。

风、寒、湿和其他外界因素的侵袭是肩周炎的重要诱发因素。乘车开窗肩部受风、睡眠时袒裸肩臂、冒雨淋水、在冷库等湿冷环境中工作等情况都可能使肩部受到寒冷刺激。尤其是老年人，组织退变、机体适应能力下降、反应迟钝，遭受风寒湿刺激时更容易导致肩部软组织血液流速变慢，出现组织缺血、渗出、无菌性炎症这一病理过程，从而形成肩周炎。

动物实验证实，对肩部给予超量的风寒湿刺激可使肩部微循环发生明显的病理改变，初期出现微血管收缩 - 扩张 - 再收缩 - 再扩张，最后出现微血管充盈、血流壅滞，循环障碍，并且可见组织内炎性物质渗出，浸润于局部；后期渗出物部分机化，肉眼下可见到肌腱及关节周围粘连。这些炎症反应过程充分证明，超强度的风寒湿刺激是引起无菌性、缺血性炎症的一个明确的致病因素。

（2）外伤　肩关节的解剖与生理特点决定了其关节功能（屈伸、收展、旋转等）的实现必须依赖韧带、肌腱和骨骼肌的支持，由于肩部肌肉、韧带等组织运动频繁，负荷较大，因此损伤的机会较多。外力损伤可分为超强度损伤、无备过载损伤和慢性积累性损伤三种情况。

① 超强度损伤：超强度损伤是指肩关节周围软组织在瞬间的受力超过了其能承受的最大负荷，从而引起韧带、肌腱和肌纤维的部分断裂或全断裂，如冈上肌和肱二头肌的肌腱断裂就不少见。老年人运动协

调能力差，局部损伤尤其多见，更易引起牵拉损伤或对关节囊的挤压损伤。

② 无备过载损伤：系指在没有精神准备情况下的突发外力作用所导致的肌肉、肌腱或韧带的损伤。因机体各部分是相互配合的一个整体，神经系统可协调每一个动作，人体有准备时比毫无准备时对某一作用力的承受能力可相差几倍乃至几十倍，尤其是老年人，动作迟缓、神经系统协调能力差，反应能力较年轻人显著下降，因此无备过载损伤较为常见，这种损伤也常发展为肩周炎。

③ 慢性累积性损伤：如果某一单调动作长时间周而复始地重复，虽然受力强度在肩关节软组织能够承受的范围以内，但却会引起肩部某一组肌肉或肌腱的慢性疲劳，导致组织损伤。

无论是超强度的外力损伤，还是无备过载损伤都可以损伤肩关节周围的肌肉、韧带、肌腱，使局部充血、水肿、渗出，进一步可发生机化、粘连等病理变化。即使是慢性累积性损伤，也会导致软组织内部出现损伤及继发一系列病理改变。

在肩关节周围的软组织中，肩袖的损伤最为常见，其与肩周炎的发病关系也最为密切。

肩袖损伤的机制包括外伤、年龄及解剖结构等因素。50 岁以后，由于组织发生退行性变等因素，加上不断的劳损，导致肩袖滑膜面的最内侧纤维常发生不完全撕裂、磨损或破碎等病变，有的甚至整层均受到侵犯而发生完全撕裂，缺损近侧的滑膜组织加厚但平滑，形成镰状韧带，这种退行性变随年龄增加而日益加重。引起肩袖病变的原因除年龄因素外，与肩峰、肱骨头及关节囊之间特殊的位置关系也密切相关：当上臂外展时，旋转肌不能将肱骨头固定于关节盂，而是使肱骨头向上，顶住肩峰下面，因而容易使此处的软组织（包括关节囊）受到钳夹，从而使肩袖重复受到损伤。

二、病理

关于本病的病理变化，目前认为是由于肩关节缺乏运动，致使局部代谢障碍，血液及淋巴周流阻滞，从而在关节周围如关节囊、肩袖等处发生无菌性炎症，产生炎性渗出、细胞浸润。

Depalma 通过对 42 例肩周炎患者的手术观察证实，所有病例肩周各种组织均有无菌性炎症波及，关节囊本身表现为无菌性炎症。随着病变的进展，处于炎症状态的关节囊不是附着于肱骨头而是形成粘连带，导致关节囊挛缩，进而使关节运动受限。关节囊的炎症反应由关节的滑膜层逐渐向周围软组织浸润，范围不断扩展，当炎症发展到一定范围时，关节囊萎缩、粘连到仅为健侧的 1/3 ～ 1/2 时，疼痛即开始发作。

肩周炎的病理变化涉及多个部位、多个滑囊，病变范围累及肩峰下或三角肌下滑囊、肩胛下肌下滑囊、肱二头肌长头腱滑液鞘及盂肱关节滑液腔，同时可累及冈上肌、肩胛下肌及肱二头肌长头腱、韧带（喙肩韧带、喙肱韧带）。早期滑膜水肿、充血，绒毛肥大伴有渗出；后期滑膜腔粘连闭锁，纤维样物质沉积。关节外的组织也发生纤维化或形成瘢痕，可极大地限制肩关节的活动。

安达长夫（1971 年）把"五十肩"的病理变化分成第 2 肩关节滑动装置（supra humera；gliding mechanism）的病变、肱二头肌长头腱及腱鞘（bicipital mechanism）的损害、冻结肩等 3 个阶段。

针刀医学认为，肩关节的上述病理变化将造成肩关节的动态平衡失调，治疗不及时会使病变范围不断扩大。肩关节周围软组织损伤的主要部位是肱二头肌长短头、肩胛下肌、冈上肌、冈下肌、小圆肌、大圆肌、三角肌的起止点及喙肱韧带、喙肩韧带、肩关节周围的滑囊（主要是肩峰下滑囊和三角肌下滑囊）。上述这些病变位置都是针刀治疗的目标（肩胛下肌除外）。

第三节　临床表现

一、分期

本病发病过程分为三个阶段，即急性期、慢性期和功能康复期。

（一）急性期（acute stage）

急性期又称冻结肩进行期。起病急骤，疼痛剧烈（患肩及臂均可有疼痛，早期呈阵发性，常因阴雨天或劳累使疼痛加重，以后逐渐发展为持续性疼痛，疼痛性质为酸痛或钝痛），肌肉痉挛，关节活动受限（如上臂做抬举、外展、旋转及环绕等动作时疼痛均加重，在某一个旋转动作时可有撕裂样疼痛，难以忍受）。夜间疼痛加重，不能向患侧侧卧，难以入眠。压痛范围广泛，喙突、肩峰下、冈上肌、肱二头肌长头腱、四边孔等部位均可出现压痛。

X 线检查一般无异常发现。

关节镜观察可见滑膜充血，绒毛肥厚、增殖，充填于关节间隙及肩盂下滑膜皱襞间隙，关节腔狭窄、容量减小。肱二头肌长头腱为血管翳所覆盖。

急性期可持续 3 ～ 10 周。

（二）**慢性期**（chronic stage）

慢性期又称冻结期。此时疼痛症状相对减轻，但压痛范围仍较广泛。由急性期肌肉保护性痉挛造成的关节功能受限发展为关节挛缩性功能障碍。肩关节向各个方向的功能活动均有不同程度受限，尤其是外展、内旋和上举活动受限最为严重。当上臂外展时，肩胛骨也随之摆动而出现"抗肩"现象。

关节僵硬，梳头、穿衣、举臂托物、向后结腰带、便后擦肛门等动作均感困难或不能完成，严重影响生活和工作。肩关节周围软组织呈"冻结"状态，冈上肌、冈下肌及三角肌出现挛缩（这种萎缩是一种用性萎缩，系因患者害怕疼痛，肩关节长期不活动所致）。三角肌等肩部肌肉均可发生不同程度的萎缩，表现为肩外侧三角肌丰满的外观消失，肩峰突起，肩部肌肉力量下降。晚期患者还可见肌肉挛缩，系因长期局部血液循环障碍导致肩关节周围肌肉组织缺血而出现肌肉挛缩、变硬，进一步加重上臂活动受限的程度。

X 线摄片偶可观察到肩峰、大结节骨质稀疏，囊样变。

关节造影：腔内压力升高，容量减小至 5 ～ 15mL（正常成人容量为 15 ～ 30mlL）；肩胛下肌下滑囊闭锁不显影，肩盂下滑膜皱襞间隙消失，肱二头肌长头腱腱鞘充盈不全或闭锁。

关节镜检查：盂肱关节纤维化，囊壁增厚，关节腔内粘连，肩盂下滑膜皱襞间隙闭锁，关节容积缩小，腔内可见纤维条索及漂浮碎屑。

本期可以持续数月乃至 1 年以上。

（三）**功能康复期**（functional rehabilitation stage）

本期盂肱关节腔、肩峰下滑囊、肱二头肌长头腱滑液鞘及肩胛下肌下滑囊的炎症逐渐吸收，血液供给恢复正常，滑膜逐渐恢复滑液分泌，粘连吸收，关节容积逐渐恢复正常。在运动功能逐步恢复过程中，肌肉的血液供应及神经营养功能得到改善。大多数患者肩关节功能可恢复到正常或接近正常。肌肉的萎缩需较长时间的锻炼才能恢复正常。

二、导致肩关节功能障碍及疼痛的肩外因素

（一）**喙突炎**（coarcoiditis）

1. 临床表现

肩前方疼痛伴喙突部位局限性压痛，臂上举、外展功能不受限，被动外旋时疼痛加重。利多卡因局部注射具有明显止痛效果。

2. 机制

肌腱、韧带、滑液囊的损伤、退化和炎症均可累及其附着点——喙突，引起喙突部疼痛和压痛。近年来喙突炎也被认为是一种终端病（enthesopathy）。喙突炎好发于青壮年，是青壮年肩前痛的常见原因。

（二）**肱二头肌长头肌腱炎**（myotenositis of long head of biceps brachii）**和腱鞘炎**（tenosynovitis）

1. 临床表现

①肩前部疼痛，或可向上臂及前臂放射，夜间或运动后加重，后期出现运动限制，由外旋受限发展

到后伸、内收及上举均受限，患肢为减轻疼痛常保持在下垂、内旋位。②结节间沟压痛。③斯比德（Speeds）试验阳性（使患侧肘关节伸直，做对抗性肩前屈，若结节间沟处出现疼痛或疼痛程度加重则为阳性）。④叶加森（Yergason）试验阳性（屈肘90°，做抗阻力肱二头肌收缩，若结节间沟处出现疼痛或疼痛程度加重则为阳性）。如同时做肩关节被动外旋动作时出现疼痛或疼痛程度加重，则为 Yergason 加强试验阳性。

2. 机制

肱二头肌长头腱可分为关节内段、鞘内段和鞘外段三个部分。在肩关节外展、前举运动中，关节内段向鞘内移动，而鞘内段则向鞘外段移动，肌腱移动的最大距离约为40mm。肩下垂位时，肱二头肌长头腱鞘内段和关节内段几乎呈直角，在做被动外旋或被动后伸运动时长头腱会受到牵拉而紧张。鞘内段肌腱位于肱骨大、小结节及结节间沟所形成的三面为骨质、前面由坚韧的肱骨横韧带覆盖的骨性纤维鞘管中，骨性纤维鞘管限制了长头腱的滑动方向及范围。解剖上的特点及日常生活中所产生的反复机械性刺激可使肱二头肌长头腱发生损伤、退化，出现肌腱本身的炎症及狭窄性腱鞘炎。中年以后长头腱自身的变性、结节间沟的骨质增生可造成骨性纤维鞘管的狭窄和粗糙，更容易使长头腱损伤，甚至部分腱纤维断裂。长头腱的肌腱炎和腱鞘炎往往同时并存。

（三）冈下肌损伤（infraspinatus strain）及冈下肌腱炎（infraspinatus tendonitis）

1. 临床表现

冈下窝及肱骨大结节处明显胀痛，可牵涉拇指，为酸胀痛，也可为麻痛，肩部活动受限，上臂上举不完全，手后伸摸背困难。病程较长者可于冈下窝处触及块状或条索状物，压痛明显，并可向患侧上肢尺侧放射。

2. 机制

冈下肌位于冈下窝内，起自冈下窝及冈下筋膜内面，肌束向外上方移行于短而扁平的肌腱，紧贴关节囊向前，止于肱骨大结节的中部。

（1）冈下肌的直接牵拉伤　当上肢突然过度外展、内旋时，可引起冈下肌纤维被拉伤，起始部的损伤多于抵止端的损伤。前者损伤表现为冈下窝电击样疼痛并可连及肩峰的前方，后者损伤表现为肱骨大结节处疼痛。

（2）肩胛下窝的隆凸部摩擦损伤冈下肌　肩胛骨背侧肩胛冈中点下方30～40mm处为病变位置，此点恰在隆凸形肩胛骨的隆凸处。此处肌与骨面之间虽有疏松结缔组织，但无滑液囊，肩关节活动时冈下肌纤维的收缩与隆凸的骨面产生较大的摩擦，从而引起慢性损伤。

（3）肩胛上神经牵拉、摩擦伤　冈下肌受肩胛上神经支配，后者从冈上窝至冈下窝的行程中行经冈盂切迹。该切迹是由肩胛骨坚硬的骨质所构成，肩胛上神经行经该处时成锐角转折，肩部运动时肩胛骨也常伴随运动，从而使肩胛上神经在冈盂切迹处形成滑动摩擦，这种反复不断的刺激可导致肩胛上神经损伤，使其支配的肌肉区产生疼痛。

（四）肩撞击综合征（impingement syndrome of the shoulder）

1. 临床表现

（1）肩前方呈慢性钝痛，上肢直肘内旋位外展上举（主动运动）时疼痛加重。

（2）部分患者可见疼痛弧综合征，即肩关节外展60°～120°时疼痛剧烈，但超过此范围时疼痛明显减轻或消失。被动运动时无疼痛感或疼痛明显减轻。

（3）砾轧音：检查者用手握持患者肩峰的前、后缘，令其上臂做内、外旋运动及前屈、后伸运动，可闻及砾轧音，用听诊器听诊更易闻及。明显的砾轧音多见于撞击综合征Ⅲ期，尤其是伴有完全性肩袖断裂者。

（4）肌力减弱：肌力明显减弱与广泛肩袖撕裂的晚期撞击综合征密切相关，肩袖撕裂早期的肩外展、外旋力量减弱有时系因疼痛所致。

（5）撞击试验：检查者用手向下压迫患者之患侧肩胛骨并令其将患臂上举，如出现疼痛则为阳性（系因肱骨大结节与肩峰撞击所致）。

（6）撞击注射试验：以 1% 利多卡因 10mL 沿肩峰下注入肩峰下滑囊。若注射前后均无肩关节功能障碍，注射后肩痛症状得到暂时性完全缓解，则撞击综合征可以确立。如注射后疼痛仅部分缓解，且仍存在关节功能障碍，则冻结肩的可能性较大。

2. 原因

因肩峰与肱骨头间夹有肩袖组织及肱二头肌长头腱，做上述姿势时由于肱骨大结节撞击肩峰，从而易损伤这些软组织。肩撞击综合征包括肩峰下滑囊炎、冈上肌腱炎、冈上肌腱钙化、肩袖断裂、肱二头肌腱鞘炎、肱二头肌长头腱断裂等。

3. 机制

肩关节是全身活动范围最大的关节，肩部活动不仅发生在肩肱关节，也发生在肩峰和肱骨头之间，Desez 和 Robinson 等（1947 年）提出将这个区域称为"第 2 肩关节"，也有称为肩峰下关节者。肩峰下有一个宽 10～15mm、前窄后宽的间隙，有肩袖和肱二头肌长头腱通过，间隙的底部为肱骨头，顶部为喙突、肩峰及连接两者的喙肩韧带构成的喙肩弓，从后、上、前三面保护肩袖和肱骨头免受直接损伤。但在肩关节行外展活动时，这种结构却使夹在喙肩弓与肱骨头之间的组织容易受到磨损和撞击。由于肩峰下滑囊位于肩袖、肱二头长头腱与喙肩弓之间，因此在生理状况下可对肩袖、肱二头肌长头腱等组织结构的运动起到润滑和缓冲撞击的作用。但如果肩关节重复过于频繁的外展活动或存在长期的累积性损伤，则第 2 肩关节内的这些软组织就有可能遭受磨损；而反复摩擦必然加剧组织炎症反应，使间隙内压力升高，反过来又使撞击加重。

冈上肌是肩关节外展动作的主要参与肌之一，在整个上臂外展的过程中，必须由冈上肌将肱骨头固定于肩胛骨的关节盂上，同时三角肌收缩才能完成外展动作。当肩关节外展时，不但冈上肌收缩、紧张，其位于肱骨头上的肌腱止点张力增高，而且肩峰下滑囊也会受到挤压、刺激，因此会引起剧烈疼痛。或者患者出现冈上肌腱断裂，肩峰下滑囊与肩肱关节囊相通，前者的滑液流入关节内，抬臂时肱骨大结节与肩峰发生摩擦而出现剧痛。当肩关节外展超过 120° 时，肱骨大结节不再与肩峰接触，冈上肌腱抵触关系解除，故疼痛减轻或消失。

冈上肌腱是肩部四方力量的交叉点，且处于由上面的肩峰、下面的肱骨头所构成的狭小间隙中。上臂外展时冈上肌腱极易受到挤压或损伤，尤其是常需要用肩关节负重的体力劳动者，长期遭受各种劳损而造成缺血性退行性病变。这种退行性病变并非单独在冈上肌腱发生，而是整个肩袖遭受劳损以致发生退行性病变的一部分，不过在冈上肌腱表现得更为明显。冈上肌腱的上述病理过程还会导致钙沉积从而出现冈上肌腱的钙化性肌腱炎（图 3-2-16）。

4. 病理分期

"impingement syndrome of the shoulder"（肩撞击综合征）的概念首先由 Neer 于 1972 年提出。该综合征可发生于自 10 岁至老年期的任何年龄，部分患者具有肩部外伤史，相当多的患者与长期过度使用肩关节有关。根据病理学表现，肩撞击综合征可分为以下三期：

第 1 期：又称水肿出血期。可发生于任何年龄，从事手臂上举过头劳作（如板壁油漆及装饰工作）的工人及从事体操、游泳、网球、棒球等运动项目的运动员或爱好者发病机会较多。这些人群的肩关节因过度使用可导致累积性损伤。另外，严重摔伤者或一些体躯接触性运动（如摔跤、柔道等）者在剧烈对抗时都可能造成冈上肌腱、肱二头肌长头腱和肩峰下滑囊的损伤而导致出血、水肿等病变。此期虽可因疼痛而致肌力减弱，但并无肩袖撕裂的一些典型症状，疼痛弧综合征、砾轧音及撞击试验等体征也多为阴性，但撞击注射试验呈阳性。X 线检查无异常发现，关节造影无肩袖破裂表现。

第 2 期：慢性肌腱炎及滑囊纤维变性期。多见于中年患者，可因肩峰下反复撞击导致滑囊纤维化，囊壁增厚，肌腱反复损伤呈慢性肌腱炎。通常是纤维化与水肿并存，增厚的滑囊与肌腱占据了肩峰下间隙，使冈上肌出口相当狭窄，增加了撞击机会和发生的频率，疼痛症状发作可持续数日之久。在疼痛缓解期仍

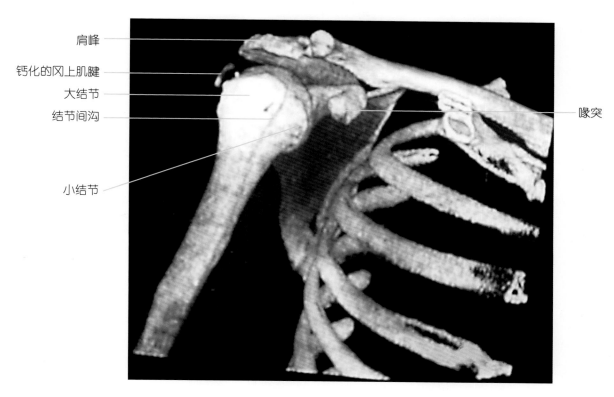

肩峰
钙化的冈上肌腱
大结节
结节间沟
小结节
喙突

图 3-2-16 冈上肌腱钙化性肌腱炎

会感到肩部疲劳和不适。疼痛弧综合征存在，撞击试验、撞击注射试验均为阳性。

第 3 期：肌腱断裂期。主要病理变化为冈上肌腱、肱二头肌长头腱在反复损伤、退变的基础上发生部分或完全断裂。并非所有的撞击综合征都会发生肩袖破裂，也不是所有的肩袖损伤都因撞击综合征引起，后者造成的肩袖破裂有外伤史者仅占一半左右，大部分病例的致伤力实际上小于造成肩袖完全断裂所需的外力，说明肌腱本身的退变是发病的重要因素。

（五）臂上举困难

原因：三角肌下滑囊粘连导致肱骨头上移、固定，从而出现肱骨上举困难。

（六）臂外展外旋受限

原因：喙肱韧带挛缩而致肱骨头处于内旋位，从而限制肩肱关节的外展外旋。

三、压痛点与肌肉起止点的关系

1．喙突压痛点

此压痛点在喙肱肌、肱二头肌短头止点，喙肱肌靠内侧。

2．结节间沟压痛点

此压痛点在肱骨大、小结节之间的沟状凹陷，肱二头肌长头腱穿过此处。

3．肩峰下压痛点

此压痛点在冈上肌止点，并有肩峰下滑囊位于肩峰下、三角肌下滑囊位于三角肌下。

4．肩后外侧压痛点

此压痛点在冈下肌与小圆肌的止点。

5．冈上窝压痛点

此压痛点在冈上肌起点。

6．冈下窝压痛点

此压痛点在冈下肌起点。

7．肩胛骨外侧缘压痛点

此压痛点在小圆肌与大圆肌起点。

四、肩关节 X 光片表现

绝大部分肩周炎患者的肩部 X 光片并无异常表现，个别患者肩关节周围肌腱、韧带或滑囊有密度淡而不均的钙化斑影，局部骨质增生或骨质疏松等改变。但拍片对于老年患者来说还是必要的，可以及早发现肩关节本身的肿瘤或转移到肩部的肿瘤。另外，借助肩关节 X 光片还可除外肩关节脱位。

第四节　针刀治疗及其他

针刀治疗肩周炎的效果因人而异，主要是因为不同个体之间的病情差异性较大，临床治疗时首先应做到详细检查、明确病变位置，然后做出有针对性的针刀治疗。除了对患者的症状做出分析以外，一般来说还应在喙突、喙肱韧带、喙肩韧带、结节间沟、冈上窝、冈下窝、大结节后外侧、肩胛骨外侧缘、肩峰下等位置寻找压痛点。治疗时，不同位置的操作要求也略有区别：其中肩峰下滑囊处应进行通透剥离，其他各点应做切开剥离。如肩关节周围还有其他明显压痛点，也可以在该压痛点上进行适当的针刀治疗。以患者病情不同，针刀治疗可能需要若干个疗程，一般每治疗 1 ～ 5 次为 1 个疗程。

一、体位

针刀治疗肩周炎时通常取仰卧位或侧卧位（患肩向上），这样的体位便于患者放松，有利于配合治疗。

二、定点、消毒与麻醉（图 3-2-17、图 3-2-18）

术者以拇指在患肩周围（重点是喙突、喙肱韧带、喙肩韧带、结节间沟、冈上窝、冈下窝、大结节后外侧、肩胛骨外侧缘、肩峰下等处）寻找压痛点（压痛点多少因人而异），以记号笔标记。同时，沿肩胛骨外侧缘画线以标记肩胛骨的范围，以免麻醉及手术时针头或针刀误入胸腔伤及肺脏。确定位置后常规针刀术消毒（以碘酊消毒 3 遍，75% 酒精脱碘 3 遍，消毒范围为定点周围 10cm 左右皮肤区域），铺无菌洞巾，暴露定点周围之皮肤区域。以 1% 利多卡因注射液混合注射用甲波尼龙琥珀酸钠进行局部麻醉。在定点处垂直进针，使针头快速穿过皮肤，然后缓慢探索进针，保持针体与皮肤表面垂直，缓慢到达预定位置（与针刀松解相同），轻提针头约 1mm，回抽无回血，缓慢注射混合麻醉液，边注射边退针，注射剂量为每个定点 1 ～ 2mL。

三、针刀松解

选用 I 型 4 号针刀，术者以右手拇、食指捏持针柄，使刀口线与前臂纵轴平行，持针手的中指与无名指抵在定点处皮肤表面以控制进针速度和深度，在定点处垂直进针，使针尖快速穿过皮肤，然后缓慢探索进针，保持针体与皮肤表面垂直。几个常见部位的松解方法如下：

1．喙突松解点（图 3-2-17、图 3-2-19、图 3-2-20、图 3-2-21、图 3-2-22）

切割目标：喙突表面筋膜及其外侧缘的喙肱韧带、喙肩韧带附着部。

入路层次：皮肤→浅筋膜→三角肌前束→喙突骨面。

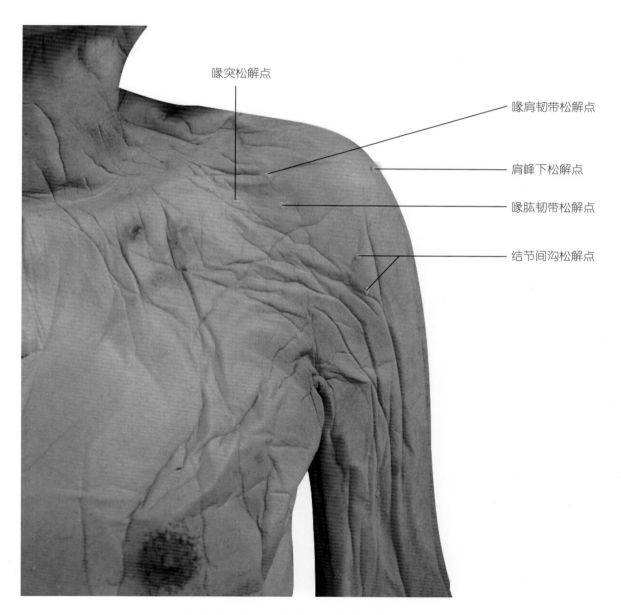

喙突松解点

喙肩韧带松解点

肩峰下松解点

喙肱韧带松解点

结节间沟松解点

图 3-2-17　肩周炎针刀松解肩前部定点

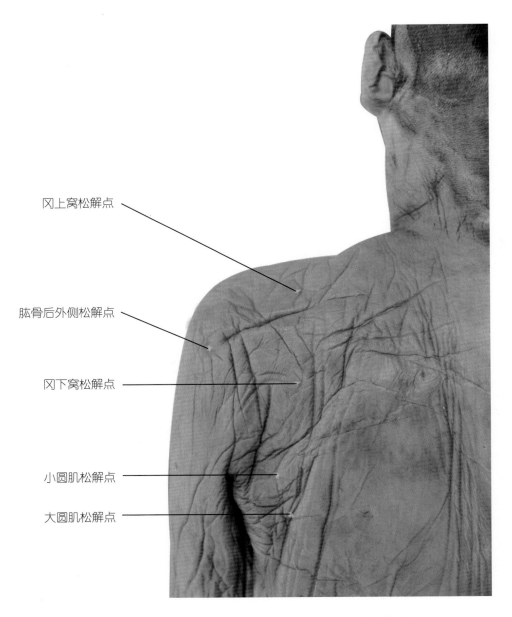

冈上窝松解点

肱骨后外侧松解点

冈下窝松解点

小圆肌松解点

大圆肌松解点

图 3-2-18　肩周炎针刀松解肩后部定点

松解方法：喙突表面组织较薄，只要定位准确，并以左手始终抵按住喙突尖部以固定位置，则针刀可准确到达喙突。刀锋达喙突尖骨面（手下有触及硬物感）后，在喙突尖部行十字切割，然后沿喙突尖外侧缘弧形松解 4～5 下，将喙肱韧带、喙肩韧带在喙突上的附丽部切开以降低两韧带的张力，然后即可出针，压迫止血，无菌敷料包扎。

2. 喙肱韧带与喙肩韧带松解点（图 3-2-17、图 3-2-23、图 3-2-24、图 3-2-25）

切割目标：喙肱韧带与喙肩韧带中段。

入路层次：皮肤→浅筋膜→三角肌前束→喙肱及喙肩韧带。

松解方法：针刀穿过皮肤后，在浅筋膜及三角肌层有手下松软感，之后即到达喙肱韧带及喙肩韧带，此时手下会出现坚韧的阻力感，适当调整刀口线方向使之分别与喙肱韧带、喙肩韧带之纤维方向垂直，即：喙肱韧带切割点之刀口线方向应平行于矢状面，而喙肩韧带切割点之刀口线方向应与矢状面约呈 45°（内上 - 外下），同时使针尖朝向肱骨头方向（稍向下外）。在两个切割点上，均分别轻提针刀 2mm 使之移至韧带表面，再将针刀穿过韧带至肱骨头骨面（以确定针刀的安全位置），反复松解 4～5 下，至手下有松动感，以充分松解韧带张力，使可能存在的韧带挛缩状态解除，然后出针，压迫止血，无菌敷料包扎。

3. 结节间沟松解点（图 3-2-17、图 3-2-26、图 3-2-27、图 3-2-28、图 3-2-29、图 3-2-30）

切割目标：肱骨横韧带及结节间沟腱鞘。

入路层次：皮肤→浅筋膜→三角肌前束→肱骨横韧带→结节间沟腱鞘→肱二头肌长头腱。

松解方法：保持刀口线方向与上肢纵轴平行，缓慢进针依次穿过上述层次，刀锋达肌腱层时，术者手下可有碰触韧性结构的感觉，然后轻提针刀 3～4mm 至肱骨横韧带表面，再重新刺至肌腱层 3～5 下，以充分切开肱骨横韧带及腱鞘，有松动感后行纵行及横行剥离 1～2 下后出针，压迫止血，无菌敷料包扎。

4. 肩峰下松解点（图 3-2-17、图 3-2-31、图 3-2-32、图 3-2-33）

切割目标：①肩峰下滑囊囊壁；②囊内可能存在的增生组织；③冈上肌肌腱。

入路层次：皮肤→浅筋膜→三角肌侧束→肩峰下滑囊囊壁→肱骨头。

松解方法：进针时，术者以左手固定在肩峰下缘，先使针刀刺入皮肤、三角肌侧束后到达肩峰外侧端骨面，然后稍向下移动刀锋至肩峰下缘，使针刀沿肩峰下缘向深部继续刺入第 2 肩关节，即进入肩峰下滑囊，为充分切开囊壁，需将上述操作过程（将针刀提至肩峰外下缘骨面，再刺入滑囊）重复 4～5 次。针刀进入滑囊后，即可碰触到隆起的肱骨头，为了对滑囊内可能存在的增生组织进行切割松解，可使刀锋离开肱骨头表面稍许，在囊内通透 4～5 下。然后，保持刀口线方向呈水平位，在与肩峰外侧端相对应的肱骨头上切割 4～5 下，此处为冈上肌腱附着处，针刀切割时需使刀锋穿过肌腱到达肱骨头骨面，以对冈上肌腱附着点进行充分松解。上述操作全部完成后出针，压迫止血，无菌敷料包扎。

5. 冈上窝松解点（图 3-2-18、图 3-2-34、图 3-2-35、图 3-2-36、图 3-2-37）

切割目标：冈上肌肌腹及部分起点。

入路层次：皮肤→浅筋膜→斜方肌→冈上肌→肩胛骨冈上窝。

松解方法：进针前，术者以手指触摸寻找肩胛冈骨性标志，结合冈上窝压痛点，确定冈上窝骨面位置及进针方向。进针时，使针身垂直于冈上窝表面或稍向脊柱侧偏斜，刀口线方向与冠状面平行，缓慢探索进针到达冈上窝骨面，然后调整刀口线方向呈矢状位，在冈上窝骨面向外侧铲切 4～5 下，以切断少量冈上肌起点处纤维，再将刀锋提至皮下，保持刀口线方向呈矢状位不变，再缓慢切至冈上窝骨面 2～3 下，以切断少量冈上肌肌纤维。在操作过程中始终密切关注患者反应，一旦出现触电感则立即停止操作并移动刀锋以免伤及肩胛上神经等在冈上窝内分布的神经组织。操作完毕后出针，压迫 5～10 分钟止血，无菌敷料包扎。

在此处操作时需注意两点：

（1）肩周炎患者的冈上窝压痛可能存在若干点，要选择靠近肩胛冈外侧端的位置作为针刀进针点，

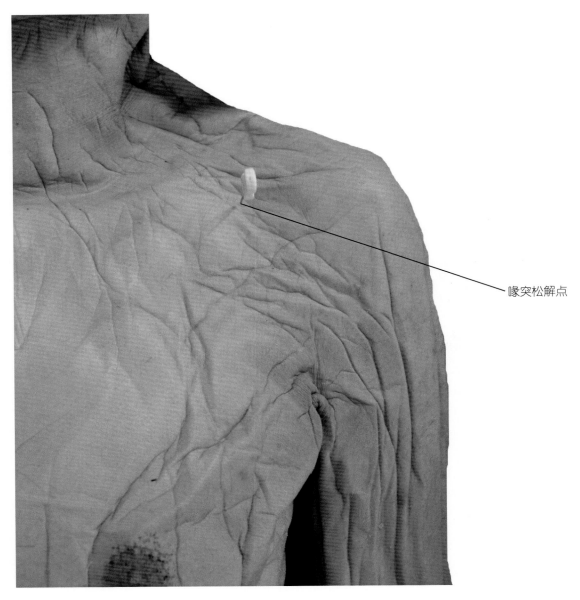

喙突松解点

图 3-2-19　喙突松解点——针刀刺入喙突表面皮肤

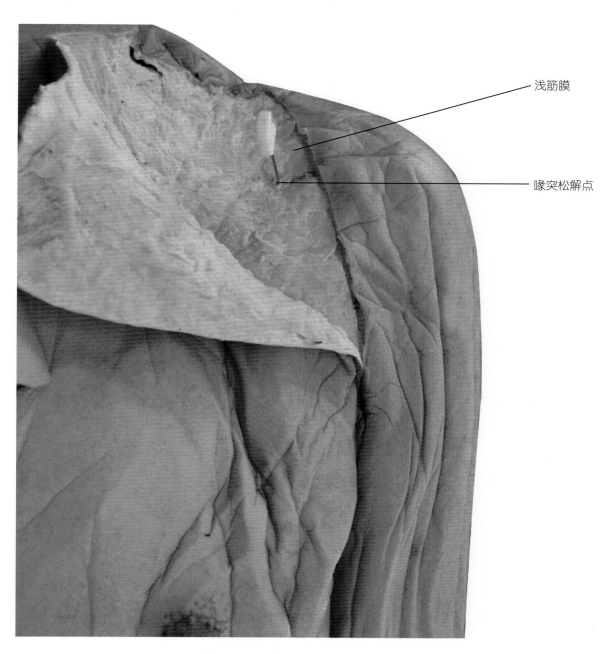

浅筋膜

喙突松解点

图 3-2-20   喙突松解点——针刀穿过喙突表面浅筋膜

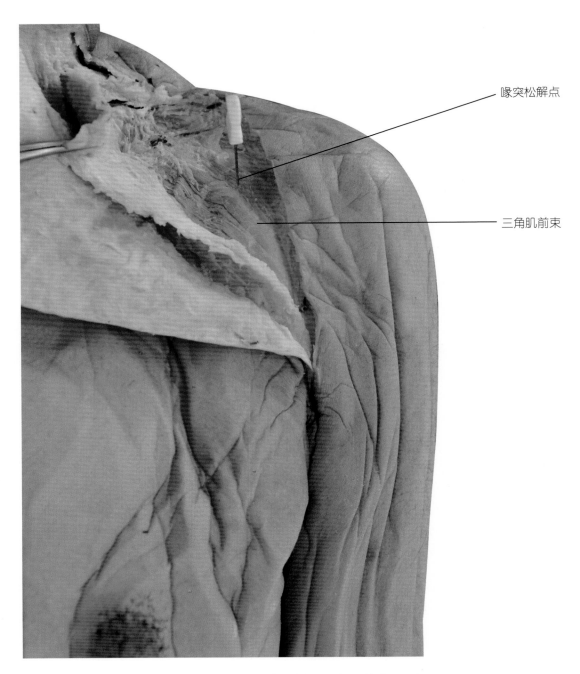

喙突松解点

三角肌前束

图 3-2-21　喙突松解点——针刀刺入三角肌前束

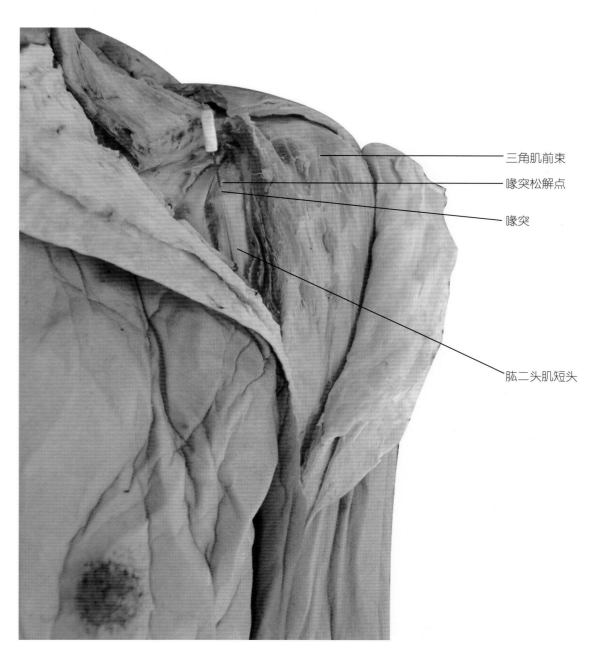

三角肌前束

喙突松解点

喙突

肱二头肌短头

图 3-2-22 喙突松解点——针刀达到喙突骨面

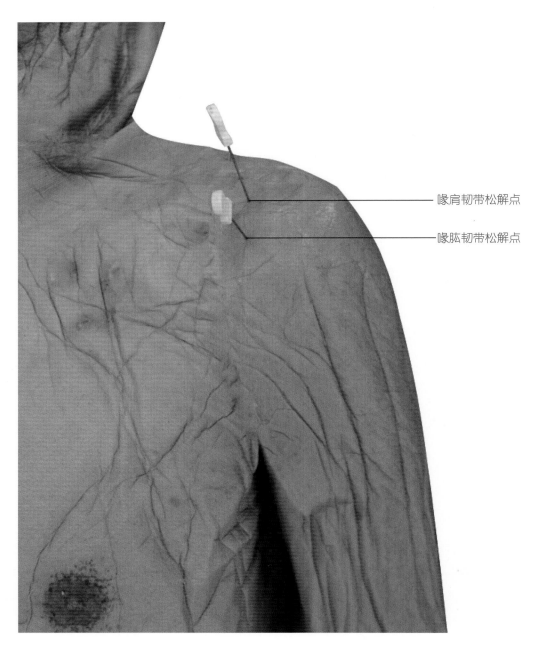

喙肩韧带松解点

喙肱韧带松解点

图 3-2-23　喙肱、肩韧带松解点——针刀刺入喙肱、喙肩韧带表面皮肤

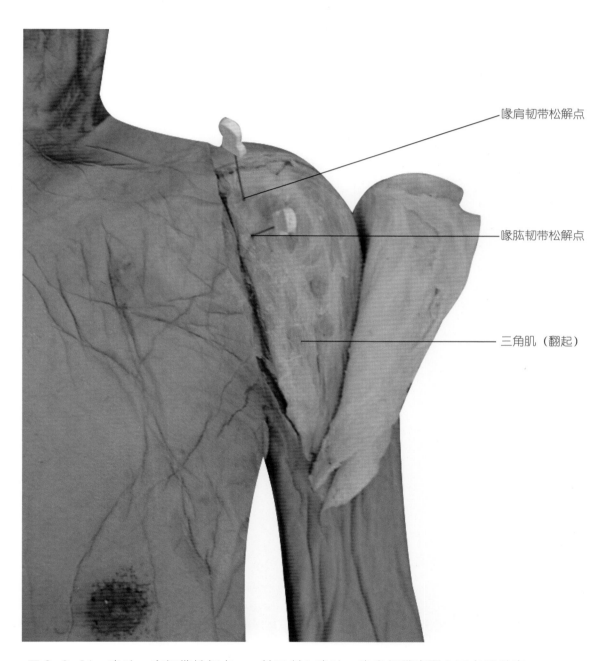

喙肩韧带松解点

喙肱韧带松解点

三角肌（翻起）

图 3-2-24　喙肱、肩韧带松解点——针刀刺入喙肱、喙肩韧带表面之三角肌前束

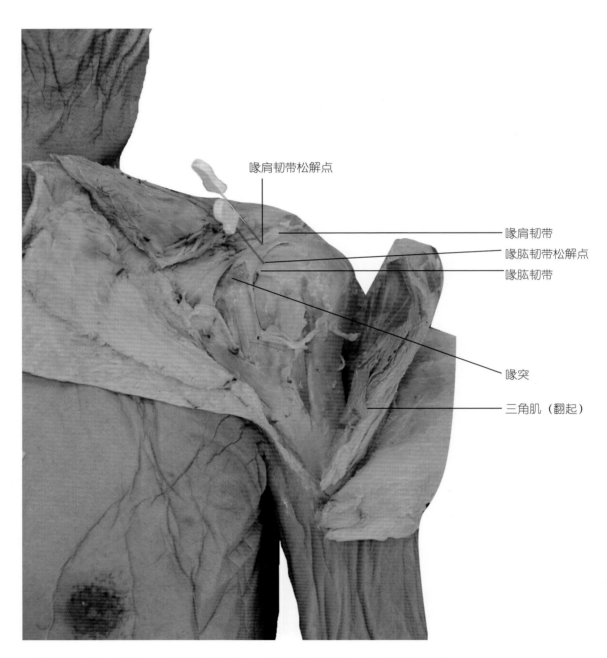

图 3-2-25　喙肱、肩韧带松解点——针刀松解喙肱、喙肩韧带中段

喙肩韧带松解点

喙肩韧带

喙肱韧带松解点

喙肱韧带

喙突

三角肌（翻起）

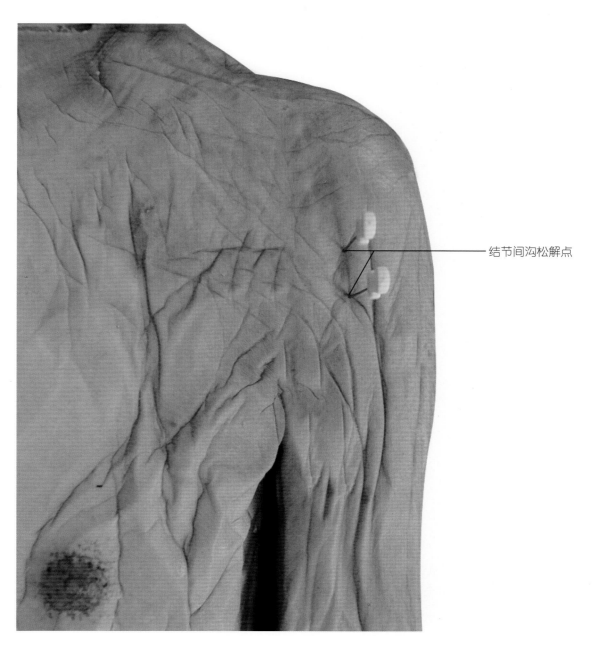

结节间沟松解点

图 3-2-26　结节间沟松解点——针刀刺入结节间沟表面皮肤

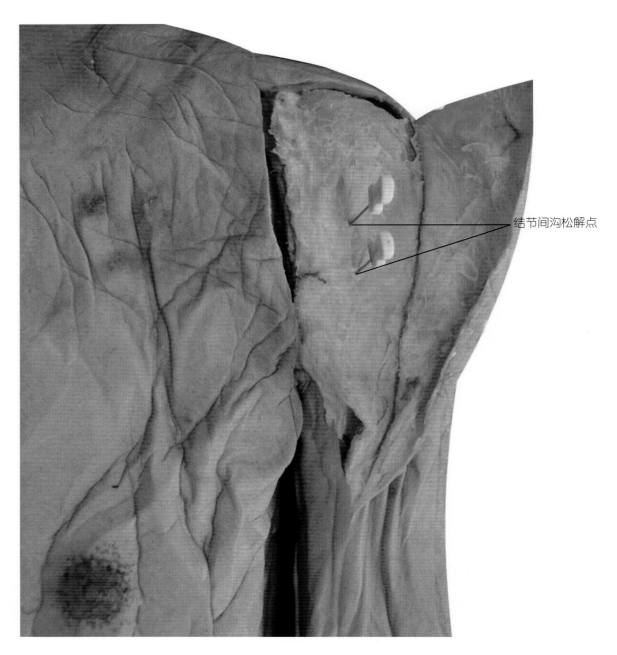

结节间沟松解点

图 3-2-27　结节间沟松解点——针刀刺入结节间沟表面浅筋膜层

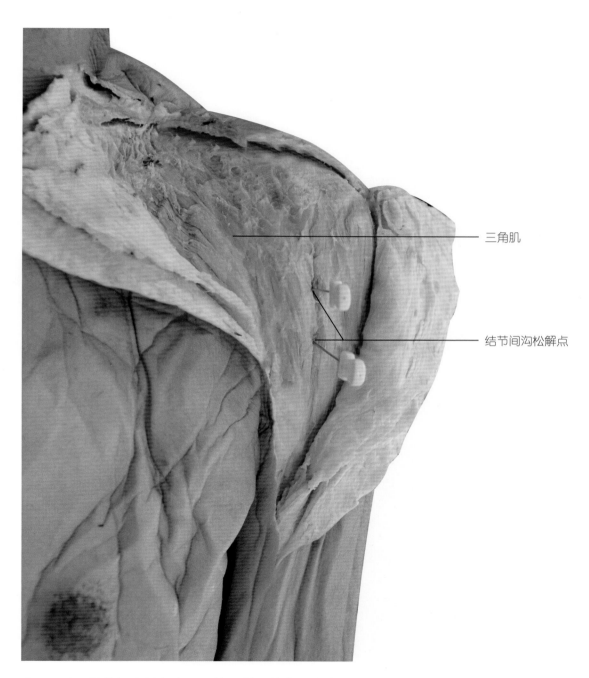

三角肌

结节间沟松解点

图 3-2-28 结节间沟松解点——针刀刺入结节间沟表面三角肌前束

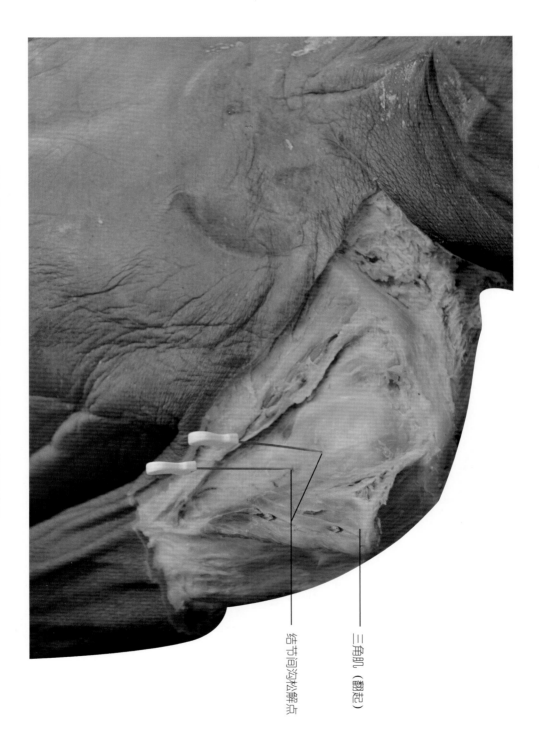

图 3-2-29　结节间沟松解点——针刀到达肱骨横韧带表面

三角肌（翻起）

结节间沟松解点

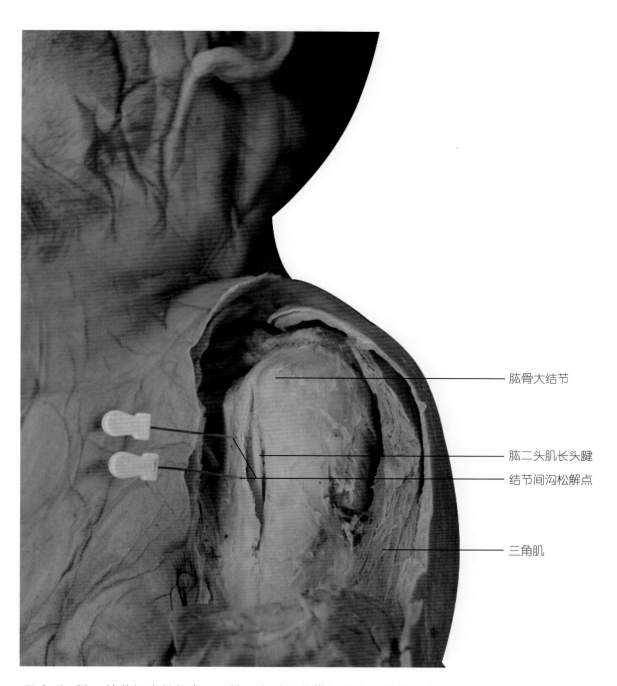

肱骨大结节

肱二头肌长头腱

结节间沟松解点

三角肌

图 3-2-30 结节间沟松解点——针刀穿过肱骨横韧带进入结节间沟

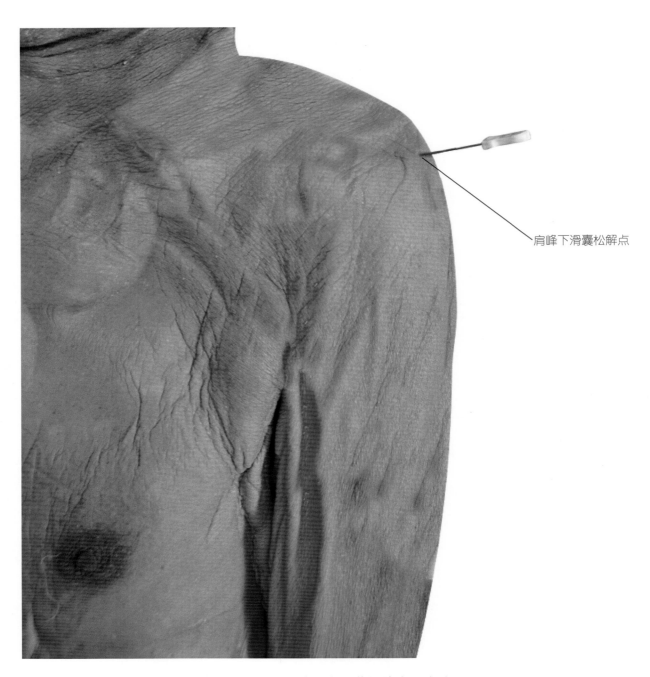

肩峰下滑囊松解点

图 3-2-31 肩峰下滑囊进针点——针刀刺入第 2 肩关节间隙表面皮肤

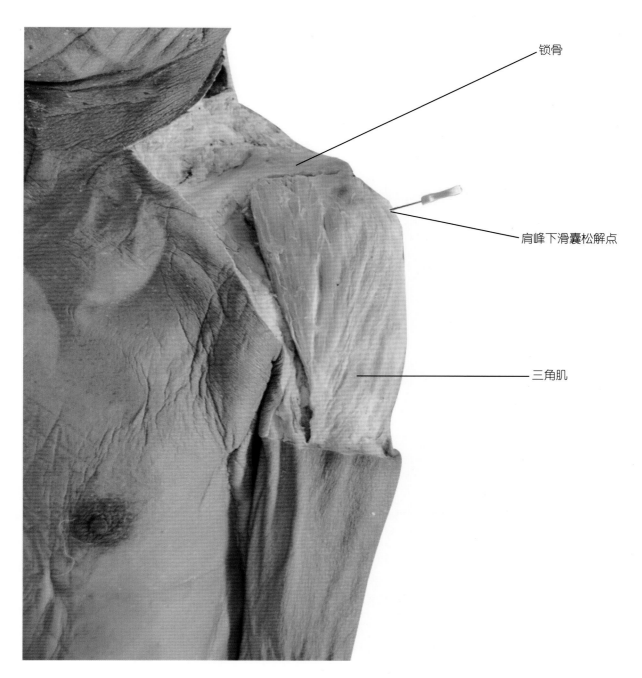

锁骨

肩峰下滑囊松解点

三角肌

图 3-2-32　肩峰下滑囊进针点——针刀刺入第 2 肩关节间隙表面三角肌侧束

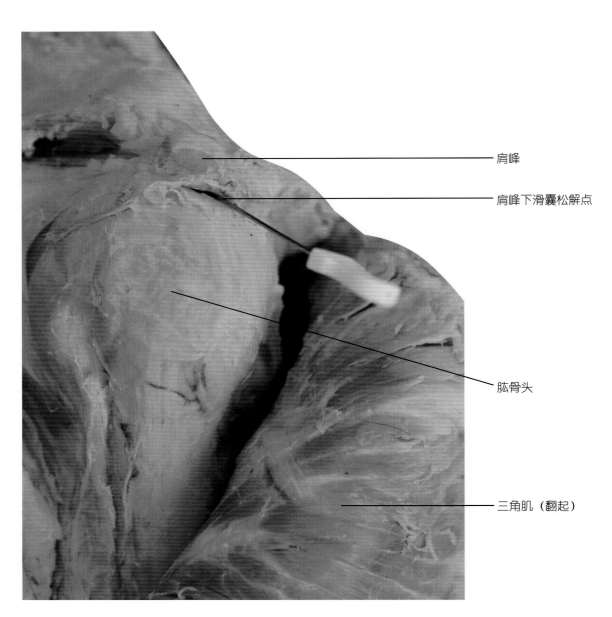

肩峰

肩峰下滑囊松解点

肱骨头

三角肌（翻起）

图 3-2-33　肩峰下滑囊进针点——针刀穿过肩峰下滑囊刺入第 2 肩关节

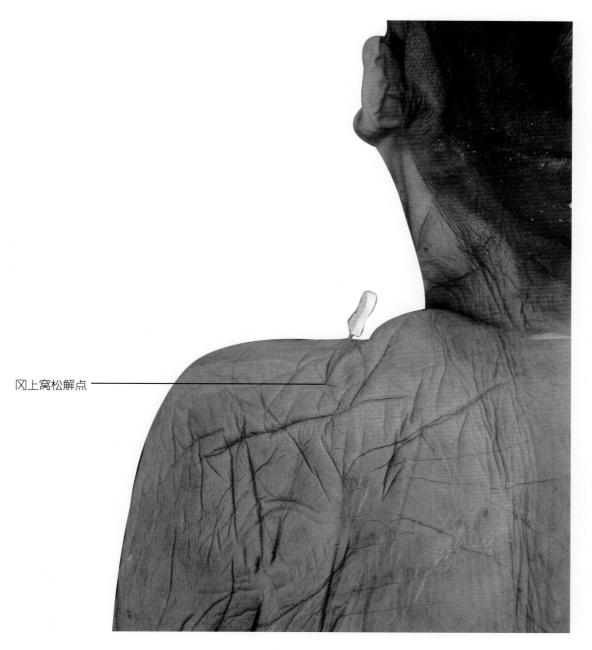

冈上窝松解点

图 3-2-34　冈上窝松解点——针刀刺入冈上窝表面皮肤

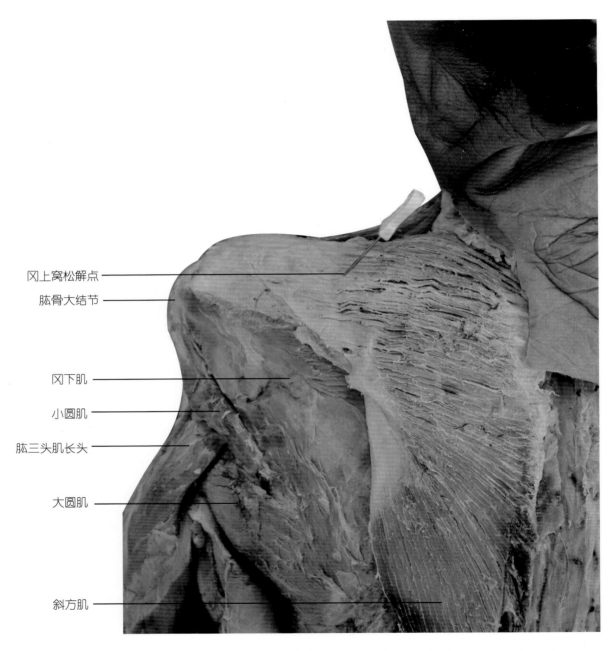

冈上窝松解点

肱骨大结节

冈下肌

小圆肌

肱三头肌长头

大圆肌

斜方肌

图 3-2-35　冈上窝松解点——针刀刺入冈上窝表面斜方肌层

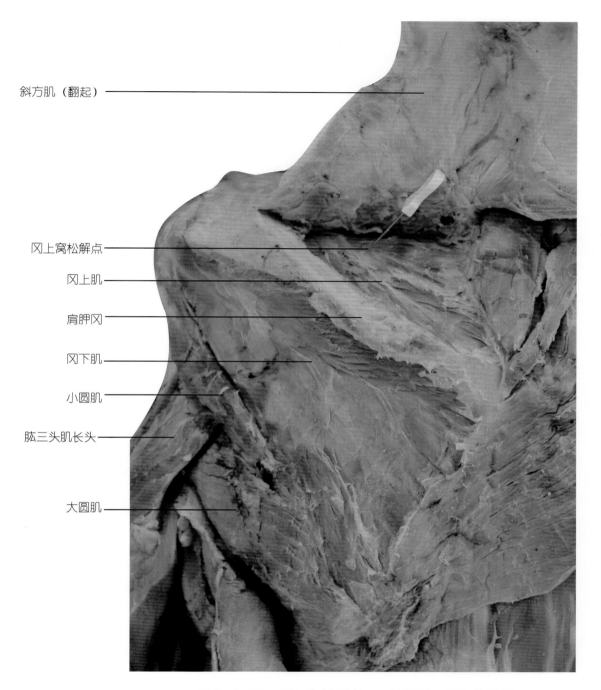

斜方肌（翻起）

冈上窝松解点

冈上肌

肩胛冈

冈下肌

小圆肌

肱三头肌长头

大圆肌

图 3-2-36　冈上窝松解点——针刀刺入冈上肌肌腹

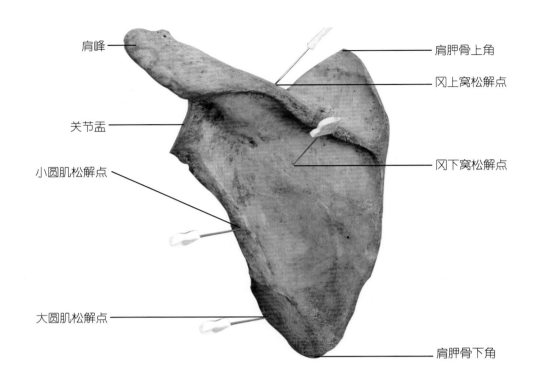

肩峰

关节盂

小圆肌松解点

大圆肌松解点

肩胛骨上角

冈上窝松解点

冈下窝松解点

肩胛骨下角

图 3-2-37　冈上窝、冈下窝、大小圆肌松解点——针刀骨面位置

原因是越靠近内侧（肩胛上角）区域，神经和血管越丰富，而外侧区域（肩胛冈外侧端）则神经、血管相对较少。

（2）尽管外侧区域神经、血管相对较少，但总体来说，冈上窝区域为血管分布丰富区，尤其是针刀自体表至冈上窝骨面要穿过浅筋膜、斜方肌、冈上肌等多层血管丰富的组织，出血机会较多且可能位置深在，所以出针后要持续压迫 5～10 分钟以避免血肿的形成。

6. 冈下窝松解点（图 3-2-37、图 3-2-38、图 3-2-39）

切割目标：冈下肌起点。

入路层次：皮肤→浅筋膜→斜方肌→冈下肌→肩胛骨冈下窝。

松解方法：确定肩胛骨内、外侧缘边界，结合冈下窝压痛点确定安全进针位置。进针时，使针身与皮肤表面垂直，刀锋穿过皮肤后缓慢探索进针直至骨面，然后保持针刀深度不变，将针柄摆向脊柱侧，沿冈下窝骨面向外侧方向铲切 2～3 下以切断少量冈下肌起点肌纤维。因冈下窝骨面与冈下肌之间有旋肩胛动脉走行，因此，铲切时必须注意刀锋始终不离骨面操作，以免伤及该动脉。操作完毕后出针，按压出血，无菌敷料包扎。

7. 肱骨后外侧松解点（图 3-2-40、图 3-2-41）

切割目标：冈下肌及小圆肌在肱骨大结节后外侧部的止点。

入路层次：皮肤→浅筋膜→三角肌后束→冈下肌及小圆肌止点→肱骨大结节后外侧部。

松解方法：由于此处是冈下肌和小圆肌两肌的附着区，范围较大，上下跨度可达 50～60mm，因此此处可取 3～4 点作为进针点。进针时，针身与肱骨头骨面垂直，进针后直接使针刀抵至肱骨大结节后外侧骨面，轻提针刀 1～2mm，然后沿大结节骨面铲切 2～3 下。每点操作相同，以将少量冈下肌、小圆肌在肱骨大结节后外侧部的止点纤维切断而充分松解其张力，或将止点处的病变结构松解。操作完毕后出针，压迫止血，无菌敷料包扎。

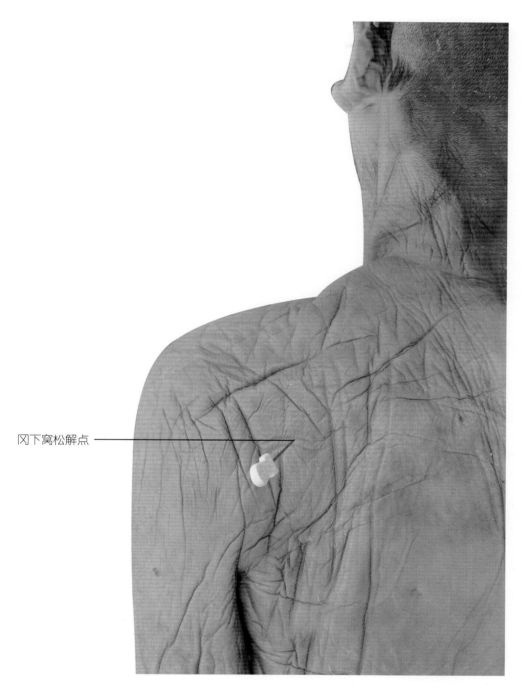

冈下窝松解点

图 3-2-38　冈下窝松解点——针刀刺入冈下窝表面皮肤

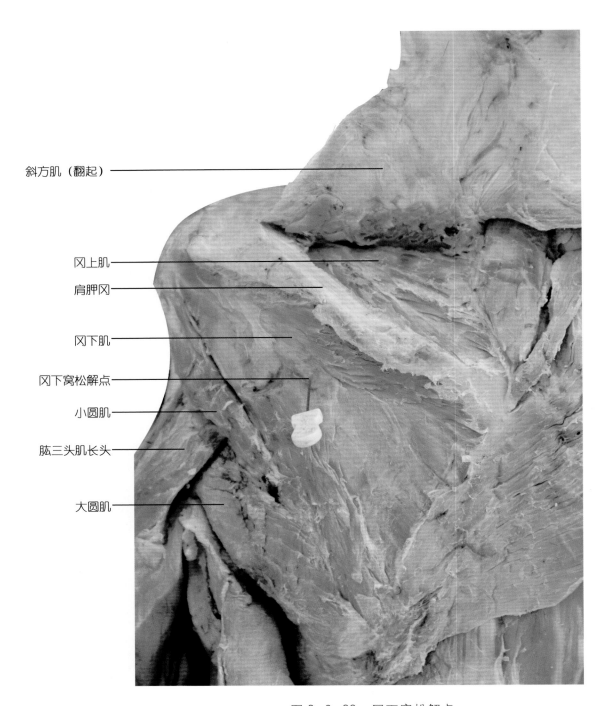

斜方肌（翻起）

冈上肌

肩胛冈

冈下肌

冈下窝松解点

小圆肌

肱三头肌长头

大圆肌

图 3-2-39　冈下窝松解点

8．小圆肌松解点（图 3-2-37、图 3-2-41、图 3-2-42）

切割目标：小圆肌起点肌纤维。

入路层次：皮肤→浅筋膜→斜方肌→冈下肌→小圆肌起点→肩胛骨外侧缘骨面。

松解方法：小圆肌位于冈下肌下，大部分被冈下肌覆盖，其起点位于肩胛骨外侧缘中 1/3 处，止点宽度约 2.1cm（自肩胛下角向上 50～71mm 区域）。松解小圆肌时，先确定肩胛骨外侧缘边界，然后在上述区域寻找压痛点，进针时，左手始终按压在肩胛骨外侧缘以确定安全位置，针身垂直于皮肤表面，使针刀穿过各层组织后直抵肩胛骨外侧缘骨面小圆肌起点区，向外缓慢移动刀锋至肩胛骨边缘，然后轻提针刀 1～2mm，沿骨面铲切 3～4 下以切断少量小圆肌纤维，有效降低其张力，同时将小圆肌起点处可能存在的瘢痕、挛缩等病变组织松解。操作完毕后出针，压迫止血，无菌敷料包扎。

9．大圆肌松解点（图 3-2-18、图 3-2-37、图 3-2-41、图 3-2-42）

切割目标：大圆肌起点肌纤维。

入路层次：皮肤→浅筋膜→背阔肌→大圆肌起点→肩胛骨骨面。

松解方法：大圆肌位于冈下肌和小圆肌的下侧，其下缘为背阔肌上缘所遮盖，起于肩胛骨外侧缘自下角向上约 50mm 区域的背面。松解该肌时，需先在确定肩胛骨外侧缘边界的前提下在肩胛骨外侧缘至下角区域的背面寻找压痛点，进针时针身与皮肤表面垂直，针刀穿过上述各层组织直抵骨面，将刀柄向脊柱侧倾斜，使刀锋沿肩胛骨骨面铲切 3～4 下以切断少量大圆肌纤维，有效松解该肌张力，同时将其起点区域内可能存在的瘢痕、挛缩等病变组织松解。操作完毕后出针，压迫止血，无菌敷料包扎。

四、关节囊膨胀治疗

针刀治疗后，对于肩关节功能明显受限的患者，可给予关节囊膨胀治疗，利用液压扩张原理使关节囊内的粘连获得部分或完全松解。

方法：患者取侧卧位，患肩朝上，取 20mL 注射器 1 支，抽取冰盐水（4º 生理盐水）15mL 加 2% 利多卡因注射液 5mL，然后更换为 7 号针头备用。取肩峰下点作为穿刺点，严格消毒后，自肩峰外侧端下缘刺入（图 3-2-43），穿过肩峰下滑囊，缓慢探索进针，有落空感时即进入关节腔（图 3-2-44）。回抽无回血，试推无阻力，则证实针尖已进入关节腔，匀速推注液体 10～20mL（正常成人的肩关节腔容量为 15～30mL，关节囊粘连时可导致容量减小至 5～15mL，同时腔内压力升高），至阻力明显增大时停止推注。由于推注导致关节腔内压升高，因此此时如松开注射器推注端，腔内液体可自动进入注射器内，证实注射成功。也可保持注射器位置不变，反复将腔内溢入注射器的液体再注入关节腔，以关节腔内形成的液压将可能存在的腔内关节囊粘连剥离。液压扩张操作完毕后，可向关节腔内注入玻璃酸钠注射液 2～4mL 以增加关节的润滑度。出针后，压迫止血片刻，无菌敷料包扎。

需要注意的是：由于关节囊膨胀治疗系关节腔穿刺治疗的一种，一定要在无菌环境下进行，以防造成腔内感染。

五、手法治疗

针刀术后行下列手法治疗：

第 1 步：让患者仰卧治疗床上，患肢外展，医生站于患侧，助手托扶患肢，嘱患者充分放松。医生一手将三角肌推向背侧，另一手拇指沿胸大肌将肱骨上的附着点进行手法剥离。然后将胸大肌向肩峰方向推压。

第 2 步：令患者取俯卧位，患肢外展，医生站于患侧，助手托扶患肢，嘱患者充分放松。医生一手将三角肌推向胸侧，另一手拇指分拨冈上肌、冈下肌。大圆肌、小圆肌在肱骨大结节处的止腱，也务必进行弹拨。

第 3 步：推弹。医生双手托扶患肢，嘱患者尽量外展上举患肢，当达到最大限度不能再上举时，医生

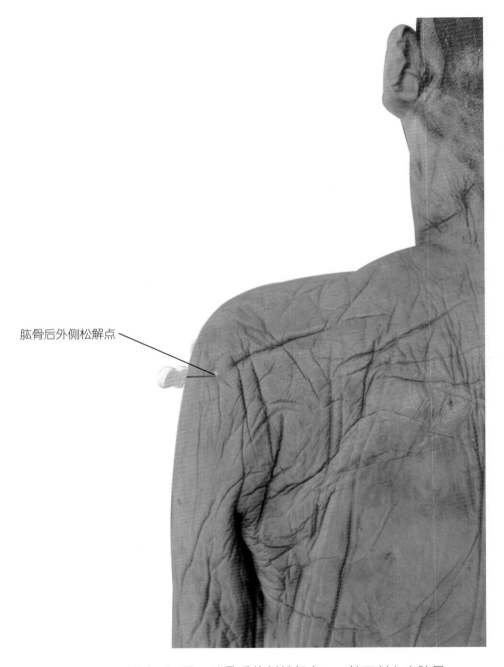

肱骨后外侧松解点

图 3-2-40　肱骨后外侧松解点——针刀刺入皮肤层

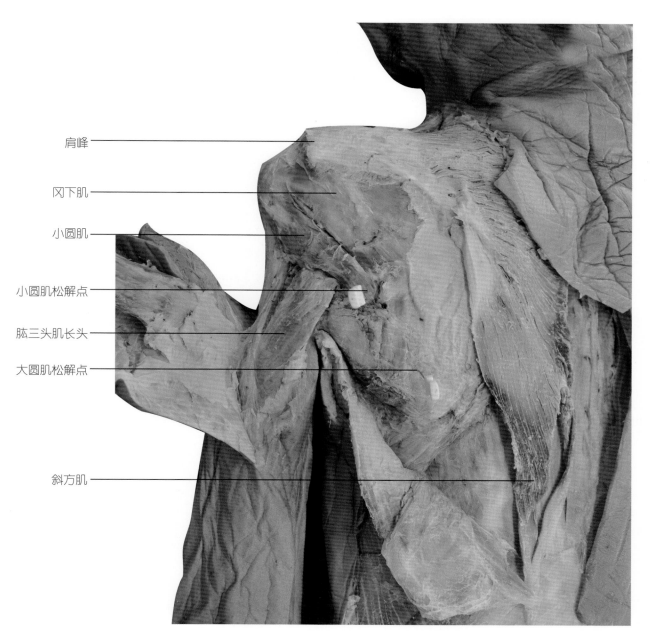

肩峰

冈下肌

小圆肌

小圆肌松解点

肱三头肌长头

大圆肌松解点

斜方肌

图 3-2-41　肱骨后外侧松解点和大、小圆肌松解点

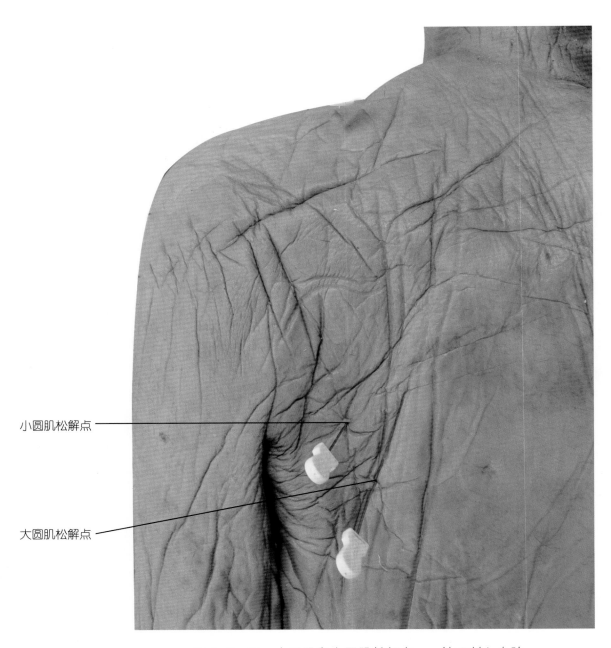

小圆肌松解点

大圆肌松解点

图 3-2-42 　小圆肌和大圆肌松解点——针刀刺入皮肤

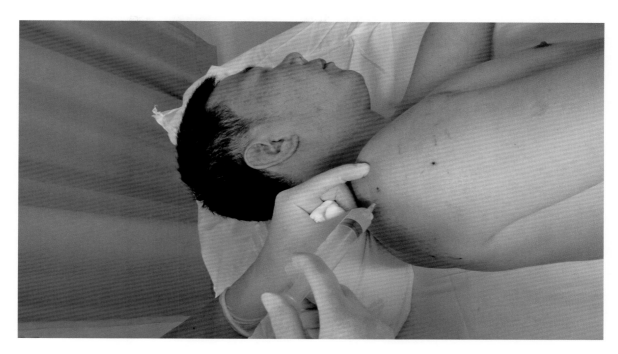

图 3-2-43　肩关节囊膨胀治疗（俯拍）

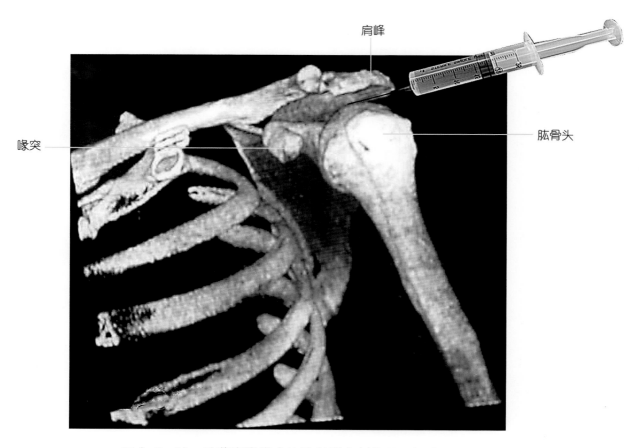

图 3-2-44　关节囊膨胀疗法注射器穿刺位置及深度

双手猛地向上一弹，推弹速度必须快（约0.5秒），待患者反应过来时，手法已经结束。如让患者预先知道，因其惧怕疼痛而使肩部出现保护性紧张，既推弹不上去又容易损伤正常组织。

需要注意的是：推弹手法一般会造成患者的剧烈疼痛，幅度过大时还可能造成肩关节脱位，因此是否使用该手法，以及使用时如何掌握推弹幅度必须因人而异，不可强求一致。

六、养护

（一）肩部避寒保暖

夜间睡眠时应盖好棉被，避免肩部受凉；如在空调房间生活或工作，调节温度不要太低；避免空调或风扇的凉风直接吹向颈肩部；外出旅游不要长时间坐卧潮湿之地；乘坐汽车时肩部要避免吹风直接刺激；必要时可佩戴护肩。

（二）肩部避免劳伤

保持正确的工作姿势，不要使肩关节长时间处于某一个姿势不动，必要时可每30分钟活动一下肩部以缓解肩部肌肉的疲劳，防止肩部慢性累积性劳损；适时调整劳动姿势，避免肩部超负荷用力，防止肩部软组织损伤。

七、功能锻炼

肩关节的功能锻炼无论是在治疗期间还是在恢复期间都是必要的。合理的功能锻炼可使肌肉收缩，解除肌肉痉挛，使局部血液循环加速，气血畅通，增加关节及周围组织的血流量，增强新陈代谢。这样不仅能提供组织修复所需的营养物质，还可以促进代谢产物的吸收，有利于疾病的恢复。常用的功能锻炼方法有门框牵拉法、单手爬墙法等，治疗前即应告知患者。对于肩周炎患者而言，任何治疗都不能取代功能锻炼。

另外，还可令患者以健侧手对患侧肩进行自我按摩以促进康复进程。按摩可以使毛细血管扩张，改善局部的血液循环，提高关节周围软组织温度；还可以将表浅部位比较轻的软组织粘连解除，对肩周炎的康复有一定益处。按摩方法如下：①用健侧的拇指或手掌自上而下按揉患侧肩关节的前部及外侧部，时间为1～2分钟，在局部痛点处可以用拇指点按片刻。②用健侧手第2～4指的指腹按揉肩关节后部，时间也为1～2分钟，按揉过程中发现有痛点时也可以按压片刻。③用健侧拇指及其余手指的联合动作揉捏患侧上臂肌肉，由下而上揉捏到肩部，时间为1～2分钟。④也可以在患肩外展位置进行上述自我按摩，一边按摩一边进行关节各个方向的活动。⑤最后，用手掌自上而下掌揉1～2分钟。

第三章　肱骨外上髁炎

肱骨外上髁炎（external humeral epicondylitis）是肘关节外上髁部局限性疼痛，并伴随影响伸腕和前臂旋转功能的慢性劳损性疾病。该病又称肱骨外上髁症候群、网球肘等，是一组以肘外侧疼痛为主的综合征。本病好发于前臂劳动强度较大的中年人，如网球、羽毛球运动中的频繁抽杀，过多的家务劳动等，也有患者找不到明确的发病原因。男女比例为 1：3，右侧多见。

第一节　解剖学基础

一、肱骨下端结构（外上髁）（图 3-3-1、图 3-3-2、图 3-3-3）

肱骨下端扁宽，向前卷曲，前面凹陷为冠状窝，后面为鹰嘴窝，二者之间有骨质相隔。肱骨下端两端变宽，成内、外上髁，均为非关节部分。其中肱骨外侧的外上髁较内上髁稍小，前外侧有一浅压迹，与肱骨小头之间无明显界线。

从解剖学观察来看，肱骨外上髁与肌相连的部分呈现为一不规则的箭头形嵴性突起（图 3-3-4 绿色部分）。其突起高点呈条形，较锐，两侧延续为较平坦的骨面。整个外上髁与肌相连的区域约为 11mm（宽）×24mm（长）。

二、与肱骨外上髁相连的组织结构

（一）与肱骨外上髁相连的肌（图 3-3-5）

肘关节的运动分为屈和伸，运动轴通过肱骨的内、外上髁，所有通过此轴后面的肌肉都属于伸肌，有多条，包括肘肌、桡侧腕长伸肌、桡侧腕短伸肌、指伸肌、小指伸肌、尺侧腕伸肌、旋后肌等，它们的两端连接着不同的部位。其中，部分伸肌（桡侧腕短伸肌、指伸肌、小指伸肌、尺侧腕伸肌、旋后肌）的上端有一个共同的止点，就是肱骨外上髁。或者可以说，这些肌肉的上端肌腱汇总成为一条伸肌总腱，止于肱骨外上髁。

1. 肘肌（anconeus）

起点：肱骨外上髁和桡侧副韧带。

止点：鹰嘴、尺骨上端的背面和肘关节囊。

位置及形态：肘关节后面的外侧皮下，为三角形，上缘与肱三头肌内侧头合并，肌纤维呈扇形向内。

作用：伸肘，牵引肘关节囊。

神经支配：受桡神经 $C_5 \sim C_6$ 支配。

2. 桡侧腕长伸肌（extensor carpi radialis longus）（图 3-3-5）

起点：肱骨外上髁和臂外侧肌间隔。

止点：第 2 掌骨底背侧。

位置及形态：前臂桡侧缘皮下，近侧大部分在肱桡肌和桡侧腕短伸肌之间的浅面，肌腹呈长纺锤形。肌纤维向下移行于长腱，经伸肌支持带的深面至手背。

作用：伸腕，协助屈肘和使手外展，前臂旋后。

神经支配：受桡神经 $C_5 \sim C_7$ 支配。

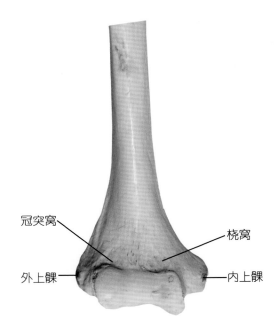

冠突窝

桡窝

外上髁

内上髁

图 3-3-1　肱骨下端（前面观）

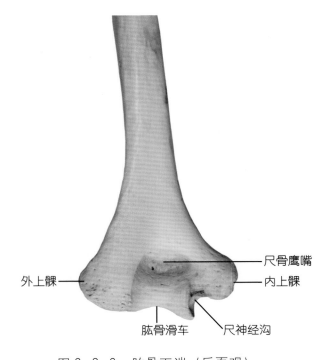

尺骨鹰嘴

外上髁

内上髁

肱骨滑车

尺神经沟

图 3-3-2　肱骨下端（后面观）

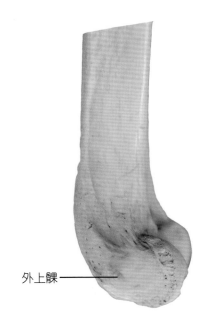

外上髁

图 3-3-3　肱骨外上髁

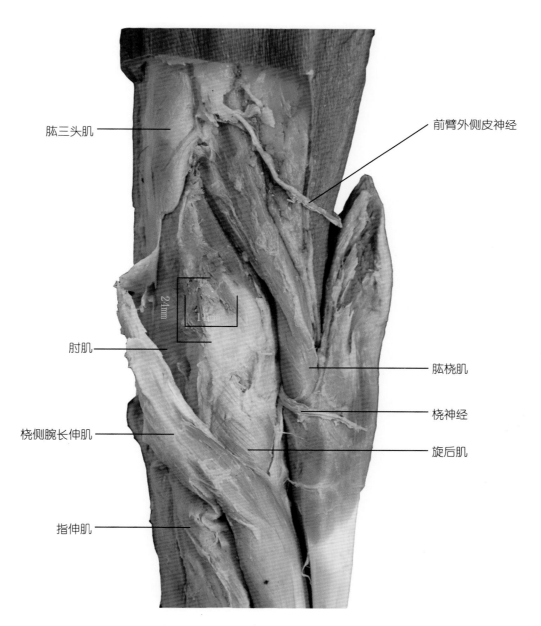

肱三头肌

前臂外侧皮神经

24mm

11mm

肘肌

肱桡肌

桡神经

桡侧腕长伸肌

旋后肌

指伸肌

图 3-3-4　肱骨外上髁的形态与大小

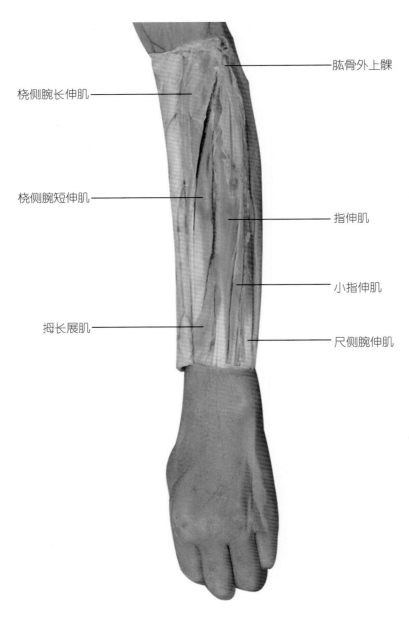

桡侧腕长伸肌

桡侧腕短伸肌

拇长展肌

肱骨外上髁

指伸肌

小指伸肌

尺侧腕伸肌

图 3-3-5　与肱骨外上髁相连的肌（左）

3. 桡侧腕短伸肌（extensor carpi radialis brevis）（图 3-3-5）

起点：肱骨外上髁和前臂骨间膜。

止点：第 3 掌骨底背侧。

位置及形态：前臂外侧皮下的梭形肌，桡侧腕长伸肌的深侧，指伸肌的浅面，肌腹较桡侧腕伸肌短。肌束向下移行为长而扁的肌腱，位于桡侧腕长伸肌的背内侧。

作用：伸腕，协助手外展。

神经支配：受桡神经 C_5 ～ C_7 支配。

4. 指伸肌（extensor digitorum）（图 3-3-5）

起点：肱骨外上髁和前臂筋膜。

止点：两侧止于第 2 ～ 5 指远节指骨底的背面，中部止于第 2 ～ 5 指中节指骨底的背面。

位置及形态：前臂背面皮下，外侧是桡侧腕短伸肌，内侧为尺侧腕伸肌。肌纤维向下移行为 4 个并排的长腱，与食指伸肌腱共同通过伸肌支持带深面的骨性纤维管至手背，分别移行于第 2 ～ 5 指背腱膜，各腱在掌骨背面时在掌骨头近侧被 3 束纤维相连。

作用：伸指，伸腕。

神经支配：受桡神经 C_6 ～ C_8 支配。

5. 小指伸肌（extensor digiti minimi）（图 3-3-5）

起点：同指伸肌。

止点：小指的中节和远节指骨底的骨面。

位置及形态：指伸肌的一部分，指伸肌内侧面。指伸肌至小指的肌腱内侧移行于指背腱膜。

作用：伸小指（作用于掌指关节）。

神经支配：受桡神经 C_6 ～ C_8 支配。

6. 尺侧腕伸肌（extensor carpi ulnaris）（图 3-3-5）

起点：肱骨外上髁、前臂筋膜和尺骨后缘。

止点：第 5 掌骨底的后面。

位置及形态：前臂背面最内侧皮下，为梭形肌。肌纤维向下移行于长腱，在尺骨后面，经伸肌支持带的深面。

作用：伸腕使手内收。

神经支配：受桡神经 C_6 ～ C_8 支配。

7. 旋后肌（supinator）（图 3-3-4）

起点：肱骨外上髁（起点与指伸肌和尺侧腕伸肌愈着）、桡骨环状韧带和尺骨旋后肌嵴。

止点：桡骨的上 1/3。

位置及形态：前臂背面上方，桡骨的上 1/3，为短而扁的肌。肌纤维斜向外并向前包绕桡骨上端。

作用：前臂旋后（不因手的位置影响旋后）。

神经支配：受桡神经 C_5 ～ C_8 支配。

（二）与肱骨外上髁相连的韧带（图 3-3-6）

1. 桡骨环状韧带（annular ligament of radius）

该韧带附着于尺骨桡切迹（位于尺骨外侧，与桡骨头环状关节面相关节）的两端，环绕桡骨头。其内侧面常常有软骨组织，在桡骨旋前和旋后时起支撑桡骨环状韧带的作用。

2. 桡侧副韧带（radial collateral ligament）

该韧带位于肘关节桡侧，起自肱骨外上髁，延伸至桡骨环状韧带，靠近环状韧带的部分呈放射状达尺骨。该韧带与浅伸肌愈合。

肘关节关节囊附着于前方的冠状突窝上缘和后部鹰嘴窝的上缘，关节囊两侧肱骨内、外上髁的下方及

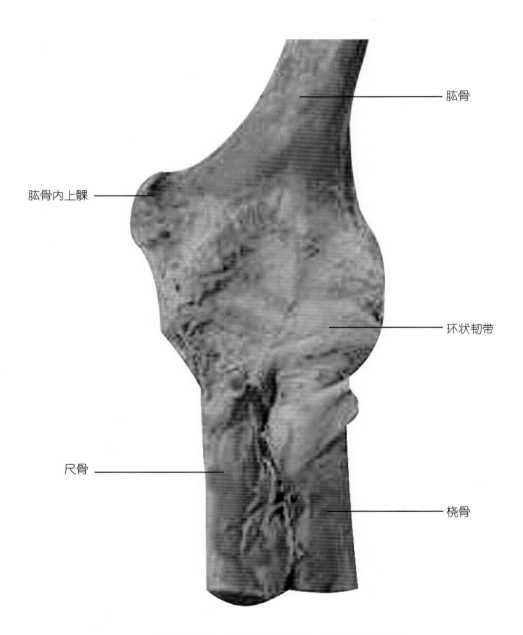

肱骨

肱骨内上髁

环状韧带

尺骨

桡骨

图 3-3-6　桡骨环状韧带（左肘前面观）

半月切迹的两侧、外侧部分与环状韧带相连。关节囊的滑膜层紧贴关节囊的纤维层。

三、肘外侧血管神经分布

（一）浅层结构（superficial structure）

在浅筋膜深部肱二头肌腱外侧有前臂外侧皮神经穿出深筋膜后与头静脉伴行，布于前臂外侧皮肤。桡神经臂后区皮肤较厚，浅筋膜比前区致密，有4条皮神经分布：臂外侧上皮神经、臂外侧下皮神经、臂后皮神经、前臂后皮神经。

（二）动脉（artery）

肱动脉于肘窝中点远侧2cm处分为桡动脉和尺动脉。桡动脉较细，从肘窝尖处进入前臂桡侧。

桡动脉和尺动脉在肘窝内均发出返支，参与肘关节动脉网的构成。根据位置可分为肘前动脉网、肘后动脉网。肘前动脉网主要由尺侧下副动脉前支、桡侧返动脉前支、尺侧返动脉前支及肱深动脉前支构成。其中桡侧返动脉前支与肱深动脉前支吻合，主要供应外上髁的前面。

肘后动脉网外侧由中副动脉、骨间返动脉和桡侧返动脉后支在鹰嘴与外上髁之间的肘后外侧沟吻合形成。肱深动脉的中支中副动脉是此区的主要血管，是肘后外侧区血供的主要来源。

（三）桡管（radial tunnel）

在肘前部，由肱肌，肱桡肌，桡侧腕长、短伸肌，旋后肌，肱骨小头，桡骨头及环状韧带和肘关节囊共同构成桡管。其上部开口位于肱桡关节平面近端，下方止于旋后肌远端。桡管长约7cm，桡神经及其深支（骨间后神经）从此通过。

（四）神经（nerve）

桡神经：绕肱骨桡神经沟后，在肱骨外上髁近侧穿外侧肌间隔至肘窝前下缘，与桡副动脉（肱深动脉的前降支）伴行，介于肱肌与肱桡肌之间，在桡管内下行，在桡神经未分出浅、深支之前，发出两肌支，分别支配肱桡肌、桡侧腕长伸肌。平肱骨外上髁处，桡神经分为两支：浅支是感觉支，经肱桡肌深面达前臂桡侧，为肱桡肌所覆盖；深支为混合神经，穿旋后肌至前臂后区，改名为骨间后神经，支配前臂诸伸肌。

第二节　病因病理

肱骨外上髁为肱桡肌和伸肌总腱附着处。经常用力屈伸肘关节，前臂反复旋前、旋后动作，引起这些肌腱特别是桡侧腕短伸肌腱在肱骨外上髁附着部的牵拉、撕裂伤，使局部出现充血、水肿等损伤性炎症反应，因而在损伤肌腱附近发生粘连，以致纤维变性。

局部病理改变可表现为：桡侧副韧带、桡骨头环状韧带的退行性变、肱骨外上髁骨膜炎、前臂伸肌总腱深面滑囊炎、慢性肱桡关节的滑膜炎症、桡神经分支或前臂外侧皮神经分支的神经炎或局部滑膜皱襞的过度增厚等。病理检查可发现局部瘢痕组织形成及包裹在瘢痕组织中的微小撕脱性骨折。

第三节　临床表现

一、症状

患者常诉肘关节外侧疼痛。往往初期感肘外侧酸痛无力，在屈肘手部拿物、握拳旋转时疼痛加重，肘部受凉时加重；严重者握物无力，疼痛可向上臂、前臂及腕部放射；但在肘关节提重物时疼痛不明显，休息时多无症状。部分患者夜间疼痛明显。

二、体征

1. 局限性敏感性压痛

压痛点位于肘关节外上方即肱骨外上髁处，常为锐痛。

检查肱骨外上髁部多无红肿，肘关节屈伸范围不受限，较重时局部可有微热，病程长者偶有肌萎缩。肘关节屈伸旋转功能虽正常，但做抗阻力的腕关节背伸和前臂旋前旋后动作均可引起患处的疼痛。严重者局部可出现高起，微肿胀。

2. MILL 试验阳性（图 3-3-7）

方法：令患者在前臂旋前位做抗阻力旋后动作，或伸肘、握拳，或于屈腕位用力做旋前动作时引发或加重肱骨外上髁处疼痛。

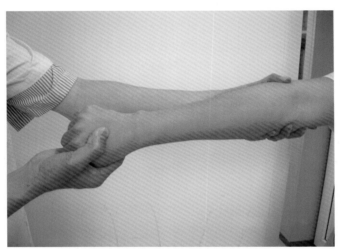

图 3-3-7　MILL 试验

3. 前臂屈伸肌紧张试验阳性（图 3-3-8）

方法：患者握拳、屈腕，检查者以手按压患者手背，患者抗阻力伸腕，如肘外侧疼痛则为阳性。

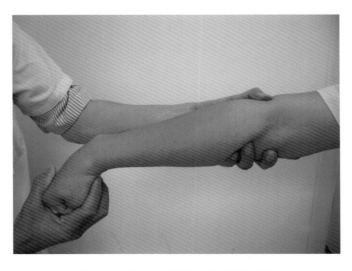

图 3-3-8　前臂屈伸肌紧张试验

三、辅助检查

X线摄片检查多为阴性，有时可见肱骨外上髁处骨质密度增高，或在其附近可见浅淡的钙化斑。

第四节　针刀治疗及其他

一、体位（图 3-3-9）

患者仰卧位，患肘屈曲 90°平置于床面。

二、定点、消毒、铺巾（图 3-3-10、图 3-3-11）

定点：术者以拇指在患肘肱骨外上髁处触压寻找压痛点（压痛点多少因人而异），以记号笔标记。同时，向肱骨外上髁之外下方触压寻找尺神经沟并以记号笔标记，以免于麻醉及手术时伤及尺神经。

消毒、铺无菌洞巾：以碘酊消毒 3 遍，75% 酒精脱碘 3 遍，消毒范围为定点周围 5cm 左右皮肤区域。铺无菌洞巾，暴露肱骨外上髁处定点周围之皮肤区域。

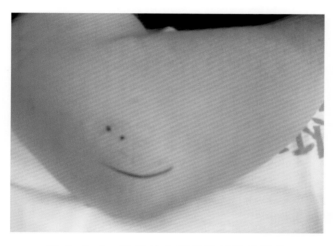

图 3-3-9　肱骨外上髁炎针刀治疗体位

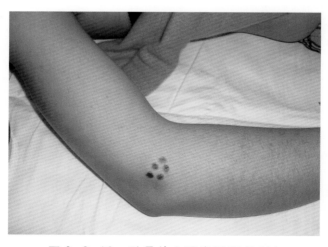

图 3-3-10　肱骨外上髁炎压痛点（1）

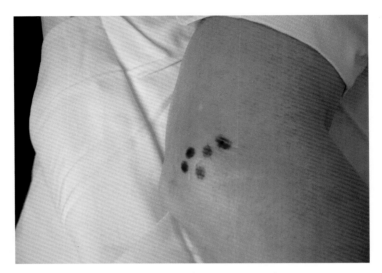

图 3-3-11　肱骨外上髁炎压痛点（2）

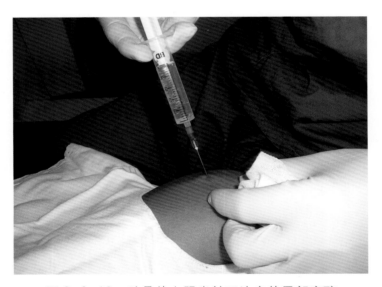

图 3-3-12　肱骨外上髁炎针刀治疗的局部麻醉

三、麻醉（图 3-3-12）

以利多卡因注射液混合注射用甲波尼龙琥珀酸钠进行局部麻醉。以 5ml 注射器抽取 2% 利多卡因 3ml，再抽取注射用甲波尼龙琥珀酸钠 40mg。在定点处垂直进针，使针头快速穿过皮肤，然后缓慢探索进针，保持针体与皮肤表面垂直，当针尖触及骨面时术者持针手可有明显感觉，这时针尖触及的是肱骨外上髁骨面。轻提针头约 1mm，回抽无回血，缓慢注射混合麻醉液，注射剂量为每个定点约 0.5ml。

四、针刀松解（图 3-3-13 ～图 3-3-16）

选用 I 型 4 号针刀，术者以右手拇、食指捏持针柄，左手拇、食指按压在定点旁边以固定局部皮肤（以免肘部皮肤滑动造成定点偏离病灶），使刀口线与前臂纵轴平行，持针手的中指与无名指抵在定点处皮肤表面以控制进针速度和深度，在定点处垂直进针，使针尖快速穿过皮肤，然后缓慢探索进针，保持针体与皮肤表面垂直。入路层次：皮肤、浅筋膜、伸肌总腱、肱骨外上髁。进针过程中会有两个阻力点：第 1 个阻力点是针尖穿过皮肤后约 0.5cm 处，这时的阻力感是针刀尖端到达肌腱（伸肌总腱）表面所致，此时阻力感的特点是韧而有弹性，这时应用力进针，使针刀穿过该肌腱，然后便到达第 2 个阻力点。该阻力点的特点是硬而无弹性，是针刀尖端触及骨面时所产生的，术者持针手可有明显感觉，这时针刀触及的是肱骨外上髁骨面。轻提针体到达第 1 个阻力点处，刀口线与上肢纵轴平行（刀口线平行于肌腱纤维），纵向切割伸肌总腱 3 ～ 4 刀，再使针体向两侧倾斜约 45°，向其两侧铲切 2 ～ 3 刀，调转刀口线 90°，横向切割肌腱 1 ～ 2 刀，该点术毕。每一定点操作相同，按照外上髁与伸肌连接处的解剖范围为 11mm（宽）×24mm（长），针刀松解应在该区域内进行。出针后局部按压片刻，确认无出血，外敷创可贴包扎。

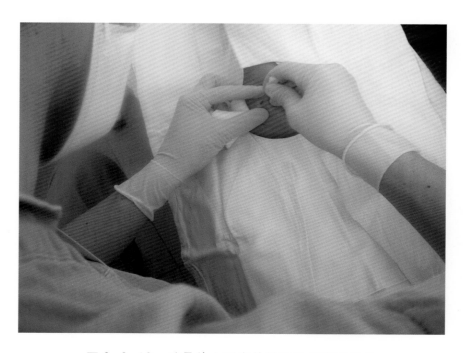

图 3-3-13　肱骨外上髁炎的针刀治疗临床操作

以下为解剖图示逐层松解

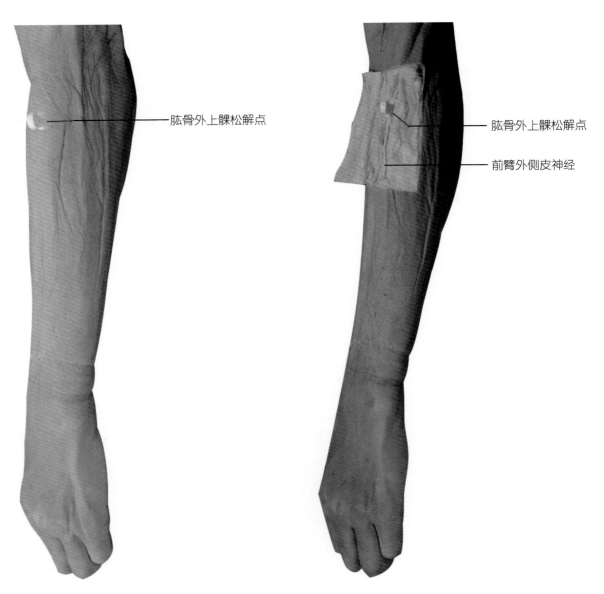

肱骨外上髁松解点

肱骨外上髁松解点

前臂外侧皮神经

图 3-3-14　针刀刺入肱骨外上髁表面皮肤　　　图 3-3-15　针刀刺入肱骨外上髁处筋膜层

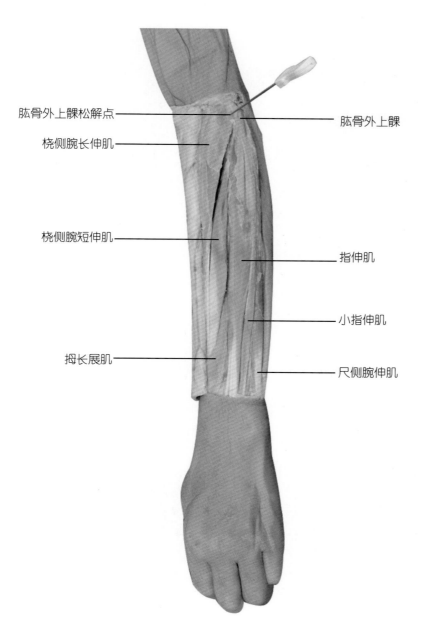

肱骨外上髁松解点

桡侧腕长伸肌

桡侧腕短伸肌

拇长展肌

肱骨外上髁

指伸肌

小指伸肌

尺侧腕伸肌

图 3-3-16　针刀松解肱骨外上髁之伸肌总腱止点

五、术后手法——局部弹拨（图 3-3-17）

术者以拇指在进针点一侧按压，推动皮下组织连同肌腱沿骨面向另一侧滑动，以扩大针刀松解范围，反复 3～5 次即可。弹拨过程中患者感觉局部疼痛为正常现象。

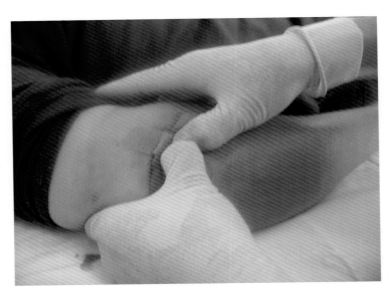

图 3-3-17　针刀术后手法

六、体会与说明

1. 部分患者局麻后会出现同侧手小指、无名指、中指无法伸展，形如"鸡爪"的现象。这种现象是局麻药剂向周边组织浸润导致尺神经麻痹所致，一般在 15～30 分钟内可自然恢复，应向患者说明并予以安慰，无需特殊处理。

2. 为何麻醉时混用注射用甲波尼龙琥珀酸钠？在肱骨外上髁炎的病理机制中，伸肌总腱于肱骨外上髁处附着点无菌性炎症的存在是一个十分重要的因素，在麻醉剂中加入甲波尼龙琥珀酸钠有助于无菌性炎症的消退，对治疗有利。

3. 网球肘的诊断一般比较容易，但是，临床上还有一些疾病也会表现为肘部疼痛，应与网球肘相鉴别。例如：肱骨内上髁炎为肘外侧痛；肱桡滑囊炎也表现为肘外侧痛，但压痛点在桡骨头处。此外，肘部肌腱（伸肌总腱）炎、急性钙化性关节周围炎、剥脱性软骨炎、肘关节软骨软化症、骨关节炎、类风湿性关节炎、涉及肘部的神经卡压综合征等疾病也有肘部疼痛的表现，应予以除外，必要时可请相关科室医生会诊。

4. 关于针刀治疗肱骨外上髁炎的机理，我们可以从该病的外科手术过程中得到启示。外科手术治疗肱骨外上髁炎的目标是剥离、松解附着于肱骨外上髁的伸肌总腱的止点，术中遇有滑囊也一并切除，有时会发现有血管神经束穿过深筋膜，手术中也予以切断。针刀治疗同样可以达到上述目的，术前寻找到的局部压痛点应该就是肱骨外上髁的伸肌总腱的止点或受到深筋膜挤压的血管神经束。针刀治疗无切口、创伤小、恢复快、治愈率较高，与传统外科手术相比优势明显。

5. 根据临床观察，一般患者的术后恢复时间为 2～4 周。如果安排第 2 次治疗，以在 4 周后为宜。

七、术后注意事项

1. 3 天内避免针孔接触水、避免出汗以防止感染。

2. 术后两周患侧上肢应避免家务劳动及提重物，以避免患处受到刺激，影响恢复。

第四章　肱骨内上髁炎

肱骨内上髁炎（internal humeral epicondylitis）又称高尔夫肘，也有人称之为学生肘，多因前臂屈肌起点反复牵拉及累积损伤所致，主要表现为肱骨内上髁处疼痛和压痛。

第一节　解剖学基础

一、肱骨下端结构

肱骨下端扁宽，向前卷曲，前面凹陷为冠状窝，后面为鹰嘴窝，之间有骨质相隔。肱骨下端两端变宽，成内、外上髁，均为非关节部分，其中肱骨内上髁较大并突出。内上髁内后方有一介于内上髁及鹰嘴之间的沟，有尺神经通过。

二、与肱骨内上髁相连的组织结构

（一）与肱骨内上髁相连的肌（图 3-4-1）

肘关节的运动分为屈和伸，运动轴通过肱骨的内、外上髁，所有通过此轴前面的肌肉都属于屈肌，有多条，包括旋前圆肌、桡侧腕屈肌、掌长肌、尺侧腕屈肌、指浅屈肌等。它们的下端连接着不同的部位，但上端有一个共同的止点，就是肱骨内上髁；或者可以说，这些肌肉的上端肌腱汇总成为一条屈肌总腱，止于肱骨内上髁。

1. 旋前圆肌（pronator teres）

起点：有两个头，一为肱骨内上髁、臂内侧肌间隔和前臂伸筋膜，二为尺骨冠突。

止点：桡骨中 1/3 部后、外面。

位置及形态：前臂前面上部皮下，为圆锥形长肌。两头间为正中神经穿过，肌纤维斜向下外方，先在肱肌和肱二头肌腱的浅面，后于桡骨掌侧面形成扁腱。尺头深面有尺动脉穿过。

作用：屈肘，前臂旋前。

神经支配：受正中神经 $C_5 \sim C_7$ 支配。

2. 桡侧腕屈肌（flexor carpi radialis）

起点：肱骨内上髁和前臂筋膜。

止点：第 2、3 掌骨底面。

位置及形态：前臂前面中部皮下，外侧为旋前圆肌和肱桡肌，内侧为掌长肌，是梭形肌。肌腹较粗，肌纤维斜向外下移行为细长的腱。肌腱穿过屈肌支持带深面，沿大多角骨沟到手掌。

作用：屈曲腕关节，手外展、前臂旋前。

神经支配：受正中神经 $C_6 \sim C_8$ 支配。

3. 掌长肌（palmaris longus）

起点：肱骨内上髁、前臂筋膜。

止点：掌腱膜。

位置及形态：前臂前面正中线，肌腹很短，肌纤维斜向下方，肌腱细长，经屈肌支持带浅面和掌筋膜相连。

作用：协助屈腕，紧张掌腱膜，稍有前臂旋前功能。

神经支配：受正中神经 $C_7 \sim T_1$ 支配。

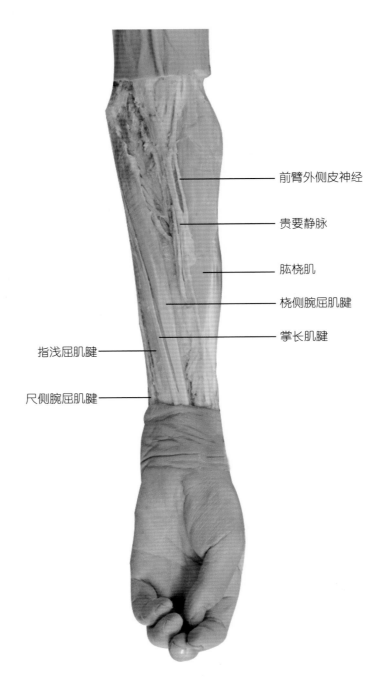

前臂外侧皮神经

贵要静脉

肱桡肌

桡侧腕屈肌腱

掌长肌腱

指浅屈肌腱

尺侧腕屈肌腱

图 3-4-1　与肱骨内上髁相连的肌

4. 尺侧腕屈肌（flexor carpi ulnaris）

起点：有两个头，一为肱骨内上髁、前臂筋膜，二为尺骨鹰嘴和尺骨背侧上缘 2/3。

止点：豌豆骨。

位置及形态：前臂内侧缘皮下，指浅屈肌内侧，为长而扁平的半羽状肌。两头间有尺神经通过。肌束向下移行为短腱，穿经屈肌支持带深面。

作用：屈腕，协同屈肘并使腕尺侧屈。

神经支配：受尺神经 $C_7 \sim T_1$ 支配。

5. 指浅屈肌（flexor digitorum superficialis）

起点：有两个头，一为桡骨上 1/2 掌侧面，二为肱骨内上髁、尺侧副韧带前束、尺骨冠突内缘。

止点：第 2～5 指中节指骨底的掌侧面两缘。

位置及形态：前臂前面第 1 层肌的深面。两头在中间腱弓处相互愈合。腱弓深面有正中神经、尺动脉、尺静脉通过。肌纤维向下分为 4 个肌腱，排成浅、深两层，浅层至中指及环指，深层至食指及小指，4 个肌腱经过腕管和手掌分别进入第 2～5 指的骨性纤维管和纤维鞘。

作用：屈近侧指关节、掌指关节，协助屈肘、屈腕。

神经支配：受正中神经 $C_7 \sim T_1$ 支配。

（二）与肱骨内上髁相连的韧带——尺侧副韧带

尺侧副韧带呈扇形，位于肱骨内上髁、尺骨冠突和鹰嘴之间，分为 3 束：前束坚强，自内上髁前面至冠突内侧缘，呈圆形，伸肘时紧张；后束薄弱，自肱骨内上髁后部至鹰嘴内侧面，呈扇形，屈肘时紧张；中间束较薄，止于冠突和鹰嘴之间的骨嵴，为斜行纤维。尺侧副韧带可稳定肘关节的内侧，防止肘外翻。

肘关节关节囊附着于前方的冠状突窝上缘和后部鹰嘴窝的上缘，关节囊两侧肱骨内、外上髁的下方及半月切迹的两侧、外侧部分与环状韧带相连。关节囊的滑膜层紧贴关节囊的纤维层。

三、肘内侧血管、神经分布

1. 浅层结构

在浅筋膜内侧主要为贵要静脉和前臂内侧皮神经伴行。臂后区皮肤较厚，浅筋膜比前区致密，有 4 条皮神经分布：臂外侧上皮神经、臂外侧下皮神经、臂后皮神经、前臂后皮神经。

2. 动脉

（1）**尺动脉** 是肱动脉的终末支，较大，在桡骨颈的稍下方发出，经旋前圆肌深面，与正中神经隔以旋前圆肌尺头，弯向内下方，穿浅屈肌腱弓至前臂前区尺侧；在前臂近侧，位于指浅屈肌的深面，斜向下内方，在前臂远侧，位于尺侧腕屈肌和指浅屈肌间；经腕掌侧韧带的深面达豌豆骨桡侧。在肘尺动脉上端发出尺侧返动脉前、后支及骨间总动脉。

尺侧返动脉：自肘关节稍下方发出，上行分为前支、后支。其中前支较细，上升至肱骨内上髁掌侧，与尺侧下副动脉吻合；后支向上至内上髁背侧，经尺侧腕屈肌两头间，与尺神经伴行。末支与尺侧下副动脉吻合。

骨间总动脉：起自尺侧返动脉下方，为短粗的干，至前臂骨间膜分为骨间前动脉和骨间后动脉。其中骨间前动脉在指伸屈肌和拇长屈肌间。

（2）**肱动脉** 是腋动脉的延续，经肱二头肌内侧沟至桡骨颈水平分为桡、尺动脉，并在经过过程中分出肱深动脉、滋养动脉、尺侧上副动脉、尺侧下副动脉等。

尺侧上副动脉：自肱动脉发出，伴尺神经穿过臂内侧肌间隔，至内上髁与鹰嘴之间与尺侧返动脉支和尺侧下副动脉吻合。

尺侧下副动脉：在肘窝以上自肱动脉发出，分为前后两支：前支与尺侧返动脉掌侧支吻合；后支穿臂内侧肌间隔至肱骨内上髁后方，与尺侧返动脉的背侧支和尺侧上副动脉吻合。

3. 肘管

肘管位于肘关节后内方的浅沟内，是骨性纤维通道，有尺神经，尺侧下副动、静脉，尺侧后返动脉伴行，有少量脂肪组织填充。肘管为类椭圆形，内侧为肱骨内上髁及尺侧腕屈肌的肱骨头，前侧为尺侧副韧带，外侧为尺侧腕屈肌的尺头及滑车和冠突内缘，后侧为连接尺侧腕屈肌两个头的弓状韧带。

4. 神经

（1）尺神经（ulnar nerve）　尺神经在肘部介于尺骨鹰嘴与肱骨内上髁之间的尺神经沟内，接近内上髁和尺侧副韧带。尺神经在神经沟内位置表浅，平内侧韧带处发出关节支，支配尺侧腕屈肌和指伸屈肌尺侧半。

（2）正中神经（median nerve）　正中神经在肘窝贴肱动脉内侧深行，在旋前圆肌两头之间，并自背侧发出骨间前神经，与骨间前动脉伴行，另发出肌支至旋前圆肌、桡侧腕屈肌、掌长肌、指浅屈肌。

第二节　病因病理

肱骨内上髁为前臂屈肌总肌腱附着处。经常用力屈伸肘关节，屈腕肌起点反复受到牵拉刺激，引起肱骨内上髁肌腱附着处集叠性损伤，产生慢性无菌性炎症；或在跌仆受伤时，引起前臂屈肌总腱部分撕裂伤，使局部出现充血、水肿等损伤性炎症反应，因而在损伤肌腱附近发生粘连，以致纤维变性。

第三节　临床表现

一、症状

肘关节内侧疼痛。

大多数患者由长期劳累引起，起病缓慢。初起时在劳累后偶感肘内侧疼痛，肘部受凉时加重，日久愈重，甚者握物无力，疼痛可向上臂、前臂及腕部放射。肢体活动受限，肌力下降，功能低下。部分患者夜间疼痛明显。

部分患者由外伤引起，主要感到疼痛，肱骨内上髁可有红肿，前臂旋前受限，屈腕受限。

二、体征

有局限性敏感性压痛，压痛点位于肘关节内上方即肱骨内上髁处，常为锐痛。检查肱骨内上髁部多无红肿，肘关节屈伸范围不受限，较重时局部可有微热，病程长者偶有肌萎缩。肘关节屈伸旋转功能虽正常，但伸肘、握拳、屈腕或前臂旋前抗阻力试验可诱发或加重肘部疼痛。严重者局部可微肿胀。

三、辅助检查

X线摄片检查多无异常表现，晚期可见骨膜增生。

第四节　针刀治疗及其他

一、体位与定点（图 3-4-2、图 3-4-3）

患者取仰卧位，患肘屈曲 90°平置于床面。术者以拇指在患肘肱骨内上髁处触压寻找压痛点（压痛点多少因人而异），以记号笔标记；同时，向肱骨内上髁之内下方触压寻找尺神经沟并以记号笔标记，以免于麻醉及手术时伤及尺神经。

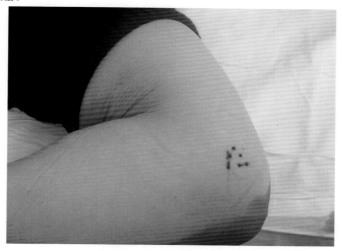

图 3-4-2　肱骨内上髁炎压痛点（右肘）

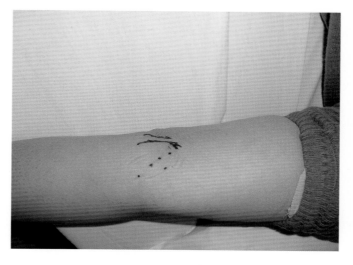

图 3-4-3　肱骨内上髁炎压痛点（左肘，画线部分示尺神经沟）

二、消毒、铺无菌洞巾与麻醉（图 3-4-4）

以利多卡因注射液混合注射用甲波尼龙琥珀酸钠进行局部麻醉。以 5mL 注射器抽取 2% 利多卡因 3mL，再抽取注射用甲波尼龙琥珀酸钠 40mg。在定点处垂直进针，使针头快速穿过皮肤，然后缓慢探索进针，保持针体与皮肤表面垂直，当针尖触及骨面时术者持针手可有明显感觉。这时针尖触及的是肱骨内上髁骨面。轻提针头约 1mm，回抽无回血，缓慢注射混合麻醉液，注射剂量为每个定点约 1mL。

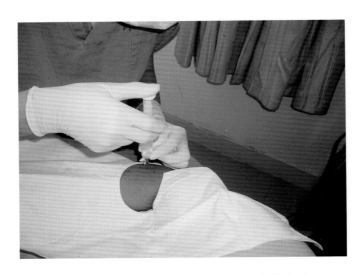

图 3-4-4　肱骨内上髁炎针刀治疗的麻醉

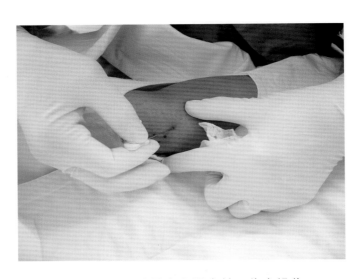

图 3-4-5　肱骨内上髁炎针刀临床操作

三、针刀松解（图 3-4-5 ～图 3-4-9）

选用Ⅰ型 4 号针刀，术者以右手拇、食指捏持针柄，左手拇、食指按压在定点旁边以固定局部皮肤（以免肘部皮肤滑动造成定点偏离病灶）。在定点处垂直进针，使针尖快速穿过皮肤，然后缓慢探索进针，保持针体与皮肤表面垂直。进针过程中会有两个阻力点：第 1 个阻力点是针尖穿过皮肤后约 0.5cm 处，这时的阻力感是针刀尖端到达肌腱（屈肌总腱）表面所致，此时阻力感的特点是韧而有弹性. 这时应用力进针，使针刀穿过该肌腱，然后便到达第 2 个阻力点。该阻力点的特点是硬而无弹性，是针刀尖端触及骨面时所产生的，术者持针手可有明显感觉。这时针刀触及的是肱骨内上髁骨面。轻提针体到达第 1 个阻力点处，刀口线与上肢纵轴平行（刀口线平行于肌腱纤维），纵向切开伸肌总腱 3 ～ 4 刀，再使针体向两侧倾斜约 45°，向其两侧铲切 2 ～ 3 刀，调转刀口线 90°，横向切割肌腱 1 ～ 2 刀，该点术毕。每一定点操作相同。出针后局部按压片刻，确认无出血，外敷创可贴包扎。

以下为针刀松解各层次图：

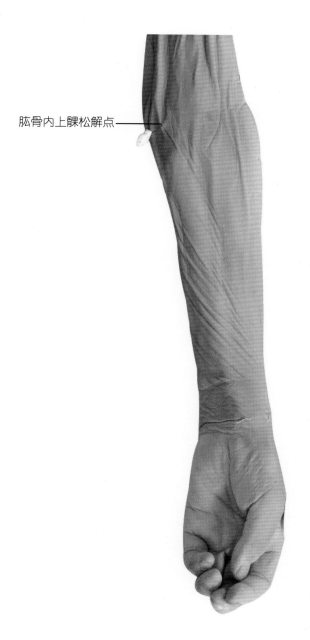

肱骨内上髁松解点

图 3-4-6　　肱骨内上髁松解点——针刀刺入肱骨内上髁表面皮肤

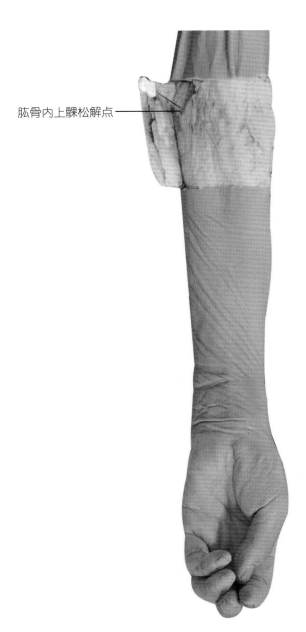

肱骨内上髁松解点

图 3-4-7　肱骨内上髁松解点——针刀刺入肱骨内上髁处前臂筋膜（保留浅筋膜）

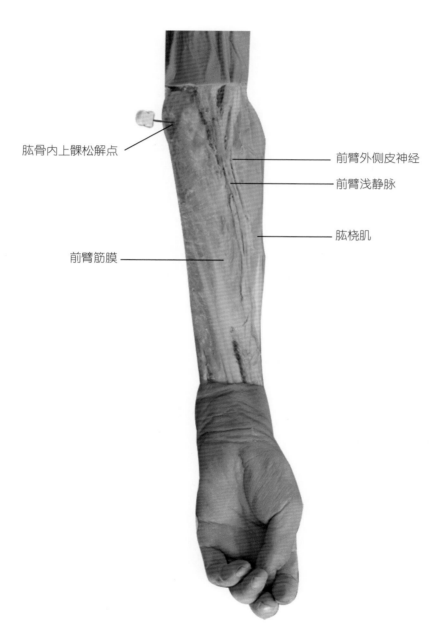

图 3-4-8　肱骨内上髁松解点——针刀刺入肱骨内上髁处前臂筋膜

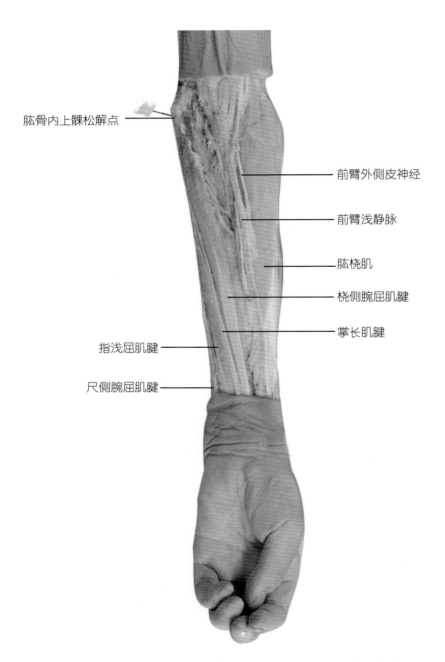

肱骨内上髁松解点

前臂外侧皮神经

前臂浅静脉

肱桡肌

桡侧腕屈肌腱

掌长肌腱

指浅屈肌腱

尺侧腕屈肌腱

图 3—4—9　肱骨内上髁松解点——针刀松解屈肌总腱附着点

四、术后手法——局部弹拨

术者以拇指在进针点一侧按压，推动皮下组织连同肌腱沿骨面向另一侧滑动，以扩大针刀松解范围，反复3～5次即可。弹拨过程中患者感觉局部疼痛为正常现象。

五、体会与说明

1. 为何麻醉时混用注射用甲波尼龙琥珀酸钠？在肱骨内上髁炎的病理机制中，屈肌总腱于肱骨内上髁处附着点无菌性炎症的存在是一个十分重要的因素，在麻醉剂中加入注射用甲波尼龙琥珀酸钠有助于无菌性炎症的消退，对治疗有利。

2. 根据临床观察，一般患者的术后恢复时间为2～4周，如果安排第2次治疗，应该在4周后较好。

六、术后注意事项

1. 3天内避免针孔接触水、避免出汗以防止感染。

2. 术后两周患侧上肢应避免家务劳动及提重物，以避免患处受到刺激，影响恢复。